全民防治高血压丛书

总主编 余振球

县医院高血压诊疗规范

主 编 余振球

科学出版社

北 京

内 容 简 介

本书确立县医院是高血压防治的主力，明确县医院在完成国家高血压等慢性疾病分级诊疗中的地位和任务，探讨县医院及基层高血压防治人才培养途径和方法，对县医院医生诊疗高血压技术水平提出了具体、明确的要求，对高血压诊疗原则、内容与流程进行了规范，对各种常见特殊类型高血压与常见继发性高血压的诊断和处理进行了重点介绍。

本书围绕高血压诊疗主线，突出县医院的关键环节，内容具体，措施实用，方法可靠，文字通俗易懂，不仅是广大县医院（相当县级医院）医生从事高血压诊疗的参考书，还是地市级医院医生和从事高血压防治与研究人员的参考书，并可供医学院校师生阅读。

图书在版编目（CIP）数据

县医院高血压诊疗规范 / 余振球主编. —北京：科学出版社，2016.5

（全民防治高血压丛书）

ISBN 978-7-03-048087-3

Ⅰ. 县… Ⅱ. 余… Ⅲ. 高血压–诊疗 Ⅳ. R544.1

中国版本图书馆 CIP 数据核字（2016）第 085640 号

责任编辑：沈红芬　马晓伟 / 责任校对：李　影
责任印制：赵　博 / 封面设计：黄华斌

科 学 出 版 社　出版
北京东黄城根北街 16 号
邮政编码：100717
http://www.sciencep.com

文林印务有限公司　印刷
科学出版社发行　各地新华书店经销
*
2016 年 5 月第 一 版　　开本：720×1000　1/16
2016 年 5 月第一次印刷　印张：25 1/2
字数：499 000
定价：68.00 元
（如有印装质量问题，我社负责调换）

《县医院高血压诊疗规范》编写人员

主　编　余振球
副主编　匡泽民　王　宁
编　者　（按编写章节先后排序）
　　　　余振球　首都医科大学附属北京安贞医院高血压科
　　　　景国际　北京市平谷区中医医院心血管病科
　　　　刘　君　北京市平谷区中医医院心血管病科
　　　　邱树霞　河北省威县人民医院心内科高血压组
　　　　王聪水　南华大学第二附属医院（研究生）
　　　　李冠宇　首都医科大学附属北京安贞医院高血压科
　　　　宋　硕　山东省淄博市周村区人民医院心内科
　　　　穆以璠　首都医科大学附属北京安贞医院高血压科
　　　　黄素兰　湖南省常德地区人民医院心内科
　　　　任春琦　北京市顺义区医院综合病房
　　　　范文斌　南华大学第二附属医院（研究生）
　　　　袁一展　河南省安阳市中医院急诊科
　　　　者　霞　云南省老年病医院内科
　　　　孔　羽　首都医科大学附属北京安贞医院高血压科
　　　　唐一平　首都医科大学附属北京安贞医院高血压科
　　　　王　宁　首都医科大学附属北京安贞医院高血压科
　　　　匡泽民　首都医科大学附属北京安贞医院高血压科
　　　　王佳洁　南华大学第二附属医院（研究生）
　　　　王　瑛　南华大学附属郴州医院（研究生）
　　　　江　龙　首都医科大学附属北京安贞医院（博士研究生）

《全民防治高血压丛书》前言

高血压是由不同原因和疾病引起的，而高血压又是导致患者心脑肾损害和心血管疾病的原因，其诊断、治疗涉及医学各领域。高血压作为一门独立的学科，所包括的疾病范围广泛，并与其他疾病存在密切的内在联系。近年来，随着其学科理论的不断丰富和完善，我们意识到：要做好高血压的诊断、治疗与预防工作，既需要大中型医院和基层医疗机构共同担当，又需要联合医院各科携手协作。高血压学科理论体系的完善和临床实践的发展，进一步印证了高血压学科是一个特色鲜明的大学科，大高血压学科概念的提出也是时之所需、势之所趋。大高血压学科理论的建立和实践的推进将为高血压事业的发展奠定更加坚实的理论基础，也能更好地指导与高血压有关的各种疾病的临床实践，从而真正把保护人民健康落到实处。

我国高血压患病率一直在上升。1959年、1979~1980年、1991年、2002~2003年和2012年全国五次大规模流行病学调查数据显示高血压患病率分别是5.11%、7.73%、13.58%、18.8%和25.2%。高血压知晓率、治疗率、控制率虽然也在增长，但其增长幅度和速度远不及患病率。1991年、2002年和2012年的大规模流行病学调查显示高血压患者知晓率分别是26.3%、30.2%和46.5%，治疗率分别是12.1%、24.7%和41.1%，控制率分别是2.8%、6.1%和13.8%，治疗控制率分别是23.1%、24.7%和33.6%。由此可见，提高治疗人群的高血压控制率是提高我国高血压总的控制率的关键，这对保护人民健康具有非常重要的意义。

我国一直对防治高血压非常重视，并将高血压管理纳入社区卫生服务基本内容。2015年，国务院办公厅明确要求将高血压、糖尿病、脑卒中和冠心病等慢性病纳入分级诊疗制度中，并规定"到2017年，试点地区城市高血压、糖尿病患者规范化诊疗和管理率达到40%以上"的分级诊疗试点工作标准。这为全国2.7亿高血压患者都能得到及时、合理、有效的防治提供了制度保障，也为今后我国高血压防治工作指明了方向。作为从事高血压防治工作的专家，我一直心系我国高血压防治事业，并且为此开展了许多工作，积极研究适合我国高血压防控实际情况的策略和具体方法，希望能够将此推广和普及，以惠及更多的人。

当前我国高血压患病率高达25.2%，每四个成人中就有一个人患高血压，大多数家庭都有高血压患者，高血压患者人群数量庞大，分布范围也非常广泛。我国高血压患者的特点是：心血管疾病危险因素多；心血管疾病病情严重；顽固、复杂患者多；人群基数大，合并其他疾病的人群数量也很大。因此，只有患者、家属和医院各科共同努力才能做好高血压的防治工作。

家庭是高血压防治的基本力量。家庭应担当起患者管理与保健的重任。管理高血压患者有三项基本内容：①敦促患者测量血压并进入诊疗程序，查明高血压病因，接受合理有效的治疗，这是提高知晓率和治疗率的基本环节。②将健康教育转化成耐心劝解，让患者和家庭成员都坚持健康的生活方式，这是高血压预防的根本、治疗的保障。③家属要有耐心，以认真、科学的态度劝导患者坚持定期随诊，这是使患者血压得到理想控制、心血管疾病危险因素得到干预、心脑肾得到保护的关键。

乡村与社区的医疗机构是高血压防治的骨干，其一直担当着高血压患者的管理与防控任务。村卫生室和社区卫生服务站的高血压防治工作主要为：发现高血压患者并对其进行初步筛查；对单纯原发性高血压患者进行诊断与治疗；对疑似继发性高血压和怀疑心血管疾病者向上级医疗机构转诊；对急症患者现场处理，同时与上级医疗机构联系转诊等。乡镇卫生院和社区卫生服务中心既要接受县医院的指导和培训，又要指导和检查下级医疗机构的工作，完成相对复杂高血压患者的诊治，包括典型常见继发性高血压的筛查、心血管疾病的后续治疗等。

县医院是高血压防治的主力，是高血压诊断与治疗的"主战场"。针对来县医院就诊高血压患者重症多、病因及疾病复杂、不配合诊疗的特点，县医院医生必须"扮演"两个角色，既要当医生，又要做教育工作者。因此，提高县医院医生的诊治技术水平和医疗素养非常重要。按照国务院对高血压等常见慢性病在县域内就诊率提高到90%和基本实现大病不出县的要求，县医院要担当起组织和指导各乡村、社区等医疗机构高血压防治工作的重任。

医院各科是高血压协同防治的新力量。高血压涉及的临床专业多，高血压患者也会发生全身各系统、各器官的多种疾病，因此，高血压患者在出现某一症状或身体不适到医院各科诊治时，医院各科要能发现高血压，并对其及时处理。这既有益于某一专科疾病的诊治，也防止因忽视高血压造成的不可控危险，从而保护患者的生命安全。医院各科在诊治自身专科疾病患者时重视高血压的识别、诊断和处理，营造高血压防治的氛围，也能提高人们防治高血压的意识。

高血压是可防可控的疾病，只要合理治疗，高血压及心血管疾病的危险因素都能得到理想控制。这不仅有利于保护患者的心脑肾，还能预防患者认知功能减退，减少焦虑与抑郁。把防治高血压的根扎在家庭的土壤中，任务落实在乡村与社区医疗机构，责任交给县医院，防治方向和诊疗规范由高血压专科掌握，动员医院各科积极参与、配合，保证高血压防治无死角，使患者的防治观念不断加强，并变成自觉行动，我国高血压的控制率就会大大提高。

基于上述情况，我们组织首都医科大学附属北京安贞医院（以下简称安贞医院）高血压科全体同仁、实习学生和来高血压科进修、学习过的各地医生共同撰写《全民防治高血压丛书》，希望能为我国的高血压防治工作起到积极的促进作用，也希望基层、家庭和医院各科能从本丛书中获益，了解、掌握高血压防治知识与技能。参加丛书撰写的专家来自各医科大学、科研机构，各地区县和乡村社区医疗机构，代表高血压防治的各个岗位。丛书内容结合工作实际，可操作性强，具体有以下几个特点：①在具体高血压与心血管疾病诊疗方面，反映了国内外最新成果，吸收了最新的高血压防治指南的观点，总结了专家的实践经验和对有关文献资料的评价。②每一项治疗原则与方法都经过大规模临床试验验证和临床专家实践经验证明。③按医疗机构编写，与工作结合密切，简单地说，就是他们在做什么就写什么。如通过走访发现，村卫生室已在诊治高血压患者，但他们需要更专业的高血压知识，因此我们编写了乡村与社区高血压防治规范。④丛书在编写过程中注重实用性，条理清楚，通俗易懂，方便使用。

由于时间和精力有限，书中难免有疏漏之处：①某些内容有重复，具体到各分册的各章节中，要求不同，掌握深度不一。例如，继发性高血压诊断流程对家庭和村卫生室、社区卫生服务站而言，只要求发现有关继发性高血压原发疾病的特点，及时送往乡卫生院和社区卫生服务中心筛查，之后转送到县医院进行确诊和处理。②学术界有争论的观点，不是我们能判明的，避免争论不是本丛书的重点，本丛书主要是结合我国实际情况，撰写适合我国高血压防治的规范和指南。③医务人员在处理高血压时的工作重点有区别，如过去认为，乡村与社区的高血压工作重点是防、管，根据我国的实际情况，我们认为乡村与社区的工作重点应放在诊断与治疗上，把管理下放到家庭。工作重点的不同，是经我们实践和调查而得来的结论，不应作为学术争论点等。

研究探讨各级医疗机构如何防治高血压，既要全面理解和掌握国家医疗卫生政策精神，还要深入实际工作，借鉴国际经验和成果，并广泛征求国内同行的意见，笔者在这些方面做得还不够，书中不足之处请大家批评指正，以便再版时修正完善。

  《全民防治高血压丛书》的出版，正值安贞医院高血压科建科12周年，本丛书是我科医生多年来从事高血压诊疗工作实践经验的总结，凝聚了多位高血压专业医生的心血。希望本丛书能为高血压学科今后的发展起到促进作用。

  感谢安贞医院魏永祥院长对高血压科工作的大力支持，使我们高血压科的医护人员能在良好的环境中热心工作，不断学习，提高诊治技术和学术水平。感谢中国农村卫生协会会长对高血压防治工作的重视，为全民防治高血压建立平台。感谢全国兄弟医疗机构对高血压防治工作的重视，选派了优秀医生来安贞医院交流学习，为高血压诊疗储备了大量医疗人才。感谢安贞医院高血压科同志们的努力，在完成本职工作的同时，完成本丛书的撰写工作。

首都医科大学附属北京安贞医院高血压科主任

中国农村卫生协会副会长

中国农村卫生协会高血压专业分会会长

余振球

2016年3月于北京安贞医院

序　言

从流行病学调查资料了解到，我国高血压患病率已达 25.2%，估计目前高血压患者已达 2.7 亿。高血压是心血管疾病的主要危险因素，由于没有得到有效控制，心血管疾病发病率、死亡率和致残率都很高，严重影响了人民的健康和生活质量。新中国成立至今，我国政府和医学专家一直都很重视高血压的防治工作，总结了大量的临床经验，并取得了一定成果。

在我国农村人口有 8 亿多，占很大比例，农村卫生工作关系着千家万户的健康，抓好农村卫生工作就是对全国人民的健康做贡献。我们也应看到，现阶段农村的卫生条件依然有待改善，农民的健康意识仍然比较薄弱，常年养成的不健康生活方式严重影响了农民的健康，农村医疗卫生工作任务艰巨，责任重大。而建立良好的农村医疗卫生制度、开展切实有效的医疗卫生工作是保障农民健康的根本。2002 年，中国政府做出了在全国建立新型农村合作医疗制度的决定。2003 年 1 月 16 日，国务院办公厅转发了卫生部、财政部和农业部的《关于建立新型农村合作医疗制度的意见》，要求从 2003 年起开始新农合制度试点。同年，SARS 疫情在中国蔓延，公共卫生体系的漏洞开始受到关注，一些有关国计民生的医疗卫生问题凸显。党和政府更加重视保护人民的健康，医疗卫生制度改革也势在必行。

2015 年 9 月 11 日出台了《国务院办公厅关于推进分级诊疗制度建设的指导意见》，同时国家也加大了对县医院的财政支持，医疗设备、设施得到改善，并重视基层医疗卫生人才的培养，提高基层医疗机构的诊疗水平。医改的一系列政策出台，为农村卫生工作的发展创造了有利条件。

开展高血压防治工作是维护人民健康的具体举措。高血压防治工作除了要大力改善基层医疗机构的医疗条件、提高技术水平、加强高血压专业人才培养，还要抓好对所有人群的高血压防治健康教育工作，教育人们改变不良生活方式和生活习惯，戒烟限酒，低盐低脂饮食。逐渐提高人们对高血压的认知，既要预防高血压，也要在患病后从思想上重视、正确对待高血压，并采取积极的诊疗措施，避免由高血压导致的各种疾病发生。总之，高血压是可防可控的，只要认真对待，就能收到好的效果。

积极、合理治疗高血压，必须要有一定技术水平的专业队伍来支撑。目前，我国90%的高血压患者在县医院及以下医疗机构就诊，接受治疗的患者中也只有三分之一血压能得到控制，这与县医院及以下医疗机构的高血压诊疗水平有密切关系。2015年《国务院办公厅关于推进分级诊疗制度建设的指导意见》明确提出"县域内常见病多发病就诊率提高到90%左右，基本实现大病不出县"。所以解决县医院高血压防治的主要问题——提高医疗技术水平，已迫在眉睫。

欣闻余振球教授完成《县医院高血压诊疗规范》，该书由他带领首都医科大学附属北京安贞医院高血压科的同仁和曾在该科进修学习过的各地医生撰写而成。该书内容包括确立县医院为高血压防治的主导、县医院人才培养模式的探讨、县医院应掌握的技术要求、心血管疾病危险因素的控制及常见心血管疾病的处理、高血压诊疗内容与流程、各种特殊类型高血压的处理等，这些内容是多年临床经验的总结，专门为县医院高血压防治量身打造，内容详细、具体，可操作性强，而且符合当前实际。

《县医院高血压诊疗规范》属于原创，目前还没有同类书可以借鉴，完全是主编根据自己多年来的诊疗经验和先后帮助各地建立高血压科的经历、结合高血压防治工作实际编写而成，符合中国国情，特别是治疗措施很具体，关注到了细节，实用性强。县医院医生掌握了该书内容，就基本能解决高血压的诊疗和预防问题，实现"大病不出县"的目标。从章节安排来看，全书内容由浅入深、前后呼应，容易被县医院医务工作者接受和掌握。另外，部分作者本来就在县或地区医疗机构工作，他们对这些医疗机构的医生需要哪些高血压防治知识来提高诊疗技术有清楚的认识，因此，书中内容很接地气。我为有这样一批热爱高血压事业并为此长期努力的医务工作者而深感欣慰，对该书的出版表示祝贺，也对编者表示感谢。

在此，我希望广大县医院等基层医务工作者视保护人民健康为己任，不断提高医学素养，同时，充分利用国家提供的良好条件，应用现代科技，肩负起基层高血压防治工作的重任，把高血压防治事业做好，把高血压防治工作落到实处，让老百姓真正受益。

原国家卫生部副部长
中国农村卫生协会原会长
朱庆生
2016年3月26日

前　言

目前我国高血压患者已达 2.7 亿，其中只有 41%的患者接受治疗，在治疗的患者中，只有 10%的患者在大中城市的医院就诊，其余 90%的患者在县医院等基层医疗机构就诊。乡村与社区医疗机构已经开展了高血压的诊断与治疗，但限于设备条件和技术水平，广大高血压患者的防治工作非常艰巨，短期内难以完成。县医院作为基层医疗机构的龙头，要把高血压防治工作的责任担当起来，发挥高血压防治主力的作用。党和政府加大对其财政投入，用于县医院等基层医疗机构基础设施建设，增添必要的设备。同时，加强对医务工作者的技术培训，创造条件让县医院等基层医疗机构的医务工作者不断学习，提高高血压诊疗水平，让县医院成为重症、复杂高血压的诊疗中心，并且有能力指导辖区各乡镇与社区医疗机构的工作，帮助他们解决实际问题。把我国高血压防治"主战场"放在县医院，是让高血压"低头"的重要措施。为此，我们编写了《县医院高血压诊疗规范》，以帮助和指导县医院高血压防治工作。

长期的临床实践、基层调研及指导高血压治疗工作中，我们发现很多患者为了节省经费，不接受常规检查，也不配合病史采集和查体，而只要求直接开降压药进行治疗。这种就医意识的淡薄和对高血压认识的偏差往往带来更大的损失。

高血压患者数量多，而高血压这种疾病需要长期观察、随访，基本的生化监测是必需的。所有的患者都去大中型医院就诊，既不方便，医疗成本也高。从实际经验来看，县医院也能解决高血压的诊疗。因此，对高血压患者而言，最便利的办法是就近到县医院就诊。

高血压虽然复杂、涉及的疾病种类多，但绝大多数不属于疑难杂症。高血压作为一种慢性病，即使发生心血管事件需要急诊，也可以在当地县医院解决。患者就近在居住地所属的县医院诊疗高血压，能把高血压的预防、院内和院外治疗、抢救和随诊作为一个整体工作来做，这样既能更好地监测患者的血压控制情况，督促患者采取健康的生活方式，积极配合治疗，也能在发生紧急情况时使患者得到及时处理，从而保障患者的生命安全。

本书的主要内容：首先，明确了县医院高血压防治的主力地位，而县域内医联体的建立是保证患者诊疗畅通的渠道。其次，明确了县医院诊治高血压的技术水平要求和人才培养办法。阐明了门诊、病房、急诊等情况下如何开展高血压诊断与处理工作。对县医院经常碰到的复杂高血压和常见继发性高血压的处理作了详细说明，并对如何控制心血管病危险因素进行了介绍。最后，按照高血压发生发展的规律和高血压科医生的诊疗技术水平，阐述了心脑肾的保护策略。

需要说明的是，本书内容仅涉及操作层面上的基本诊疗方法和技术，不对高血压学科方向发展问题进行探讨，不介绍疑难病种，不对复杂病例进行分析。因此，本书内容通俗易懂，实用性、可操作性强，目的是为县医院等基层医疗机构提供高血压诊疗规范，提高其诊疗技术水平，造福广大高血压患者。

本书是为县医院制定的高血压诊疗规范，内容确定、组织编写是一个新的尝试，书中难免有不足或错误之处，准确性和操作性不一定符合所有县医院的实际情况，在使用过程中，不足之处还请读者批评指正。

感谢原国家卫生部副部长、中国农村卫生协会原会长为本书作序，这既是对人民健康的关心，也是对我们工作的支持与鼓励。在以后的工作中，我们一定再接再厉，把高血压防控工作做好，为人民健康做出新的贡献。

首都医科大学附属北京安贞医院高血压科主任
中国农村卫生协会副会长
中国农村卫生协会高血压分会会长
余振球
2016 年 4 月

目 录

第一篇 总 论

第一章 县医院是高血压防治的主力 ... 2
 一、县医院成为防治高血压主力势在必行 ... 2
 二、县医院成为防治高血压主力的可行性分析 ... 3
 三、县医院亟待努力的方面 ... 6

第二章 基层高血压防治人才培养模式 ... 8
 一、高血压防治人才是高血压控制的保障 ... 8
 二、高血压防治人才培养实例 ... 13

第二篇 县医院诊疗高血压的要求

第三章 高血压病历内容与书写方法 ... 20
 一、高血压患者病史的特殊性 ... 20
 二、县医院高血压门诊和住院病历举例 ... 23

第四章 常用实验室检查结果分析 ... 42
 一、一般检查 ... 42
 二、特殊检查 ... 55

第五章 常用降压药物应用与观察 ... 59
 一、利尿剂 ... 59
 二、钙拮抗剂 ... 62
 三、血管紧张素转换酶抑制剂 ... 65
 四、血管紧张素Ⅱ受体阻滞剂 ... 69
 五、抗β肾上腺素药 ... 71
 六、α受体阻滞剂 ... 75

第六章 高血压诊断总思路 ... 78
 一、诊断依据要充分 ... 78
 二、诊断思路要清晰 ... 81

第七章 继发性高血压的诊断思路 ... 84
 一、县医院应重视继发性高血压筛查 ... 84
 二、县医院是继发性高血压筛查的重要场所 ... 86
 三、县医院继发性高血压筛查线索 ... 90
 四、县医院继发性高血压确诊程序 ... 93

第八章 心血管疾病诊断的途径 ... 96
 一、高血压与心血管疾病的关系 ... 96
 二、常见心血管疾病诊断流程 ... 99

三、在高血压患者中发现无症状的心脑肾疾病……………………104
　　四、早期心血管疾病的发现与诊断…………………………………109
第九章　健康教育……………………………………………………………111
　　一、高血压健康教育的方法…………………………………………111
　　二、抓好就诊时的健康教育…………………………………………115

第三篇　高血压的诊断与处理

第十章　县医院高血压患者诊疗原则………………………………………120
　　一、门诊高血压患者诊疗……………………………………………120
　　二、住院高血压患者诊疗……………………………………………123
第十一章　县医院高血压诊疗内容与流程…………………………………128
　　一、快速判断高血压患者的心血管疾病……………………………128
　　二、诊断内容…………………………………………………………128
　　三、高血压的处理……………………………………………………133
第十二章　顽固性高血压与波动异常高血压………………………………143
　　一、顽固性高血压……………………………………………………143
　　二、波动异常的高血压………………………………………………147
第十三章　高血压急症及亚急症的处理……………………………………155
　　一、院前急救…………………………………………………………155
　　二、院内抢救…………………………………………………………157
　　三、恢复期管理………………………………………………………164
第十四章　老年高血压与收缩期高血压的处理……………………………168
　　一、老年高血压的流行病学与临床特点……………………………168
　　二、老年高血压的治疗………………………………………………170
第十五章　几种特殊类型高血压的处理……………………………………177
　　一、不同人群高血压…………………………………………………177
　　二、不同时段高血压…………………………………………………182
　　三、白大衣与逆白大衣高血压………………………………………184
第十六章　血液透析患者高血压的处理……………………………………186
　　一、血液透析患者的血压特点与发病机制…………………………186
　　二、血液透析患者高血压的处理……………………………………188
第十七章　常见继发性高血压的诊断与处理………………………………192
　　一、多发性大动脉炎…………………………………………………192
　　二、肾实质性高血压…………………………………………………195
　　三、肾血管性高血压…………………………………………………197
　　四、原发性醛固酮增多症……………………………………………200
　　五、嗜铬细胞瘤………………………………………………………203
　　六、库欣综合征………………………………………………………206
　　七、甲状腺疾病和高血压……………………………………………209

八、妊娠期高血压疾病 212
　　九、主动脉缩窄 215
　　十、阻塞性睡眠呼吸暂停低通气综合征 217

第四篇　心血管疾病危险因素的防治

第十八章　糖尿病的防治 222
　　一、糖尿病基本知识 222
　　二、糖尿病的临床表现与诊断 224
　　三、口服降血糖药物 228
　　四、糖尿病的治疗 233
　　五、糖尿病心血管疾病防治 241
　　六、特殊类型糖尿病患者的处理 241

第十九章　血脂异常的防治 247
　　一、脂蛋白及其代谢 247
　　二、血脂检测项目 247
　　三、血脂检测的注意事项 249
　　四、血脂异常的病因 249
　　五、血脂异常的危害 250
　　六、血脂异常的防治 251
　　七、调脂药物 255
　　八、治疗过程中的监测 259

第二十章　高尿酸血症的防治 260
　　一、高尿酸血症的流行病学 260
　　二、高尿酸血症的危险因素 260
　　三、高尿酸血症的发病机制 262
　　四、高尿酸血症的危害 262
　　五、高尿酸血症的诊断标准和分型 264
　　六、高尿酸血症的筛查 265
　　七、高尿酸血症患者血尿酸的控制目标及干预治疗切点 265
　　八、高尿酸血症的治疗 266

第二十一章　高同型半胱氨酸血症的防治 273
　　一、同型半胱氨酸的代谢 273
　　二、影响同型半胱氨酸代谢的因素 274
　　三、高同型半胱氨酸血症的危害 276
　　四、同型半胱氨酸致病机制 278
　　五、高同型半胱氨酸血症的防治 280

第二十二章　代谢综合征的防治 283
　　一、概述 283
　　二、流行病学特征 283

三、代谢综合征的病因 ………………………………………………… 284
四、代谢综合征的发病机制 …………………………………………… 285
五、代谢综合征的危害 ………………………………………………… 287
六、代谢综合征的诊断标准 …………………………………………… 287
七、代谢综合征的治疗 ………………………………………………… 289

第五篇　心脑肾的保护策略

第二十三章　早期心血管疾病的防治 …………………………………… 292
一、早期心血管疾病的定义 …………………………………………… 292
二、早期心血管疾病的评价 …………………………………………… 292
三、早期心血管疾病的治疗 …………………………………………… 293
四、早期心血管疾病的预防 …………………………………………… 296

第二十四章　冠心病的诊断与处理 ……………………………………… 299
一、稳定型冠心病 ……………………………………………………… 299
二、急性冠脉综合征的诊治策略 ……………………………………… 308

第二十五章　心律失常的处理和心功能保护 …………………………… 319
一、高血压导致心律失常的诊治 ……………………………………… 319
二、高血压导致心力衰竭的诊治 ……………………………………… 322

第二十六章　瓣膜病和大血管疾病的诊断与处理 ……………………… 331
一、高血压与主动脉疾病 ……………………………………………… 331
二、高血压与心脏瓣膜病 ……………………………………………… 340

第二十七章　脑卒中的诊断与处理 ……………………………………… 345
一、概述 ………………………………………………………………… 345
二、急性缺血性脑卒中的诊断与治疗 ………………………………… 351
三、急性出血性脑卒中的诊断与治疗 ………………………………… 356
四、非致残性脑血管事件的诊断与治疗 ……………………………… 360

第二十八章　肾脏损害的评估与治疗策略 ……………………………… 363
一、高血压早期肾脏损害的预警与管理 ……………………………… 363
二、高血压导致慢性肾脏病的诊断与治疗 …………………………… 365
三、高血压导致终末期肾病的诊断与治疗 …………………………… 372

第二十九章　周围血管疾病的诊断与处理 ……………………………… 377
一、周围血管疾病基础知识 …………………………………………… 377
二、周围血管疾病临床表现、辅助检查与诊断 ……………………… 379
三、周围血管疾病治疗 ………………………………………………… 385

第一篇

总 论

第一章　县医院是高血压防治的主力

《中国心血管病报告2014》显示，目前中国心血管疾病患病率处于持续上升阶段，估计全国有脑卒中患者700万，心肌梗死患者250万，心力衰竭患者450万。2013年心血管疾病占居民疾病死亡构成，农村为44.8%，城市为41.9%，居各种疾病之首。高血压是这些心血管疾病发生发展的最主要危险因素，它所导致的脑卒中、冠心病、心力衰竭和肾衰竭等疾病严重危害着人民的生命和健康。因此，解决我国高血压控制问题是直接减少我国心血管疾病死亡人数、保护人民健康的关键。新中国成立以来，我国政府和卫生部门领导对防控高血压一直非常重视，几代医学科学工作者对防控高血压的具体方法和途径进行了探索，高血压学科及其理论体系建成，高血压具体诊断方法、治疗措施及对具体患者诊疗方案不断完善，甚至很复杂的病例也能得到最佳处理。我们也应看到，由于各种原因，我国高血压知晓率仅为42.6%，治疗率仅为34.1%，控制率仅为9.3%。只有系统认真地诊治和控制高血压，才能防治心血管疾病的发生发展；只有找到防治高血压的主力，确定高血压防治主战场，才能把一个个具体方法和措施落到实处，从而更好地控制高血压，让患者受益。

一、县医院成为防治高血压主力势在必行

目前我国高血压患病率为18.8%，估计全国高血压患者有2.7亿。要让所有高血压患者都得到诊断与治疗必须有大量的专科医生。大中型城市医院只能完成10%高血压患者的诊治，这些患者往往是因为发生严重心血管疾病而进行特殊治疗。90%的患者在县及其以下基层医疗机构就医，这些医疗机构的医生承担高血压检出、登记、治疗及长期系统管理的主要任务。高血压是由很多原因和疾病引起的，很多患者还伴随糖尿病、血脂异常等心血管疾病危险因素，反映在高血压患者身上，通常会引发各种心血管疾病，同时还伴随其他的疾病，这就使得高血压诊断与处理很复杂，对高血压患者的诊断和治疗很困难。显然，对这样的高血压患者，乡村与社区医疗机构是难以完成诊断与处理任务的。基层患者绝大多数要到县医院（包括行使县医院功能的医院）诊治，县医院自然担当起我国高血压诊治主力的重任；同时，必须充分发挥县医院、乡村与社区医疗机构的协同作用才能完成此项任务。

基层医疗机构承担高血压防治的主要任务已成为共识。县医院是基层医疗机

构的龙头，必须让县医院医生不断学习高血压诊治的先进经验和规范来提高他们的诊疗水平。为此，县医院不仅要成为重症复杂高血压患者的诊疗中心，还肩负指导辖区各乡村与社区医疗机构工作的职责，帮助他们解决实际问题。把我国高血压防治主战场放在县医院，是让高血压"低头"的重要措施。

确定县医院是高血压防治主力的意义：

第一，是提高高血压治疗率和控制率的关键。半个多世纪的研究表明，高血压是心血管疾病的危险因素，血压越高心血管疾病越严重，而控制血压就能预防心血管疾病的发生发展。但这些成果目前还在大医院专家申请的研究课题中徘徊，在少数乡村与社区进行科研观察。明确县医院成为高血压防治的主力后，建议全国所有的县医院可以参考《县医院高血压诊疗规范》来解决本地区的高血压治疗问题。

第二，是解决老百姓实际问题的举措。把县医院作为高血压防治的主力后，可以解决患者"就地就医"的迫切需求。我国县级医院的医疗服务覆盖9亿多人口，占全国居民总数70%以上。从地理空间上看，高血压患者就地去县医院接受医疗服务更加便利。"异地就医"是广大群众心中的痛，经历长途跋涉来到陌生异地，面临着医院"一号难求"与高昂的住宿、陪护成本的现实困难。医疗改革中的"就地就医"目标，无疑会给生活在乡村的群众，尤其是偏远山区、中西部地区的群众带来实惠，不仅让老百姓节约大量的资金，还能够用省下来的这部分成本坚持就诊，也方便县医院医生对患者的随访、管理和总结。

第三，是缓解三级医院高血压诊疗工作压力的根本。2014年版《我国卫生和计划生育事业发展统计公报》显示，在全国76亿诊疗人次中，三级医院诊疗人次为14亿，县级医疗诊疗人次仅为11.5亿；三级医院病床使用率为101.8%，县医院病床使用率仅为87.9%。我国高血压患者人数庞大，并且主要分布在乡镇和农村地区，三级医院已长期超负荷运转，无力提供更多的高血压防治服务。县医院医疗资源广、发展潜力大，充分调动县医院医务人员的积极性和创造性，能更好地解决患者的实际问题，也将减轻省市医院的压力，为解决医患矛盾发挥积极的作用。

二、县医院成为防治高血压主力的可行性分析

（一）明确职责

各级医疗机构明确自己的职责，是做好高血压防治工作的保证。目前，临床上可以将高血压的诊疗过程分为"发现与管理患者、明确诊断、控制血压、急诊

处理"等四个部分。高血压防治的特点多年来积累的经验表明，不同医疗机构的医生可以有重点地参与高血压诊疗过程中涉及的这些工作。各医疗机构在高血压诊治中的工作范围和工作重心见表1-1。

表1-1 各级医疗机构高血压防治的工作范围和工作重心

	发现与管理患者	明确诊断	控制血压	急诊处理
村卫生室与社区卫生服务站	☆☆☆	☆	☆☆☆	☆
乡卫生院与社区卫生服务中心	☆☆	☆	☆☆☆	☆
县医院	☆	☆☆☆	☆☆☆	☆☆☆
三级医院	☆	☆☆☆	☆☆☆	☆☆

注：☆☆☆表示最主要工作；☆☆表示常规工作；☆表示非重点工作。

从表中可以看出，各级医疗机构都把控制高血压作为最主要的工作，但对于如何发现和管理患者、进一步明确高血压患者的诊断及急诊处理，不同医疗机构的工作重心是有区别的。

1. 乡村与社区医疗机构

村卫生室、乡镇卫生院、社区卫生服务站、社区卫生服务中心是发现高血压患者的主要场所，主要由于这些医疗机构覆盖面广而全，医务人员在定期给辖区内的居民进行体检时，有机会发现高血压患者。发现的高血压绝大多数为原发性，通过正确测量血压即可明确诊断和分级。但在开始治疗前需要了解心血管疾病的危险因素、糖尿病、靶器官损害和所患心血管疾病等情况，对患者进行总体评估。治疗过程中遇到常规用药血压控制不好、血压波动大等情况，或随访过程中出现新的严重临床情况，甚至高血压危象及服药后出现不良反应等。上述临床情况，乡村与社区医生难以准确处理，或者由于处理不当、解释不到位而增加医疗风险。受医疗技术和条件的限制，这些医疗机构对重症、复杂高血压患者的处理能力较弱，他们离不开县医院的指导，也就不可能承担高血压防治的全部重任。

2. 三级医院

各省、市、自治区卫生行政管理部门所属医疗单位，各医科大学附属医院等三级医院的高血压科、高血压门诊、高血压病房或高血压研究所、心内科从事高血压防治与临床工作的专家不能发现大量的高血压患者，只能在各种诊疗活动中接触并发现部分高血压患者。他们的主要工作应该是处理下级医院转送来的疑难、复杂的高血压患者，研究、探讨与确定高血压具体诊疗方案，协助卫生部门或医学组织制定高血压防治策略。

3. 县医院

县医院（或相当于县级医院）只能在诊治大量当地各科患者时，发现部分高血压患者。他们的工作重点是认真了解高血压患者病史、系统完善高血压患者的常规检查，做好高血压患者的鉴别诊断，明确高血压原因并给予确定的治疗方案。在诊疗中，少数疑难、复杂的高血压患者往上级医院转诊，县医院在处理复杂、疑难患者方面发挥了一定的作用，并能为下级医疗机构提供技术指导和帮助，提高业务水平。县医院还承担着高血压患者急诊抢救的重任，由于乡村与社区医疗机构有大量急诊高血压患者，但受其技术和条件限制难以处理，而三级医院有能力和条件处理急诊患者，但资源有限，难以覆盖广大地区的广大患者，这决定了县医院成为处理危重患者的主力军。

（二）群众需要与政府支持

1. 把高血压防治变成居民的自觉行为

高血压患病率高，患者数量不断增长，分布地域范围广，涉及各个领域的各类人群，防治高血压是患者本人及其家属的共同目的。不健康的生活方式如吸烟，过量饮酒，身体活动不足和高盐、高脂等不健康饮食是高血压发生发展的主要行为危险因素，经济社会快速发展和社会转型给人们带来的工作、生活压力对健康造成的影响等，这些都是引发高血压的主要原因。而就诊人群在县医院就可以得到改善生活方式的医疗建议，让人们自发自愿地采取积极健康的生活方式，是做好高血压防控工作的根本。

2. 国家政策与资金的支持

据 2013 年新农合数据显示，县域患者外转率超过 20%，这与实现县域内就诊率 90%左右的目标仍有差距。国家出台一系列政策来提升县医院服务能力，如国家卫生计生委 2014 年 8 月制定了《全面提升县级医院综合能力工作方案》，并于 2015 年 1 月发布了《关于全面提升县级医院综合能力第一阶段 500 家县医院名单的通知》。为明确县医院职责，国务院办公厅 2015 年 5 月印发了《关于全面推开县级公立医院综合改革的实施意见》，2015 年 9 月 11 日国务院办公厅发布的《关于推进分级诊疗制度建设的指导意见》，其中指导意见明确提出重点加强县域内常见病、多发病相关专业，通过各种措施，将县域内就诊率提高到 90%左右，基本实现大病不出县的目标，同时进一步明确了县医院主要提供县域内常见病、多发病诊疗，以及急危重症患者就地抢救和疑难复杂疾病向上转诊服务的功能定位。这一系列国家政策的密集发布，全面推开了县级公立医院的综合改革，配套的县医院改革具体方案出台、实施极大地提高了县医院的医疗服务水平，这为县医院开展高血压防控工作带来了有力的政策支撑，同时政府和卫生部门也已加大投入，加强对其设备支持和技术培训的力度。

三、县医院亟待努力的方面

目前，县医院的医疗服务水平还有待改善，它所承担的医疗服务与其功能定位仍不太匹配。县医院对高血压防治的重视程度、人才配备与医疗器械建设、协同合作等方面仍存在着较大不足，县医院的高血压防治工作仍有需要改进和完善的地方。但这并不妨碍县医院发挥其高血压防治主力的作用，通过以下几方面的努力，县医院的高血压防治工作能做得更好。

（一）树立严谨科学的高血压诊疗理念

诊疗每一位高血压患者时，要查明高血压的原因，对因治疗才能更好地控制血压；确定心血管疾病危险因素，同时预防和控制患者并存的危险因素；还要查明患者本身患有的各种心血管疾病，并采取相应的处理措施，以保护患者的心脑肾。有的县医院医生接诊高血压患者时，没有认真询问病史、进行体格检查和系统地收集资料，更没有对患者进行基本的实验室检查，各种继发性高血压原发疾病没有被诊断出来，就直接开药方，很难使患者血压得到控制。而且很多糖尿病、血脂异常、高同型半胱氨酸等心血管疾病危险因素不能被发现并及时有效地处理，这不利于保护患者的心脑肾等靶器官。从患者需求来看，高血压作为慢性病，一经确诊，几乎都要终身服药。而一旦诊疗不准确，就会对患者的心脑肾产生无法估量的危害。县医院要树立严谨科学的高血压诊疗理念，从思想上高度重视高血压的危害和高血压防治工作的复杂性，不能把高血压当做简单问题对待，更不能认为给患者服用降压药就是完成诊疗工作。

（二）加强基础设施建设

精准有效的医学检查结果是医生为患者提供医疗服务最重要的参考。高血压的诊治要做很多的检查，关于高血压诊治的必要硬件设施要尽力配备齐全，比如24h动态血压监控仪、四肢血压检测仪等。县医院在基础设施建设中，与其医疗水平和要求相匹配的医疗器械应该逐步补齐。县医院在配备相应仪器后，医生就可以凭借医学知识对患者进行治疗，高血压患者就可以在县医院得到较好的医疗服务，最终形成高血压防治"常见情况在县医院,特殊情况去三级医院"的"就地就医"模式,达到患者与医院双赢的良好互动状态。

(三)重视人才培养

县医院医生是开展高血压防治工作的关键。县医院从事高血压诊疗的内科医生比较少,很多并没有系统地学习高血压的诊疗,应该加大对县医院医生的培训,使之熟练掌握各类高血压的诊治,有针对性地对患者进行诊疗和用药。长期实践证明,高血压患者的常规诊疗不是听一次学术讲座、参加一次病例讨论、参加一个学习班或者看一部著作就能学会的。

因此,在人才培养方面,除了招聘高水平的医生外,更要重视对医院内现有医生的强化培训。培训方式可以采取大医院的医生到县医院进行讲课教学或输送县医院医生去大医院学习,开放一些网络课程进行在线学习等。具体来说,县医院要培养高血压诊疗骨干,需要让相关医生到省级医院的高血压科进修学习半年或以上,回县医院后还要不断进行临床实践,并在实践期间接受上级医院专家的实际指导,之后才能独立开展工作。

乡镇医院的医生或社区卫生服务中心的高血压防治骨干不仅要坚持看书学习,还必须在有较高高血压诊治水平的县医院进修学习3个月或以上,而且还必须有县医院医生的指导和帮助,才能完成所在医疗机构高血压诊疗任务,才能指导村卫生室或社区卫生服务站的高血压诊疗工作。

(四)加大县医院与县域内医疗机构的协同合作

仅仅依靠县医院自身完成本县内的高血压防治工作是不太可能的,只有与县域内各医疗机构协同合作,才能真正做好高血压防治工作,也才能使辖区内的患者真正受益。组建县域内高血压防治医联体后,县医院就能担当起带领和指导下级医疗机构的职责,承担本县范围内高血压诊疗、预防和管理工作,通过县域高血压防治医联体,带动乡镇卫生院或社区卫生服务中心的高血压防治工作。这样,乡镇卫生院或社区卫生服务中心就有能力深入所辖范围的各村卫生室或社区卫生服务站指导高血压防治工作,从而以点带片、以片带面,形成全民防治高血压的局面。

(余振球)

第二章　基层高血压防治人才培养模式

由于高血压患者和潜在人群数量众多，高血压疾病严重影响了人民的健康，国家对高血压防治工作非常重视，出台了一系列政策文件和改革措施来加强和改善县医院等基层医疗机构的基础设施建设以及基层医疗人才的培养。通过多年的健康教育和防病知识的普及，广大人民群众对防病、治病的意识不断提高，例如在知晓的高血压患者中治疗率在逐年提高。但是我国治疗的高血压患者血压控制率仍然较低，1991年、2002年和2012年在知晓的高血压患者中治疗率分别达到46%、82%和88%，但治疗的高血压患者血压控制率分别只有23.1%、24.7%和33.6%。因为，我国90%的高血压患者在县医院及以下医疗机构就医，高血压控制率低既与这些医疗机构的诊疗水平相对较低有关，也与患者不经过检查直接购药治疗和不改善生活方式也有密切的关系。提高县医院等基层医疗机构高血压诊治水平是提高我国高血压控制率的关键，发现与培养人才是提高高血压控制率的保障。本规范对基层高血压防治人才应该具备的素质提出了具体要求，对基层高血压防治人才培养模式提出参考措施，并分别以北京市平谷区中医医院和河北省威县人民医院的高血压医生培养实践为例，希望基层医疗机构以此为范本，采取适合本区域、本机构的高血压防治人才培养方式，更好地为广大患者服务。

一、高血压防治人才是高血压控制的保障

要提高我国2.7亿高血压患者的控制率，离不开高水平的高血压诊疗专业人才。然而，一方面，县医院很少有专门的高血压科，大都把高血压疾病放在内科诊治，不利于高血压疾病的防控和对患者的有效管理；另一方面，高血压防治人才紧缺，诊治高血压的医生的知识、理念、技术还需要不断地更新、转换、提高。这些不利因素既严重制约了县医院高血压防治主力作用的发挥，也让人们看病就医的实际需求难以满足，更是广大高血压患者血压控制率仍然比较低的主要原因之一。提高县医院和乡村与社区医疗机构的高血压诊治水平不仅是当前我国基层高血压防治工作的重点，同样也是广大患者对我国高血压防治工作提出的迫切要求。因此，加强县医院等基层医疗机构的高血压医生的教育和培养工作，不断提高他们的业务素质和高血压诊疗水平，让县医院成为重症、复杂高血压疾病的诊疗中心，并且有能力指导辖区各乡村与社区医疗机构的工作，帮助他们解决实际问题，是基层高血压人才队伍建设的重点内容。

(一)高血压防治人才的来源与标准

基层高血压防治人才是指具有系统的高血压防治知识和较高理论水平、能够完成各类高血压患者的诊断与治疗、能够控制各种心血管疾病危险因素、能够发现与处理各类心血管疾病、有能力开展和实施健康教育、具备很强的责任心并能有效管理高血压患者,以及有能力带动本区域或本机构整体高血压防治工作的人员。

1. 高血压防治人才的来源

高血压专业人才是开展高血压防治工作的骨干。各医疗机构重视高血压人才队伍建设,广泛吸收、储备人才,使本医疗机构人才聚集,是医疗事业顺利开展、人民健康得到保护的基础。高血压防治人才的来源主要有以下几个方面。

(1)引进人才:从上级或其他医疗机构引进具有较高学历、技术职称及一定诊疗经验的临床专家。由于各种原因,这种方式短期内引进的人才远远不能满足我国两千多个县级医疗机构的需要,但也有潜力可挖,可以采取多种措施如提高待遇、解决一些实际问题来加大人才引进的力度。

(2)返聘专家:返聘大中型医院的心血管内科或高血压科专家到县医院等基层医疗机构。返聘的专家具有较高的诊断、治疗水平,但也要考虑到某些专家基层经验不足,精力和体力有限,对组织与指导基层高血压防治工作有局限性。

(3)选送培养:医疗机构选送优秀的中青年医疗骨干到具有较高高血压诊疗水平、设有高血压专科的医院进修学习,这些选送去培养的医生经过半年到一年的学习后,能够独立开展高血压防治工作,并能担当起所属地区高血压防治的重任。本规范认为选送培养的医生是县医院等基层医疗机构高血压防治人才的主要来源之一,基层医疗机构高血压人才应该从这个角度来发现和培养。

(4)自学成才:很多优秀的医生,通过深刻理解理论知识、重视临床工作、勤奋自学,其高血压诊疗水平不断提高,得到本医疗机构领导和专家的支持与认可。他们不仅能够解决广大乡村与社区医疗机构高血压防治人才短缺的问题,也能在很大程度上解决县医院目前高血压人才短缺的现实问题。我们要支持鼓励这样的优秀人才,把这些人纳入到高血压防治人才资源中,作为高血压防治人才重点培养。

2. 高血压防治人才的标准

(1)品德优良:热爱高血压防治事业,对人民健康有责任感,思想先进,团队观念强,甘于吃苦奉献,能够在高血压防治工作中处处起带头作用。通过培养成为高血压诊疗骨干后,能自觉自愿地把高血压诊疗的先进经验传授给本机构的医生及下级医疗机构的医务人员，并能带出一个团队共同开展工作，把提升整个团队的高血压诊疗水平作为必备的职业素养。

(2)观念先进：能够改变传统的诊疗观念，用科学的态度认真指导高血压防治工作，从思想意识上认识到做好高血压诊疗工作是基础，管理高血压患者是职责所在。要有这样的工作理念：在实践工作中不断接受新的理论知识，采用具有可行性、科学的新技术、新方法，并能够结合当地具体情况灵活运用，提高所属地区高血压控制水平。

(3)能力较强：高血压防治是很复杂的工作，不仅包括诊疗的内容，还涉及监测血压与发现高血压患者，动员患者就医，患者随诊与管理，健康教育，发现心血管疾病并有效处理等方方面面，这些工作内容涉及各医疗机构，也包括家庭，高血压防治的内容对每一个家庭、医疗机构都有不同的工作内容和侧重点，详情见表2-1。这些工作需要由患者家属和各医疗机构共同完成。因此，优秀的高血压防治人才是能够把集医疗、教育、管理、组织为一体的工作做到令患者满意的特殊人才。

表2-1　家庭和各医疗机构在高血压防治各项工作中涉及的内容和侧重点

工作内容	家庭	乡村与社区医疗机构	县医院	医院各科	高血压专科
血压监测	+++	+++			
发现高血压	+++	+++	+	+	+
动员患者就医	+++	++	+	+	+
明确高血压原因	+	+	+++	+	+++
发现心血管疾病其他危险因素	++	++	+++	+	+++
发现心血管疾病	++	++	+++	+	+++
控制血压	+++	++	+++	+	+++
动员随诊	+++	++	+		+
疾病管理	+++	++	+		
宣传防治知识	++	+++	+++	+	+++
落实健康生活	+++	++			+
发现急症患者	+++	++	+	+	
送急症患者就诊	+++	+++	++	+	+
抢救急症	+	++	+++		++

注：+涉及的工作，++经常性的工作，+++重要工作。

(二)高血压防治人才的培养模式

县医院的医生要想真正成为基层高血压防治的主力军，更好地指导乡村与社区的高血压诊疗工作，必须具备较高的高血压诊疗水平。县医院医生要提高自己的高血压专业素质，必须亲自到高血压专科跟随专家踏实、认真地学习，掌握科学、规范、扎实的高血压知识和技术。学习回到本机构后，临床工作中还要不断地学习，不断地接受高血压专家的指导，才能把高血压诊疗工作落到实处。

县医院医生具备了一定的高血压诊疗水平和临床经验后，才能有资格和能力指导乡镇卫生院和村卫生室的高血压诊疗工作，才能有信心和干劲带动县域内的高血压防治工作，最终才能更好地为基层的老百姓服务。

1. 培养方法

（1）参加学习班：参加高血压防治知识的各种诊疗、专题讲座、高血压防治指南解读等学习班，认真学习高血压防治的系统知识与进展，增加高血压基本知识，提高高血压理论水平。

（2）学术会议：参加与高血压防治内容有关或相关的学术会议，了解最新的高血压研究动态、方向、进展等，拓展知识。

（3）网上学习：互联网上有各种高血压的课件可供学习，还有讨论交流、进展讲座等，可以通过这种方式自学。

以上几种方法属于纯理论介绍，没有实际的诊疗活动。学习者遇到复杂多变的高血压患者时难以准确诊断与治疗。

（4）专家下基层指导：采取聘请高血压专家到县医院等基层医疗机构开展查房、讲课、组织病例讨论等方式来提高当地医生的高血压诊疗水平。但由于高血压专家数量有限，精力有限，只对个别问题的解决、发现基层医疗机构存在的具体问题、总结实际经验等具有一定的作用。

（5）进修学习：各医疗机构选送优秀的医疗骨干到设有高血压专科、诊疗水平高的医院进修学习，这样既能让进修医生掌握较多的理论知识，又可以让其参与实际的临床工作。这种学中做、做中间、问中学循环往复理论与实践相结合的培养方式是最理想的。但时间较长，难以达到短期内解决广大基层医疗机构的迫切需要。

2. 高血压防治人才培养的最佳途径

面对我国不断增长的高血压患者群，随着健康知识的普及，他们会短时间内进入诊疗程序，而大医院现有的条件难以满足我国高血压患者的诊疗需要。因此，培养县医院等基层医疗机构高血压防治人才迫在眉睫。

（1）县医院高血压防治人才的培养：县医院作为基层医疗机构的龙头，要把高血压防治工作的责任担当起来，发挥高血压防治主力的作用。①县医院领导重视高血压防治工作，积极参加高血压专科医联体，并得到上级医疗机构的指导。②选派具有很强责任心、奉献情怀和刻苦钻研精神的优秀业务骨干到省或其他三甲医院高血压专科至少学习三个月或以上，学习过程中必须参加门诊诊疗工作、病房分管床位、重症复杂疑难病例讨论、急诊抢救等临床工作，期间必须要有资深的高血压专家指导和带教，从而掌握高血压处理的原则和方法。③县医院领导要给业务骨干创造条件，包括相应门诊和住院床位的条件，完成高血压诊疗的实验室设备和技术人员的配备。④业务骨干带头提高县医院内其他医生的高血压诊疗水平后，再让这些医生分片指导各乡镇卫生院工作，或者请乡镇卫生院的医生来县医院高血压诊治中心进修学习。县医院在培养乡村与社区医疗机构高血压防治医生时，要使各医疗机构保持顺通的工作关系。

(2) 乡村与社区医疗机构高血压防治人才的培养：要把各个乡村与社区医疗机构高血压防治人才培养到位，必须要有切实可行的办法。①在县医院高血压防治骨干的指导下，乡镇卫生院的医生掌握高血压诊疗的基本技术和技能后，再用同样的方法培养村卫生室医生或到村指导工作，帮助村卫生室解决临床工作中的难题。②在条件允许的情况下，可以组织乡镇卫生院或社区卫生服务中心的医生到各省三甲医院高血压专科进行为期一个月的学习，包括理论学习和在高血压科专家的具体指导下的见习、实际诊疗工作，参加病例讨论等活动。

不管哪种方式，学习内容必须包括：①完成高血压诊断与治疗的理论课程学习。②参加指导老师的门诊工作，完成高血压门诊病历采集和书写。③参加教学查房四次以上，见习病房管理工作。④积极参加重症复杂患者的讨论分析等。

总之，高血压防治是理论性和实践性都很强的工作，学习高血压诊断与治疗的基本知识很重要，参与临床实践更重要，承上启下，上下贯通最重要。培养高血压防治人才必须既重视理论知识的教学，更要重视实际的临床操作和训练，要让学员能够结合患者的具体情况，独立开展诊疗工作。只有这样，才能更好地推动县医院高血压防治工作。

高血压防治人才培养的原则是：选择和发现培养对象是根本，由具有高理论水平和实际临床经验的老师指导是关键，基层医疗机构重视和支持高血压防治工作是人才发挥作用的保障，高血压防治人才积极实践、努力解决高血压防治工作中的难题是评价培养效果的标准，优秀人才不断地学习、总结高血压诊疗经验是保证高血压防治事业不断发展的条件。

(余振球)

二、高血压防治人才培养实例

我们总结了北京安贞医院高血压科帮、教、带、培养高血压医生的经验，提出县医院高血压防治人才培养的模式，并以典型人才培养教案为例，为立志于高血压防治工作的基层医生做参考。

(一)北京市平谷区高血压医生的培养

2011年6月，北京市平谷区启动了由平谷区中医医院心血管病科牵头、首都医科大学附属北京安贞医院（以下简称安贞医院）高血压科专家作指导、各社区卫生服务中心和乡镇卫生院为基础的三级联手、中西医结合、覆盖整个平谷区的高血压三级防治网络。这种模式不仅有利于辖区内高血压的防治，而且对高血压人才的培养起到了承上启下的作用。

1. 平谷区中医医院高血压医生培养

(1)选派医生到设有高血压科的上级医院进修学习：由业务骨干带动科室整体高血压诊疗水平的提高。2010年和2011年，平谷区中医医院心血管病科先后选派多名优秀业务骨干前往安贞医院高血压科进行长达三个月至半年的进修学习。这些医生通过独立管理患者、住院查房、门诊看病等临床实践，提高了自身高血压专业技术水平，并将先进的诊疗技术和理念带回科室，带动了科室整体水平的提高。

(2)请上级医院高血压科的专家定期来院指导包括：出门诊、查房，带出了一支高水平团队。门诊医生从前来就诊的患者中筛选出需要请上级医院诊疗的患者，在完善高血压相关检查并对其做初步评估后，进行统一登记，定期约请安贞医院高血压科的专家来院会诊。会诊当天，科室医生均提前到达门诊，进行完整的病历书写后向专家汇报病例情况。专家对每位医生从病历书写到诊疗思路、方法等进行全面指导。这种一对一的指导使医生们的高血压诊疗水平很快得到提高。

全体医生参加住院患者的查房、病情分析等。住院医生直接床旁汇报病例，专家进行更细致的问诊后，对主管医生的病例汇报、入院记录和病程的书写及患者的诊疗情况提出问题，由在场医生回答，之后专家进行总结，提出整改方向及下一步诊疗方案。这种亲自临床帮、扶、带的教学方法提高了全科整体团队的高血压诊疗水平。

每次专家门诊、查房之后，还会安排专门的病例讨论，以提问、解答的方式对当次的工作进行讲评和总结。这种县医院医生与三甲医院专家零距离沟通、交流高血压防治最新进展、临床经验及解疑答惑的方式，不仅鼓舞了大家防治高血压的热情和干劲,也使我科医生的诊疗水平在扎实中不断提高。

(3)继续到上级医院学习:每月到上级医院参加专家门诊、大查房、疑难病例讨论,开阔眼界。平谷中医院心血管病科主任经常带科室1~2名医生去三甲医院跟随专家出诊,或者参加安贞医院高血压科的大查房和疑难病例讨论活动。科主任以身作则,带头书写门诊病历,对患者做初步处理后请专家进行针对性的指导。

(4)参加各种学术会议、培训:平谷中医院与三级医院紧密联系,积极参加由三级医院组织和主办的各种学术会议及培训工作。在做好临床诊疗的同时,学习高血压诊疗的最新进展,并将其应用于临床,不断提高高血压理论和知识水平及临床业务能力。注重高血压人才的培养,全面提升了平谷中医院各临床医生的综合能力。

(5)定期组织科内讲课:每月至少两次科内讲课,由本科室医生自行准备讲课内容,做好科内讲课的学习笔记,以强化临床诊疗技能和方法,提高理论水平。

2. 对所辖社区高血压医生的指导、培训

(1)每周都到社区出诊:出诊时,根据患者年龄、性别、是否有糖尿病和心血管疾病等制订个体化治疗方案。诊疗过程中与社区医生进行沟通、交流,注重社区医生高血压临床诊疗思路的培养。

(2)为社区医生开展高血压知识培训:组织社区医生参加高血压学术会议。平谷区中医医院每年为社区医生举办专业知识讲座2~4场。出资带领各社区医生参加高血压疾病进展论坛等各种学术会议,为做好全区高血压防治打下良好的基础。

(3)接受社区医生跟师学习:每年县医院接受各社区全科医生轮转培训,并在培训开始一段时间后根据自己的学习方向选择相应的导师。通过与老师的沟通与交流,确定临床轮转科室及学习计划,以此针对性的提高专业知识及业务水平。

(景国际 刘 君)

(二)河北威县高血压医生的培养

1. 威县人民医院高血压医生的培养

(1)选送优秀医生培养:作为河北省威县人民医院的一名内科主治医生,我能够学习高血压离不开安贞医院高血压科的专家的帮助和威县人民医院领导对高血压防治工作的重视。2014年8月1日安贞医院高血压科的专家应邀来到我们威县人民医院指导高血压的防治工作,同时在全县范围内开展"全民防治高血压"健康大讲堂。讲课很成功,那天我也是第一次听专家的课,他幽默的讲课风格、丰富的专业知识将课堂一次次推向高潮。也是从那时我开始认识到"高血压"还真是一门复杂的学科，如果自己都不专业，怎么给患者看好高血压呢？也就在当时，专家向我们医院领导提出让我院派出医生专门跟他去北京学习高血压的诊疗知识，为我县培养高血压的专门型人才。而我有幸入选，至此我与高血压正式结缘，并于2014年9月至2014年12月在安贞医院高血压科学习高血压的诊疗技术。

(2) 帮、扶、带的培养模式：县医院高血压医生的培养，离不开适宜的培养模式。我来到安贞医院高血压科后，专家根据我的工作经历和诊疗技能，除了常规地系统学习高血压的有关知识外，还帮我制订了专门的学习计划。我不仅在病房学习如何管理、治疗患者，还在门诊学习如何系统地诊治就诊患者，也有幸跟随专家到基层学习如何指导基层的高血压诊治工作。紧凑而充实的学习，不仅使我掌握了门诊高血压患者的检查、诊断、处理及循证的原则和方法，还对门诊医生在高血压患者的血压监测、用药选择及生活习惯改善中的指导和监督作用有了更深刻的理解，明确了高血压医生门诊工作的责任。在高血压病房学习及工作的三个多月，我掌握了高血压患者的病史中影响因素记述的特点、高血压分级在病情诊断中应用的方法、原发性高血压和继发性高血压鉴别和诊断思路、高血压病情演变及心血管疾病危险因素的判断、高血压用药的配伍选择对不同级别和类型的高血压患者治疗效果的影响等。

在专家的带领、帮助，以及安贞医院高血压科医护人员的关心和帮助下，使我能够顺利完成高血压诊疗知识和技能的学习任务。尤其是该科高血压诊治的规范化及团队协作对我影响很大。记得我曾接管一位间断胸闷胸痛22年、再发1年伴晕厥2次的患者，这位患者就诊于当地医院及北京某三甲医院心内科行冠脉造影提示右冠状动脉中段及前降支血管中远段狭窄40%～50%，心内科专家告知暂无需介入干预治疗，准予回家给予冠心病二级预防药物。但是患者仍有胸痛发作，且严重发作时有憋死感及晕厥表现，致患者精神焦虑，终日惶恐，不能正常生活。针对这位患者，安贞医院高血压科专家仍坚持收治，并从高血压学科的角度完善其检查及诊断。收住院后，患者出现胸痛缺血，专家指导进一步进行心肌显像药物负荷试验。住院第三天，我陪同患者去检查，返回病房上2层楼后，患者主诉胸痛加剧伴有头晕出汗，不能耐受，主治医生立即医嘱紧急平卧位休息。科室相关医务人员迅速行动，护士快速床旁测血压，血压值为130/100mmHg，床旁心电图提示：$ST_{ⅡⅢAVF}$导联抬高＞0.4mV，对应导联ST段压低。病房主治医生从储备药箱中取出硝酸甘油1片放入患者舌下含服，2min后症状完全缓解，再次复查心电图提示：抬高的ST段回落至基线，再将患者转入病房内给予吸氧及监护治疗。事发突然，但处理得当、准确，这就是安贞医院高血压科的团队精神。

患者短暂的 2min 病情发作时的心电图为诊断提供了最有力的证据,确诊患者为变异型心绞痛,经过调整方案,抗痉挛治疗后,把患者转入了安贞医院心内科进一步治疗。通过在安贞医院高血压科的学习和工作,使我对高血压防治的专业知识及业务能力有了全新的提高。

(3) 在深入临床实践工作中得到不断指导:高血压的诊疗是一项看似简单实则需要认真对待的工作,其科学性强,个性化明显。因此,对县医院高血压医生的实践能力要求很高。

我从安贞医院学习回来后,在安贞医院高血压科专家、我们县医院领导和科主任的支持下成立了高血压专科门诊。随后,请专家来我院给予实际的工作指导,既带着我们具体诊治门诊患者,还带着医生们查病房,分析案例,提高了我院高血压诊疗水平,为我县广大高血压患者查清病因、合理控制高血压、保护心脑肾给予了极大的帮助和支持。

专家为了把预防高血压、保护人民健康惠及更多的人,经常采用媒体广播宣传和下乡讲座的形式来普及、宣传高血压防治知识。还明确告知医务人员和患者:高血压的诊断和治疗涉及医学各个领域,高血压是一门独立的学科,要改变人们根深蒂固的老思想:"高血压是简单的量量血压吃点降压药这么个小事"。

通过我们坚持不懈的努力,越来越多的患者从"拒绝检查要求开药"到想查查为什么得高血压、怎么才能好、怎么才能使血压得到控制、怎么远离心血管疾病缠身的困境。我在诊治高血压患者时,最深刻的是我学成归来后接管的第一个患者,是 56 岁老年男性,因间断头晕发现高血压 5 年,近 2 年服用硝苯地平控释片及厄贝沙坦治疗,血压波动范围为 170~200/100~110mmHg,且门诊检查时,发现血钾值为 3.0~3.5mmol/L。患者虽然没有明显的腿软乏力等症状,但不论怎么补钾治疗都不能提高血钾水平。我通过详细的问诊、查体和分析患者以前的临床资料,考虑其患原发性醛固酮增多症、继发性高血压的可能性比较大。于是根据患者自身情况将其收住院,按照高血压科的诊断、治疗流程,完成相关检查后,发现患者为右肾上腺占位性病变可能。进一步检查血浆肾素–血管紧张素–醛固酮等项目提示明确诊断为原发性醛固酮增多症、右肾上腺腺瘤、继发性高血压三级。患者后就诊于河北省人民医院泌尿外科行手术切除术。术后患者血压及血钾恢复正常。通过这个病例,我认识到,只有先提高自身业务水平,才能更好地为高血压患者服务。

2. 对所辖乡镇卫生院医生的培养

乡镇卫生院的医生直接承担着广大农民的治病、防病和预防保健任务,对农村高血压事业的发展起着至关重要的作用。自 2015 年 5 月份开始,威县人民医院先后与全县多家乡镇卫生院建立分级诊疗医联体，每月逢集日定期到乡镇卫生院开展义诊、会诊，指导临床工作。在全县范围内建立快速转诊"绿色通道"，优先诊治转诊来的危重患者，并减免一定的费用。另外，对乡镇卫生院和村卫生室实施技术帮扶，让这些医疗机构的医生免费学习诊疗知识和技术，定期开展高血压专业知识培训，以此来提升乡村医生的高血压诊疗水平，使他们认识到规范诊疗高血压的重要性。

威县人民医院高血压专科门诊直接对口张营乡卫生院，负责指导其工作，平均每月三次到对口乡义诊。县医院开展的"送医下乡"活动受到了当地老百姓的欢迎，老百姓都说："现在真方便，县医院的医生到家门口来看病了，不用再到县城去了，有个小病小灾的在这儿就看好了。"这也同时说明，基层迫切需要具有高血压专业知识的医生。有一位在某乡镇卫生院就诊的患者有间断头晕，发现高血压5年，近1年血压波动大。当地接诊医生的治疗方案是：先服硝苯地平缓释片20mg每日两次，随后调整为40mg每日两次，联合依那普利10mg每日两次，但效果并不理想。有一个细节是，患者均于早餐后9点，晚餐后21点左右服药。当地接诊医生在听完高血压知识培训课后，调整了患者服药时间，为早6点、下午4点服降压药。仅调整服药时间后，患者的血压趋于平稳。自此，这名乡镇卫生院的医生认识到高血压治疗并不是简单地为患者测量血压和开降压药，而是一项需要认真对待的工作。

（邱树霞）

第二篇

县医院诊疗高血压的要求

第三章 高血压病历内容与书写方法

我们先后到数十家县医院心内科或者大内科查房指导工作,发现高血压患者都是以心血管疾病收入相应的科室。而高血压病历千篇一律地写在既往史中,如:发现高血压×年,血压最高达×mmHg,服用×降压药物后血压控制在×mmHg。我们在各种场合强调和呼吁高血压病历要规范书写,本书亦特别强调这一点。

由于高血压涉及的疾病种类多且范围很广,概括起来,一份完整的高血压病历要反映出高血压的鉴别诊断、心血管疾病危险因素和各种心血管疾病的判断等三大方面。这几方面互相联系,通过采集、整理病历资料,归纳总结并提炼出分析思路,对于诊治高血压患者有极其重大的意义。本规范先列举县医院高血压患者病历内容的特殊性及其规定,然后举例写出门诊和住院病历,并对复杂的住院病历进行分析。高血压患者的体格检查无特殊性,只强调一定要有四肢血压测量记录。

一、高血压患者病史的特殊性

高血压病历系内科病历范畴,因此总体上按当今教科书《诊断学》病历书写的内容实行,特别是病历书写的基本规则和要求必须遵守。现就高血压患者门诊和住院病历中病史的一般项目、主诉、现病史、既往史、个人史、家族史中的特殊性进行介绍,为县医院临床工作提供参考,没有说明的部分参考教科书相关规定,此不赘述。

(一)一般项目

一般项目包括姓名,性别,年龄,婚姻,籍贯(写明省、市、县),民族,职业,工作单位,住址,病史叙述者(应注明与患者的关系),可靠程度,入院日期(急危重症患者应注明时、分),记录日期,需逐项填写,不可空缺。

门诊患者记录已在各医院门诊病历封面相应写出,就诊时强调写清楚日期,一定要写上年份。

(二)主诉

高血压病历的主诉内容包括以下几个方面。

1. 高血压发生情况及症状、体征

按照主诉的定义是主要症状加时间，因此单纯高血压患者主诉尽量描述症状（如头昏头胀、心慌胸闷、乏力失眠等）并填写时间，仅有少数体检或无意间发现的血压升高才写成发现高血压多久，以避免忽略症状而千篇一律地写成发现高血压多少年的现象。

2. 鉴别诊断的症状或体征

继发性高血压相应原发疾病的典型症状可列为主诉，以便清楚看出患者的鉴别诊断。例如：持续头胀痛、乏力、夜尿多，可考虑为原发性醛固酮增多症。又如：发热、尿少伴头晕1个月，表明患者可能是急性肾脏疾病高血压。

3. 靶器官损害和心血管病相应症状或体征

有的高血压患者由于长期没有症状也没有进行检查，未发现高血压，直到发生心血管疾病时以具体心血管疾病症状或体征就诊，因此，这些患者以心血管疾病症状或体征为主诉。

4. 糖尿病作为高血压原因时

糖尿病作为高血压原因时应将其列入主诉。例如：发现糖尿病20年，伴头昏乏力5年，从主诉中可以分析患者可能发生周围血管疾病或/和肾损害，外周血管病变致小动脉阻力增加，肾损害致水钠潴留而导致高血压，严格来讲是属于继发性高血压，所以糖尿病作为原因疾病而写入主诉。一般来讲，和高血压同时发生并作为代谢综合征的糖尿病、血脂异常不列入主诉，可在现病史中描述。

5. 特殊类型高血压

如顽固性高血压或血压波动大属于特殊类型的高血压，也可以在主诉上表现出来，便于读者分析该例高血压特点。

（三）现病史

现病史包含的内容：①高血压的特点与诊治经过。②高血糖、血脂异常、高尿酸血症等代谢疾病情况。③靶器官损害或各种心血管疾病。④一般情况，如目前的食欲、大小便、精神、体力、睡眠、体重改变等。

1. 高血压的记录

高血压的病史包括起病原因及诱因，如发现高血压之前是否有发热、感冒史，病前长期饮食习惯不良、吸烟、饮酒、口味偏重等。发现高血压当时有无鉴别诊断症状，特别是夜尿次数、夜尿量与白天尿量对比，需要仔细询问。虽然发病前发热与炎症性疾病密切相关，但一定要符合发病机制与病理生理改变，如发现高血压前一周有明确的发热、咽痛或肠炎病史时，炎症性疾病相关高血压（大动脉炎、肾小球肾炎、风湿疾病等）可能性大，但患者因感冒发热当天就诊时测血压升高，这种感冒只是发现高血压的理由。

高血压的本身症状也应写清楚，如头晕头痛出现的部位、性质、持续时间、程度以及加重或缓解因素，特别是一天内头晕头痛出现的时间对诊断有帮助。清晨起床和（或）傍晚时头晕头痛与高血压有关；而在情绪激动或过度用力后头痛应想到可能是脑血管疾病发作；长期持续头痛且难以忍受者考虑为原发性醛固酮增多症。

患者服用各种降压药物的降压效果一定要问仔细并记录清楚，无论单一用药还是联合用药的降压效果都要分别记录清楚，记录一定要用数字，不要用正常或有效。血压波动及其数值，收缩压高还是收缩压、舒张压都高均应记录清楚。围绕高血压所做的各种检查也应记录清楚，并用数字描述，不能简单写成"好"或"不好"等结论。

2. 代谢综合征的记录

教科书规定患者存在两个以上不相关的未愈疾病时现病史可分段叙述或综合记录。代谢综合征一般难以治愈且与高血压密切相关，代谢综合征各因素共同加重心血管疾病的发生发展，所以应将代谢综合征写在现病史中。无论是糖尿病还是血脂异常均应按独立疾病的格式系统描述，放在心血管疾病之前以便于临床医生理解它们的因果逻辑关系。高血压、血脂异常、高血糖，可以分段描述，也可以按照先后顺序描述。

3. 心血管疾病

高血压对人类最大的危害是导致患者心脑肾损害和心血管疾病，而后者是高血压发生发展的过程与结果，因此必须写在现病史中。注意一般将靶器官损害与心血管疾病放在高血压的描述之后；心脑肾等疾病分别写出，可采用分段或综合描述的方式，以便让各级医生看出诊治脉络。心脏疾病的症状是劳累性呼吸困难和夜间阵发呼吸困难等。神经系统疾病是突发或加重的头痛、恶心、呕吐伴肢体活动障碍等。肾脏损害或肾衰竭的症状是夜尿增多和颜面水肿等。当患者有上述症状时必须记入现病史，若无上述症状也应在现病史中加以描述。

4. 书写现病史的要求

有些症状既是高血压鉴别诊断的症状又是靶器官损害的症状，如早期夜尿增多反映原发性醛固酮增多症,近期夜尿增多反映发生肾功能损害。因此在一个病历中要写两次以上的夜尿情况,甚至血压波动时也要写明夜尿的情况。

尽量追溯各类疾病首发症状的时间以便确定因果关系。如有 10 年糖尿病病史的患者近 2 年诊断为血压升高,容易想到可能是糖尿病并发症引起的高血压,但追溯到患者 10 年前血压升高,则会想到可能是代谢综合征。因此,在病史描述中一定要层次分明、重点突出。

现病史不要有结论性语言或状态,相应症状有无或轻重、加重的变化一定写上。高血压患者治疗中一定要注明服药具体时间、剂量,如他汀类调脂药是否睡前服用,降糖药与进食的关系等。

(四)既往史

既往健康状况中应包括出生后到就诊时所有的血压记录,这样易追溯到高血压开始出现的时间。若合并血脂异常、糖尿病、心血管疾病应在现病史中描述,不在既往史中记录。若无上述情况的应在既往史中注明"无糖尿病、无血脂异常、无心血管疾病等"。

(五)个人史与家族史

吸烟者应注明吸烟年限、吸烟量,若已戒烟应注明时间。饮酒者应注明饮酒年限、频率、每次饮酒量,若已戒酒应注明时间。患者的口味、熬夜、工作(职业)、应酬等情况也应写明。这些是心血管疾病或者高血压的危险因素,不仅是分析评价病情的要点,更是指导治疗的依据。

家族史中,家属发生高血压或心血管疾病的具体年龄要写上,这对考虑心血管疾病家族史才有意义。

二、县医院高血压门诊和住院病历举例

(一)门诊病历

病历 1

因吸烟时胸闷诊断为冠心病

2014 年 8 月 30 日,内科

姓名:×××,性别:男,年龄:44 岁。

主诉:血压升高 7 年,间断头晕 6 年,间断胸闷半年。

现病史:患者 7 年前体检时测血压 $130^+/90$ mmHg,之前无发热、咽痛、腹泻,

当时无头晕、心慌、胸闷、胸痛,夜尿0次,未予治疗,未监测血压。6年前间断出现头晕,多在晨起或傍晚出现,发作时自测血压140~150/90~95mmHg,最高达180/120mmHg,服用"依那普利10mg,每天一次",血压降至120/80mmHg,头晕症状消失。服用半年后因咳嗽改为服用"氨氯地平5mg,每天一次",血压降至120/80mmHg。5年前开始间断服用氨氯地平,自行调整服用剂量为2.5~10mg,血压控制在130~140/90~100mmHg。近半年多在大量吸烟时出现胸闷、胸前区针刺样疼痛,无放射,每次持续10~30min,可自行缓解,发作与活动无关,未予治疗。近1个月来自觉血压控制良好,自行停药,血压160~170/100~120mmHg,恢复服用氨氯地平后血压仍在160~170/100~120mmHg,吸烟时胸闷症状加重。发病以来无活动受限,无活动时胸闷、胸痛,无夜间阵发性呼吸困难,目前夜尿0~1次,有打鼾,无双下肢水肿。血脂异常7~8年,未予调脂治疗。

既往史:从上初中到2007年前体检测血压均为110~120/70~80mmHg。无糖尿病史,无肝炎、结核病史,无哮喘、甲亢病史。对青霉素过敏。

个人史:吸烟20年,1~3包/天;饮酒20年,半斤至1斤/次,每周2~3次;口味偏重。

家族史:无高血压和心血管疾病家族史。

查体:血压150/100mmHg,神志清,双肺呼吸音清,未闻及干湿啰音。心率70次/分,心律齐,心音有力,各瓣膜听诊区未闻及病理性杂音。双下肢无水肿,神经系统检查未见异常。

辅助检查:心电图结果,HR为66次/分,T_I、aVL倒置,$T_{V_{4-6}}$低平,Ⅱ、Ⅲ、aVF呈qR型,V_1、V_2呈rS型,未见ST-T段下移大于0.1mV。

诊断:高血压病2级,血脂异常,冠心病心绞痛。

处理:

(1)健康教育:低盐、低脂饮食,一定要戒烟。

(2)检查:血常规、尿常规;血生化、餐后2h血糖;肾素-血管紧张素-醛固酮;甲功五项;颈动脉彩色多普勒超声,肾动脉彩色多普勒超声,肝、胆、胰、脾、肾、肾上腺彩色多普勒超声;超声心动图;24h动态血压监测、肢体动脉弹性;冠状动脉CTA。

(3)用药:氨氯地平5mg,每日一次;比索洛尔2.5mg,每日一次;阿司匹林0.1g,每日一次;松龄血脉康3粒,每日三次;硝酸甘油片0.5mg,备用。

签字:×××

2014年9月21日,内科

复诊：规律服用上述药物，自测血压 120～130/80～90mmHg，仍有大量吸烟时胸前区不适，持续 10～20min，与活动无关。

查体：BP140/80mmHg。HR68 次/分，心律齐，各瓣膜听诊区未闻及病理性杂音，双肺呼吸音清，双下肢无水肿。

辅助检查：

（1）血常规：未见异常。

（2）尿常规：蛋白阴性。

（3）血生化：谷丙转氨酶 63U/L，谷草转氨酶 45U/L，尿素氮 5.1mmol/L，肌酐 86.1μmol/L，尿酸 325.8μmol/L，葡萄糖 5.57mmol/L，三酰甘油 1.74 mmol/L，总胆固醇 6.11mmol/L，高密度脂蛋白胆固醇 1.03mmol/L，低密度脂蛋白胆固醇 4.45mmol/L，钠 139.6 mmol/L，钾 4.10mmol/L，氯 104.7mmol/L，餐后 2h 血糖 7.46mmol/L

（4）甲功五项：总三碘甲状腺原氨酸 2.140nmol/L，总甲状腺素 125.770nmol/L，超敏促甲状腺素 1.390mIU/L，游离三碘甲状腺原氨酸 5.980pmol/L，游离甲状腺素 13.930pmol/L。

（5）血浆肾素活性 4.05ng/ml/h，血管紧张素Ⅱ浓度 69.28pg/ml，血浆醛固酮浓度 0.140ng/ml。

（6）24h 动态血压监测：24h 平均血压 143/86mmHg，24h 平均心率 75 次/分（口服氨氯地平 5mg，每日一次；比索洛尔 2.5mg，每日一次）。

（7）超声检查

1）肾动脉彩色多普勒超声：右肾动脉起始斑块形成，致管腔中度狭窄。

2）肝、胆、胰、脾、肾、肾上腺彩色多普勒超声：轻度脂肪肝，肝囊肿，右肾囊肿伴囊壁钙化。

（8）超声心动图：室间隔厚度 12mm，左室舒末内径 54mm，左室收末内径 38mm，左室射血分数 55%。节段性室壁运动异常（左室下壁基底段心肌变薄，运动及增厚率减低）、室间隔增厚、二尖瓣反流（轻度）、左室舒张功能减低。

（9）冠状动脉 CTA：右冠状动脉中段管壁不规则增厚并钙化，管腔重度狭窄（＞75%）；左前降支近中段管壁不规则增厚并钙化，管腔轻度狭窄；前降支中段局限走行于浅肌桥内；第 1、2 对角支近段管壁不规则增厚，显影淡，估计管腔中度狭窄（50%～70%）；回旋支中段管壁不规则增厚，管腔重度狭窄（＞75%）。

诊断：高血压病 2 级；血脂异常，冠状动脉硬化性心脏病，三支病变（累及前降支、回旋支及右冠）、稳定型心绞痛、陈旧性心肌梗死。

处理：

（1）检查：颈动脉彩色多普勒超声，肾动态显像（肾血流灌注及功能）。

（2）用药：氨氯地平 5mg，每日一次；比索洛尔 5mg，每日一次；替米沙坦 80mg，每日一次；单硝酸异山梨酯 20mg，每日二次；阿司匹林 0.1g，每日一次；阿托伐他汀 20mg，每晚一次；松龄血脉康 3 粒，每日三次。

（3）立即停止吸烟！立即看心内科！

签字：×××

2014 年 10 月 3 日，内科

复诊：患者因工作原因没有住院接受冠状动脉造影和介入治疗，严格戒烟，改善不良生活习惯，坚持规律服用上述药物，近 1 个月自觉症状缓解，自测血压 110～120/70～80mmHg，偶有夜间血压 160/100mmHg。

查体：BP130/80mmHg。双肺呼吸音清，HR65 次/分，心律齐，各瓣膜区未闻及病理性杂音，双下肢无水肿。

辅助检查：

（1）肾动态显像（肾血流灌注及功能）：双肾血流灌注时间正常，双肾实质影像正常，双肾功能正常。

（2）颈动脉彩色多普勒超声：左侧颈动脉斑块。

诊断：高血压病 2 级，血脂异常，冠状动脉硬化性心脏病，三支病变（累及前降支、回旋支及右冠），稳定型心绞痛，陈旧性心肌梗死。

处理：

（1）检查：复查血生化；24h 动态血压监测；心肌核素显像。

（2）用药：氨氯地平 5mg，每日一次；比索洛尔 5mg，每日一次；替米沙坦 80mg，每日一次；单硝酸异山梨酯 20mg，每日二次；阿司匹林 0.1g，每日一次；阿托伐他汀 20mg，每晚睡前一次；松龄血脉康 3 粒；每日三次。

签字：×××

2014 年 11 月 2 日，内科

复诊：规律服用上述药物。自测血压 110～120/70～80mmHg，无明显不适。

查体：Bp130/80mmHg。双肺呼吸音清，HR65 次/分，心律齐，双下肢无水肿。

辅助检查：

（1）血生化：谷丙转氨酶 75U/L，谷草转氨酶 44U/L，尿素氮 6.8mmol/L，肌酐 89.9μmol/L，尿酸 331.0μmol/L，葡萄糖 5.84 mmol/L，三酰甘油 1.43mmol/L，总胆固醇 4.51 mmol/L，高密度脂蛋白胆固醇 1.18mmol/L，低密度脂蛋白胆固醇 2.84 mmol/L，钠 140.9 mmol/L，钾 4.60 mmol/L，氯 104.9 mmol/L。

（2）心肌核素显像：左室前壁中部心肌血流灌注减低，左室后外侧壁心梗后或严重缺血后改变。

（3）24h 动态血压监测：24h 平均血压 125/78 mmHg，24h 平均心率 79 次/分

（口服氨氯地平 5mg，每日一次；比索洛尔 2.5mg，每日一次；替米沙坦 80mg，每日一次；单硝酸异山梨酯 20mg，每日二次）。

诊断：高血压病 2 级，血脂异常，冠状动脉硬化性心脏病，三支病变（累及前降支、回旋支及右冠），稳定型心绞痛，陈旧性心肌梗死。

处理：氨氯地平 5mg，每日一次；比索洛尔 5mg，每日一次；替米沙坦 80mg，每日一次；单硝酸异山梨酯 20mg，每日二次；阿司匹林 0.1g，每日一次；阿托伐他汀 20mg，每晚一次；松龄血脉康 3 粒，每日三次。

签字：×××

病例分析：

患者男性，44 岁。除高血压以外，还有大量吸烟史 20 年，1～3 包/天；饮酒史 20 年，半斤至 1 斤/次，每周 2～3 次；体检发现血脂异常史 7～8 年，未予治疗。近半年大量吸烟时胸闷。综合患者心血管疾病危险因素较多，怀疑其冠心病可能性大，行冠状动脉 CTA 示冠心病，主要累及右冠、回旋支。患者只有在大量吸烟时出现胸痛，活动时无胸闷、胸痛症状，很容易被患者、家属甚至是经验少的医生所忽视，引发严重后果。门诊强烈建议住院治疗，患者因工作原因拒绝进一步检查治疗。

大量饮酒是高血压的危险因素。高血压、血脂异常、吸烟等是冠心病、动脉硬化的重要危险因素，严重危害患者的身体健康，建议高血压患者和健康群众戒烟、限酒。县医院高血压患者中吸烟者多，更应注意对此类患者进行心血管疾病排查。

病历 2

因心、肾疾病不利于介入治疗

2015 年 11 月 20 日，内科

姓名：×××，性别：女，年龄：61 岁。

主诉：反复胸闷、心慌、出汗，发现血压高 10 年。

现病史：患者 10 年前凌晨 2 点突然出现憋醒、胸闷、心慌，坐起小便后出汗，于当地医院急诊就诊，测血压 180/90mmHg，输液治疗好转，出院后开始服用利血平，每天一片，自述症状好转，血压具体不详。之后上 2～3 层楼或跳广场舞 10min 或走 1000m 时心慌、胸闷、乏力，休息后好转，活动耐量较同龄人减低。8 年前于当地医院测血压 180/? mmHg，改为服用吲达帕胺，每天一片，服药后血压 140～150/? mmHg。后多次换药，血压控制在 140～150/80～90mmHg。2011 年突然出现胸闷、大汗、意识丧失，掐人中意识恢复，急诊治疗情况具体不详，行冠状动脉造影示冠状动脉轻度狭窄（具体不详）。之后稍活动有出汗、胸闷、乏力，下蹲或服用丹参滴丸后好转；休息时也有上述症状出现，可自行缓解。1个月前再次出现胸闷、憋气、气短、出汗、不能平卧，急诊心电图示房颤，测血压130/90mmHg，服用倍他乐克缓释片47.5mg每日一次，欣康20mg每日一次，螺内酯2片每日三次，服药后未测血压，症状缓解。6天前休息时再次出现憋气、胸闷、出汗，持续约10min，与活动无关，服用救心丸后好转。就诊于某三甲医院心内科改为服用依那普利10mg每日二次，倍他乐克缓释片47.5mg每日一次，血压110～130/90mmHg，行冠状动脉造影示动脉不规则，无明显狭窄。近来每晚夜尿1～2次，白昼小便2～3次。无双下肢水肿。发现血脂异常4年，服用辛伐他汀4年。

既往史：既往无糖尿病史，无肝炎、结核病史，无手术输血史，无药物过敏史。1个月前服用瑞舒伐他汀后出现肌肉、关节疼痛，停药后好转。近几日服用辛伐他汀无明显不适。

个人史：无吸烟、嗜酒史，口味清淡。

家族史：父亲60岁死于肺心病，母亲80岁，患有心脏病，子女体健。

查体：血压120/80mmHg，双肺呼吸音清，未闻及干湿啰音，心率62次/分，心律绝对不齐，第一心音强弱不等，主动脉瓣膜听诊区闻及舒张期叹气样杂音，双下肢无水肿。

辅助检查：

（1）血常规：未见异常。

（2）尿常规：白细胞++++，潜血+，尿微量白蛋白1.5mg/L。

（3）血生化：谷丙转氨酶31U/L，谷草转氨酶34U/L，尿素氮5.3mmol/L，肌酐87.5μmol/L，尿酸371.7μmol/L，葡萄糖5.97 mmol/L，三酰甘油1.20 mmol/L，总胆固醇4.05 mmol/L，高密度脂蛋白胆固醇1.07 mmol/L，低密度脂蛋白胆固醇2.41mmol/L，钠137.2 mmol/L，钾4.70 mmol/L，氯99mmol/L。

（4）甲功五项：总三碘甲状腺原氨酸0.870nmol/L，总甲状腺素104.580nmol/L，超敏促甲状腺素2.210mIU/L，游离三碘甲状腺原氨酸3.830pmol/L，游离甲状腺素12.520mol/L

（5）冠状动脉造影：LAD不规则，LM（–），LCX（–），mRCA不规则。

（6）肢体动脉弹性：右上肢127/84mmHg，左上肢130/78mmHg，右下肢150/85mmHg，左下肢146/93mmHg。

（7）超声心动图：室间隔厚度10mm，左室舒末内径56mm，左室收末内径39mm，射血分数40%（2D法）。左室壁运动普遍减低，以下后壁及后间隔为著；左心右房增大，主动脉瓣反流（轻至中度），二尖瓣反流（轻度），心功能减低。

诊断：高血压3级原因待查，原发性高血压可能性大；高血压心脏扩大，主动脉关闭不全（中度）；心律失常，持续房颤；冠状动脉粥样硬化。

处理：

（1）健康教育：低盐、低脂饮食。

（2）检查：餐后 2h 血糖、肾素-血管紧张素-醛固酮、心电图；颈动脉彩色多普勒超声、肾动脉彩色多普勒超声、肝胆胰脾肾肾上腺彩色多普勒超声；24h 动态血压监测、肾上腺 CT 平扫。

（3）用药：替米沙坦 40mg，每日一次；倍他乐克缓释片 47.5mg，每日一次；辛伐他汀 40mg，每晚睡前一次；阿司匹林 0.1g，每日一次；氯吡格雷 50mg，每日一次。

签字：×××

2015 年 12 月 5 日，内科

复诊：规律服用上述药物，自测血压 120～130/70～80mmHg，近几日仍有活动时胸闷、憋气、出汗，休息后好转，休息时上述症状也可出现。

查体：Bp110/70mmHg。双肺呼吸音清，HR65 次/分，心律绝对不齐，第一心音强弱不等，主动脉瓣听诊区杂音同前，双下肢无水肿。

辅助检查：

（1）餐后 2h 血糖：9.32mmol/L。

（2）肾素-血管紧张素-醛固酮：血管紧张素α（普食卧位）57.23pg/ml；血浆肾素活性（普食卧位）0.87ng/ml/h；醛固酮（普食卧位）0.16ng/ml。

（3）心电图： HR65 次/分，心房颤动，轻微 ST-T 改变α、aVF、V_4、V_5、V_6。

（4）颈动脉彩色多普勒超声：左侧颈总动脉内中膜增厚，左侧颈总动脉斑块形成，左侧椎动脉内径较对侧细，右侧椎动脉起始段走行迂曲。

（5）肾动脉彩色多普勒超声：左侧肾动脉起始段斑块伴局部管腔中度狭窄。

（6）肝胆胰脾肾肾上腺彩色多普勒超声：未见明显占位。

（7）24h 动态血压监测：口服替米沙坦 40mg 每日一次，倍他乐克缓释片 47.5mg 每日一次，24h 平均血压 121/85 mmHg，24h 平均心率 57 次/分。

（8）肾上腺 CT 平扫：未见异常。

诊断：原发性高血压 3 级；高血压心脏扩大；主动脉瓣关闭不全；心律失常，持续房颤；冠状动脉粥样硬化；空腹血糖受损；外周动脉硬化；左肾动脉中度狭窄。

处理：

（1）健康教育：低盐、低脂、糖尿病饮食。

（2）用药：替米沙坦 40mg，每日一次；倍他乐克缓释片 47.5mg，每日一次；氨氯地平 2.5mg，每日一次；辛伐他汀 40mg，每晚睡前一次；阿司匹林 0.1g，每日一次；氯吡格雷 50mg，每日一次。

签字：×××

病例分析：

老年女性患者，因心脏病症状就诊时发现高血压，说明高血压病史应更长，应考虑继发性高血压的可能。服用降压药物后血压下降，无继发性高血压原发疾病症状及体征等，相应内分泌检查亦无试验支持，故考虑原发性高血压。有明显的活动时胸闷、憋气、出汗，休息后好转。心内科医生曾怀疑有冠心病，但是患者 2 次冠状动脉造影只有冠状动脉管壁不规则，故目前冠心病诊断不成立。患者上述症状提示其有心衰的可能。且超声心动图示左室壁运动普遍减低，以下后壁及后室间隔为著，左心右房增大，主动脉瓣反流（轻至中度），二尖瓣反流（轻度），心功能减低，左室射血分数 40%，考虑高血压致心脏损害较严重。患者一月前因心慌不适，做心电图发现有房颤，未自行转复。

患者多处动脉硬化，包括左肾动脉中度狭窄、颈动脉和冠状动脉粥样硬化，要平稳控制降压，强化他汀药物治疗，要用阿司匹林和氯吡格雷稳定斑块，延缓患者动脉狭窄加重的可能。患者有左肾动脉中度狭窄，应合理使用经肝排泄的 ACEI 或 ARB 药物，降低血压的同时保护肾脏。

关于心律失常–房颤的治疗，针对此患者应采用药物治疗：抗凝和控制心室率。不宜选用射频消融治疗，理由如下：患者持续性房颤病史 1 月余，且患者的左房增大，所以转复成功率低；患者目前血肌酐高于正常值，且有一侧肾动脉中度狭窄，行介入手术要使用一定剂量的对比剂，这些对比剂通过肾脏排泄可能会引起对比剂肾病；患者基础心率慢，如果给予射频消融，术后心率将更慢，一方面将加重主动脉瓣反流程度，另一方面可能需要接受起搏治疗，增加患者负担；患者左心右房扩大且射血分数低，目前心脏情况难以完成复杂的介入治疗，手术风险大。

（二）住院病历

入院记录

姓名：×××，性别：男，年龄：46 岁。

入院日期：2015 年 11 月 20 日，病史采集日期：2015 年 11 月 20 日。

病史叙述者：本人，可靠性：可靠。

主诉：发现高血压 6 年，伴头晕、乏力 1 年。

现病史：患者 6 年前体检时测血压 140/90mmHg，之前无发热、咽痛、血尿等，当时无头晕、头痛、胸闷、心慌、乏力等，夜尿 0～1 次。患者未就诊，此后间断测血压为 140/90mmHg。5 年前患者测血压 140/90mmHg，就诊于北京某三甲医院内科，测血钾 4.1mmol/L，肾素（普食立位）1.95ng/ml/h，血管紧张素（普食立位）60.60pg/ml，醛固酮（普食立位）0.202ng/ml，诊断为原发性高血压，服用氨氯地平 5mg，每日一次，服药后 1 周左右测血压仍为 140/90mmHg，坚持服药。1 年前患者出现间断头晕、头胀、双下肢无力，夜尿 0~1 次，多于每日 17~20 时症状明显，睡眠后症状可缓解，不伴视物旋转、恶心、呕吐等症状，于头昏、头胀时测血压 150/100mmHg，服用氨氯地平 5mg 后测血压 140/90mmHg。半年前体检因心电图"T 波异常"至北京另一三甲医院心内科行冠脉 CTA 示"左右冠脉未见钙化，前降支中段肌桥"。4 个月前患者下午头晕、乏力加重，无头痛、视物旋转、恶心、呕吐，当地医院测血压 170/110mmHg，给予"依那普利 5mg 每日二次，氨氯地平 5mg 每日一次"，次日晨症状减轻，测血压 160/105mmHg。1 个月前测血压 160/110mmHg，改服用"缬沙坦氢氯噻嗪 92.5mg 每日一次，比索洛尔 5mg 每日一次，贝尼地平 8mg 每日一次"后测血压 120/80mmHg，头昏症状缓解，但仍有乏力。1 个月前患者因腹痛于当地县医院行腹部 CT 发现"左肾上腺腺瘤"，因曾在电视节目养生堂上了解过肾上腺异物与高血压具有相关性，故患者为明确高血压原因就诊于北京安贞医院高血压科门诊，收入后住院治疗。患者自发病以来无夜间憋气憋醒，昼尿 10~15 次，夜尿 0~1 次。有血脂异常病史 5 年，未服药。

既往史：既往曾于高三时测血压 120/80mmHg，至 6 年前偶测血压均为 120/80mmHg。无糖尿病、肝炎、结核病史，无手术外伤史，无输血史。对磺胺类药物过敏。

个人史：口味一般，无吸烟史，无嗜酒史。

婚姻史：25 岁结婚，配偶体健，夫妻感情和睦。

家族史：父亲健在，无高血压。母亲健在，60 岁时患高血压。1 兄 1 妹健在，1 兄 47 岁患高血压。1 子健在。否认家族中有遗传病史。

体格检查：体温 36.3℃，脉搏 63 次/分，呼吸 19 次/分，血压 158/93mmHg。

发育正常，营养良好，表情自如，神志清楚，查体合作。皮肤黏膜正常，全身皮肤未见皮疹，无皮下出血，无肝掌，全身皮肤未见蜘蛛痣，皮肤弹性正常，皮肤全身浅表淋巴结不大。头颅正常，结膜无充血水肿，巩膜无黄染，双侧瞳孔等大等圆，双侧对光反射灵敏，调节及结合反射正常存在，耳郭无畸形，外耳道无异常分泌物。双侧乳突区无压痛，鼻旁窦区无压痛。口唇颜色正常，伸舌居中，咽部正常，双侧扁桃体未见肿大，未见脓性分泌物及假膜。颈部无抵抗感，颈动脉搏动正常，颈静脉无充盈及怒张，肝-颈静脉回流征（−），甲状腺不大，未触及结节；胸廓无畸形，双侧呼吸运动对称；双侧语颤对称，未触及胸膜摩擦感，双肺叩诊呈清音，双肺呼吸音清，未闻及干湿啰音，未闻及胸膜摩擦音。心尖搏动位于第 5 肋间左锁骨中线内 1cm 处，未触及震颤，未触及心包摩擦感，叩诊心浊音界不大（表 3-1）；心率 63 次/分，心律齐，无额外心音，各瓣膜听诊区未闻及病理性杂音，未闻及心包摩擦音。无异常血管征，无枪击音及水冲脉。腹部外形正常，腹部触诊柔软，无压痛及反跳痛，肝脾未触及，无移动性浊音，无肾区叩击痛，肠鸣音正常，未闻及血管杂音。肛门及外生殖器未查。双下肢无水肿。四肢腱反射对称存在，病理反射未引出。脑膜刺激征阴性。

表 3-1 患者心浊音界

右（cm）	肋间	左（cm）
2	2	2
2	3	4
3	4	5
	5	7

注：锁骨中线距前正中线 8cm。

辅助检查：

（1）尿常规：蛋白阴性。

（2）血生化：谷丙转氨酶 29 U/L，谷草转氨酶 28U/L，尿素氮 4.01mmol/L，肌酐 67μmol/L，尿酸 354.5μmol/L，葡萄糖 5.67mmol/L，三酰甘油 1.53mmol/L，总胆固醇 4.35mmol/L，高密度脂蛋白胆固醇 2.26mmol/L，低密度脂蛋白胆固醇 1.47mmol/L，钠 142mmol/L，钾 4.10 mmol/L，氯 106 mmol/L。

（3）甲功三项：总三碘甲状腺原氨酸 2nmol/L，总甲状腺素 135nmol/L，超敏促甲状腺素 0.976mIU/L。

（4）肾素（普食立位）1.95ng/ml/h，血管紧张素（普食立位）60.60pg/ml，醛固酮（普食立位）0.202ng/ml。

（5）肾动脉彩色多普勒超声：未见明显狭窄。

（6）超声心动图：左室舒张功能降低。

（7）24h 动态血压监测：24h 平均血压 126/80 mmHg，24h 平均心率 71 次/分（未服药）。

（8）腹部 CT 平扫（2015 年 10 月 20 日）：左侧肾上腺腺瘤。

（9）心电图（2015 年 11 月 20 日）：窦性心律，心率 56 次/分，正常心电图。

（10）冠状动脉 CTA（2015 年 5 月 12 日）：前降支中段肌桥，左、右冠状动脉各段未见动脉粥样硬化斑块及狭窄。

初步诊断：高血压 2 级原因待查，原发性醛固酮增多症，左侧肾上腺腺瘤，继发性高血压。

签字：×××

2015 年 11 月 20 日　　　　　　病程记录

患者，男，46 岁，主因"发现高血压 6 年，伴头晕、乏力 1 年"入院。

1. 病例特点

（1）患者中年男性，既往高三时测血压 120/80mmHg，至 6 年前偶测血压均为120/80mmHg。6年前发现血压升高,当时患者无头晕、头痛、胸闷、心慌等,之前患者无发热、咽痛、血尿、水肿、乏力等症状,夜尿0~1次,服用降压药物后血压变化不明显。

(2) 5年前患者就诊时,测血钾、肾素血管紧张素正常,故考虑为原发性高血压。

(3) 近一年血压上升伴有头晕、乏力等不适症状,服用多种药物后血压可控制正常,但仍有头胀、乏力。

(4) 半年前体检因心电图"T波异常"至北京某三甲医院行冠脉CTA示"左右冠脉未见钙化,前降支中段肌桥"。

(5) 患者1个月前因腹痛于当地医院行腹部CT检查中发现左侧肾上腺腺瘤,考虑高血压原因待查。需排除原发性醛固酮增多症等继发性疾病。

(6) 无吸烟、嗜酒史,口味一般;无糖尿病病史。

(7) 父亲健在,无高血压。母亲健在,60岁时患高血压。1兄1妹健在,1兄47岁患高血压。1子健在。否认家族中有遗传病史。

(8) 查体:脉搏64次/分,血压158/93mmHg。双肺呼吸音清,未闻及干湿啰音,未闻及胸膜摩擦音。心尖搏动位于第5肋间左锁骨中线内1cm处,未触及震颤,未触及心包摩擦感,心脏浊音界不大,心率63次/分,心律齐,无额外心音,各瓣膜听诊区未闻及杂音,未闻及心包摩擦音。无异常血管征,无枪击音及水冲脉。双下肢无水肿,神经系统未见异常。

(9) 腹部CT平扫(2015年10月20日):左侧肾上腺腺瘤(图3-1)。

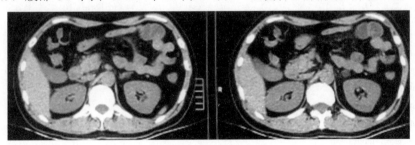

图3-1 腹部CT平扫

(10) 心电图(2015年11月20日):窦性心律,心率56次/分,正常心电图。

(11) 冠状动脉CTA(2015年5月12日):前降支中段肌桥,左、右冠状动脉各段未见动脉粥样硬化斑块及狭窄。

(12) 尿常规(2010年5月17日):蛋白阴性。

(13) 血生化:谷丙转氨酶29 U/L,谷草转氨酶28U/L,尿素氮4.01mmol/L,肌酐67μmol/L,尿酸354.5μmol/L,葡萄糖 5.67 mmol/L,三酰甘油1.53mmol/L,

总胆固醇 4.35mmol/L，高密度脂蛋白胆固醇 2.26mmol/L，低密度脂蛋白胆固醇 1.47mmol/L，钠 142mmol/L，钾 4.10 mmol/L，氯 106 mmol/L（表 3-2）。

表 3-2 不同时期生化结果对比

时间 项目	2010年 5月17日	2015年 10月19日	2015年 11月20日	2015年 11月23日
谷丙转氨酶（U/L）	29			35
谷草转氨酶（U/L）	28			27
总蛋白（g/L）	80	71		69.4
白蛋白（g/L）	49.9	47.2		44
总胆红素（μmol/L）		14.7		12.3
直接胆红素（μmol/L）		4.2		2.44
尿素氮（mmol/L）	4.01	4.4	4.60	4.10
肌酐（μmol/L）	67	53	69.4	67.6
尿酸（μmol/L）	354.5	317	284.5	298.6
葡萄糖（mmol/L）	5.67	7.37	6.12	6.30
餐后 2h 血糖（mmol/L）	10.08			
肌酸激酶（U/L）	115			68
乳酸脱氢酶（U/L）	185			139
肌酸激酶同工酶活性（U/L）	21			0.7
三酰甘油（mmol/L）	1.53			3.24
总胆固醇（mmol/L）	4.35			5.25
低密度脂蛋白（mmol/L）	1.47			2.99
高密度脂蛋白（mmol/L）	2.26			1.11
钠（mmol/L）	142	140	144	143
钾（mmol/L）	4.1	3.10	3.1	3.40
氯（mmol/L）	106	100	101.5	103.9
钙（mmol/L）		2.38		2.46
磷（mmol/L）				1.31
镁（mmol/L）				0.85
同型半胱氨酸（μmol/L）				8.0
高敏 C 反应蛋白（mg/L）				0.53

（14）甲功三项（2010 年 5 月 17 日）：总三碘甲状腺原氨酸 2nmol/L，总甲状腺素 135nmol/L，超敏促甲状腺素 0.976mIU/L。

（15）肾素（普食立位）1.95ng/ml/h，血管紧张素（普食立位）60.60pg/ml，醛固酮（普食立位）0.202ng/ml。

（16）24h 动态血压监测（图 3-2）。

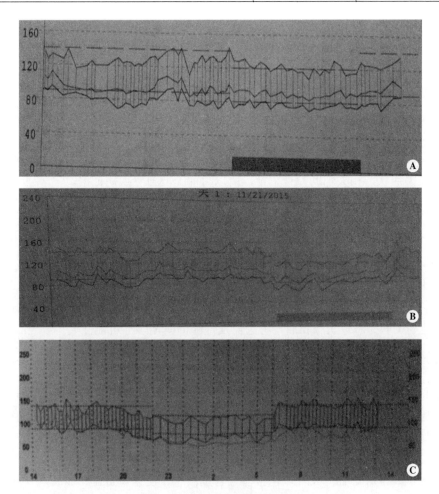

图 3-2　患者不同时期动态血压

A. 平均血压 126/80 mmHg，24h 平均心率 71 次/分（未服药）。B. 平均血压 136/85 mmHg，平均心率 58 次/分（口服缬沙坦氢氯噻嗪 46.25mg，每天一次；比索洛尔 2.5mg，每天一次；贝尼地平 4mg，每天两次）。C. 平均血压 127/82mmHg，平均心率 79 次/分（肾上腺腺瘤切除术后，停用药物 1 周）

2. 初步诊断

高血压 2 级原因待查；原发性醛固酮增多症，左侧肾上腺腺瘤继发性高血压。

3. 诊断依据

（1）患者发现血压升高 6 年，平时平均血压水平为 140～160/90～102mmHg，最高血压达 170/110mmHg。高血压分级是根据偶测血压，应排除偶然因素导致的血压突然升高，故高血压 2 级诊断明确。

（2）病因上，患者有高血压家族史，无炎症性疾病史，无继发性高血压各原发疾病的症状，血钾正常，肾素、血管紧张素、醛固酮正常，故 5 年前原发性高血压诊断成立。近 1 年血压上升伴有头晕、乏力等不适症状，服用多种药物后血压可控制正常，但仍有头胀、乏力。患者已做冠状动脉 CTA，结果正常，排除了冠心病导致的乏力症状。外院肾上腺 CT 提示肾上腺腺瘤，故继发性高血压可能性大。

（3）危险组别评定：患者有高血压家族史，血脂异常史 5 年，无吸烟、饮酒等不良习惯，故患者为中危人群。

（4）合并心血管疾病评估：患者有高血压、血脂异常的心血管疾病危险因素，但无相关症状，相关辅助检查正常，所以目前无心血管疾病证据。

4. 鉴别诊断

（1）原发性醛固酮增多症：该病有腿软、乏力及夜间多尿表现，化验提示低血钾、高血钠，血浆肾素活性降低，血浆及尿醛固酮增多，肾上腺 CT 提示肾上腺增大，低盐低脂饮食后肾素不被激发或者仅轻度升高。盐水负荷试验和（或）卡托普利试验可进一步明确诊断。该患者有乏力的表现，化验提示持续性低血钾，且肾上腺 CT 提示肾上腺腺瘤，考虑原发性醛固酮增多症可能性大。

（2）嗜铬细胞瘤：该病特征性表现为阵发性高血压，伴头痛、心悸、大汗，平时血压不高，发作时骤升，也可为持续性高血压，常用降压药物效果不佳，但 α 受体阻滞剂、钙拮抗剂及硝普钠有效。化验检查示血、尿儿茶酚胺水平升高，肾上腺 CT 可见肾上腺肿瘤，也有 10% 的患者可见肾上腺外肿瘤。该患者有肾上腺肿瘤，在排查原发性醛固酮增多症的情况下，需考虑嗜铬细胞瘤的可能。

（3）肾实质性高血压：该病发现血压高前有发热、咽痛等感染性疾病史，多伴有血尿、水肿等临床表现，化验检查有蛋白尿、血尿及贫血、血肌酐升高等异常结果，该患者无上述表现，暂不考虑此病。

（4）肾动脉狭窄：该病高血压进展迅速或突然加重，舒张压中重度升高，伴肾功能异常表现，查体上腹部或背部肋脊角处可闻及血管杂音，肾动脉多普勒超声提示肾动脉狭窄。此患者既往肾动脉彩色多普勒超声检查未见狭窄，不支持此诊断。目前可做辅助检查以进一步评估。

（5）甲状腺功能亢进：该病有乏力多汗、多食善饥、体重显著下降、心动过速等高代谢症状，查体有突眼、甲状腺肿大表现。此患者甲状腺功能检查正常，不考虑此病。

（6）多发性大动脉炎：该病多有肢体间歇性跛行，锁骨下动脉及腹主动脉区可闻及血管杂音，ESR、ASO、CRP、血清抗主动脉抗体阳性。患者双上肢血压对称，无上述症状和体征，暂不考虑此病。

5. 诊疗计划

（1）按高血压常规检查完善：血、尿常规，血生化，甲功五项，餐后 2h 血糖，血肾素-血管紧张素-醛固酮，颈-椎动脉彩色多普勒超声，肾动脉彩色多普勒超声，肝胆胰脾肾肾上腺彩色多普勒超声，超声心动图，心电图，24h 动态血压监测，肢体动脉弹性。

（2）按入院常规检查完善：便常规、心脏远达片。

（3）按原发性醛固酮诊断流程完善：血普食肾素-血管紧张素-醛固酮，低盐卧立位肾素-血管紧张素-醛固酮，肾动脉彩超，肾上腺增强 CT。

（4）按鉴别诊断必要时完善：血浆皮质醇，血、尿儿茶酚胺水平，肿瘤标志物。

（5）口服门诊方案药物控制血压、保护靶器官，效果评价后进行调脂、抗血小板聚集治疗。

（6）加强健康教育，低盐低脂饮食。

签字：×××

2015 年 11 月 21 日，主治医师查房记录

患者仍有头晕、乏力，无胸闷、胸痛，睡眠可。查体：BP130/90mmHg，HR65 次/分，心律齐，未闻及杂音。双肺呼吸音清，未闻及干湿啰音。腹软，无压痛及反跳痛。双下肢无水肿。

辅助检查回报：

（1）血生化：尿素氮 4.60mmol/L，肌酐 69.4μmol/L，尿酸 284.5μmol/L，葡萄糖 6.12mmol/L，钠 144mmol/L，钾 3.10 mmol/L，氯 101.5mmol/L（详见表 3-2）。

（2）超声心动：二尖瓣反流（轻度）（表 3-3）。

表 3-3 患者不同时期超声心动图

时间 项目	2010 年 5 月 19 日	2015 年 11 月 20 日
主动脉根部（mm）	28	28
升主动脉内径（mm）		30
肺动脉主干径（mm）	20	19
左房（mm）	39	35
室间隔厚度（mm）	10.2	10
运动幅度（mm）	5.4	9
左室后壁厚度（mm）	10.2	10
后壁运动幅度（mm）	13	9
左室舒末内径（mm）	55	51
左室收末内径（mm）	36	31

续表

时间 项目	2010年5月19日	2015年11月20日
EF（%）	62	66
FS（%）	34	56
E波（cm/s）	82	89
A波（cm/s）	92	74
诊断	左室舒张功能减低（早期）	二尖瓣反流（轻度）

（3）24h动态血压：平均血压136/85 mmHg，平均心率58次/分（口服缬沙坦氢氯噻嗪46.25mg，每日一次；比索洛尔2.5mg，每日一次；贝尼地平4mg，每日两次）（详见图3-2B）。

（4）卧位四肢血压：右上肢157/84mmHg，左上肢154/83mmHg，右下肢178/88mmHg，左下肢176/84mmHg。

主治医师查看患者后分析并指示：病史、查体无补充。①患者发现血压升高6年，平时血压水平为140/90mmHg，最高血压达170/110mmHg，排除偶然因素导致的血压突然升高情况，故高血压2级诊断明确。②病因上，患者有高血压家族史，常规降压药物血压下降不明显，外院肾上腺CT提示肾上腺腺瘤，故继发性高血压可能性大。③按高血压科诊疗常规，继续全面采集病史及家族史，并进一步完善相关检查以明确高血压原因、评估靶器官损害及相关心血管危险因素。④因患者血钾低，同意将治疗方案改为：缬沙坦80mg，每日一次+比索洛尔2.5mg，每日一次+贝尼地平4mg，每日二次+氯化钾缓释片1g，每日三次，待结果回报再调整治疗方案。⑤加强健康教育，嘱患者低盐低脂饮食，并监测血压、心率，如有不适及时告知医护人员。

签字：×××

2015年11月22日，主任医师查房记录

患者仍有头晕、乏力，睡眠可。查体：BP130/85mmHg，HR66次/分，心律齐，未闻及杂音。双肺呼吸音清，未闻及干湿啰音。腹软，无压痛及反跳痛。双下肢无水肿。

主任医师查看患者后分析：①患者为中年男性，6年前发现血压升高，服用降压药物后血压控制可，查血钾和肾素、血管紧张素等未发现异常，当时原发性高血压诊断成立。②近1年血压上升伴有头晕、乏力等不适症状，服用多种药物后血压可控制正常，但仍有头胀、乏力。未再次监测血钾情况。③患者服用"缬沙坦氢氯噻嗪92.5mg，每日1次，比索洛尔5mg，每日1次，贝尼地平8mg，每日1次"1月余，24h动态血压平均为136/85mmHg，故判断患者为顽固性高血压，排除继发性高血压可能。④患者有利尿剂服用史，需排除利尿剂导致的低血钾。

临床医生需要在患者服用利尿剂前后检测血钾，以观察高血压患者的血钾基础状态，并监测利尿剂的不良反应，使高血压治疗更安全、规范。⑤患者 1 个月前因腹痛于当地医院行肾上腺 CT 示左侧肾上腺腺瘤，需确诊原发性醛固酮增多症等继发性疾病，认为县医院有能力和设备筛查与诊断原发性醛固酮增多症。

签字：×××

2015 年 11 月 25 日

患者未诉特殊不适，一般情况可。查体：血压 135/85mmHg，心率 65 次/分，心律齐，无杂音。双下肢无水肿。

辅助检查回报：

（1）血常规：（−）。

（2）尿常规：蛋白阴性，尿微量白蛋白 7.0mg/L。

（3）24h 尿量 1850ml，24h 尿钠 154.5mmol/24h，24h 尿钾 36.4mmol/24h，24h 尿游离皮质醇 241.61μg/24h，24h 尿总蛋白定量 59.76mg/24h。

（4）甲功五项：总三碘甲状腺原氨酸 1.650nmol/L，总甲状腺素 103.920nmol/L，超敏促甲状腺素 0.940mIU/L，游离三碘甲状腺原氨酸 5.440pmol/L，游离甲状腺素 11.870pmol/L。

（5）血清皮质醇 13.590μg/dl（采血时间 0：00）、12.580μg/dl（采血时间 8：00）。

（6）腹主动脉肾动脉彩色多普勒超声：未见明显狭窄；肝、胆、胰、脾、肾、肾动脉彩色多普勒超声：轻度脂肪肝；颈动脉彩色多普勒超声：双侧颈动脉斑块。

现患者血压控制较入院时好，治疗有效，暂不调整用药。完善其他辅助检查。

签字：×××

2015 年 11 月 28 日

患者未诉特殊不适，一般情况可。查体：血压 130/85mmHg，心率 60 次/分，心律齐，无杂音。双下肢无水肿。

辅助检查回报：

（1）血生化：尿素氮 4.1mmol/L，肌酐 67.6μmol/L，尿酸 298.6μmol/L，葡萄糖 6.3mmol/L，钠 143mmol/L，钾 3.4mmol/L，氯 103.9mmol/L。

（2）醛固酮（普食立位）0.210ng/ml，肾素活性（普食立位）0.13ng/ml/h，血管紧张素（普食立位）40.18pg/ml。

（3）肾上腺增强 CT 示：左侧肾上腺外侧支结节影，腺瘤可能。

现患者血压较入院时得到控制，在服用氯化钾缓释片后血钾接近正常，继续按现方案服药。左侧肾上腺外侧支结节影考虑腺瘤可能，请上级医生指导。

签字：×××

2015年12月1日，主治医师查房记录

患者仍有头晕、乏力，睡眠可。查体：血压140/90mmHg，心率62次/分，心律齐，未闻及杂音。双肺呼吸音清，未闻及干湿啰音。腹软、无压痛及反跳痛。双下肢无水肿。

主治医师查看患者后分析并指示：根据患者病史、入院治疗过程及现有辅助检查结果，认为继发性高血压2级，原发性醛固酮增多症可能性大，尽管普食立位肾素降低但仍需待低盐肾素回示后再行评价。治疗上暂不调整，继续观察。

签字：×××

2015年12月3日，主任医师查房记录

患者未诉特殊不适，一般情况可。查体：血压140/80mmHg，心率65次/分，心律齐，无杂音。双下肢无水肿。

辅助检查回报：醛固酮（低钠卧位）0.130ng/ml，肾素活性（低钠卧位）0.10ng/ml/h，血管紧张素（低钠卧位）60.05pg/ml，醛固酮（低钠立位）0.150ng/ml，肾素活性（低钠立位）0.18ng/ml/h，血管紧张素（低钠立位）110.22pg/ml。

主任医师查房，分析并指示如下：①患者原发性醛固酮增多症、继发性高血压诊断明确。②近日血压控制在正常范围，于今日出院，嘱患者至泌尿外科行手术治疗。

签字：×××

2015年12月3日，出院小结

患者男，46岁，主因"发现高血压6年，头昏、乏力1年"入院。

住院日期：2015年11月20日～2015年12月3日。

入院诊断：高血压2级原因待查，继发性高血压，原发性醛固酮增多症，左侧肾上腺腺瘤。

住院经过：患者入院后完善各项相关检查，嘱患者低盐低脂饮食，强化健康教育，给予药物控制血压，保护靶器官，他汀类药物调脂、稳定斑块，以及对症支持治疗。患者继发性高血压明确，靶器官及相关心血管危险因素已经查明，近日血压控制在正常范围之内，于今日出院。

出院诊断：原发性醛固酮增多症，左肾肾上腺腺瘤，继发性高血压2级（极高危），血脂异常，糖耐量减低，外周动脉硬化，脂肪肝（轻度）。

出院医嘱：①低盐、低脂、糖尿病饮食，戒烟、戒酒，适量运动。②规律口服缬沙坦80mg，每日一次；比索洛尔2.5mg，每日一次；贝尼地平4mg，每日二次；氯化钾1.5g，每日三次；阿托伐他汀20mg，每晚一次。③收入泌尿外科行左肾肾上腺切除术。

6. 随访

2016 年 1 月 21 日，内科

泌尿外科行腹腔镜下左肾上腺腺瘤切除术，病理检查示：肾上腺皮质腺瘤（左侧肾上腺）。术后半月服用康忻 2.5mg，每日一次。现停药 1 周，自测血压在 110～120/70～80mmHg，现无头晕、乏力等不适症状。

辅助检查：

（1）血生化：谷丙转氨酶 106U/L，谷草转氨酶 64U/L，尿素氮 5.8mmol/L，三酰甘油 3.45 mmol/L，钠 140.9 mmol/L，钾 4.00 mmol/L。

（2）心电图：75 次/分。

（3）24h 动态血压监测：平均 127/82mmHg，平均心率 79 次/分（详见图 3-2C）。

处理：

（1）用药：比索洛尔 2.5mg，每日一次。

（2）健康教育：低盐低脂饮食，适当运动。

签字：×××

（余振球　王聪水　李冠宇）

第四章 常用实验室检查结果分析

县医院医生在对高血压患者进行详细问诊、仔细查体后,要对高血压患者进行实验室检查并分析结果,才能对患者做出以下评估:①明确高血压病因,发现继发性高血压线索。②确定糖尿病和其他心血管疾病危险因素。③确定靶器官损害和心血管疾病的存在。④判断治疗效果和药物不良反应等。因此,县医院的医生一定要熟悉实验室检查结果和异常结果的临床意义。

一、一般检查

所有高血压患者首次就诊时应该进行的一般检查项目在县医院都可以完成,其检查项目和作用见表4-1。

表4-1 高血压患者常规检查项目及意义

	高血压的鉴别诊断	确定心血管疾病危险因素	发现靶器官损害和心血管疾病	用药前后观察
尿常规	+		+	+
血常规	+		+	+
血钾	+		+	+
血肌酐	+		+	+
血尿酸		+	+	+
血脂		+	+	+
空腹和餐后2h血糖	+	+	+	+
血同型半胱氨酸		+	+	+
基础RAAS	+			
甲状腺功能	+			
肝功与CK				+
心电图			+	+
超声心动图			+	+
肢体动脉功能	+		+	+
动态血压	+		+	+
腹部B超	+		+	
肾动脉B超	+		+	+
颈动脉B超			+	+

（一）实验室检查

1. 血常规

血常规检查就是对血液中的有形成分即红细胞、白细胞和血小板这三个系统的量和质进行检测与分析。这三个系统与血浆组成了血液，血液不停地流动于人体循环系统中，参与机体代谢及每一项功能活动，因此血液对保证机体新陈代谢、功能调节以及人体内外环境的平衡起着重要作用。血液中的任何有形成分发生变化，都会影响全身的组织器官；反之，组织或器官的病变可引起血液成分的变化。因而血常规对了解疾病的严重程度有很大的帮助。

（1）血常规的成人正常参考值：①白细胞计数（WBC），$4\times10^9/L\sim10\times10^9/L$。②红细胞计数（RBC），男性为 $4.0\times10^{12}/L\sim5.5\times10^{12}/L$，女性为 $3.5\times10^{12}/L\sim5.0\times10^{12}/L$。③血红蛋白（HGB 或 Hb），男性 120～160g/L，女性 110～150g/L。④血细胞比容（HCT）又称血细胞压积（PCV），温氏法，男 0.40～0.50L/L（40%～50%），平均 0.45L/L；女 0.37～0.48L/L（37%～48%），平均 0.40L/L。⑤平均血细胞比容（MCV），血细胞分析仪法 80-100fl。⑥平均红细胞血红蛋白含量（MCH），血细胞分析仪法 27～34pg。⑦平均红细胞血红蛋白浓度（MCHC），320～360g/L（32%～36%）。⑧血小板计数（PLT 或 PC），$(100\sim300)\times10^9/L$。

（2）血液有形成分变化与高血压的关系

1）红细胞计数（RBC）增加：高血压患者可有红细胞相对增多，同时伴有细胞质内钙离子浓度增加和对一氧化氮的拮抗，降压可使之缓解。但是红细胞明显增多就会导致高血压的发生，这种情况常见于原发性红细胞增多症引起的继发性高血压、过量使用红细胞生成素，也可见于严重睡眠呼吸暂停低通气综合征的患者。

2）白细胞计数（WBC）增加：一般患者白细胞增多见于炎症病变，但高血压患者的白细胞增多是高血压进展的预测指标，可能与胰岛素抵抗和高胰岛素血症有关。在急进性高血压、自身免疫性疾病如活动期的大动脉炎及嗜铬细胞瘤均表现为白细胞计数增加。

3）血小板计数（PLT）增加：高血压患者的血小板中嘌呤二核苷酸缩血管物质的浓度较正常人增加。

4）上述三项指标下降见于使用血管紧张素转换酶抑制剂（ACEI）或血管紧张素Ⅱ受体拮抗剂（ARB）等药物引起的不良反应，因此使用 ACEI 或 ARB 药物的患者要定期复查血常规。

2. 尿常规

尿液是血液经过肾小球滤过、肾小管和集合管重吸收和排泌所产生的终末代谢产物，尿液的组成和性状可反映机体的代谢状况，并受机体各系统功能状态的影响。尿常规检查因其简单、易行且迅速，在各级医院实验室中都可以开展。县医院的医生要给每位高血压患者做尿常规检查，并且要求患者定期监测，以指导泌尿系统疾病的诊断、观察长期血压升高对肾脏功能的影响、药物对肾脏的影响以及评价药物疗效等。

（1）尿常规正常参考值：酸碱度（pH）5～7；比重（SG）1.015～1.025；蛋白质（PRO）阴性（～0.1g/L）；葡萄糖（GLU）阴性（＜2mmol/L）；酮体（KET）阴性；胆红素（BIL）阴性；亚硝酸盐（NIT）阴性；白细胞（LEU）阴性；（＜15 个/μl）；红细胞（RBC）阴性；维生素 C（VC）阴性（＜10mg/L）。

（2）尿常规异常的临床意义

1）尿红细胞：正常人尿中无红细胞，只有少数情况下如发热、体力活动可偶见红细胞，离心沉淀后每个高倍镜视野不超过 3 个。若尿中出现多量红细胞，则可能由于肾脏出血、尿路出血、肾充血等原因所致。剧烈运动及血液循环障碍等，也可导致肾小球通透性增加，在尿中出现红细胞和蛋白质。若出现镜下血尿，应进一步完善尿沉渣检查，帮助判断血尿来源。

2）尿白细胞：正常人尿中可有少数白细胞存在，离心尿每个高倍镜视野不超过 5 个。如果尿中含有大量白细胞则视为异常，表示泌尿系感染，如肾盂肾炎、肾结核、膀胱炎或尿道炎等。

3）尿蛋白：一般认为正常人每日尿中排出蛋白质量为 0～80mg，常规定性检测为阴性。当高血压患者出现持续性蛋白尿提示肾脏疾病引起高血压；高血压长期未治疗或治疗不达标引起肾脏损害，甚至肾功能不全；或其他疾病累及肾脏所致。应进一步检查尿蛋白/肌酐比值、24h 尿蛋白定量等。尿蛋白/肌酐比值在 30～300 之间表明微量蛋白尿；蛋白/肌酐比值在＞300 表明大量蛋白尿。24h 尿蛋白定量＜1.5g/24h，属少量蛋白尿；24h 尿蛋白定量＞1.5g/24h，属大量蛋白尿。

降压药物治疗尤其是 ACEI 或 ARB 能减少尿蛋白，并有独立于降压作用以外的肾脏保护功能。对于伴蛋白尿的高血压患者，目标血压为 130/80mmHg 以下，才能更好地保护肾脏，延缓肾功能的恶化。对于接受治疗的高血压合并蛋白尿患者应 2～3 个月复查一次尿蛋白、尿蛋白/肌酐比值或 24h 尿蛋白定量。

3. 血钾检测

（1）正常参考值：3.5～5.5mmol/L。

（2）高血压患者血钾异常的临床意义

1）低血钾（钾＜3.5mmol/L）：高血压伴有低血钾时的诊断思路为首先要排除消化系统疾病，如各种功能及器质性消化系统疾病引起的呕吐或腹泻、过度饮食控制等。其次要了解过去应用利尿剂（包括含利尿剂复合成分）药物的情况，在患者应用排钾利尿剂，没有补钾，没有和保钾利尿剂、ACEI 或 ARB 联合应用的条件下也可出现低钾。如果排除以上两种情况就要考虑某些疾病引起的低血钾。在县医院诊治的患者中，最常见的有三种，包括原发性醛固酮增多症、肾动脉狭窄和甲状腺功能亢进症；其他如皮质醇增多症、肾素瘤等也会引起血钾降低。易引起低血钾的药物，如甘草制剂能抑制 11-α 羟化类固醇脱氢酶，阻止皮质醇降解，从而使血压升高、血钾降低；避孕药、盐皮质激素也可引起低钾性高血压，故用药史有助于鉴别。

对于低血钾的患者，选用降压药物时，排钾利尿药应该慎用，或在补钾并严密观察下应用。

2）高血钾（钾＞5.5mmol/L）：肾脏对钾的排泄有很强的代偿能力，一般直到 GFR＜（5～10）ml/min 才会出现高血钾。高血压患者在以下情况下易出现高血钾：①肾功能不全者，尤其是进展期。②长期或加量使用 ACEI、ARB，尤其是肾功能不全的高血压患者。③长期使用保钾类利尿剂，如螺内酯、氨苯蝶啶等。以上三种因素相互作用可以影响钾离子的代谢，此外组织损伤、缺氧或使用某些药物时，可导致钾由细胞内移至细胞外液而引起高钾血症，如糖尿病伴有肾衰竭等。

对于高血钾的患者，应立即停用或减量应用 ACEI、ARB、保钾类利尿剂和钾盐，并积极处理，重者及时进行血液透析，尽快把血钾降至正常水平。为防止使用 ACEI 或 ARB 类药物过程中的高血钾，要求：①使用前检查肾功能、血钾和肾动脉彩超，对于肾功能不全、血肌酐＞265μmol/L（3mg/dl）、高血钾、双侧肾动脉狭窄的患者禁用；如有肾功能损害，确需使用，应从小剂量开始。②使用过程中必须密切监测血钾与肾功能，并调整剂量。③使用 ACEI 或 ARB 类药物者，不可同时服用保钾类利尿剂和钾盐，除非证实为低血钾患者。

4. 血糖检测

20 世纪 90 年代糖尿病被确定为心血管疾病的危险因素，并证实糖尿病能加重其他危险因素的致病作用。合并糖尿病的高血压患者将会加速心脏疾病、脑卒中、肾脏疾病的发生及发展。凡是高血压患者，应常规检查空腹血糖及餐后 2h 血糖。检查目的在于：①筛查糖尿病患者并给予及时处理。②确定心血管疾病危险因素。③帮助判断心血管疾病危险分层。④指导降压药物治疗。高血压伴有糖尿病的患者选择降压药物时，应尽量选用对糖代谢有益或中性的药物，如 ACEI 或 ARB，要避免使用对糖代谢有负面影响的降压药物，如非选择性β受体阻滞剂和大剂量噻嗪类利尿剂等。⑤对于已经确诊的糖尿病患者，复查血糖判断治疗效果。

正常参考值：空腹血糖（FBG）3.4~6.0mmol/L；餐后2h血糖（PBG）＜7.8mmol/L。

我国目前采用国际上通用的WHO糖尿病委员会（1999年）提出的糖尿病及糖代谢状态的分类标准（表4-2）。

表4-2　糖代谢状态分类

糖代谢分类	静脉血浆葡萄糖（mmol/L）	
	空腹血糖（FPG）	糖负荷后2h血糖（2hPBG）
正常血糖（NGR）	＜6.1	＜7.8
空腹血糖受损（IFG）	6.1~7.0	＜7.8
糖耐量减低（IGT）	＜7.0	7.8~11.1
糖尿病（DM）	≥7.0	≥11.1

5. 血脂

高血压患者往往合并血脂异常，两者之间既可能存在共同的代谢异常，又可能相互影响。高血压、血脂异常都是冠心病、心肌梗死和缺血性脑卒中等心血管疾病的重要危险因素，两者共存时更易于促使动脉硬化的发生。对于每个高血压患者，都应进行血脂检测。

正常参考值：胆固醇（CHO）合适水平＜5.20mmol/L，边缘水平5.23~5.69mmol/L，升高＞5.72mmol/L；三酰甘油（TG）0.56~1.7mmol/L；低密度脂蛋白（LDL）合适水平≤3.12mmol/L，边缘水平3.15~3.61mmol/L，升高＞3.64mmol/L；高密度脂蛋白（HDL）1.03~2.07mmol/L，合适水平＞1.04mmol/L，减低≤0.91mmol/L。

血脂异常防治的最主要目的是防治心血管疾病。应根据患者是否已有冠心病或冠心病等危症以及有无心血管疾病危险因素，结合血脂水平，进行全面评价，以决定治疗措施及血脂的目标水平。无论是否进行调脂药物治疗都必须坚持饮食控制和改善生活方式；根据血脂异常的类型及其治疗需要达到的目标选择合适的调脂药物；需要定期进行调脂疗效和药物不良反应（血常规、肝功能和肌酸激酶）的监测。

6. 同型半胱氨酸

大量病例对照前瞻性研究均证实，高同型半胱氨酸血症是脑卒中和冠心病的独立危险因素。有研究显示,同型半胱氨酸水平每增加 5μmol/L,其所致的心血管疾病危险性,相当于总胆固醇增加 0.2g/L 的危险性。2010 年《中国高血压防治指南》将同型半胱氨酸作为心血管疾病的危险因素之一。

正常参考值:5～15μmol/L。

对伴有血同型半胱氨酸升高的高血压人群,降压治疗的同时长期,适量补充叶酸(0.8mg/d)可降低心血管疾病的风险。

7. 血尿酸

流行病学的研究证实血尿酸增高是高血压发病的独立危险因素,血尿酸每增加 59.5μmol/L,高血压发病相对风险增加 25%。临床研究发现,90%的原发性高血压患者合并高尿酸血症,两者相生相伴,彼此相互作用。加强血尿酸的监测,不仅有助于心血管疾病危险因素的预防,对心血管疾病的治疗也有重要的意义。

正常参考值:成人酶法血清(浆)尿酸浓度,男性 150～416μmol/L;女性 89～357μmol/L。

对于尿酸高的高血压患者要使用能增加尿酸排出的药物,氯沙坦是一种既能降压又能改善和纠正高尿酸血症的药物,属于非肽类血管紧张素 II 受体拮抗剂,其降低血尿酸的机制为阻断尿酸重吸收的阴离子交换途径,从而阻断尿酸在近曲小管的重吸收,比例达 40%,使尿酸排泄增加,达到降低尿酸的目的。此外,由于它对血管紧张素 II 受体的阻断作用能有效改善肾血流量,减少尿蛋白的排泄,还可对肾脏起到保护作用,防止高尿酸血症带来的肾损害。

避免使用升高血尿酸的药物,如大剂量利尿剂。在使用利尿剂时应注意:①能不用者尽量不选择应用,因为利尿剂和钙拮抗剂是 WHO 公认的降收缩期高血压和老年高血压的药物,两者可以互相替换,但钙拮抗剂无增加尿酸的不良反应。②应从小剂量开始,因为降压药物不良反应与剂量相关。③选用袢利尿剂不良反应较小,利尿效果好。④对于肾功能不全的患者,不能回避应用利尿剂,因为利尿剂的使用,可以降低血压,对肾脏起到保护作用,使尿酸更好地排泄。

8. 血清肌酐(Cr)

血液中的肌酐由外源性和内生性两类组成,每天 Cr 的生成量相对恒定。血中 Cr 主要由肾小球滤过排出体外,肾小管基本不重吸收且排泌量也较少,在外源性肌酐摄入量稳定的情况下,血液中的浓度取决于肾小球的滤过能力。当肾实质损害,肾小球滤过率(GFR)下降至正常人的 1/3 时,血 Cr 浓度就会明显上升,故测定血 Cr 浓度可作为 GFR 受损的指标。灵敏度较血尿素氮(BUN)好,但并非早期诊断指标。

正常参考值（依不同实验室和检查方法而有差异）：男性 53～106μmol/L；女性 44～97μmol/L。

血 Cr 升高见于各种原因引起的肾小球滤过功能减退，例如：①急性肾衰竭，血 Cr 明显的进行性升高为器质性损害的指标，可伴少尿或非少尿。②慢性肾衰竭，血 Cr 升高程度与病变严重性一致；肾衰竭代偿期，血 Cr＜178μmol/L；肾衰竭失代偿期，血 Cr＞178μmol/L；肾衰竭期，血 Cr＞445μmol/L。血肌酐降低见于老年人、肌肉消瘦者等。对于合并有肾功能不全但血 Cr＜265μmol/L（3mg/dl）的高血压患者，应在使用 ACEI 或 ARB 类药物降血压同时保护肾功能，但是必须密切监测血钾与血 Cr 变化。若一周内血 Cr 增幅不超过 30%，为正常药物反应，这与 ACEI/ARB 阻断血管紧张素Ⅱ（AngⅡ）生成，导致出球小动脉适度扩张致肾小球滤过率下降相关，不应停用 ACEI/ARB。但是，如果一周内血 Cr 增幅超过 30%，即为异常药物反应，应及时停用 ACEI/ARB，停药后一般可恢复。肾功能不全严重致血 Cr＞3mg/dl，应禁用 ACEI 类药物；血 Cr＞4mg/dl，原则上禁用 ARB 类药物。

9. 血尿素氮（BUN）

尿素氮是人体蛋白质代谢的主要终末产物。体内氨基酸脱氨基分解成 α-酮基和 NH_3，NH_3 在肝脏内和 CO_2 生成尿素，因此尿素的生成量取决于饮食中蛋白质摄入量、组织蛋白分解代谢及肝功能状况。尿素主要经肾小球滤过随尿排出，正常情况下肾小管重吸收，有少量排泌。当肾实质受损害时，GFR 降低，致使血尿素氮浓度增加，因此，目前临床上多测定尿素氮，以粗略观察肾小球的滤过功能。

正常参考值：成人 3.2～7.1mmol/L。

血中尿素氮升高见于三种情况。①器质性肾功能损害：各种原发性肾小球肾炎、肾盂肾炎、间质性肾炎、多囊肾等所致的慢性肾衰竭；急性肾衰竭或肾功能轻度受损时，BUN 可无变化，但 GFR 下降至 50%以下，BUN 才能升高，因此 BUN 升高不能作为早期肾功能损害的指标。但是对慢性肾衰竭，尤其是尿毒症，BUN 增高的程度一般与病情严重性一致。②肾前性少尿：严重脱水、大量腹水、心脏循环功能衰竭、肝肾综合征等导致的血容量不足，肾血流量减少，灌注不足导致少尿。此时 BUN 升高，但肌酐升高不明显，BUN/Cr（mg/dl）＞10 称为肾前性氮质血症。经扩容，尿量多能增加，BUN 可自行下降。③蛋白质分解或摄入过多：高热、上消化道大出血、甲状腺功能亢进、严重创伤、大手术后、高蛋白饮食等，以上情况矫正后，血 BUN 可下降。

10. 甲状腺激素检测

（1）促甲状腺激素（TSH）：血清 TSH 浓度的变化是反映甲状腺功能最敏感的指标。血清 TSH 测定技术经历了放射免疫法、免疫放射法后，目前已经进入第三代和第四代测定方法。敏感 TSH（sTSH）成为筛查甲亢的第一线指标，甲亢时 TSH 通常<0.1mU/L。sTSH 使得诊断亚临床甲亢成为可能，因为后者甲状腺激素水平正常，仅有 TSH 水平的改变。甲状腺功能减退者 TSH 降低。

（2）血清总甲状腺素（TT_4）：该指标稳定，重复性好，是诊断甲亢的主要指标之一。T_4 全部由甲状腺产生，血清中 99.96% 的 T_4 是以与蛋白结合的形式存在，其中 80%～90% 与甲状腺结合球蛋白（TBG）结合。TT_4 测定的是这部分结合于蛋白的激素，但是血清 TBG 的量和蛋白与激素结合力的变化都会影响测定的结果。例如妊娠、雄激素等可引起 TBG 升高，导致 TT_4 增高；雄激素、糖皮质激素、低蛋白血症等可以引起 TBG 降低，导致 TT_4 减低。

（3）血清总三碘甲腺原氨酸（TT_3）：20% 的血清 T_3 由甲状腺产生，80% 的 T_3 在外周组织中由 T_4 转换而来。大多数甲亢患者血清 TT_3 与 TT_4 同时升高。T_3 型甲状腺毒症时仅有 TT_3 增高。

（4）血清游离甲状腺素（FT_4）、游离三碘甲腺原氨酸（FT_3）：游离甲状腺素是实现甲状腺激素生物效应的主要部分。尽管 FT_4 仅占 T_4 的 0.025%，FT_3 仅占 T_3 的 0.35%，但它们与其生物效应密切相关，是诊断临床甲亢的主要指标。但因血中 FT_4、FT_3 含量甚微，测定的稳定性不如 TT_4、TT_3。甲亢患者 TT_4、FT_4 增高，甲减者 TT_4、FT_4 降低。亚临床甲减的患者 TT_4、FT_4 可正常。

11. 基础状态血浆肾素-血管紧张素-醛固酮检查

（1）肾素-血管紧张素-醛固酮系统的概念：肾素是肾小球球旁细胞合成、储存和释放的一种酸性蛋白水解酶。可催化肝脏生成后分泌入血浆中的血管紧张素原水解成血管紧张素Ⅰ（AngⅠ），AngⅠ经血液到肺组织中，被血管紧张素转换酶降解成血管紧张素Ⅱ（AngⅡ），后者可被氨基肽酶水解为血管紧张素Ⅲ（AngⅢ）。AngⅠ和AngⅢ生理作用弱，临床应用少，在此不赘述。血管紧张素Ⅱ（AngⅡ）的生理作用如下：①血管紧张素Ⅱ与血管紧张素Ⅱ受体结合，导致血管收缩，外周阻力增高，血压升高。②刺激肾上腺皮质球状带释放醛固酮（ALD），保钠保水，引起血容量增加，进而参与血压的调节。③交感神经兴奋作用。

ALD 是由肾上腺皮质球状带分泌的一种盐皮质激素，主要作用于远端肾小管和集合管，起保钾排钠的作用，是调节水盐代谢的主要激素。

(2) 肾素-血管紧张素-醛固酮系统的分泌调节

1) 肾内调节机制：位于入球小动脉的牵张感受器和致密斑，前者能感受肾动脉灌注压，后者能感受流经该处小管液中的 Na^+ 量。肾动脉灌注压降低→入球小动脉壁受牵拉的程度减小→肾素释放增加；反之肾素释放减少。肾小球滤过率降低→流经致密斑小管液中的 Na^+ 量减少→肾素释放增加；反之肾素释放减少。

2) 神经调节机制：肾交感神经兴奋→去甲肾上腺素分泌→作用于近球细胞的 β 肾上腺素能受体→直接刺激肾素释放；反之肾素释放减少。

3) 体液调节机制：血液循环中的肾上腺素、去甲肾上腺素，肾内生成的前列腺素 E_2（PGE_2）和前列环素（PGI_2）→肾素释放增加；AngⅡ、血管升压素、心房钠尿肽、内皮素、NO→肾素释放减少。

(3) 正常参考范围：目前测定肾素-血管紧张素和醛固酮的方法有两种，一种是用于测定血浆肾素活性（PRA）的放射免疫分析法。其测到的肾素活性是通过血管紧张素原分解为血管紧张素Ⅰ的速率来完成的。另一种则是用化学发光的方法直接测定肾素浓度，具有准确、快速、无污染等优点，适合县医院使用。

1) 测定方法：受试者平衡饮食（钠摄入量 160mmol/d，钾为 60mmol/L）5～7 天，采血前至少卧床 2h。

2) 正常参考值即①PRA 参考值：普食卧位为（0.42±0.37）ng/(ml·h)；普食立位为（2.97±1.02）ng/(ml·h)。②AngⅡ参考值：普食卧位为（40.2±12.0）pg/ml；普食立位为（85.3±30.0）pg/ml。③醛固酮参考值：普食卧位为（86.0±37.5）pg/ml；普食立位为（151.3±88.3）pg/ml。

(4) 临床意义：PRA 和 AngⅡ浓度是一致的，PRA 升高，AngⅡ也升高，所以二者临床意义一致。醛固酮变化的意义是独立的。

1) PRA、AngⅡ水平升高见于以下情况：原发性高血压高肾素型；肾性高血压；肾素瘤；肾功能不全；各种原因所致的继发性醛固酮增多症；嗜铬细胞瘤；肾动脉狭窄；肾上腺皮质功能减退；甲亢等。

2) PRA、AngⅡ水平降低常见于以下情况：原发性醛固酮增多症；肾上腺皮质增生；原发性高血压低肾素型；异位 ACTH 综合征；肾结石；痛风；间质性肾炎；铅中毒等。

因此，血浆肾素、血管紧张素Ⅱ测定主要用于原发性及继发性高血压的鉴别诊断，特别是对肾血管性疾病和原发性醛固酮增多症的诊断具有重要价值。另外，对于明确原发性高血压的发病机制、指导治疗和评价预后还具有重要的意义。

3) 醛固酮水平升高见于：①生理情况，低钠饮食、大量钠离子丢失、钾摄入过多可导致醛固酮分泌增加；体位改变（立位时升高，卧位时降低），强调固定采血方式。②原发性醛固酮增多症,如肾上腺醛固酮瘤,双侧肾上腺皮质增生。由于醛固酮分泌增加,导致水、钠潴留,血容量增加,临床表现为高血压伴低钾血症。③继发性醛固酮增多症,见于充血性心力衰竭、肾病综合征、肾血管性高血压等。长期口服避孕药、雌激素类药物,可促进醛固酮分泌。

4)醛固酮水平降低见于:肾上腺皮质功能减退;服用某些药物,如普萘洛尔、甲基多巴、利血平、可乐宁、甘草和肝素等,以及过多输入盐水等情况可抑制醛固酮分泌。选择性醛固酮减少症、先天性及原发性醛固酮减少症。

(二)心电图与超声心动图

不同程度的高血压均可导致靶器官的损害,心脏的损害尤其明显,表现为心肌肥厚和(或)心脏扩大、各种心律失常、心力衰竭、心肌缺血,严重者可导致心肌梗死。心电图及超声心动图的检查对这些损害的发现和确诊有着决定性的意义。

1. 常规心电图

心电图检查具有价廉、速度快、重复性好的特点,到县医院就诊的每位高血压患者必须要进行常规心电图检查,有症状时及时复查。要求县医院的医生要正确掌握高血压患者的各种心电图特征,以指导高血压患者的治疗和评价预后。

2. 超声心动图

通过超声心动图的检查,可确定心脏结构及功能状态,如心腔的大小、室壁厚度及运动幅度、心脏房室间隔的连续状态、瓣膜形态结构及运动情况、大血管内径及搏动情况、心脏收缩和舒张功能等。因此,拿到高血压患者的超声心动图报告单,县医院医生首先要了解上述情况,其次要根据上述情况进一步判断高血压对冠状动脉血流储备以及血管结构和功能的影响(具体参考值详见表4-3、表4-4)。

表4-3 心脏彩超正常值(二维超声测值)

指标	参考值(mm)	指标	参考值(mm)
主动脉内径(AO)	20~37	左房前后径	20~37
室间隔厚度(IVS)	6~11	左房左右径	25~40
左室舒张末内径(LVD)	男性<55,女性<50	左房上下径	31~50
右室横径(RV)	7~23	右房左右径	32~45
右室流出道(RVOT)	<30	右房上下径	34~49
主肺动脉内径(PA)	12~26	收缩末期内径(LVS)	20~40
左室后壁厚度(LVPM)	6~11		

表 4-4 心脏彩超正常值（左心功能测值）

指标	参考值
左室射血分数（LVEF）	50%～70%
E 峰与 A 峰比（值 E/A）	>1
每搏输出量（SV）	70～90ml

（三）四肢动脉弹性与动态血压监测

1. 肢体动脉弹性测量

本规范要求同时测量四肢血压，评价四肢血压的差异可以为临床诊断提供更多有价值的信息。

(1) 四肢血压间的正常差异

1) 臂间血压差异（IAD）：正常情况下双侧上肢的收缩压和舒张压差异不大。目前以左右臂血压绝对差值≥10mmHg 作为 IAD 的诊断标准。

2) 踝臂间血压差异：正常下肢血压高于上肢血压达 20～40mmHg，如踝部收缩压≤上臂收缩压，属于异常现象。

3) 踝臂血压指数（ABI）：是指踝部收缩压和臂部收缩压之比，它实际反映踝部和臂部之间收缩压的差异。正常人踝部收缩压应≥臂部收缩压，正常值范围为 1.0～1.4（≥0.97），0.97～0.9 为临界值，≤0.9 为异常。

(2) 四肢血压差异的临床价值：四肢血压，尤其是收缩压存在明显差异是外周血管疾病的主要依据。收缩压异常降低提示相应部位动脉狭窄或闭塞。IAD 提示一侧锁骨下动脉和（或）肱动脉狭窄。当然，当双侧锁骨下动脉和（或）肱动脉均有狭窄，但程度不同时，也可能导致 IAD。明显胸痛的患者 IAD 高度提示 Ⅰ、Ⅱ型主动脉夹层。因为夹层波及无名动脉和左锁骨下动脉时，受累侧上肢血压降低甚至测不出。踝部收缩压明显低于上臂收缩压和 ABI 异常提示主动脉以及主动脉以下分支（髂动脉、股动脉等）的狭窄。四肢血压是诊断主动脉缩窄、Ⅲ型主动脉内膜血肿、大动脉炎，以及髂动脉和股动脉狭窄的重要体征。

2. 动态血压监测（ABPM）

相对于诊室偶测血压，动态血压监测可以采集多次血压信息，提供 24h、白昼与夜间各时段血压的平均值和离散度，能较敏感、客观地反映血压的实际水平、血压变异性和日常生活状态下的血压情况，在高血压的诊断、治疗以及评价靶器官损害和预后等方面都显示出更大的优势。监测参数的内容与正常值如下。

(1) 平均血压：ABPM 可以提供 24h 内每次监测的收缩压值（SBP）和舒张压值（DBP），每小时 SBP、DBP 的平均值，24h、白昼、夜间 SBP、DBP 的平均值。大多数人白昼血压均值>24h 平均值>夜间血压均值。目前多采用的动态血压正常值参考 2010 年《中国高血压防治指南》中推荐的正常值标准：24h 平均值

<130/80mmHg，白昼血压均值<135/85mmHg，夜间血压均值<125/75mmHg。

（2）血压负荷：指 24h 内收缩压和舒张压的读数>正常范围（白昼血压均值≥140/90mmHg，夜间血压均值≥120/80mmHg）的次数占总测量次数的百分比。收缩压或舒张压负荷>30%时即有显著的心室舒张功能下降。收缩压及舒张压负荷>40%是预测左心室功能不全的指征，对动态血压提示血压负荷>40%的患者应积极治疗，以防止靶器官损害的发生。

（3）血压变异性：表示个体在单位时间内血压波动的程度。动态血压监测可以获得短时和长时血压变异信息。一般以时域指标（即标准差）反映变异的幅度，以频域指标反映变异的速度。为了比较不同血压水平的血压变异性，也可采用血压变异系数，即标准差除以均值，可分别求出 24h、白昼、夜间的血压变异系数，表示不同时间阶段的血压波动幅度。

（4）血压昼夜节律：正常时血压在 24h 内呈生理的节律性波动，通常日间血压上升，夜间血压下降，波动曲线类似长勺柄，日间平均血压通常高于 24h 平均血压，而夜间平均血压通常低于 24h 平均血压，夜间睡眠血压低于白昼血压的10%~20%，正常人波动范围可达 30~40mmHg，血压在夜间 2:00~3:00 时处于最低谷，凌晨血压明显上升，白昼时血压基本上处于相对较高的水平，多数人有双峰（6:00~8:00 和 16:00~18:00），18:00 以后血压缓慢下降。判断血压昼夜节律可以用夜间血压下降率，即（白昼均值-夜间均值）/白昼均值表示。目前常用的标准：夜间血压下降>10%为正常，<10%为血压昼夜节律减弱，接近于 0 或负值定位血压昼夜节律消失。

根据夜间血压下降率，24h 动态血压波动曲线分型：①构型，夜间血压下降率≥10%，但<20%。②非构型，夜间血压下降率≥0，但<10%。③超构型，夜间血压下降率≥20%。④反构型，夜间血压不下降，反而升高。

血压昼夜节律的变化对适应机体的活动、保护心脑肾正常结构与功能起着重要作用。血压昼夜节律受脑力、体力活动的控制，受交感神经和迷走神经平衡昼夜节律变化的影响及人体内激素分泌节律的调节。原发性高血压患者因上述调节机制中的某一个或多个因素的异常，血压昼夜节律发生变化。研究发现非构型血压在高血压患者中广泛存在，同时也与心血管疾病高发风险相关，提示非构型血压可能作为心血管疾病高危风险的判断指标。

（四）超声检查

1. 肾动脉彩超

（1）发现肾血管性高血压：肾血管性高血压是继发性高血压常见原因之一，

占全部高血压患者的 1%~5%。所谓肾血管性高血压是指一侧或双侧肾动脉及其分支阻塞、狭窄所致肾脏缺血，继而引发高血压。形成机制为肾脏灌注压降低激活 RAAS 系统，促使肾小球球旁细胞释放大量肾素，引起血管紧张素 II 活性增高，全身小动脉管壁收缩而产生高血压。血管紧张素 II 又能促使醛固酮分泌增多，导致水钠潴留，使血容量进一步增加，从而加重高血压。由于缺血导致肾实质损害后激肽释放酶及前列腺素的释放减少，这些舒张血管物质的减少也是高血压形成的重要因素。肾动脉彩超简单易行、可重复、无创，对单侧及双侧肾动脉均可良好观察，但检查时常常受到肥胖、腹部胀气、仪器探头穿透力及彩色血流敏感性的影响，对副肾动脉及肾动脉分支情况观察效果欠佳。

单侧肾血管性高血压，可用 ACEI 或 ARB 治疗；双侧肾动脉狭窄的高血压患者禁用 ACEI 或 ARB 类药物，这是因为，双侧或独肾的肾动脉狭窄者，应用 ACEI 或 ARB 时，由于其具有优先扩张出球小动脉的作用，导致肾小球滤过率下降，患者的肾功能恶化，血肌酐、尿素氮急剧上升。由于单侧肾动脉狭窄的患者有可能发展为双侧肾动脉受累，所以在使用两类药物时应格外小心，严密监测肾功能及电解质。

（2）发现高血压患者的肾动脉狭窄：肾动脉狭窄与高血压可互为因果，有的高血压患者可发生肾动脉粥样硬化甚至导致管腔不同程度狭窄，肾动脉彩超是发现肾动脉狭窄的无创、可重复性、可随访观察的方法。县医院高血压患者最好做肾动脉彩超。

2. 颈动脉彩超

高血压是引起和加剧动脉硬化的重要原因，也是缺血性脑血管病的独立危险因素。目前，彩色多普勒超声检查已成为简便的评价颈动脉结构和功能的方法。颈动脉内膜中层厚度（IMT）增加、颈动脉斑块也已成为评价早期动脉硬化的指标，流行病学数据表明 IMT 增加 1mm 以上说明有心血管疾病的危险。如果 IMT 增厚是动脉硬化的早期标志，那么动脉内斑块形成则是其明显特征。由于斑块富含脂质，当其受到高速血流的冲击时，斑块可能破裂露出胶原纤维和脂质，启动凝血反应形成血栓或出血、溃疡，斑块脱落，造成脑梗死。颈动脉斑块对预测心血管疾病的发生有很高的敏感性和特异性。因此，当我们在临床发现高血压患者颈动脉软斑形成时应积极地降压、调脂、抗凝治疗，减少心血管疾病的发生。

3. 腹部彩超

通过彩超对腹腔内部环境进行检查，可以筛查高血压患者是否同时合并有脂肪肝、肝硬化、囊肿、结节、肿块等疾病，了解肾脏有无萎缩或形态改变。如果发现身体内部有异常现象，要做进一步检查以确定病情。

二、特殊检查

（一）明确继发性高血压患者的特殊检查

1. 原发性醛固酮增多症（PHA）相关实验室检查和功能试验

2011中华医学会泌尿外科学分会出版的《肾上腺外科疾病诊断治疗指南》对PHA相关实验室检查和功能试验进行了如下规定。

（1）血浆醛固酮与肾素浓度比值（ARR）：推荐血浆ARR为首选筛查试验。需标化试验条件（直立体位、纠正低钾血症、排除药物影响），以使ARR结果更加准确可靠。结果可疑应多次重复。血浆醛固酮＞15ng/dl，肾素活性＞0.2ng/ml/h时，计算ARR有意义。多种药物治疗可能干扰ARR测定，如螺内酯、β受体阻滞剂、钙拮抗剂、ACEI、ARB等，建议试验前至少停用螺内酯6周以上，其他上述药物2周。α受体阻滞剂和非二氢吡啶类钙拮抗剂等对肾素和醛固酮水平影响较小，在诊断PHA过程中，推荐短期应用控制血压。

ARR比值（血浆醛固酮的单位：ng/dl，肾素活性单位：ng/ml/h）≥40，提示醛固酮过多分泌，为肾上腺自主性，结合血浆醛固酮浓度＞20ng/dl，则ARR对诊断的敏感性和特异性分别提高到90%和91%。是高血压患者中筛选原醛最可靠的方法。

（2）钠盐负荷试验：患者需连续3天，每天摄入钠盐12g。注意补充缓释氯化钾，维持血钾在正常水平。从第3天早晨起，患者留取24h尿液至第4天早晨，以测定24h尿醛固酮、尿钠和尿钾。结果判定：尿醛固酮＞（12～14）μg/24h（33.3～38.8nmol/d），则可以确诊PHA。尿醛固酮＜10μg/24h（27.7nmol/d），排除PHA。此试验禁用于未控制的严重高血压、肾功能不全、心功能不全、心律失常、严重低钾血症。

（3）生理盐水滴注试验：试验开始前至少1h开始卧位，8:00～9:30开始。4h内静脉输注生理盐水2000ml，采血（0h和4h后）测定血浆醛固酮、血钾和血皮质醇浓度。试验过程监测血压和心率。结果判定：输液后血浆醛固酮＞10ng/dl，确诊PHA；输液后醛固酮＜5ng/dl，排除PHA。此试验禁用于未控制的严重高血压、肾功能不全、心功能不全、心律失常、严重低钾血症。

（4）卡托普利抑制试验：坐位或站立至少1h后，服用卡托普利25～50mg，测定给药0h、1h或2h的血浆醛固酮、肾素活性和皮质醇。这期间患者保持坐位。结果判定：正常人服用卡托普利可抑制醛固酮＞30%，PHA者不被抑制，仍低肾素;有一定的假阴性。

(5) 卧立位醛固酮试验(体位刺激试验):试验前1日测24h尿钾、钠、氯。试验日卧位4h以上,8:00卧位取血测钾、钠、氯、醛固酮、肾素活性、AngⅡ。呋塞米40mg肌内注射,站立2h,10:00取血测醛固酮、肾素活性、AngⅡ。

正常人站立2h后PRA、AngⅡ、醛固酮均较基础状态值增高>30%,自主性PHA则没有反应,或3项指标均会增高<30%(非自主性PHA)。对醛固酮瘤诊断的准确性达85%。

2. 交感神经-肾上腺髓质系统的检查

儿茶酚胺(CA)主要来源于肾上腺髓质和交感、副交感神经节,包括肾上腺素(E)、去甲肾上腺素(NE)、多巴胺(DA)。人类E主要在肾上腺髓质合成;NE不仅存在于肾上腺髓质,也存在于中枢神经系统和外周交感神经中;DA为NE的前体,主要在肾上腺髓质及去甲肾上腺能神经元中,起神经递质的作用。

(1) 儿茶酚胺的生理作用:①对心血管系统,引起心率加快,心肌收缩力加强,心输出量增加,冠状动脉扩张,外周血管收缩,血压升高。②对呼吸系统,引起呼吸频率加快,呼吸加深,扩张支气管平滑肌。③对泌尿系统,促进肾素分泌,引起醛固酮分泌增加,保钠排钾保水,减少尿量。④对内分泌腺,促进肾上腺皮质、甲状腺激素、甲状旁腺激素、胰高血糖素分泌增加;抑制胰岛素及降钙素分泌。⑤对中枢神经系统,兴奋中枢神经,提高警觉性,提高神经系统的反应速度等。

(2) 儿茶酚胺的分泌调节

1) 交感神经的调节:交感神经节前纤维末端释放的乙酰胆碱是肾上腺嗜铬细胞的刺激物。交感神经对肾上腺髓质的E分泌细胞和NE分泌细胞的分泌调节具有高度选择性和适应性。交感神经兴奋时,两种细胞CA的释放比例取决于兴奋的类型和程度,在低血糖、运动、疼痛、感染等应激时E分泌率的增加大于NE,而在缺氧和窒息时NE从肾上腺髓质的分泌量较其他应激时明显增多。

2) 自身调节:突触间隙CA浓度过高时可以负反馈抑制CA的释放,此外,神经细胞及突触后细胞释放的前列腺素也可以抑制CA的释放,它们都是通过影响Ca^{2+}的释放起作用。

3) 糖皮质激素:对肾上腺嗜铬细胞分泌CA有明显的快速抑制作用。Ca^{2+}内流是肾上腺嗜铬细胞瘤胞吐的关键步骤。糖皮质激素可以抑制乙酰胆碱引起的游离Ca^{2+}浓度升高。

4) 肽类与胺类激素的调节:CA的分泌还受许多肽类与胺类激素的调节,血管活性肠肽(VIP)与其受体结合后激活腺苷酸环化酶,cAMP合成增加,CA的生物合成过程增强；缓激肽（BK）与受体结合加速 Ca^{2+} 内流和磷酸肌醇的更新，使钙依赖蛋白酶活化，引起酪氨酸羟化酶的激活，刺激肾上腺嗜铬细胞合成和分泌 CA；垂体腺苷酸环化酶活化肽、多巴胺等兴奋剂也对 CA 的分泌具有调节作用。

（3）正常参考值：正常成人在平卧和安静状态时血浆肾上腺素浓度多＜545pmol/L（100ng/L），血浆去甲肾上腺素浓度为 3.0~3.5nmol/L（500~600ng/L）。

（4）临床意义：嗜铬细胞瘤的患者血浆肾上腺素和去甲肾上腺素可以升高，一般嗜铬细胞瘤的诊断参考值为 E＞1.6pmol/L（300ng/L），NE＞9nmol/L（1500ng/L）。判断血浆 CA 测定结果一定要结合患者的具体临床情况，而且要选择留取血标本的合适时间，一方面血标本仅代表采血当时的 CA 水平，而嗜铬细胞瘤仅在发作时血浆 CA 水平才明显升高，加上 CA 代谢快，血浆 CA 浓度不高并不能排除嗜铬细胞瘤；另一方面应激、运动、焦虑、高血压、心衰、低血糖等都可以引起 CA 升高，其 CA 浓度与嗜铬细胞瘤引起的 CA 浓度有部分重叠，一般在临床上只有高度怀疑嗜铬细胞瘤，且尿液 CA 及其代谢产物测定值处于临界值时使用该指标。

3. 血、尿皮质醇

皮质醇是肾上腺皮质束状带分泌的糖皮质激素，束状带细胞受腺垂体细胞分泌的促肾上腺皮质激素（ACTH）的调控。血皮质醇浓度由于受到 ACTH 调节而存在昼夜节律变化，清晨 6~8 时最高，下午 4~6 时约为晨间的一半，晚上 22 时至凌晨 2 时最低。血皮质醇浓度直接反映肾上腺糖皮质激素分泌情况。尿游离皮质醇由血中游离皮质醇经肾小球滤过而来，与血浆中真正具有生物活性的游离皮质醇浓度成正比。

（1）正常参考值：①血皮质醇，上午 8 时 275~550nmol/L（10~20μg/dl）；下午 4 时 85~275nmol/L（3~10μg/dl）；午夜＜140nmol/L（＜5μg/dl）。②24h 尿游离皮质醇，55~250μmol/24h（20~90μg/24h）。

（2）临床意义：血皮质醇或 24h 尿游离皮质醇测定是明确是否存在肾上腺皮质激素分泌过多的库欣综合征的检测项目。库欣综合征病因分为非 ACTH 依赖性和 ACTH 依赖性两种。前者因肾上腺分泌大量皮质醇（肾上腺腺瘤、肾上腺癌、结节样增生）或医源性（应用皮质类固醇）而引起；后者包括库欣病（由垂体肿瘤分泌大量 ACTH）或异位 ACTH 综合征。

1）血尿皮质醇增高：库欣综合征（肾上腺皮质腺瘤、肾上腺皮质增生、肾上腺癌），库欣病和肾上腺外肿瘤（异位促肾上腺皮质激素肿瘤）；单纯肥胖；创伤、手术、精神紧张等应激状态。

2）血尿皮质醇降低：垂体功能低下、Addison 病、先天性肾上腺增生症或长期使用肾上腺皮质激素等。

（3）地塞米松抑制试验：目的是检查下丘脑-垂体-肾上腺轴能否被外源性糖皮质激素所抑制。分为小剂量和大剂量两种，前者用于库欣综合征的筛选，后者可作为库欣综合征的病因诊断。

1）小剂量地塞米松抑制试验：在下丘脑-垂体-肾上腺功能正常时，小剂量地塞米松足够抑制垂体ACTH分泌，使得肾上腺皮质分泌皮质醇减少，血尿皮质醇含量降低。小剂量地塞米松抑制试验有午夜1mg法和2mg法两种。①午夜1mg法：作为库欣综合征的筛选试验。晨8时、下午4时、午夜12时测血浆皮质醇，以了解有无昼夜节律的变化，午夜服用地塞米松1mg，次晨8时测血浆皮质醇，与基础状态8时的皮质醇相比较，以计算抑制率。服药后血浆皮质醇抑制程度＞50%，一般可排除库欣综合征；血浆皮质醇不被抑制或很少被抑制则高度怀疑库欣综合征，需进一步做2mg地塞米松抑制试验。大部分单纯性肥胖症可下降到对照值的50%以下。②2mg法：为库欣综合征确诊试验。口服地塞米松0.5mg，每6h一次，共2天，于服药前和服药第2天留24h尿测定尿游离皮质醇；于服药前和服药第3天晨8时测定血浆皮质醇。库欣综合征服药后血尿皮质醇水平下降幅度不到正常对照值的50%。

2）8mg大剂量地塞米松抑制试验：用于小剂量地塞米松抑制试验不被抑制者，以确定库欣综合征的病因。口服地塞米松2mg，每6h一次，共2天，留标本方法同2mg地塞米松抑制试验。服药后血尿皮质醇水平降至对照值的50%以下提示病变部位在垂体。肾上腺皮质腺瘤引起的高皮质醇血症源于腺瘤的自主性分泌，尽管大剂量的外源性皮质醇能反馈性地抑制垂体ACTH分泌，但服地塞米松后血尿皮质醇却不被抑制。异位ACTH综合征大部分不被抑制。

（二）发现心血管疾病的检查

高血压涉及许多继发性高血压的原发疾病的诊断，又关系到患者心脑肾损害和一系列心血管疾病的诊断和处理。对于高血压合并多种心血管疾病危险因素的患者，有相应临床症状时，应进行必要的检查，以明确高血压患者的心脑肾靶器官损害和心血管疾病，并及时给予干预治疗。例如高血压合并多种危险因素的患者，活动时反复出现胸闷、胸痛症状，高度怀疑患者已发生冠状动脉粥样硬化性心脏病、劳力型心绞痛，应根据患者情况选择冠脉CTA或冠状动脉造影检查明确冠状动脉病变的情况，及时给予干预治疗。

（余振球　宋　硕）

第五章　常用降压药物应用与观察

众所周知，高血压是心血管疾病危险因素，血压越高心血管疾病越严重；而控制高血压就能预防心血管疾病的发生发展。应用降压药物就是控制高血压的最重要、最方便、最常用的手段。2009～2010年一项调查显示，我国居民高血压患病知晓率、治疗率、控制率分别为42.6%、34.1%和9.3%。我国高血压控制率低的原因是多方面的，其中药物治疗不合理不可忽视。县医院医生应熟悉降压药物的机制特点，从而合理选用降压药，特别是联合用药，必须熟练掌握。当前常用降压药物主要有以下六大类，即利尿剂、钙拮抗剂（CCB）、血管紧张素转换酶抑制剂（ACEI）、血管紧张素Ⅱ受体阻滞剂（ARB）、β受体阻滞剂和α受体阻滞剂。本规范不主张"一线降压药"这一划分方法，因此将从作用机制、临床应用和用药效果以及不良反应和禁忌证几个方面分别对这六大类降压药进行介绍。

一、利　尿　剂

利尿剂是一类促进体内以Na^+为主的电解质和水分排出而增加尿量的药物。其通过影响肾小球的滤过、肾小管的重吸收和分泌等功能而实现利尿作用，但主要影响肾小管的重吸收。通过减少血容量，使心输出量降低而降压。

根据作用部位、化学结构及作用机制不同，利尿剂一般分为三类。①袢利尿剂：包括呋塞米、托拉塞米、布美他尼。②噻嗪类利尿剂：又可分为噻嗪型和噻嗪样利尿剂。噻嗪型包括氢氯噻嗪和苄氟噻嗪等。噻嗪样利尿剂包括吲达帕胺、氯噻酮等。③保钾利尿剂：螺内酯、氨苯蝶啶、阿米洛利和依普利酮。其中噻嗪类利尿剂的降压效能温和、持久，是临床上常用的降压药物。而袢利尿剂，也称高效利尿剂（如呋塞米、布美他尼）因其排钠利尿作用强、半衰期短，多用于高血压危象及水钠潴留的患者。

（一）作用机制

不同类别的利尿剂作用机制不同。袢利尿剂主要通过阻断髓袢升支粗端中Na^+-K^+-$2Cl^-$共同转运体，从而抑制Na^+和Cl^-的重吸收；此外，它还可以作用于肾小管的其他部位，减少Na^+的重吸收，除依他尼酸，其他均具有较弱的碳酸酐酶抑制作用。噻嗪类利尿剂主要通过抑制远曲小管近端和近曲小管（作用较轻）对氯化钠的重吸收而达到利尿效果。保钾利尿剂主要作用于远曲小管的远端、集合管起始端和皮质集合段的上皮细胞,从而抑制 Na^+ 的主动重吸收。另外,长期服用利尿剂会使细胞内 Na^+ 及 Ca^{2+} 浓度下降,起到远期扩张血管的作用。

(二)临床应用和用药效果

利尿剂主要用于高血压、充血性心力衰竭、肾病和肝硬化等疾病。利尿剂降压作用明确,尤其对老年高血压、心力衰竭患者有益。

1. 老年高血压

由于老年人易患高血压及心血管疾病,故利尿剂应用较多。另外由于老年高血压患者对钠盐更敏感,且常表现为低肾素活性,因此利尿剂也更适合老年人。两项针对老年人高血压的研究(老年收缩期高血压,即 systolic hypertension in the elderly program,SHEP;高龄老年高血压,即 hypertension in the very elderly trial,HYVET)发现氯噻酮治疗可显著降低脑卒中、非致死性心力衰竭和心肌梗死的发生率;而以吲达帕胺缓释片为基础,必要时加用培哚普利的降压方案显著降低了全因死亡率和致死性脑卒中的发生率,并显著减少了致死性和非致死性心力衰竭的发生。

2. 顽固性高血压

顽固性高血压的诊断标准为:使用足量三种或以上的降压药物,其中一种是利尿剂,血压仍不能达标。利尿剂在顽固性高血压的诊断和治疗中具有很高的地位,美国心脏协会(AHA)2008 年发表的顽固性高血压诊断、评估和治疗的声明指出:未应用利尿剂或利尿剂剂量不足是顽固性高血压难治的原因之一,增加利尿剂剂量是控制顽固性高血压的主要手段之一,顽固性高血压患者液体容量负荷重,利尿剂尤其是长效利尿剂对血压控制至关重要。纳维亚心脏终点试验–降压支(ASCOT-BPLA)的顽固性高血压亚组分析发现,在已有 3 种降压药物基础上,加用螺内酯,结果显示治疗前后血压降低 21.9/9.5 mmHg,并显著提高达标率。

3. 心力衰竭合并高血压

心力衰竭是常见的心脏疾病,不论是急性心力衰竭还是慢性心力衰竭失代偿期均伴有水钠潴留,袢利尿剂和噻嗪类利尿剂具有利尿排钠作用,有效缓解患者症状,因而心力衰竭是利尿剂的强适应证。针对高血压伴心力衰竭患者,特别是轻微液体潴留的患者,各国高血压防治指南均推荐噻嗪类利尿剂作为治疗首选。如单独使用噻嗪类利尿剂不能控制液体潴留,则改用或加用袢利尿剂。噻嗪类利尿剂和袢利尿剂作用部位不同,合用可以增加利尿效果。特别指出,在高血压合并急性心力衰竭时,应使用袢利尿剂快速减轻水钠潴留症状,当急性心衰症状减轻后,如无禁忌证可改用噻嗪类利尿剂。噻嗪类利尿剂可与 RAAS 抑制剂(ACEI/ARB) 合用,以减低使用利尿剂后 RAAS 激活的效应。在达到干体重后,可以联合使用 β 受体阻滞剂。此外,保钾利尿剂在心衰治疗中也具有重要地位。其通过维持血钾水平,减少心律失常的发生。分别有研究表明螺内酯可以改善重度心衰患者的预后,依普利酮可以提高心肌梗死后心力衰竭患者的生存率。降压和调脂治疗预防心脏病发作研究(antihypertensive and lipid lowering treatment to prevent heart attack trial,ALLHAT)最新的亚组研究结果表明,相比于氨氯地平和赖诺普利组,氯噻酮组的心衰风险最低,并且与氨氯地平有统计学差异,其他各项指标三组无统计学差异,且与性别无关。

4. 高盐摄入人群的高血压

我国居民平均食盐摄入量显著高于 WHO 建议的标准,并且我国人群中盐敏感者更多,占 15%~42%。高血压人群中 50%~60% 为盐敏感者,有高血压家族史的成人中盐敏感者为 65%,青少年中盐敏感者为 45%。盐敏感性高血压是高血压的一种特殊类型,属于顽固性高血压。对于此类患者,在改变饮食习惯、严格限盐的基础上,利尿剂、CCB 可作为首选药物,盐摄入 >12 g/d 的高血压人群可以考虑优先使用低至中剂量的噻嗪类利尿剂,同时由于高盐饮食可激活局部组织 RAAS,因此也可联合应用 ACEI 或 ARB。

5. 醛固酮增多症

醛固酮是肾素-血管紧张素-醛固酮系统的终末环节,在原发性高血压、顽固性高血压中起重要作用。醛固酮受体拮抗剂(也就是保钾利尿剂中的螺内酯和依普利酮)不仅用于治疗原发性高血压,也是治疗醛固酮增多症的特效药物。醛固酮受体拮抗剂分为非选择性醛固酮受体拮抗剂(如螺内酯)和选择性醛固酮受体拮抗剂(如依普利酮)。螺内酯与醛固酮结构相似,可竞争性地结合肾脏远曲小管和集合管细胞中的醛固酮受体,阻断 Na^+-K^+ 和 Na^+-H^+ 交换,从而阻滞醛固酮保钠排钾和水钠潴留作用,起到保钾利尿作用。依普利酮的作用机制与螺内酯相似,兼有抗性激素的作用,不良反应为引起男性乳房女性化、勃起功能障碍,女性乳腺疼痛、声音变粗、毛发增多、月经失调等,但抗雌激素和雄激素作用减弱,使得相应症状减轻。除上述作用外,醛固酮受体拮抗剂还具有改善血管内皮功能、减缓心肌纤维化、改善心室重构、减少心律失常、预防血栓形成、治疗心力衰竭等作用。醛固酮受体拮抗剂在高血压治疗中的地位越来越重要,尤其是原发性醛固酮增多症、顽固性高血压、低血钾性高血压患者,一般高血压患者并不单独使用；多数降压药与醛固酮受体拮抗剂联用后，可增加降压疗效，减少不良反应。

（三）不良反应和禁忌证

1. 不良反应和注意事项

（1）电解质紊乱：噻嗪类利尿剂及袢利尿剂可引起低血钾、低血镁。醛固酮受体拮抗剂则有高血钾风险，特别是在联合使用 ACEI/ARB 时。在肾功能不全的患者中，噻嗪类利尿剂易引起血钙升高。在利尿剂的使用中可以联合使用排钾利尿剂与保钾利尿剂，必要时需要补充钾剂，注意加强对电解质的检测。当噻嗪类药物尚不能使血压达标时，可以加用 RAAS 阻滞剂。已经诊断为高钙血症的患者应禁用噻嗪类利尿剂。

（2）糖代谢障碍：利尿剂与大剂量非选择性 β 受体阻滞剂联合应用时要注意对糖脂代谢的影响。研究发现，噻嗪类利尿剂诱导的糖尿病多出现在治疗早期，且和血清钾的水平相关。而保钾类利尿剂，如阿米洛利则对血糖代谢的影响较小。

（3）高尿酸血症：噻嗪类利尿剂干扰尿酸的排出，故痛风患者禁用。在使用过程中应注意检测尿酸水平，如尿酸水平升高明显，应停用。

（4）激素样作用：保钾利尿剂中螺内酯的抗性激素样作用可导致男性乳腺发育、男性性功能障碍、性欲减低、多毛症及女性月经周期紊乱。保钾利尿剂最危险的不良反应是高钾血症，可能危及生命，使用时应注意监测。

使用利尿剂期间要注意不良反应的发生，推荐从小剂量开始使用。

常规妊娠期间不可服用利尿剂，这是由于妊高征的机制为全身小动脉痉挛，而利尿剂减少血容量，会进一步加重胎盘血流不足。哺乳期不可应用利尿剂，因为利尿剂可通过血乳屏障进入乳汁。

2. 禁忌证

痛风患者禁用噻嗪类利尿剂，高血钾与肾衰竭患者禁用醛固酮受体拮抗剂。严重肝脏疾病患者禁用除阿米洛利以外的利尿剂，因阿米洛利不经肝脏代谢，适用于肝损害的患者。

二、钙 拮 抗 剂

钙拮抗剂，也叫钙通道阻滞剂，主要通过阻断心肌和血管平滑肌细胞膜上的 Ca^{2+} 通道，抑制细胞外 Ca^{2+} 内流，使细胞内 Ca^{2+} 水平降低，发挥扩张血管、降低血压的作用。钙拮抗剂分为两大类：二氢吡啶类钙拮抗剂，包括硝苯地平、非洛地平、氨氯地平、尼群地平、乐卡地平等；非二氢吡啶类钙拮抗剂，包括维拉帕米和地尔硫䓬。

(一)作用机制

细胞内 Ca^{2+} 是重要的细胞内第二信使，是直接参与血管平滑肌细胞收缩和舒张的离子，影响外周血管阻力，与高血压的发生发展密切相关。钙拮抗剂可以与 Ca^{2+} 通道的特异性部位（受体或位点）相结合，阻滞 Ca^{2+} 进入细胞内，降低细胞内 Ca^{2+} 浓度，从而抑制 Ca^{2+} 调节的细胞功能，对心血管产生的比较重要的影响包括对心脏的负性肌力、负性频率及负性传导作用和对血管平滑肌的舒张作用。

(二)临床应用和用药效果

钙拮抗剂的降压作用十分可靠且稳定，不影响糖和脂代谢，并有保护靶器官作用。除降压外，钙拮抗剂还被用于治疗多种心血管疾病，临床上应用广泛。我国抗高血压临床试验的证据较多，均证实其可显著减少脑卒中事件，适用于大多数类型的高血压，尤其是老年高血压、单纯收缩期高血压、合并稳定型心绞痛、冠状动脉或颈动脉粥样硬化、周围血管病的高血压患者。

1. 治疗高血压

二氢吡啶类钙拮抗剂无绝对禁忌证，降压作用强。可单药应用或与其他种类降压药联用。研究发现，单药达标率最高的 CCB 也可能有 40% 左右的患者存在治疗不足，大部分高血压患者需采用联合用药方案才能降压达标。相比于其他种类的降压药，CCB 是联合用药推荐最多的药物，以长效 CCB 为基础的联合治疗是现代最具优势的降压方案，可见 CCB 是高血压联合用药方案的基础。非洛地平降低心血管事件研究（felodipine event reduction，FEVER）是目前我国规模最大的随机双盲安慰剂对照研究之一，纳入了 9711 例中国高血压患者，随访平均 40 个月，共有 500 多例心血管事件。结果显示，非洛地平缓释片组强化降压治疗达到收缩压 138mmHg，与非强化治疗组达到收缩压 142mmHg 相比，可显著减少心血管事件。

2. 治疗动脉粥样硬化

CCB 通过影响 Ca^{2+} 的活动而影响动脉粥样硬化的多个环节，多项大型临床研究均证实，临床上 CCB 在抗高血压的同时，能够延缓动脉血管壁上的动脉粥样硬化病变进展。钙拮抗剂对心肌兴奋的抑制，防止 Ca^{2+} 内流，并且通过扩张血管增加了冠脉血流量，减小了患者心脏后负荷，所以广泛应用在心绞痛治疗中。非二氢吡啶类 CCB 由于其松弛血管平滑肌、扩张血管及负性肌力、负性变时的作用，更适用于高血压合并心绞痛及高血压合并颈动脉粥样硬化的患者。

3. 治疗心衰、心律失常

钙拮抗剂可以扩张全身的血管，减少细胞内钙负荷，保护处于缺血的心肌。同时可以长期抑制心肌，降低心脏收缩功能。选用血管选择性的CCB，如非洛地平、氨氯地平等，效果会更好。长期服用维拉帕米可以抑制房室结折返传导，阻断房室结折返性心动过速。属于心房颤动或扑动的患者，CCB可以减慢房室的传导作用，降低心房扑动或颤动的心室率，从而达到治疗心律失常的作用。

4. 预防脑卒中

由于中国高血压人群的主要结局是脑卒中，中国脑卒中发病率是冠心病的5倍。即使脑卒中后，心血管事件复发也是这样，所以，预防脑卒中是选择降压药的重要理由。降压药对预防脑卒中的强度依次为：钙拮抗剂＞利尿剂＞ACEI（ARB）＞β受体阻滞剂。相比于其他降压药，钙拮抗剂预防脑卒中的效果更好，对脑卒中的预防作用不能被微小的血压差所抵消，钙拮抗剂可能存在的对脑血管的特殊保护作用超越了血压下降所带来的效果。多项国际高血压研究表明，使用钙拮抗剂可降低脑卒中和致命性脑卒中的发生率。因此，长效钙拮抗剂很可能具有降压以外的预防脑卒中的效果，特别适用于脑卒中发生率明显较高的中国高血压人群。

5. 肾脏保护作用

钙拮抗剂对肾脏同样具有良好的保护作用。研究表明长效硝苯地平在显著降低血压后，能有效减缓糖尿病肾病进展。ACTION（a coronary disease trial investigating outcome with nifedipine GITS）试验的肾病亚组结果说明，对伴有肾功能异常的患者，进一步降低血压能更大程度地改善肾功能，使肾脏得到更好的保护，这在终末期肾衰治疗中有重要的作用。

（三）不良反应和禁忌证

钙拮抗剂的不良反应包括下肢水肿、便秘、头痛、面色潮红、心悸、牙龈增生、头晕等，最严重的不良反应有心绞痛加重（有10%的患者出现）和突然的血压降低。应用长效钙拮抗剂，会降低这些不良反应的发生率。

1. 不良反应和注意事项

（1）外周水肿：见于各类钙拮抗剂，以二氢吡啶类发生率最高。常见于踝部，但亦可发生于手部。常静坐工作的患者容易发生外周水肿，晚间尤为明显。外周水肿与钙拮抗剂扩张血管作用有关。血管扩张致使组织毛细血管压力增高，从而加速血管内液体滤出、组织间液增加，导致外周水肿。可通过更换其他钙拮抗剂，或加服利尿剂以减轻或消除水肿症状。

（2）便秘：常见于苯烷胺类钙拮抗剂如维拉帕米、甲氧维拉帕米，亦可见于硫氮䓬酮。其发生程度与所用剂量呈正相关，剂量越大，发生程度越重。在连续长期使用过程可逐渐减轻。

（3）头痛、头晕与面部潮红：亦与血管扩张有关，一般均可耐受。在长期用药过程中，经血管自动调节机制，可逐渐消失。

（4）心动过速或心悸：常见于服用二氢吡啶类钙拮抗剂时，系血管扩张所致的反射性心搏加速的临床表现。临床应用较大剂量二氢吡啶类钙拮抗剂时易于发生。与β受体阻滞剂合用能控制该类不良反应。

（5）心动过缓：大量应用钙拮抗剂，尤其经静脉途径给药时，其固有的负性频率作用、负性传导作用及负性肌力作用可引起心率减慢、房室传导延缓。

肝脏代谢、肝功能不全者应慎用钙拮抗剂。钙拮抗剂主要经肾脏排泄，肾功能不全者应慎用。该类药不能被透析，肾衰竭对钙拮抗剂的药物代谢动力学影响较小。肾衰竭时该类药物在药物代谢动力学方面的可预测性，使得其可用于终末期的肾病。老年患者的清除半衰期可能延长，并且必须考虑到老年人更易发生肝或肾功能不全。一般情况下，老年人应从较低的起始剂量开始服药，并注意调整剂量。对伴有心力衰竭或心动过速者应慎用二氢吡啶类钙拮抗剂，对不稳定型心绞痛者不用短效硝苯地平。

研究表明孕期服用硝苯地平对胎儿及新生儿无明显不良反应，且对婴儿无远期影响。但其他钙拮抗剂在妊娠妇女中的应用尚缺乏对照试验资料。钙拮抗剂可通过血乳屏障，并可通过乳汁排出，故哺乳妇女应停药或停止哺乳。

2. 禁忌证

（1）维拉帕米类和地尔硫䓬类钙拮抗剂禁用于二至三度房室传导阻滞、病态窦房结综合征未安装起搏器者，收缩压低于90mmHg或心源性休克者，严重心功能不全者。

（2）维拉帕米禁用于心房扑动或心房颤动合并房室旁路通道者。

三、血管紧张素转换酶抑制剂

RAS系统在高血压发生、发展中起重要作用，其中血管紧张素Ⅱ（AngⅡ）

是主要的效应肽。AngⅡ是强效血管收缩物,可刺激肾上腺皮质球状带对醛固酮的分泌,另外还可使中枢神经系统对压力感受性反射的敏感度降低,交感缩血管中枢紧张加强。血管紧张素转换酶抑制剂(ACEI)是通过竞争性地抑制血管紧张素转换酶,使 AngⅡ生成减少而发挥作用的一类药物。大量循证医学证据充分证明了 ACEI 治疗心血管疾病的价值。ACEI 已被推荐用于高血压、心力衰竭、冠心病、心肌梗死的治疗及高危人群的二级预防,并写入国内外高血压和心脏疾病处理的很多指南之中。临床上,ACEI 已广泛应用于心血管疾病、肾脏疾病的治疗。常用 ACEI 包括卡托普利、贝那普利、依那普利、福辛普利、赖诺普利、培哚普利、雷米普利等

(一)作用机制

AngⅡ介导多种生物效应,包括:①收缩血管平滑肌。②快速加压反应。③慢加压反应。④渴感。⑤血管加压素释放。⑥醛固酮分泌。⑦肾上腺儿茶酚胺释放。⑧增强去甲肾上腺素能神经传递。⑨增加交感神经的张力。⑩肾功能改变。⑪细胞肥大和增生。这些效应的最终结果是使血管收缩、循环血量增加,进而引起血压的升高。

而 ACEI 的降压作用机制主要为:①抑制血浆肾素-血管紧张素系统(RAS),使血管紧张素Ⅱ(AngⅡ)的产生减少,血管得以扩张而降压。②抑制缓激肽酶Ⅱ,使缓激肽的降解受抑制而延长并增强缓激肽的合成,进一步降低外周血管阻力,降低血压,减轻心脏后负荷,这也是 ACEI 在作用机制上与 ARB 类药物最大的区别,减少局部 AngⅡ的生成。③抑制局部组织的 ACE 活性。④降低交感神经兴奋性及去甲肾上腺素的释放。⑤减少醛固酮的释放和水钠潴留,从而降低心脏前负荷。⑥降低抗利钠素水平。

ACEI 中卡托普利为短效剂,往往用于高血压急症的处理,如常规应用则需要每天 3 次给药。其余 ACEI 均为中、长效作用药,每天 1~2 次给药。大多数 ACEI 类药物排泄途径主要经肾脏单通道排泄,也有部分 ACEI 类药物经肾、肝胆双通道排泄,如贝那普利和福辛普利。经双通道排泄的药物用于肾功能不良的老年人更加优势。另外根据代谢产物是否仍有药理活性,如有则可能为长效作用药,如依那普利、西拉普利、福辛普利,药效维持时间长,峰浓度较低。

(二)临床应用和用药效果

ACEI 降压作用明确,保护靶器官证据较多,对糖脂代谢无不良影响,适用于各级高血压,尤其对高血压合并慢性心力衰竭、心肌梗死、心功能不全、糖尿病

肾病、非糖尿病肾病、代谢综合征、蛋白尿/微量白蛋白尿患者有益。

1. 治疗高血压

ACEI 通过阻断肾素–血管紧张素–醛固酮系统而在抗高血压治疗中起着重要的作用，不仅能有效降低血压，而且在减少各种心血管事件等临床终点方面更具优越性。ACEI 对伴有蛋白尿及合并糖尿病、糖尿病肾病的患者疗效更佳。ACEI 也是联合用药方案中的重要组成部分，其中最优组合为 ACEI+CCB，以及 ACEI+利尿剂。

2. 预防和治疗心力衰竭

国外的多中心、大规模临床对比治疗试验结果表明，ACEI 治疗组心力衰竭的发生率显著低于钙拮抗剂组，表明 ACEI 也可预防心力衰竭的发生。美国心脏病学会第 48 次会议建议：心衰患者首选 ACEI。另外，ACEI 对治疗左心室肥厚和左心室功能不全也有确切疗效。在心衰的治疗中，ACEI 是第一个被证实可以降低总死亡率的药物，从 1987 年 CONSENSUS 研究到 SOLVD 预防研究、SOLVD 治疗研究，以及 SAVE、AIRE、TRACE、ALTAS 等多项研究均获得同样的结果，使慢性收缩性心力衰竭总死亡率平均降低 24%。国内外心力衰竭处理指南表达得更清楚，将 ACEI 作为Ⅰ类推荐药物，ARB 替换 ACEI 只是Ⅱa 级推荐药物。

3. 治疗心肌梗死

在心肌梗死的急性期如无明确的禁忌证（持久的低血压或心源性休克等），应尽早应用 ACEI，并调整用药达到最佳剂量，特别是高危患者，如前壁心肌梗死或心率快的患者，应用 ACEI 获益更大。国外研究表明，ACEI 可显著减少心血管事件的发生，降低全因死亡、心血管死亡和心梗发生率。盎格鲁–斯堪的纳维亚心脏终点研究（Anglo-Scandinaviancardiacoutcometrial，ASCOT）发现，新的抗高血压药物（氨氯地平+培哚普利）治疗组与传统降压治疗组（阿替洛尔+苄氟噻嗪）相比，有显著的心血管保护作用。

4．辅助治疗糖尿病

ACEI 可提高患者对胰岛素的敏感性，改善胰岛素抵抗。糖尿病伴高血压患者应用 ACEI 疗效优于其他传统降压药，尤其在降低致死性主要终点事件发生率方面更显著。ACEI 用于糖尿病肾病可延缓肾病进展。

5. 慢性肾病

ACEI 可通过扩张肾小球入球小动脉和出球小动脉、降低肾小球内压、抑制肾组织缓激肽的降解并促进内皮细胞 NO 的合成等多种机制发挥肾脏保护作用。肾功能不全越严重和（或）尿蛋白越多，其肾保护作用越显著；应用 ACEI 越早、时间越长，疗效越好。

（三）不良反应和禁忌证

1. 不良反应和注意事项

（1）咳嗽：为最常见的不良反应，发生率为 10%～30%，与给药的剂量无关，并随着用药时间的延长，该症状也不呈缓解趋势。咳嗽可能相当严重而影响患者的正常生活，部分患者因此不能耐受 ACEI 治疗。主要表现为无痰干咳，夜间较重，常影响患者睡眠。该不良反应发生机制不明，可能与药物抑制激肽酶而导致缓激肽在体内水平增高有关。临床观察发现，相当一部分服用 ACEI 出现咳嗽症状的患者，在减少用药剂量并给予止咳药物后，能继续耐受治疗，真正需要停药的患者很少。

（2）肾功能减退、蛋白尿：由于 ACEI 主要扩张肾小球出球小动脉，降低肾小球的滤过压，使肾小球滤过率呈不同程度的降低，从而出现不同程度的血肌酐升高现象，基础肾功能不全或心力衰竭患者更易发生该类现象，故该类患者需要在使用前评估、使用期间监测肾功能。合并肾脏疾患或使用较高剂量者需常规监测尿蛋白，临床上常采用小剂量起始。对存在高血压肾损害或糖尿病肾病的患者，无论其治疗前的血肌酐水平如何，一旦能够顺利加用 ACEI，可以显著延缓肾功能的进一步恶化。ACEI 使用早期可能出现一过性蛋白尿，一般不影响治疗，随着用药时间的延长，蛋白尿的排泄将减少或消失。事实上，ACEI 可以显著减少高血压肾损害或糖尿病肾病的患者尿微量白蛋白的排泄量。

（3）高钾血症：为用药后抑制醛固酮的释放所致。在合用保钾利尿剂或口服补钾药物时更容易发生。目前对重度心力衰竭患者，推荐合并使用 ACEI 和小剂量安体舒通，故应密切注意血钾变化，必要时减少 ACEI 剂量。

（4）低血压：首剂低血压是这类药物常见的不良反应，尤其易发生在老年、血容量不足和心力衰竭患者中。首剂低血压的发生与过敏反应、以及今后应用 ACEI 的疗效无关。此外，具有血浆高肾素水平的患者使用 ACEI 时，首剂应减少用量，因为血浆肾素活性增高将使患者对 ACEI 所致的低血压反应增敏。推荐对采用小剂量起始（如卡托普利 3.125～6.25mg），同时使用利尿剂的患者，加用 ACEI 前暂停或减少利尿剂的应用。某些心力衰竭患者，尽管血压偏低，也应设法小剂量加用 ACEI，因为研究表明，患者一旦能够使用 ACEI，肯定能够获益。

（5）肝功能异常、味觉和胃肠功能紊乱：可能出现一过性转氨酶升高，一般不影响治疗。少数患者用药后出现腹泻而不能坚持服药，可以试用另一种 ACEI 或者停药。

妊娠期妇女禁用 ACEI，因其可导致胎儿颅骨发育不良、肾衰竭、羊水过少甚至胎儿死亡。哺乳期妇女禁用 ACEI，因其可通过血乳屏障进入乳汁。

2. 禁忌证

以下患者禁用 ACEI：①双肾动脉狭窄或单肾动脉狭窄患者。②肾衰竭（血肌酐＞265mmol/L 或 3mg/dl）患者。③高钾血症及主动脉狭窄或流出道梗阻患者。④严重肝功能不全患者。⑤有与 ACEI 治疗有关的血管性水肿史的患者。⑥遗传性或特发性血管神经性水肿者。

四、血管紧张素 II 受体阻滞剂

血管紧张素 II 受体阻滞剂（ARB）是 Ang II 竞争性受体的拮抗剂，是继 ACEI 之后的一类新型抗高血压药。ARB 降压作用、保护靶器官作用明确，对糖脂代谢无不良影响；适用于 1~2 级高血压，尤其对高血压合并左心室肥厚、心力衰竭、糖尿病肾病、代谢综合征、微量白蛋白尿、蛋白尿患者有益，也适用于不能耐受 ACEI 引起咳嗽的患者。常用的 ARB 包括坎地沙坦、厄贝沙坦、氯沙坦、奥美沙坦、替米沙坦、缬沙坦等。

（一）作用机制

Ang II 的生物作用已在 ACEI 小节中作介绍。然而，现已发现在 RAS 系统中有相当一部分 Ang II 并非由 ACE 催化途径形成，而是由糜蛋白酶酶通路形成。该酶主要分布在心肌、肝、血管、皮肤等组织，在组织中形成 Ang II。由此可知，ACEI 并不能完全抑制 Ang II 的形成，一部分 Ang II 仍可从旁路（糜酶）途径生成，从而影响了 ACEI 的疗效。与 ACEI 比较，ARB 作用于 RAS 的末端受体，更充分、更直接、更具选择性地阻断 RAS，避免了"Ang II 逃逸现象"。

ARB 的药物代谢动力学 $t_{1/2}$ 大致接近其作用时程，因此一般一天给药一次，各种 ARB 谷峰比值几乎都大于 60%，替米沙坦甚至可以达到 100%，是真正的长效制剂，可以遏制夜间高血压，减少血压波动。ARB 以上优点可以显著提高患者的依从性。

（二）临床应用和用药效果

与 ACEI 相比，ARB 可以特异性阻断 Ang Ⅱ 的 AT_1 受体，降压稳定、安全，更容易耐受，还能逆转心肌细胞肥大。目前已广泛用于治疗高血压、心肌梗死、心力衰竭，以及越来越多的终末器官疾病。ARB 的给药剂量须遵循个体化原则。

1. 降压作用

几乎每一种 ARB 都首先以有效的降压效果而获得上市批准，因此 ARB 的降压作用是首要的。相比于 ACEI，ARB 有两个主要优势，一是不引起咳嗽，扩大了适用范围；二是其降压作用是逐渐产生的，无首剂低血压反应。ARB 与其他几种降压药物的降压效果基本相同。2015 年 NaSH 等关于乐卡地平和缬沙坦的研究发现，乐卡地平 10mg 与缬沙坦 80mg 或乐卡地平 10mg 与缬沙坦 160mg 联合治疗的降压效果均显著优于乐卡地平 10mg 单药治疗。另外，乐卡地平 20mg 与缬沙坦 160mg 的大剂量治疗可进一步降低对乐卡地平 10mg 与缬沙坦 160mg 治疗无应答者的血压。

2. 减轻左室心肌肥厚作用

ARB 对心脏的保护作用不仅是由于其降压作用，还因其具有的独立于降压以外的益处。在高血压和心力衰竭患者中，Ang Ⅱ 合成增加是促成心肌肥厚的主要因素之一，它可增加外周阻力、心肌收缩力并促使水钠潴留而升高血压，间接引起心脏和血管壁肥厚；同时心脏和血管壁通过自分泌和旁分泌，直接刺激心肌和血管平滑肌细胞的生长，导致心肌肥厚。ARB 可拮抗由 AT_1 受体介导的上述效应，抑制心肌细胞增生，延迟或逆转心肌肥厚。氯沙坦干预降低高血压终点事件研究（the losartan intervention for endpoint reduction in hypertension study，LIFE）比较伴有左心室肥厚的高血压患者应用氯沙坦或阿替洛尔为主的联合治疗方案对脑卒中、心肌梗死和心脑血管病死亡的影响，结果显示：两组达到了相似的降压效果；氯沙坦组主要终点事件显著少于阿替洛尔组。左心室肥厚是脑血管事件危险的预测因素，它不依赖于血压水平，氯沙坦对左心室肥厚的逆转作用优于阿替洛尔。氯沙坦组总的不良事件、药物相关不良事件和严重药物相关不良事件明显少于阿替洛尔组。

3. 心力衰竭

同 ACEI 一样，ARB 通过扩张血管和排钠利尿等作用在心力衰竭治疗中发挥重要作用。多项临床研究均表明 ARB 与 ACEI 治疗心力衰竭疗效相当,能显著降低心血管死亡率或心力衰竭住院率。

4. 肾脏保护作用

ARB 具有改善血流动力学作用,可减轻肾血管阻力,选择性扩张出球小动脉,降低肾小球内压力,降低蛋白尿,增加肾血流量和肾小球滤过率,保护肾脏而延缓慢性肾功不全的发展及延缓肾功能恶化。

5. 脑血管保护作用

循环和局部组织生成的 Ang Ⅱ 对脑血流发挥重要调节作用,但 Ang Ⅱ 含量过高可引起脑血管痉挛、增加脑卒中的危险。ARB 能持续抑制 Ang Ⅱ 导致的血管纤维样坏死和动脉壁增厚,也能在降低动脉压的情况下增加脑血流量,减少缺血性脑血管疾病的发生。缬沙坦长期抗高血压治疗评估研究(valsartan antihypertensive long-term use evaluation,VALUE)对比缬沙坦和氨氯地平在血压控制相同的情况下,缬沙坦是否能更好地降低心源性死亡率,结果表明,两组间心血管事件发生率无显著性差异;所有原因引起的死亡率两组间无显著性差异,两组间致死性心脏事件发生率也无显著性差异。与氨氯地平组相比,缬沙坦组致死和非致死性心肌梗死发生危险增高 19%,脑卒中事件发生危险增高 15%;氨氯地平较缬沙坦有降低的脑卒中危险趋势,但该趋势未达到显著性差异。与氨氯地平组比较,缬沙坦组的新发糖尿病危险降低。

(三)不良反应和禁忌证

ARB 药效比较温和,不良反应短暂而轻微。与 ACEI 相比,不引起干咳,血管性水肿虽也有报道,但其发生率比 ACEI 低。不良反应主要表现为:头痛、头晕、刺激性干咳、血管神经性水肿、消化系统不适及紫癜、皮疹等。偶见高血钾症、咳嗽、疲乏等。

妊娠期和哺乳期禁用 ARB,原因同 ACEI。

ARB 的禁忌证同 ACEI。

五、抗 β 肾上腺素药

抗 β 肾上腺素药(以下简称 β 阻滞剂)自 20 世纪 70 年代以来已广泛用于心血管疾病,首先被用于高血压的治疗,继而在冠状动脉性心脏病(冠心病)、心力衰竭、心律失常和心肌病的治疗中发挥了极其重要的作用。在过去的五十余年里,抗β肾上腺素药因其广为人知的心血管保护作用，被各国高血压防治指南推荐为抗高血压治疗的常用药，在降压治疗中占据着不可或缺的重要位置。

（一）作用机制

β肾上腺素受体可分为$β_1$和$β_2$等亚型。$β_1$受体分布在心脏，$β_2$受体分布在外周循环和支气管。根据药物与受体亚型的亲和力不同，β受体阻滞剂又可分为非选择性β受体阻滞剂和选择性$β_1$受体阻滞剂。根据阻断的受体种类不同，β受体阻滞剂可分为单纯β受体阻滞剂和兼有α受体阻滞的β受体阻滞剂两大类，前者包括美托洛尔、比索洛尔、阿替洛尔等，后者包括卡维地洛、拉贝洛尔等。它们的作用机制为选择性地与细胞膜上的α和（或）β受体结合，阻断各器官中α和（或）β肾上腺素受体激活，分别表现为阻断β受体效应（心肌收缩力减弱、心率减慢、支气管平滑肌收缩等）和（或）阻断α受体效应（外周血管扩张等）。

1. β受体阻滞剂的药理学特性

β受体阻滞剂与细胞膜上的$β_1$、$β_2$受体结合，竞争性、可逆性地阻断多个器官中的β肾上腺素能受体，从而阻断儿茶酚胺，主要表现为负性频率、负性肌力和负性传导作用等，目前已有很多种类的β受体阻滞剂，它们具有不同的药理学特性，主要表现在四个方面。①脂溶性：脂溶的β受体阻滞剂在肠壁及肝脏内大部分被代谢，快速清除。②心脏选择性：选择性$β_1$受体阻滞剂可选择性作用于心脏。③部分促效性：某些药物如吲哚洛尔在缺乏儿茶酚胺时能部分激动β受体，但是这些药物的活性低于完全激动剂，这些部分激动剂被认为具有内在拟交感活性。④膜稳定性：它们可使动作电位的上升速度减慢并产生其他电生理改变，临床上仅在用大剂量时才有此作用。

2. α、β受体阻滞剂的药理学特性

拉贝洛尔可选择性拮抗$α_1$和非选择性拮抗β受体，与单纯β受体阻滞剂不同，其能降低卧位血压和周围血管阻力，一般不降低心排血量和每次心搏量，对立位血压的降低比卧位明显。其对高血压的疗效优于单纯β受体阻断剂。盐酸阿罗洛尔能同时阻断α、β受体，其阻断β受体的作用比普萘洛尔强，具有无膜稳定作用和内在拟交感活性，其直立性低血压作用甚弱。卡维地洛是$α_1$、β肾上腺素受体阻断药，其阻断β受体的作用较强，高浓度时尚具有钙拮抗剂的作用。本药无内在拟交感活性，具有膜稳定特性。动物试验和多种人体细胞试验证实本药还具有抗氧化特性。

（二）临床应用和用药效果

β 受体阻滞剂降压稳定、安全，大部分患者均能耐受，其对高血压、心绞痛、心律失常、充血性心肌病患者的疗效，以及降低急性心肌梗死存活患者死亡率和再发心肌梗死风险的作用及安全性已得到充分的肯定。这类药物可作为降低高血压患者心血管发病率和死亡率的首选药物，也可治疗心脏或非心脏性疾病。

1. 单纯高血压

β 受体阻滞剂作为五类一线降压药物之一，尤其适合有心率增快等交感活性增高表现的单纯高血压患者。可单用或与其他降压药物联用以控制血压。优化的联合方案是 β 受体阻滞剂与利尿剂或长效二氢吡啶类钙拮抗剂合用。β 受体阻滞剂和钙拮抗剂联合是 2010 年《中国高血压防治指南 2010》推荐的优化联合，其中钙拮抗剂具有扩张血管和轻度增加心率的作用，可抵消 β 受体阻滞剂的缩血管及减慢心率作用。临床试验证实，β 受体阻滞剂单独使用或与利尿剂合用能够显著降低高血压患者的病残率和死亡率。

2. 高血压合并冠心病

β 受体阻滞剂有益于各种类型的冠心病患者。一是通过降低心肌收缩力、心率和血压，使心肌耗氧量减少；同时延长心脏舒张期而增加冠脉及其侧支的血供和灌注，从而减少和缓解日常活动或运动状态的心肌缺血发作，提高生活质量。二是可缩小梗死范围，减少致命性心律失常，降低包括心脏性猝死在内的急性期病死率和各种心血管事件发生率。三是长期应用可改善患者的远期预后，提高生存率，即有益于冠心病的二级预防。所有的冠心病患者均应长期应用 β 受体阻滞剂作为二级预防。ST 段抬高的心肌梗死或非 ST 段抬高的急性冠脉综合征患者如在急性期因禁忌证不能应用，则在出院前应再次评估，尽量应用 β 受体阻滞剂，以改善预后。在慢性稳定型心绞痛患者中尚缺乏大规模、前瞻性、随机对照研究评估 β 受体阻滞剂对预后的影响。降低动脉粥样硬化血栓形成保持持续健康注册研究（REACH）表明，β 受体阻滞剂不能降低稳定型冠心病患者和仅有冠心病危险因素者的复合心血管事件危险，但荟萃分析显示 β 受体阻滞剂能减少冠心病患者的死亡和心肌梗死事件。

3. 高血压合并心力衰竭

3 项慢性收缩性心力衰竭的大型临床试验[（CIBIS）Ⅱ、MERIT-HF 和

COPERNICUS]分别应用选择性 β_1 受体阻滞剂比索洛尔、琥珀酸美托洛尔缓释片和卡维地洛，显示 β 受体阻滞剂使死亡率降低 34%～35%，心源性猝死下降 41%～44%，这是其他药物所未有的，提示 β 受体阻滞剂长期治疗能改善心力衰竭患者临床状况，降低住院率，减少死亡率。建议所有高血压合并慢性收缩性心力衰竭患者应用 β 受体阻滞剂，而且需长期使用，除非有禁忌证或不能耐受。纽约心脏病协会评分Ⅳ级患者在病情稳定后，在专科医生指导下也可应用。β 受体阻滞剂也可用于舒张性心力衰竭，尤其适用于伴高血压和左心室肥厚、心肌梗死、有快速性心房颤动而需要控制心室率的患者。有液体潴留的患者必须先应用利尿剂，待液体潴留消除，处于体质量稳定的"干重"状态方可应用。多项大型临床试验均提示 β 受体阻滞剂长期治疗能改善心力衰竭患者临床状况，降低住院率，减少死亡率。

4. 心律失常

β 受体阻滞剂是唯一能通过降低心脏性猝死而降低总死亡率的抗心律失常药物。其应用指征作为Ⅰ类推荐的有：部分窦性心动过速、围手术期心律失常、心房颤动伴快速心室反应、室性心动过速风暴、交感神经兴奋引发的快速性心律失常，以及某些类型的长 QT 综合征。

（三）不良反应和禁忌证

1. 不良反应和注意事项

（1）心血管系统：可减慢心率，甚至造成严重心动过缓和房室传导阻滞，主要见于窦房结和房室结功能已受损的患者。因此，用量必须个体化，首次用时需从小剂量开始，逐渐增加剂量并密切观察患者反应以免发生意外。

（2）代谢系统：1 型糖尿病患者应用非选择性 β 受体阻滞剂可掩盖低血糖的一些警觉症状如震颤、心动过速。用药期间应注意检查血常规、血压及心、肝、肾功能；糖尿病患者应定期检查血糖。

（3）呼吸系统：可导致气道阻力增加，故禁用于哮喘或支气管痉挛性慢性阻塞性肺病。

（4）中枢神经系统：可产生疲劳、头痛、睡眠紊乱、失眠、多梦和压抑等。

（5）撤药综合征：长期治疗后突然停药可发生，高血压患者可引起高血压反跳，心绞痛患者突然停药可引起心绞痛加重，甚至出现心肌梗死；心律失常患者可复发或加重。使用该类药不宜骤停，应递减，并尽可能限制体力活动。如有撤药症状，则暂时再给药，待稳定后渐停用。

妊娠期及哺乳期女性患者可应用β受体阻滞剂美托洛尔，及α、β受体阻滞剂拉贝洛尔，安全级别为C级。

2. 禁忌证

以下情况禁用β受体阻滞剂：①支气管痉挛性哮喘。②症状性低血压。③心动过缓或二度Ⅱ型以上房室传导阻滞。④心力衰竭伴显著性钠潴留需要大量利尿，以及血流动力学不稳定需要静脉应用正性肌力药物的情况。

六、α受体阻滞剂

α受体阻滞剂（α receptor antagonist）可以选择性地与α肾上腺素受体结合，并不激动或减弱α肾上腺素受体，却能阻滞相应的神经递质及药物与受体结合，从而阻碍α受体被激活所引起的缩血管作用。因为目前没有关于这类药物降压效果的充足证据，因此这类药物很少作为降压治疗的初始药物。常用药包括多沙唑嗪、特拉唑嗪、哌唑嗪等。

（一）作用机制

根据药物作用持续时间的不同，可将α受体阻滞剂分为两类。一类是能与儿茶酚胺互相竞争受体而发挥α受体阻滞作用的药物，因为与α受体结合不甚牢固，起效快而维持作用时间短，称为短效α受体阻滞剂，又称竞争性α受体阻滞剂。常用的有酚妥拉明（利其丁）和妥拉唑林（苄唑啉）。本类药物与α受体结合力弱，易于解离，作用温和，维持时间短（1~1.5h）。通过阻滞血管平滑肌$α_1$受体和直接舒张血管平滑肌，使血管扩张，外周阻力降低，血压下降。由于直接扩张血管及阻断$α_1$受体，血压下降反射性引起心脏兴奋，使心肌收缩力增强，心率加快，心排血量增加。也可通过阻断去甲肾上腺素能神经末梢突触膜$α_2$受体，促使神经末梢释放去甲肾上腺素引起兴奋，有拟胆碱和拟组胺作用，可使胃肠平滑肌兴奋，分泌物增加，出现恶心、呕吐、腹痛、腹泻、胃酸过多等症状。另一类则与α受体以共价键结合，结合牢固，具有受体阻断作用强、作用时间长等特点称为长效类α受体阻滞剂，又称非竞争性α受体阻滞剂，如酚苄明（苯苄胺）和哌唑嗪。本类药物药理作用与短效类相似。该药起效缓慢，作用强而持久。其扩张血管及降压作用与血管功能状态有关。当交感神经张力高、血容量低或直立体位时，其扩张血管及降压作用明显。

（二）临床应用和用药效果

1. 顽固性高血压

α受体阻滞剂与其他降压药联用，如利尿剂、β受体阻滞剂、ACEI类，可用于治疗顽固性高血压。为达到最大降压效果，α受体阻滞剂通常与利尿剂联用。由于α受体阻滞剂对于血糖、血脂水平有益，因此，当两者联用时，α受体阻滞剂可中和部分利尿剂的不良反应。作为降压药物，主张选用中长效制剂。α受体阻滞剂对高脂血症和糖耐量异常者可能有利，能逆转左心室肥厚，并能改善胰岛素抵抗。

2. 血管性疾病

可用于闭塞性脉管炎、雷诺症（肢体动脉痉挛）及冻伤后遗症等。

3. 嗜铬细胞瘤

用于该病骤发高血压危象及术前治疗，也可用于该病的鉴别诊断。曾有猝死的报道，需慎重。

4. 前列腺肥大

α受体阻滞剂可用于治疗良性前列腺肥大，因此对于同时患有前列腺肥大的老年高血压患者，可选用此类药物。研究表明α受体阻滞剂可明显改善前列腺肥大患者的排尿困难。

（三）不良反应和禁忌证

1. 不良反应和注意事项

（1）直立性低血压：是α受体阻滞剂最值得注意的不良反应，医生应对患者进行特别提醒，初始用药时最好于睡前服用。服药过程中需监测立位血压，预防直立性低血压的发生。

（2）其他常见不良反应：胃肠道症状，如恶心、呕吐、腹痛等。静脉注射过快可引起心动过速、心律失常，诱发或加剧心绞痛。长效α受体阻滞剂有直立性低血压、心悸、鼻塞等，也可有恶心、呕吐，少数患者出现嗜睡和乏力等中枢抑制症状。

妊娠期及哺乳期不建议应用α受体阻滞剂，可应用β受体阻滞剂拉贝洛尔。

2. 禁忌证

因少数患者出现嗜睡、乏力等中枢神经抑制症状,因此直立性低血压患者禁用。冠心病、胃炎、溃疡病、肾功能不全及心力衰竭患者慎用。

（穆以璠　余振球）

第六章　高血压诊断总思路

临床医生对每一位高血压患者进行诊断时，都要注意四个重要问题：①确定高血压类型及其水平。②查找分析高血压的原因，包括对原发性高血压发病因素的确认和查找继发性高血压的原因。③发现心血管疾病的各种危险因素。④明确靶器官损害和心血管疾病。由此可以看出高血压的诊断是非常复杂和全面的。县医院医生既要具有基本的医学基础理论知识，又要有一定的实践经验，更要有认真负责的态度，对个体患者从全局角度出发，达到既治疗高血压病症，又全面保护患者利益的目的，为患者提供高质量的诊疗服务。

一、诊断依据要充分

任何一种疾病的诊断都要有诊断依据。而诊断依据主要包括临床资料、实验室检查结果等。罹患高血压的患者往往会涉及或合并多种疾病，因此要收集很多资料。在资料收集过程中既要系统全面，又要突出重点。

（一）临床资料收集

1. 症状

高血压患者的症状包括：血压升高导致的身体不适；继发性高血压各原发疾病的症状；靶器官损害和心血管疾病的症状；心血管病危险因素簇的症状；合并其他疾病的症状等。

（1）血压升高的症状：血压升高可产生各种症状，包括头晕、头痛、耳鸣、记忆力下降、失眠、多梦、易醒、胸闷、心悸、气短、恶心、呕吐、腰酸腿软、乏力、活动能力下降、工作效率不高等。不同患者对这些症状的表现不一，大致分为以下三种情况：①绝大多数患者以身体的某一组症状为主。②少数患者上述症状几乎全有。③极少数患者尽管血压很高但却没有任何不适，直到出现靶器官损害或发生急性脑血管病、心力衰竭、冠心病等相关疾病后，就诊时才发现有高血压。

为了尽早发现就诊患者是否患有高血压，要求县医院医生在为患者诊治或进行健康体检时均测量一次血压，以便及时发现高血压患者。

需要注意的是，临床上部分高血压患者的某些症状是伴随性的，与血压升高无关，还有一些患者在服用降压药物过程中可能出现一些不良反应，这也不属于高血压本身的症状。

（2）继发性高血压各原发疾病的症状：继发性高血压包括很多原发疾病，这些疾病各有本身特有的症状，如原发性醛固酮增多症患者有头痛、夜尿增多及低血钾的症状；急性肾小球肾炎患者有发热、水肿、尿少等症状。医生在给高血压患者问诊时，要问清楚高血压患者某些特殊症状，以助于筛选继发性高血压各原发疾病。

（3）靶器官损害和心血管疾病的症状：高血压患者发生靶器官损害或心血管疾病时，就会表现出相应的症状。如发生高血压左心衰竭时，会发生呼吸困难（早期劳累性呼吸困难，逐渐发展到休息时也有呼吸困难，甚至夜间阵发性呼吸困难）、气短胸闷、口唇发绀等。发生脑血管疾病时会出现头晕、头痛、恶心、呕吐、四肢活动障碍等。发生肾功能不全时早期夜尿增多、颜面水肿等。

上述（1）、（2）、（3）三大症状是诊断和鉴别高血压的依据。

（4）心血管疾病危险因素簇的症状：糖尿病、高血压、血脂异常、吸烟已被确定为心血管疾病危险因素，而且这些因素越多，心血管疾病发生的可能性越大，所患疾病越严重。近年的研究发现，糖尿病是使其他危险因素加倍的因素，如伴有糖尿病的同一水平的高血压患者，心血管疾病发生的几率比单纯高血压患者要增加一倍。因此，对每一位高血压患者进行合理的抗高血压治疗的同时，一定要弄清楚所有的心血管疾病危险因素，这样才能真正保护患者的心脑肾。

（5）合并其他疾病的症状：高血压患者也可能患有其他疾病，如伴青光眼者有眼胀、头痛、胸闷、恶心、呕吐等症状。伴前列腺肥大者可有尿流变细、尿频或充盈性尿失禁等。除询问者高血压的主要症状外，还要询问有无其他疾病。因为在选用降压药物时，要兼顾到其他疾病的治疗。如伴有青光眼的高血压患者适合选用利尿降压药，在用利尿药和眼部局部用药的情况下，根据血压可适当加用小剂量钙拮抗剂，而要避免使用血管扩张剂。对前列腺肥大的高血压患者，宜使用α受体阻滞剂，而要避免中强效利尿剂的应用，以此避免加重排尿困难。对有慢性阻塞性肺疾病的患者，最好选用钙拮抗剂和ACEI，避免非选择性的β受体阻滞剂。全面了解高血压患者特别是老年患者所患的疾病，不仅有利于高血压的治疗，也会影响到其他疾病的预后。

2. 体征

世界卫生组织指出，对高血压患者进行全面的体格检查非常重要。除了仔细测量血压外，还包括：①测量身高和体重，计算体质指数，测量腰围及臀围。②心血管系统检查，特别是心脏浊音界大小、颈动脉、肾动脉、周围动脉及主动脉病变的证据，心力衰竭的证据。③肺部检查，啰音和支气管痉挛证据。④腹部检查，血管杂音、肾脏增大和其他肿块的证据。⑤观察内分泌系统，有无满月脸、甲状腺肿大、向心性肥胖等特征。⑥神经系统和眼底检查证实是否有脑血管损害。

对于初诊高血压患者一定测量平卧位的四肢血压。正常人和单纯轻-中度原发性高血压患者双上肢血压相差小于20mmHg，双下肢也相差20mmHg以内；下肢血压比上肢血压要高，相差30～40mmHg。双上肢之间和上下肢之间血压相差大于20mmHg，或者下肢血压和上肢血压相等甚至低于上肢血压时一定要考虑异常情况。例如血压低的一侧肢体可能出现血管狭窄或闭塞，其病因可考虑大动脉炎、动脉硬化或者先天性心血管畸形等。四肢血压测量是一个无痛苦又方便且及时的检查，特别能给患者带来及时、正确的检查结果。因此县医院一定要给初诊患者或病情变化者测量四肢血压。

对某个初诊患者选用同一个上肢，可为其测量卧位、坐位和立位三个不同体位的血压。这些检查有助于发现立位性低血压等疾病的重要线索。

（二）基本的实验室检查

对高血压患者诊断时可以发现很多相关疾病，因此，实验室检查是必要的。而且，糖尿病、血脂异常往往无症状，只能依靠实验室检查才能发现。实验室检查的重点是明确高血压的病因、发现心血管病危险因素，还能分析发现早期的心血管疾病。检查分为两大系列，即所有患者的常规检查和针对常规检查发现的问题，或者针对特殊患者的进一步检查。具体检查项目和各种检查结果审读见本规范第五章常用实验室检查结果分析。这些检查可以归纳为系统检查、补充检查、确定检查、进一步检查和复查等几个方面。

1. 系统检查

系统检查是指初诊时没有做检查的患者要完成的常规检查。

2. 补充检查

补充检查是指患者已在其他医疗单位做过部分检查，或者在体检中已做过的检查，但按诊断高血压的常规检查项目要求还有欠缺，需要补充的部分检查。这里要特别强调的是，体检检查和看病检查是有明确区别的。体检检查是受经费约束规定的检查项目，不针对患者的个体需求。而看病所做的检查是根据患者的主诉而决定进行的检查项目，以明确诊疗目的，针对性强。

3. 确定检查

确定检查就是过去检查有异常，或者与临床结果不符时要进行的检查。

4. 进一步检查

进一步检查就是发现异常后需要进一步明确疾病的检查。如患者有心血管疾病危险因素，又有心血管疾病症状，以及通过心电图发现心肌缺血证据，就必然要做冠状动脉 CTA 或者冠状动脉造影检查。再如，患者有头痛、夜尿增多、乏力的典型症状，而且血钾低，普食卧位肾素水平低，这就需要进一步做低盐卧立位肾素水平的测定，如果肾素水平仍低，就需要进一步进行肾上腺 CT 扫描。

5. 复查

复查就是服药后观察药物的效果和不良反应，或者病情变化时的检查。

二、诊断思路要清晰

高血压涉及的疾病症状很多，患者的病史很长且复杂，故涉及的检查也很多。县医院医生要有清晰的诊断思路才能确定、诊断这些疾病。诊断思路的确立可以通过以下方式来完成：系统收集认证分析临床资料，仔细查体，阅读判断实验室检查结果。如患者四肢血压测量异常，可考虑主动脉缩窄。患者血钾测定数值偏低，就会让人们警惕肾上腺腺瘤可能。

（一）分析临床资料是准确诊断的"信号灯"

通过采集高血压患者血压升高的症状、继发性高血压各原发疾病的症状、靶器官损害和心血管疾病的症状可以直接影响诊断和鉴别诊断。由于这些症状均无特异性，如头晕、头痛，既可以是高血压本身的症状，又可以是继发性高血压有关原发疾病的症状，还可以是心血管疾病的症状，所以要结合患者的具体情况具体分析，达到准确诊断的目的。

县医院医生可以从症状出现时间、症状群不同和症状诱因及治疗反应等几个方面来诊断，具体做法为：

1. 症状出现时间不同考虑诊断所患疾病不同

如高血压发生早期伴随出现的症状，主要考虑继发性高血压的症状，较少考虑靶器官损害和心血管疾病的症状；长期高血压患者仅近期出现的新症状，主要考虑心血管疾病发生的可能。如患者早期夜尿增多，要考虑原发性醛固酮增多症，如患者近期夜尿增多则考虑肾功能受损。

2. 针对不同的症状群考虑所患疾病不同

如原发性醛固酮增多症患者多有头痛、夜尿多、四肢乏力等症状，其中头痛则被认为是继发性高血压所引起的；而头痛、恶心、偏瘫则认为是急性脑血管病发作的结果。还可从症状的性质、程度、特点分析考虑病因诊断和心血管疾病等。

3. 从症状的诱因及对治疗的反应进行诊断

饱餐和运动均可引起乏力，冠心病、心绞痛、心力衰竭患者都可以在这两种诱因下出现症状。然而，高血压患者在饱餐后出现四肢发软的症状尤为明显，而活动中没有明显不适，这时要考虑到低血钾的可能。这是由于患者平时血钾正常偏低，进食后随着葡萄糖进入细胞内而使细胞外血钾降低出现的症状，需要注意的是，这部分患者平时活动不一定有乏力的症状。高血压伴胸闷、气短、乏力时有可能是发生了心功能衰竭或冠心病。随着血压的控制，心力衰竭患者症状消失，活动量就可以增加，而冠心病患者症状改善则不明显。因此，在给高血压患者治疗时，应根据治疗结果随时分析患者的病情。

（二）确立诊断方法

来县医院就诊的患者往往伴有各种心血管疾病，甚至是急重症。因此，县医院要对高血压患者一边诊断一边治疗，即首诊时就开始用药。在未诊断清楚之前，选用对高血压筛查影响小的药物，如钙拮抗剂或血管紧张素转换酶抑制剂。诊断明确后，根据病情加用β受体阻滞剂等药物。对高血压危象患者，应该立即接受治疗，以保证患者的生命安全。对高血压患者强调个体化治疗，达到诊断明确，安全无误的诊疗效果。

高血压诊断流程，见图6-1。

每位高血压患者来就诊时，医生都要采取以下处置措施：

首先采集详细的病史，全面查体，仔细阅读此次就诊前所有的辅助检查资料，并加以分析；对患者提出改善生活方式的建议，以控制心血管病危险因素；对患者进行初步分层，决定是否开始药物治疗；对心、脑血管急症，高血压急症要给予及时处理。

接着进一步完善相关检查。完善检查的目的：①确定患者的病因，判断是否为继发性高血压，找出原发疾病；对原发性高血压患者了解其可能存在的主要发病因素，指导患者改善生活方式。②查明高血压之外的心血管病危险因素，特别是糖尿病和血脂异常，这既有利于判断高血压危险程度，又可以对这些危险因素及时纠正，更好地保护患者的心、脑、肾。③通过基本实验室检查了解靶器官损害和心血管疾病的情况。检查包括尿常规、血钾、肌酐、尿素氮、血脂、空腹及餐后2h血糖化验、心电图、超声心动图、B型超声检查、动态血压监测等。为了排除继发性高血压，根据可疑症状做进一步检查，明确原发病原因后采取相应的措施，及时给予针对性治疗。

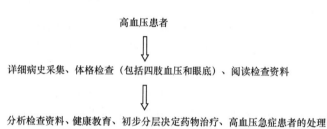

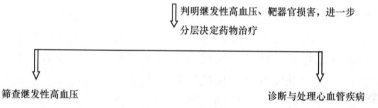

图 6-1　县医院高血压患者诊断流程

县医院一定要树立早期心血管疾病诊治的观念。虽然大多数来县医院就诊的高血压与心血管疾病患者，一般是等到疾病严重时才来看病，患者症状往往很典型，所以通过症状很容易识别。但也有患者通过体检发现潜在的疾病，使得心血管疾病症状不典型，县医院对这类人群要特别重视。

县医院一定要重视继发性高血压的筛查工作。继发性高血压对患者的危害很大，造成的心血管疾病严重，来县医院就诊的患者往往重症、复杂心血管疾病较多，会导致县医院医生只关注心血管疾病的诊疗，而忽视继发性高血压的筛查。

（余振球）

第七章 继发性高血压的诊断思路

高血压分为原发性高血压和继发性高血压两大类。所谓继发性高血压是指其他疾病引起的高血压，即高血压是这些原发疾病的一个症状或体征。待原发疾病去除，高血压也随之消失或明显减轻。研究表明全身各系统、各个器官很多疾病都可导致高血压。由于县医院分科不细，县医院的医生都有机会接触继发性高血压患者，因此，县医院医生抓好继发性高血压筛查、诊断工作至关重要。本规范重点介绍县医院针对继发性高血压的总体筛查、诊断思路。县医院常见继发性高血压具体诊断与处理见本规范第十七章。

一、县医院应重视继发性高血压筛查

（一）县医院就诊患者中继发性高血压患者较多

目前，继发性高血压在高血压患者中究竟占多大比例并不十分精确，教科书显示继发性高血压占高血压患者的5%～10%。现实中，90%的高血压患者在县医院和以下医疗机构就医，因此县医院继发性高血压患者人数较多。我国高血压患者中发生继发性高血压的疾病种类多，占高血压患者的比例也高。近年来，国内外继发性高血压确诊的比例在逐渐增加，这与诊断技术水平提高有关。

继发性高血压种类繁多，分布范围广，一般按其发生部位分类比较适合于临床应用，见表7-1。

表7-1 继发性高血压的分类

1. 肾性	6）结缔组织
（1）肾实质性疾病	（2）肾血管性疾病
1）急性、慢性肾小球肾炎，肾盂肾炎，遗传性、放射性、红斑狼疮性肾炎	1）纤维肌性结构不良致肾动脉狭窄
2）多囊肾	2）动脉粥样硬化至肾动脉狭窄
3）肾盂积水	3）肾梗死
4）分泌肾素性肿瘤	4）多发性大动脉炎累及肾动脉至肾动脉狭窄
5）糖尿病性肾病	5）肾动脉血栓形成

续表

6）肾动脉内膜剥离	（5）肾上腺外嗜铬细胞瘤
（3）肾外伤	4. 机械性血流障碍
1）肾周围血肿	（1）动静脉瘘（佩吉特病、动脉导管未闭）
2）肾破裂	（2）主动脉瓣关闭不全
2. 内分泌性	（3）主动脉缩窄
（1）甲状腺	（4）动脉粥样硬化性收缩期高血压
1）甲状腺功能亢进症	
2）甲状腺功能减退症	5. 外源性
（2）甲状旁腺	（1）中毒
甲状旁腺功能亢进	1）铅
（3）肾上腺	2）铊
1）库欣综合征	（2）药物
2）原发性醛固酮增多症	1）交感神经胺类
3）先天性肾上腺增生性异常综合征	2）单胺氧化酶抑制剂与麻黄碱或与含酪胺（包括含酪胺高的食物、干酪、红酒）的食品合用
4）嗜铬细胞瘤	3）避孕药
5）糖皮质激素反应性肾上腺功能亢进	4）大剂量强的松
（4）垂体	（3）食物
肢端肥大症	摄食甘草过量
3. 神经源性	6. 妊娠高血压综合征
（1）脑部肿瘤	7. 其他
（2）脑炎	（1）真性红细胞增多症
（3）延髓型脊髓灰质炎	（2）烧伤
（4）家庭性自主神经功能异常	（3）类癌综合征

（二）继发性高血压对人体危害大

继发性高血压患者血压波动大，血压水平呈中重度升高，而降压药物疗效差，导致血压难以控制。生理学研究表明，血压的形成由动力（心脏收缩力和大动脉弹性回缩力）、阻力（外周血管阻力与血液的黏稠度）和循环血容量决定。这些决定因素的增强都会导致血压升高。部分继发性高血压的各个原发疾病会分泌或生成大量的血管活性物质（如儿茶酚胺、血管紧张素Ⅱ等），导致外周阻力增加，造成水钠潴留和交感神经功能增加，因此继发性高血压比原发性高血压更加难以控制。血压难以控制继而加重心脑肾损害和心血管疾病。

除了血压难以控制会对靶器官造成损害以外，与之相伴的低血钾、高醛固酮、皮质醇增多、高儿茶酚胺、高甲状腺激素等则直接加重对心脑肾等重要脏器的损害和促使心血管疾病发作。

（三）继发性高血压治疗效果好

继发性高血压一经确诊，大多可以通过手术等方法治愈，使血压得到控制，心脑肾得到保护。通过对继发性高血压各个原发疾病的治疗，不仅从降压角度使心脑肾得到保护，而且通过去除病因、针对心血管疾病的发病机制进行治疗，从而在根本上保护心脑肾，逆转靶器官损害，达到预防心血管疾病发生发展的目的。例如嗜铬细胞瘤切除后，减少了过多儿茶酚胺的产生，从而消除了儿茶酚胺对心脏的毒性作用。

二、县医院是继发性高血压筛查的重要场所

（一）县医院集中了各乡村的继发性高血压患者

各乡村的高血压患者一般到县医院进行诊治，这些人群中存在大量的继发性高血压患者。其中某些典型的继发性高血压患者可在县医院得到筛查与确诊，从而获得相应的药物治疗或手术治疗。少见或疑难性继发性高血压患者在县医院初步筛查下，能得到及时转诊，就不会延误患者病情。因此，县医院将成为继发性高血压筛查的重要场所。

（二）县医院继发性高血压患者临床表现比较典型

由于乡村患者就医意识较薄弱，大多在疾病症状严重后才就医诊治。县医院就诊患者的症状、体征较典型，因此，大部分继发性高血压患者比较容易发现。各种继发性高血压典型症状和体征如表 7-2 和表 7-3。

表 7-2　常见继发性高血压典型症状

疾病名称	发病年龄	高血压病史	高血压程度	特异性症状	症状发作诱因	敏感降压药物	控制血压后症状
原发性醛固酮增多症	30~50岁，女性多于男性	较长	血压中、重度升高	有高血压、低血钾（但越来越多的血钾正常的患者被报道）、高尿钾、低肾素、高醛固酮。头疼、口干、夜尿增多、发作性软瘫、周期性麻痹、心律失常、手足抽搐、肢端麻木等	饱餐后、高钠饮食、服含有利尿剂的降压药物	螺内酯	无变化

续表

疾病名称	发病年龄	高血压病史	高血压程度	特异性症状	症状发作诱因	敏感降压药物	控制血压后症状
嗜铬细胞瘤	20~50岁	较长	重度升高	仅用β受体阻滞剂情况反而加重,对一般降压药物不敏感,对α受体阻滞剂敏感。高血压（阵发性或持续性、血压波动大）、头痛、心悸、多汗（怕热、多汗、体重减轻）、高血糖等。另外高血压发作时还可见恶心、呕吐、便秘,面色苍白、四肢发凉,直立性低血压,腹痛及紧张、焦虑、甚至是恐惧或濒死感等神经、精神症状	改变体位、按摩或挤压双侧肾区或腹部、活动、情绪变化或排大、小便等、妊娠、分娩	α受体阻滞剂	部分症状消失
肾实质性高血压	青少年	较长	血压持续升高	发病前有细菌或病毒的感染史。当时有发热、腰酸痛、尿频、尿痛、血尿等病史,或既往有肾小球肾炎病史,或有反复水肿等。血压持续增高,对降压药物不敏感,眼底病变重	感染性疾病	利尿剂 ACEI 或 ARB	部分消失
肾血管性高血压	青年组女性多见或中老年组男性多见	较短	舒张压中、重度升高	血压正常者出现高血压后即迅速进展或原有高血压的中老年患者血压近期迅速恶化,舒张压中重度升高,或应用抗ACEI或ARB药物后血肌酐异常升高,甚至诱发急性肾衰竭	不清楚	ACEI 或 ARB	部分消失
库欣综合征	25~45岁女性	较短	不同程度的高血压	满月脸、水牛背、锁骨上窝脂肪垫、悬垂腹,皮肤薄、紫纹、瘀斑、肌肉萎缩、女性月经紊乱、闭经,男性阳痿等、病理性骨折、面色红润、痤疮、毛发增多、色素沉着	不清楚	无特异性降压药	无变化

续表

疾病名称	发病年龄	高血压病史	高血压程度	特异性症状	症状发作诱因	敏感降压药物	控制血压后症状
OSAS	肥胖的中年男性	不定	不同程度	打鼾,日间嗜睡,肥胖	肥胖或酗酒	无特异性降压药	无变化
甲状腺机能亢进症	青年女性多见	较短	轻度升高	血压升高(以收缩压升高为主、脉压大)、怕热、多汗、易饥饿、多食、心悸、心率增快、严重者出现房颤、心衰、腹泻、易激动、双手细微颤抖、眼征,女性月经稀少,男性阳痿	情绪变化	β受体阻滞剂	无变化
甲状腺机能减退症	各个年龄都有	较长	轻度升高	高血压(以舒张压升高为主)畏寒、乏力、表情淡漠、面色苍白、水肿、体重增加、唇厚舌大、皮肤粗厚、毛发稀疏、声音低沉、记忆力减退、智力低下、嗜睡、黏液性水肿、便秘、贫血	不清楚	无特异性降压药	无变化
主动脉缩窄	多见于青少年或婴儿。	青少年长,儿童短	中、重度升高	狭窄发生于主动脉弓降部→腹主动脉分叉处以上:上肢血压升高,而下肢血压不高或降低。下肢动脉搏动减弱或消失,有冷感和乏力感	不清楚	无特异性降压药	无变化
大动脉炎	小于40岁,女性多	不定	中、重度升高	全身症状:局部症状或体征出现前数周,少数患者可有全身不适,易疲劳、发热、食欲不振、恶心、出汗、体重下降、肌痛、关节炎和结节红斑等,局部症状和体征出现后,全身症状可逐渐消失或减轻	不清楚	无特异性降压药	无变化

注:高血压病史,发现高血压到就诊时的时间;敏感降压药物,就诊前曾经服用过的降压药物中那种降压作用最好的;ACEI,血管紧张素转换酶抑制剂;ARB,血管紧张素Ⅱ受体阻滞剂。

表 7-3 常见继发性高血压病的典型体征

疾病名称	典型体征	血压控制后体征能否消失
肾血管性高血压	血压高、舒张压中重度升高,腰部或腹部可闻及血管杂音(高调、粗糙收缩期或双期杂音)	不能
大动脉炎	动脉搏动减弱或消失,颈部、锁骨上下区、肾区等部位可闻及血管杂音,双上肢收缩压差大于10mmHg	不能
肾实质性高血压	高血压、水肿、多囊肾者肾区可扪及肿大肾脏	部分消失
嗜铬细胞瘤	血压极高、波动大、直立性低血压,约15%的患者可触及腹部肿块、低热或发作时体温升高、心律失常	不能
原发性醛固酮增多症	心律失常	不能
库欣综合征(皮质醇增多症)	满月脸、水牛背、锁骨上窝脂肪垫、悬垂腹,皮肤薄、紫纹、瘀斑、肌肉萎缩、水肿	不能
睡眠呼吸暂停低通气综合征	肥胖、打鼾	不能
甲亢继发血压高	心率增快、心音增强、双手颤抖、甲状腺肿大、眼征	不能
甲减继发血压高	表情淡漠、嗜睡、面色苍白、黏液性水肿、体重增加、唇厚舌大、皮肤粗糙、毛发稀疏、声音低沉、心音低钝、心率减慢	不能
肾素分泌瘤	心律不齐	不能
主动脉缩窄	下肢动脉搏动减弱或消失;在胸背部和腰部可听到收缩期血管杂音,并在肩胛间区、胸骨旁、腋部和中上腹可能有侧支循环动脉的搏动、震颤和杂音	不能
大动脉炎	视力减退、相应狭窄部位动脉搏动减弱或消失,颈部、锁骨上下区、肾区等部位可闻及血管杂音,两上肢收缩压差大于10mmHg	不能

(三)县医院为筛查继发性高血压提供便利

早期继发性高血压诊断主要依靠典型症状,特异性体征才能考虑到某一种疾病;然后接受一般的实验室检查即继发性高血压的筛查试验初步怀疑这种疾病;然后进行特异的定性、定因到定位确诊检查形成的继发性高血压诊断思路。这一思路指导了临床工作几十年。由于现在常规体检越来越多,村卫生所开展的血、尿常规,血电解质,肾功能检查,乡镇卫生院开展的B超、X线等检查,为继发性高血压的诊断提供了一些临床线索,如血钾低、腹部肾上腺占位等,这就能提醒医生考虑到继发性高血压疾病,又如有的高血压患者在进行常规四肢血压测量时发现上肢血压升高而下肢血压降低或一侧肢体无脉,这就很容易联想到相应的继发性高血压疾病。因而诊断继发性高血压思路要发生相应变化。本规范认为，诊断继发性高血压要强调两点：一是采用正确的筛查方法，这在县医院能够实现和完成；二是确诊程序，如对于常见的一般患者，县医院可以独立完成，对于复杂、少见病例应转上级医院进行诊疗。

三、县医院继发性高血压筛查线索

所谓筛查线索就是让县医院的医生既要考虑到继发性高血压的可能，又要找到其依据，使患者尽快进入确诊程序，诊断明确，使患者得到病因治疗，使血压得到控制，同时使相应疾病过多的内分泌物质（如血儿茶酚胺、肾素、血管紧张素、醛固酮、甲状腺激素及皮质醇等）恢复到生理水平，从而达到减少靶器官损害及防治心血管疾病的目的。我们对高血压患者疾病类型做鉴别时，应该要有一定的诊断思路。如前所述，早期继发性高血压的筛查思路过程是首先依据患者的典型症状、特异性体征，再进一步接受一般实验室检查，最后进行特异的定性、定因到定位检查。随着体检的普及、广大医生对高血压的重视等，越来越多的继发性高血压并非是通过典型症状或特异性体征检出，而是通过常规检查或从一般体检中发现的，如体检时发现的低血钾、腹部包块，常规检查发现四肢血压不对称等，而此时患者并未出现典型症状。由此看来，详细体格检查及必要的实验室检查也是筛查继发性高血压的重要方法。因此，从各种简单或复杂的病因、病史、体征中找到继发性高血压的筛查线索对县医院医生提出了更高的要求。

（一）症状

1. 典型症状

指继发性高血压各原发疾病本身的症状。如当高血压患者出现肌无力、周期性四肢麻痹；明显的怕热、多汗、消瘦；阵发性高血压伴头痛、心悸、皮肤苍白及多汗；血尿；睡眠时反复出现呼吸暂停或气憋现象等症状时应想到继发性高血压的可能。各种继发性高血压的常见症状详见表7-2。

（1）抓特异性：以下各种症状或病情即继发性高血压特异性症状。如①年轻患者（发病年龄<30岁），但血压水平中、重度升高。②降压药物疗效差、血压难于控制。③血压波动大。④清晨或夜间高血压。⑤急进性和恶性高血压，病程进展迅速，靶器官损害严重。⑥高血压合并血尿、蛋白尿、肾功能受损及贫血等。⑦严重低血钾或伴自发性低血钾等。⑧睡眠时反复出现呼吸暂停或气憋现象，口唇、甲床发绀。⑨合并代谢综合征的高血压患者。

（2）抓特殊时期的症状：如发现血压升高之前有感冒、发热、咽痛、水肿、血尿等病史。

（3）症候群：如持续头疼、夜尿增多、肌无力、周期性四肢麻痹；明显怕热、多汗、消瘦；阵发性高血压伴头痛、心悸、皮肤苍白及多汗。

2. 症状的变化

患者症状比较典型，诊断出疾病类型比较容易。但有的高血压患者症状并不典型，如有的只有部分症状；有的症状轻而被忽略，有的无症状或症状出现的晚，这对继发性高血压的诊断是不利的，强调症状并不是筛查继发性高血压的唯一方式，而仅仅只是其中之一。因此，广大县医院医生在做到详细询问病史、注重症状的同时，也应对患者进行全面的体格检查，同时重视常规检查，系统综合地分析病史、症状、体征等情况，及时发现不典型的继发性高血压患者。

（二）体征

1. 重要体征

高血压患者最重要、最基本、最常规的体征是坐位血压的测量。首诊高血压患者要注重卧位血压及四肢血压的测量，伴头晕的高血压患者还要强调立位血压的测量等。对于高血压患者，体格检查时应注意做到以下几点：①检查血管搏动情况。②检查体型，强调腹围的测量。③检查皮肤是否多汗，毛细血管情况。④检查面部及下肢水肿的有无。⑤检查第二性征的发育情况，包括阴毛、乳房发育等。⑥检查心率及心脏杂音。⑦检查血管杂音，包括锁骨上、颈部、耳后、眼部、胸部、上腹部、腰背部的血管。⑧检查眼底。

2. 体征也可变化

如原发性醛固酮增多症患者也可无明显肌无力的症状，或者患者整个病程中并不出现明显体征，患者整个患病过程中并未出现典型症状。如睡眠呼吸暂停低通气综合征，患者可有发绀的表现，但起床活动后，发绀就会有所减轻或者消失等。各种继发性高血压的常见体征详见表7-3。

（三）实验室检查

通过常规检查一般都能发现低钾、肾上腺肿块、贫血、肾功能受损等问题。实验室数据来自两个方面：①高血压患者体检或既往看病的检查资料。②高血压初诊患者常规检查。所以说实验室检查结果也应成为继发性高血压筛查的方法。

医生通过认真仔细阅读高血压患者最基本的常规检查结果,不仅可以了解患者所合并的最常见的代谢异常,部分反映靶器官受损的情况,而且还可以为绝大多数继发性高血压疾病的确诊提供线索。因此,在充分重视患者常规检查的同时,也应避免过度及一些不必要的检查,一方面减少或避免造成医疗资源的浪费,另一方面减轻患者的经济负担和对患者身体造成的损伤。通常,这些常规检查资料有以下三个来源:①患者在乡村医疗机构看病已做的检查资料。②患者单位体检报告。③初诊高血压患者在县医院常规检查的资料。提示继发性高血压常规实验室检查的阳性结果详见表 7-4。

表 7-4　提示有继发性高血压的常用实验室检查

异常检查项目	可能提示的继发性高血压
血常规异常:(白细胞、红细胞、血红蛋白)	白细胞计数升高(高血压进展的预测指标)→嗜铬细胞瘤; 红细胞计数增多→原发性红细胞增、睡眠呼吸暂停低通气综合征、促红细胞生成素的使用; 血红蛋白降低(贫血)→肾实质性高血压(急慢性肾小球肾炎、慢性肾功能不全等)、甲减继发高血压、慢性;
尿常规异常(尿蛋白、红细胞、白细胞、尿比重、尿 pH)	肾小球肾炎:合并有较明显的贫血、血浆白蛋白降低和氮质血症而视网膜病变不明显,蛋白尿出现在高血压之前,蛋白尿持续而血压增高不显著 蛋白尿→肾性高血压、嗜铬细胞瘤、原发性醛固酮增多症(病情严重者还可出现肾功能损害)、皮质醇增多症、肾血管性高血压; 尿比重偏低→原发性醛固酮增多症、肾素分泌瘤(低比重尿); 尿 pH 中性或碱性→原发性醛固酮增多症; 白细胞→原发性醛固酮增多症(易继发泌尿系感染); 急性肾小球肾炎:蛋白尿、红细胞和管型尿,血中尿素氮和肌酐水平略增高; 慢性肾盂肾炎急性期或慢性活性期:尿中白细胞增多,也可同时有蛋白、红细胞和颗粒管型。后期尿浓缩功能差,为低比重尿
肾功能异常(肌酐)	肌酐升高→肾实质性高血压、原醛症(病情严重者还可出现肾功能损害); 尿酸高→肾实质性高血压至肾功能不全时; 库欣综合征:促进蛋白质的分解或抑制蛋白质的合成至负氮平衡→尿素氮升高
电解质异常(钾、钠、氯)	钾[低钾(2.0~3.5)或正常低值]、钠(正常或偏高)、氯(正常或偏低)→原发性醛固酮增多症; 低钾→原发性醛固酮增多症、Liddle 综合征、肾血管性高血压、肾实质性高血压、皮质醇增多症、肾素分泌瘤、急进性(又称恶性)高血压、长期服利尿剂的原发性高血压; 高钾→肾实质性高血压等[肾功能严重受损(GFR< 20ml/ min)或伴中度肾功能不全(GFR20~60ml/min)和集合小管功能受损时]
血糖异常(血糖、餐后 2h 血糖)	升高→嗜铬细胞瘤、甲状腺功能亢进症、皮质醇增多症(糖代谢异常)、原发性醛固酮增多症
血脂	促进脂肪分解,使血中自由脂肪酸浓度升高,嗜铬细胞瘤→血脂异常
甲功五项异常(甲亢、甲减)	TT_4↑、TT_3↑ 或仅 TT_3↑、FT_3↑、FT_4↑ 或 FT_4 正常,TSH↓→甲亢; TT_4↓、TT_3↓、FT_3↓、FT_4↓、rT_3↓、TSH↑→甲减
肾素-血管紧张素Ⅱ-醛固酮	高醛固酮:醛固酮分泌增多且不被高钠负荷产生的高血容量所抑制;低肾素:肾素分泌受抑制且不受立位及低钠所刺激→原发性醛固酮增多症 肾素、醛固酮增高→肾血管性、肾实质性、肾素分泌瘤、急进型恶性高血压

续表

异常检查项目	可能提示的继发性高血压
心电图	心律失常→嗜铬细胞瘤、原发性醛固酮增多症、甲亢； U 波→原发性醛固酮增多症、肾素瘤
腹部 B 超	胆石症→嗜铬细胞瘤； 发现肾上腺占位性病变→原发性醛固酮增多症、嗜铬细胞瘤、皮质醇增多症； 发现肾脏占位性病变→肾素瘤
肾动脉超声	肾动脉狭窄→肾血管性高血压、大动脉炎
四肢血压测量	

四、县医院继发性高血压确诊程序

从表 7-1 中可以看出继发性高血压与原发性高血压相比较，继发性高血压种类繁多、病变部位广泛：上至头颅（如颅脑外伤、颅脑肿瘤等），下至盆腔（如异位嗜铬细胞瘤等），外自皮肤（如严重烧伤等），内至主要脏器（如肾源性等）；继发性高血压可能涉及的科室广泛，可有心内科、泌尿科、内分泌科、颅脑外科、胸部外科、腹部外科以及妇产科等；此外，还可能涉及医源性（如避孕药、雄性激素等药物）及职业病科（如乙醇中毒、铅中毒等）。对县医院的医生来说，要看清楚这么多疾病，必须有一个程序。

根据前面所述临床症状、体征和实验室非特异检查等方面获得的信息对患者进行筛查后，就应进行继发性高血压相应原发疾病的确诊工作。因此，研究开发并应用诊断程序就显得格外重要。

（一）总体诊断程序

每一种具体继发性高血压均有相应的诊疗程序。要求县医院医生对继发性高血压疾病的分析思路可有一个总体的诊断程序，见表 7-5。

表 7-5　继发性高血压原发疾病诊断程序

步骤	依据	特定人群
1. 重视筛查	警惕性高，相应知识丰富	代谢综合征、顽固性高血压、波动大的血压、心血管病情重、有发烧夜尿增多乏力等
2. 寻找依据	症状、体征、实验室检查	做过检查(体检就诊)的人有实验室检查结果 所有高血压均可有症状、体征
3. 确定对象	寻找到依据组合、分析	拟定某一种疾病的人

步骤	依据	特定人群
4. 定性诊断	可疑对象定性特殊检查结果	确定对象
5. 定因诊断	继发性高血压原发疾病原因	定性诊断的患者
6. 定位诊断	影像学资料、同位素资料	定性诊断的患者

（二）继发性高血压诊断的本质与内涵

1. 明确病变与血压的关系

如果没有明确病变是否与高血压有关，就盲目地进行手术治疗，这无疑会对患者造成很大的损伤。所以，在未明确病变与高血压的关系之前，不要忘记原发性高血压的可能，不能轻易地进行手术治疗。所有继发性高血压的重要特点之一是高血压本身，这也是原发性高血压的主要特点。所以，对任何继发性高血压患者的鉴别诊断须考虑到原发性高血压的可能，对原发性高血压的诊断必须建立在继发性高血压被排除的基础上。

2. 材料搜集认真，检查结果准确

临床资料（包括病史、体检报告）的收集，必须仔细认真，如对夜尿增多的症状要问清楚白昼小便的次数及每次小便的量，才能准确判断夜尿是否增多。

常规化验、生化实验数据以及某些特殊检查的具体要求必须做到客观准确。一方面，临床上应避免对实验结果造成影响的因素，如为诊断原发性醛固酮增多症则需低钠膳食 NaCl（2g/d）3 天，卧位 3~4h 抽血，再站立 2h 再次抽血查 PRA。如当怀疑为肾实质或肾血管性高血压时，则需在普食卧位的条件下查肾素、血管紧张素 II 及醛固酮的水平，以避免因低钠或立位刺激原发性高血压患者肾素醛固酮水平的升高，从而影响诊断。另一方面，需确定有关生化实验的正常值。为准确起见，各个实验室应各自测定正常值，以避免某些试剂或其他条件带来的误差。

3. 保护患者利益为根本

（1）尽量从病史中寻找临床线索：在发现血压升高之前了解有无感冒、发热、咽痛及血尿、水肿等诱因。既往诊疗过程中患者对各类降压药物的效果反映情况，例如 ACEI 或 ARB 效果好，就要想到肾动脉狭窄等肾血管性高血压的可能；α 受体阻滞剂效果好，就要想到嗜铬细胞瘤的可能；既往使用各种降压药均有效，只因没有长期坚持治疗，而出现血压波动或降压效果差，则要想到原发性高血压的可能等。所以详细询问病史,就能从中发现很多相关的临床线索,使患者遭受的痛苦减少或最小化,从而从根本上保护患者的利益。

(2) 从过去检查报告中发现线索:尽量阅读、分析患者既往的检查,寻找相关临床线索。如出现低钾肯定要想到原发性醛固酮增多症,但动态改变的血钾正常低值同样也具有提示意义。所以系统查看和认真分析患者既往的检查资料,既是对患者最好的心理安慰,也是县医院医生负责的表现。

(3) 检查适可而止:如果对每一位高血压患者都进行继发性高血压的全面的排查,势必会造成医疗资源的严重浪费,患者也跟着遭罪。为此,对临床特点比较典型的继发性高血压患者做系统检查,对其他大多数的患者可做一般检查。避免过度和一些不必要的检查;避免不对患者的病情进行分析就直接给患者做含 X 线的检查,如头疼就直接给患者做头颅 CT 等放射性检查,心脏不舒服就直接给患者做冠状动脉 CTA 等;避免为了诊断而在短期内重复给患者做相同的检查或因其他原因就给患者做大量的检查,而无形之中给患者的身体造成损伤。例如因为过度检查或频繁检查而造成肾功能受损的并非罕见,

(4) 检查出现矛盾时,学会抓重点:当通过病史和化验数据提示患者肾功能已处于临界状态,但根据患者的病情又需要做多项含造影剂的检查时,则选最有意义的进行处理。当怀疑患者有肾动脉狭窄,同时又怀疑冠状动脉狭窄的情况下,可以在给患者做冠状动脉造影的同时,顺便检查其肾动脉,以尽量减少或避免对患者的身体造成损害。

(5) 重视随诊观察:如患者经系统检查未发现异常而一时诊断不清时,可先控制血压并进行密切随诊,因为有的疾患在最早期不易被发现。

(余振球)

第八章 心血管疾病诊断的途径

高血压是心血管疾病危险因素，血压越高心血管疾病越严重，而控制高血压就能预防心血管疾病的发生和发展。因防治高血压的目的是预防心血管疾病，保护人民健康，而诊断高血压时必须查清楚心血管疾病的有无和严重程度。来县医院就诊的高血压患者病情重又复杂，故县医院必须注重发现和明确诊断心血管疾病。首先，认识到高血压与心血管疾病的关系，树立治疗高血压的同时查心血管疾病的观念；其次，要做好对有症状和体征的常规心血管疾病的诊断；特别要重视查出无症状性心血管疾病，确保患者的安全；发现早期心血管疾病，使患者的治疗前移。

一、高血压与心血管疾病的关系

（一）偶测血压水平与心血管疾病

高血压患者常发生心、脑、肾的损害和心血管疾病，严重危害着人类的健康。最近发表的我国≥40岁的17万人群8年随访结果表明，心血管疾病是导致死亡的主要原因，占总死亡的44.4%。高血压是第一位的死亡危险因素（RR=1.48），此后是吸烟（RR=1.23）和缺乏体力活动（RR=1.20）。世界卫生组织（WHO）公布的资料也表明，62%的脑血管疾病以及49%的缺血性心脏病的发生与高血压相关。流行病学调查结果还证实，血压越高，靶器官损害亦越严重。一般来说，血压高度与靶器官损害和心血管疾病发生呈正相关。

弗莱明翰心脏研究随访36年的结果显示，在男性和女性中，高血压均可使冠心病、脑卒中、外周动脉疾病、心力衰竭和总的心血管事件发生危险增加2～4倍。对多危险因素干预试验（MRFIT）中的中年男性进行筛查，结果显示，收缩压和舒张压升高与冠心病直接相关。在全球61个人群（约100万人，40～89岁）的前瞻性研究荟萃分析中，平均随访12年后显示诊室收缩压或舒张压与脑卒中、冠心病事件的风险呈连续、独立、直接的正相关关系。血压从115/75mmHg到185/115mmHg，收缩压每升高20mmHg或舒张压每升高10mmHg，心血管疾病发生的风险增加1倍。MRFIT试验结果显示，在校正多因素后收缩压每升高16mmHg，男性终末期肾病的发病风险增加1.7倍。基线血压＞140mmHg者发生终末期肾病的危险是收缩压＜117mmHg者的5～6倍。

国内研究结果显示，在2型糖尿病患者中，收缩压水平＜120mmHg、120～

129mmHg 和 ≥140mmHg 的患者发生心血管事件的风险，分别是收缩压 130～139mmHg 患者的 5.37 倍、2.41 倍和 2.43 倍；与收缩压 130～139mmHg 的患者相比，<120mmHg 的患者和≥140mmHg 的患者发生脑梗死的风险分别为 6.16 倍和 2.65 倍。在老年人群中，单纯收缩压升高的患者总心血管事件、急性心肌梗死、脑梗死、脑出血和心血管死亡的累计发生率高于正常血压组，单纯收缩压升高的患者总心血管事件、急性心肌梗死和脑梗死的 RR 值分别是正常血压组的 1.69 倍、2.30 倍和 1.64 倍。

（二）合并其他心血管疾病危险因素与心血管疾病

流行病学调查结果显示，高血压本身特征不仅能够引起靶器官的损害，而且当高血压患者合并其他危险因素时更容易引起或加重靶器官损害。这些危险因素包括高胆固醇血症、糖尿病或糖耐量减低、吸烟、肥胖等，有人把上述危险因素称为心血管疾病的危险因素簇。研究表明，我国高血压患者有心血管疾病危险因素聚集现象。中国门诊高血压患者合并多重心血管疾病危险因素现状 CONSIDER 研究提示：4985 例门诊高血压患者中，81.1%并存血脂异常，51.3%并存糖代谢异常（23.5%为糖尿病，27.8%为糖尿病前期），18.4%并存吸烟，22.8%缺乏体力活动，18.3%为肥胖。其中血脂异常、糖代谢异常是我国高血压患者中最常见的两种心血管疾病危险因素。门诊高血压患者蛋白尿的总检出率达 28.8%。

弗莱明翰研究显示：高血压合并上述危险因素的患者超过 80%，PROVEIT-TIMI 研究对 3675 名急性冠脉综合征患者进行评估，发现所有患者均有多重危险因素，平均合并危险因素的数目为 5 个。在同一水平的高血压患者，合并危险因素越多，靶器官损害和心血管疾病的发病率也越高，这说明危险因素之间存在着对心血管疾病损害的协同作用。具有危险因素簇的高血压患者，靶器官损害的易感性增强，故其心血管疾病的发病率增高。

（三）动态血压水平与心血管疾病

一直以来诊室血压是临床诊断和分级的标准方法和主要依据，但只依靠诊室血压还存在很多不足。为了更好地诊断高血压，动态血压监测应运而生。动态血压最突出的特点是有多次测量血压，与常规诊室血压相比，它能客观体现 24 h 各时段的实际血压水平，可以准确评估一个高血压患者真实的血压水平。临床上常用于发现高血压患者、判断高血压严重程度、确定高血压类型、指导用药以及评价降压药的疗效。此外，动态血压弥补了诊室血压观察误差、测量次数少等不足，无白大衣效应和安慰剂效应，能诊断白大衣性高血压和隐匿性高血压，还能检查评估顽固性高血压的原因；在预测心血管疾病的发病率和死亡率方面也明显优于诊室血压。

除了平均血压水平，目前临床常用的动态血压检查还可以提供夜间血压下降率、血压变异、血压负荷值、动态脉压、计算谷/峰比值和平滑指数等参数以多层面评价血压情况，了解这些参数，能够更准确、更全面地诊断高血压。

动态血压监测显示，血压在24h内呈明显规律性波动，正常人和早期轻度高血压患者的血压曲线为双峰一谷的长柄勺型，夜间血压下降率为10%～20%；而异常的血压昼夜节律分为三型：①非勺型，夜间血压下降率≥0，但<10%。②超勺型，夜间血压下降率≥20%。③反勺型，夜间血压不下降，反而升高。正常的血压昼夜节律变化对适应机体的活动，保护心血管正常结构与功能起着重要的作用。当昼夜血压节律异常或者消失时，即夜间血压增高时，这种张弛作用消失，靶器官长时间处于高负荷压力下，势必造成心脑血管疾病的发生。研究表明，非勺型和超勺型高血压较勺型高血压有更严重的靶器官损害。

血压变异性升高，心血管风险也会升高。大量的临床试验表明，血压变异性能更全面、个体化地诊治高血压，并能较早、有效地预测靶器官的损害，与多种心血管疾病的发生有关。因此，对高血压的诊治越来越注重血压变异性，恢复血压节律性成为降压疗效的新指标。理想的降压药物应在稳定有效降低平均血压的同时，降低或至少不增加血压变异性。

血压负荷指24h内收缩压或舒张压的读数大于正常范围（白昼平均值>140/90mmHg，夜间平均值>120/80mmHg）的次数占总测量次数的百分比。血压负荷为诊断高血压及预测靶器官损害受累程度提供了有用的信息，并对指导临床高血压治疗具有重要意义。Zachariah PK等认为，血压负荷与动态血压平均值相比，与心血管疾病死亡率关系更密切，更能精确地预测心血管事件。有研究报道收缩压负荷>30%时，可有显著的心室舒张功能下降，而舒张压负荷>30%时，心室舒张压或舒张负荷程度的升高可作为早期预测心脏舒张功能受损的一个敏感指标。

（四）继发性高血压与心血管疾病

流行病学资料表明，继发性高血压的患病率为10%～20%。随着对继发性高血压危害的认识、筛查思路的改进和先进诊疗技术的发展，继发性高血压的确诊率会越来越高。随着继发性高血压病情的进展，对降压药物治疗反应差，引起心、脑、肾等靶器官损害严重。国内外研究证实与原发性高血压比较，相同血压水平的继发性高血压患者靶器官损害明显要严重且早。内分泌性高血压分泌的儿茶酚胺、血管紧张素和醛固酮等激素除了导致血压升高外，它们作为生长因子通过引起心肌细胞增殖导致左室肥厚。还可以通过异常脂质代谢、促炎症作用、血管平滑肌增生、促凝和氧化应激等多种机制诱发动脉粥样硬化，会加速靶器官损害。而肾性高血压与肾功能损害形成恶性循环，无疑加重病情发展。由于继发性高血压通过解除病因，导致血压明显改善甚至治愈，因此县医院在高血压人群中筛选继发性高血压，避免长期误诊导致的不可逆转的靶器官受损甚至心血管病发作。

二、常见心血管疾病诊断流程

高血压引起心、脑、肾等靶器官的损害是有一定的发生发展过程的。脏器损害可以是单个的脏器，亦可以是几个脏器同时受损害。由于高血压的病因不同、病情不一，故靶器官损害的程度亦有所不同。一般来说，缓进型高血压患者10～20年出现靶器官损害和心血管疾病；急进型高血压或恶性高血压患者在1～2年内就可以产生严重的靶器官损害和各种心血管疾病。因此，在积极治疗高血压的同时，应注意监测高血压患者靶器官损害和心血管疾病。

（一）心血管疾病诊断流程概述

对已发生心血管疾病患者，应及时发现和确定已有的心血管疾病，及时给予处理，避免恶性事件发生。这里介绍有症状心血管疾病患者常规诊断流程

1. 重视自觉症状

早期单纯高血压患者以自觉症状少而轻为临床特点，部分患者没有任何临床症状，等出现严重并发症时才就诊，因此，高血压常被称为"无形的杀手"。高血压患者随着病情发展，特别是出现靶器官损害时，临床症状逐渐增多并明显。有些患者除了有头痛、头晕和失眠外，还有耳鸣、烦躁、工作学习精力不集中并且易疲劳。中重度高血压患者，常因血压显著升高，会出现上述症状，此时可能已并发脑动脉硬化，引起心脑供血不足。此外，有些患者出现颈、背部肌肉酸痛和紧张感，这些症状出现可能是由于血管收缩或动脉硬化造成肢体或肌肉供血不足所致。当高血压患者出现心慌、气短、胸闷、下肢水肿甚至伴心前区疼痛时，提示病变已累及心脏，可能并发左心室肥厚甚至心力衰竭和冠状动脉粥样硬化性心脏病。如果高血压患者出现夜间尿频、多尿、尿色清淡时，这提示高血压患者的病情已发展至肾小动脉硬化，导致其功能的减退。有的患者逐渐出现一侧肢体活动障碍伴有麻木感，甚至肢体麻痹，应注意可能有脑血栓形成。

上述不同症状的出现，对判断是哪个靶器官的损害和相关疾病的发生颇有临床意义，故应高度重视高血压患者出现的症状。这不仅帮助识别靶器官损害，而且有助于采取有效措施进行早期治疗，防止病情进一步恶化。

2. 寻找异常体征

原发性高血压早期，部分患者除有心率增快外，无其他异常体征，但出现靶器官损害时，临床上可有异常体征出现。因此，对于高血压患者要定期进行体格检查，只有这样才能早期发现高血压靶器官的损害。常见的心脏异常表现为有心尖搏动向左移位，心前区有抬举样搏动，心浊音界向左下扩大，主动脉瓣听诊区第二心音亢进，严重时呈金属音，心尖部第一心音增强，二尖瓣和主动脉瓣听诊区有二至三级粗糙的收缩期吹风样杂音。上述心脏的阳性体征多提示高血压已并发主动脉硬化和左心室肥厚。还有的患者心率增快伴有肺动脉瓣听诊区第二心音亢进，部分病例心尖部闻及舒张期奔马律，这表明已发生心力衰竭。高血压患者发生动脉硬化时，常见阳性体征有耳垂折痕阳性、出现毛细血管搏动征、无脉症和间歇性跛行。有的患者并发动脉粥样硬化时，在相应的部位可闻及动脉杂音，这提示动脉已发生局限性狭窄或扩张，常见于高血压患者发生肾动脉狭窄、锁骨下动脉狭窄和腹主动脉瘤。识别这些心血管的异常体征，对早期发现高血压靶器官损害起重要的作用。

3. 灵活运用辅助检查

对于有相应心血管疾病具体症状和（或）体征的患者，应对所怀疑疾病给予相应辅助检查，直到诊断明确，治疗有效。

（二）冠心病的诊断流程

1. 生化检查

怀疑冠心病的患者应该进行血糖、血脂四项，血常规检查，甚至还要进行心肌损伤标志物检查。

2. 心电图检查

（1）静息心电图：所有拟诊心绞痛患者均应做12导联心电图，有些甚至需做18导联心电图，正常不能排除冠心病心绞痛。

（2）发作心电图：如果有ST-T改变符合心肌缺血时（ST段压低$\geq 0.1 mV$），则支持心绞痛的诊断；缓解后心电图恢复。

（3）心电图负荷试验：静息 ECG 正常者需行心电图负荷实验。

（4）动态心电图：因为可以连续 24h 甚至 72h 记录日常生活状态下的体表心电图，是近年来临床广泛应用的诊断心律失常、筛查心律失常事件高危患者、评价药物或起搏器治疗的重要手段之一。还可以记录到常规心动图不易记录到的心肌缺血改变，对冠心病的诊断有参考价值。

3. 胸片

对心绞痛无诊断意义，但有助于了解心肺疾病的情况，有无充血性心力衰竭、心脏瓣膜病、心包疾病等。

4. 心脏超声检查

体表彩超技术在检测心脏各房室大小、室壁运动、血流速度和心脏功能方面可以提供很有价值的信息。二维超声心动图是诊断先天性心脏病和心瓣膜病的最方便、最安全和比较可靠的检查手段。近 10 年来，药物负荷超声心动图和心肌造影超声心动图技术在冠心病的诊断领域发挥越来越重要的作用。

5. 核素显像

放射性核素心肌显像技术是核医学检查手段近年来进展较快的一个方面。因为操作简单、无创可重复和敏感性高等优点，成为目前诊断冠心病的重要检查手段。临床常用的有核素心肌灌注显像、放射性核素心血池显像和核素心肌代谢显像技术。

6. 冠脉 CTA

CT 冠状动脉成像和心脏三维重建技术的应用，是 1998 年以来无创影像学检查手段进展最大、最快的一个方面。对于冠状动脉中、高度狭窄的阴性预测价值较高，在冠状动脉中、高度狭窄的筛查方面可部分取代有创的冠状动脉造影检查。

7. 有创检查

冠状动脉造影是诊断冠心病的金标准，还是决定选择冠心病治疗方法的依据。

各个检查在冠心病诊断中的作用具体见表 8-1。

表 8-1 县医院常用检查在冠心病诊断中的作用

检查项目	寻找缺血证据	筛查	确定诊断	确定治疗方法
心肌酶	√	√	√	
肌钙蛋白	√	√	√	
心电图	√	√		
动态心电图	√			
心脏彩超	√	√		
运动平板	√	√		
核素显像	√	√		
冠脉 CTA	√	√		
冠脉造影	√	√	√	√

（三）脑卒中

急性脑卒中是各种病因使脑血管发生急性病变引起的脑功能障碍，分为缺血性和出血性脑卒中。

1. 缺血性脑卒中的诊断流程

（1）血液检查：血小板、凝血功能、血糖等。

（2）影像学检查：脑的影像学检查可以直观地显示脑梗死的范围、部位、血管分布、有无出血、陈旧和新鲜梗死灶等，帮助临床判断组织缺血后是否可逆、血管状况，以及血液动力学改变。帮助选择溶栓患者、评估继发出血的危险程度。

1）头颅计算机断层扫描（CT）：头颅 CT 平扫是最常用的检查。但是对超早期缺血性病变和皮质或皮质下小的梗死灶不敏感，特别是后颅窝的脑干和小脑梗死更难检出。

在超早期阶段（发病 6h 内），CT 可以发现一些轻微的改变：大脑中动脉高密度征；皮质边缘（尤其是岛叶）以及豆状核区灰白质分界不清楚；脑沟消失等。通常平扫在临床上已经足够使用。若进行 CT 血管成像，灌注成像，或要排除肿瘤、炎症等则需注射造影剂增强显像。

2）头颅磁共振（MRI）：标准的 MRI 序列（T_1、T_2 和质子相）对发病几个小时内的脑梗死不敏感。弥散加权成像（DWI）可以早期显示缺血组织的大小、部位，甚至可显示皮质下、脑干和小脑的小梗死灶。早期梗死的诊断敏感性达到 88%~100%，特异性达到 95%~100%。灌注加权成像（PWI）是静脉注射顺磁性造影剂后显示脑组织相对血流动力学改变的成像。灌注加权改变的区域较弥散加权改变范围大，目前认为弥散-灌注不匹配区域为半暗带。

3）经颅多普勒超声（TCD）：对判断颅内外血管狭窄或闭塞、血管痉挛、侧支循环建立程度有帮助。最近，应用于溶栓治疗的监测，对预后判断有参考意义。

4）血管影像：虽然现代的血管造影已经达到了微创、低风险水平，但是对于脑梗死的诊断没有必要常规进行血管造影数字减影（DSA）检查。在开展血管内介入治疗、动脉内溶栓、判断治疗效果等方面DSA很有帮助，但仍有一定的风险。

磁共振血管成像（MRA）、CT血管成像（CTA）等是无创的检查，对判断受累血管及治疗效果有一定的帮助。

2. 出血性脑卒中诊断流程

（1）血液检查：可有白细胞增高，血糖升高等。

（2）头颅CT扫描：是诊断脑出血安全有效的方法，可准确、清楚地显示脑出血的部位、出血量、占位效应、是否破入脑室或蛛网膜下腔及周围脑组织受损的情况。脑出血CT扫描示血肿灶为高密度影，边界清楚，CT值为75~80Hu；在血肿被吸收后显示为低密度影。

（3）头颅MRI检查：脑出血后随着时间的延长，完整红细胞内的含氧血红蛋白（HbO_2）逐渐转变为去氧血红蛋白（DHb）及高铁血红蛋白（MHb），红细胞破碎后，正铁血红蛋白析出呈游离状态，最终成为含铁血黄素。上述演变过程从血肿周围向中心发展，因此出血后的不同时期血肿的MRI表现也各异。对急性期脑出血的诊断CT优于MRI，但MRI检查能更准确地显示血肿演变过程，对某些脑出血患者的病因探讨会有所帮助，如能较好地鉴别肿瘤性卒中，发现动静脉畸形及动脉瘤等。

（4）脑血管造影（DSA）：中青年非高血压性脑出血，或CT和MRI检查怀疑有血管异常时，应进行脑血管造影检查。脑血管造影可清楚地显示异常血管及显示出造影剂外漏的破裂血管和部位。

（5）腰穿检查：脑出血破入脑室或蛛网膜下腔时，腰穿可见血性脑脊液。在没有条件或不能进行CT扫描时，可进行腰穿检查协助诊断脑出血，但阳性率仅为60%左右。对大量的脑出血或脑疝早期，腰穿应慎重，以免诱发脑疝。

（6）血量的估算：临床可采用简便易行的多田氏公式，根据CT影像估算出血量。方法如下：

出血量=0.5×最大面积长轴（cm）×最大面积短轴（cm）×层面数

（四）肾功能不全

肾功能不全是由多种原因引起的，肾小球严重破坏，使身体在排泄代谢废物和调节水电解质、酸碱平衡等方面出现紊乱的临床综合征。分为急性肾功能不全和慢性肾功能不全。

（1）血液检查：①尿素氮、肌酐增高。②血红蛋白一般在80g/L以下，终末期可降至20～30g/L，可伴有血小板降低或白细胞偏高。③动脉血气分析、酸碱测定，晚期常有pH下降，AB、SB及BE均降低，$PaCO_2$呈代偿性降低。④血浆蛋白可正常或降低。⑤电解质测定可出现异常。

（2）尿液检查：①尿常规改变可因基础病因不同而有所差异，可有蛋白尿、尿红细胞、白细胞或管型，也可以改变不明显。②尿密度多在1.018以下，尿毒症时固定在1.010～1.012，夜间尿量多于日间尿量。

（3）肾功能测定：①肾小球滤过率、内生肌酐清除率降低。②酚红排泄试验及尿浓缩稀释试验均减退。③纯水清除率测定异常。④核素肾图、肾扫描及闪烁照相亦有助于了解肾功能。

（黄素兰）

三、在高血压患者中发现无症状的心脑肾疾病

高血压是心血管疾病发生的危险因素；血压突然升高也是心血管疾病发作的诱因；血压变化又是心血管疾病发作时的表现形式，心血管疾病发生后更会干扰血压的控制。因此高血压与心血管疾病关系密不可分，《中国心血管病报告2014》显示约每5个成人中有1人患心血管疾病，我们需要在高血压患者中筛查出心血管疾病，县医院高血压患者中重症、复杂患者多，临床医师应尤为重视，准确快速识别心血管疾病，在高血压患者中发现心血管疾病应成为县医院高血压门诊工作重要内容。但是切不可人人自危，浪费医疗资源。本规范仅介绍在无典型症状或根本无症状的高血压患者中，如何抓住患者的特殊表现形式或心血管病危险因素筛查与确诊心血管疾病。

（一）分析心血管病危险因素判断冠心病

1. 多种心血管病危险因素与冠心病的关系

美国弗莱明翰心脏研究首次提出心血管病危险因素的概念，并在此基础上创立了心血管病危险因素与冠心病发病危险的预测模型，筛选出具体危险因素及评分，根据胆固醇水平和非胆固醇因素计算未来十年个体冠心病发生的几率。非胆固醇因素包括高危因素、主要危险因素和其他因素。高危因素包括：糖尿病，已

经具有冠心病的证据，心脏以外的动脉已经发生动脉硬化。主要危险因素包括：男性＞55岁、女性＞65岁、吸烟、高血压、高密度脂蛋白＜40mg/dl、＜55岁男性或＜65岁女性一级亲属中存在有冠心病史者。随着研究的深入，高同型半胱氨酸血症等新的其他心血管病危险因素也被认为参与脑卒中及冠心病的发生发展。

研究认为因人群种族差异，弗莱明翰心血管预测模型并不很适合亚洲人群，我国"十五"攻关"冠心病脑卒中综合危险度评估及预防方案的研究"课题组，经过研究筛选出我国心血管疾病主要危险因素：年龄、血压、体质指数、总胆固醇、吸烟、糖尿病史等六项，各项分别赋值，计算每位入选者的积分可以预测未来10年的冠心病发病率。危险积分越高，患者患冠心病的可能性越大。随着危险积分分值的增加，冠心病病变程度越重。

在冠心病诊断过程中，典型的心绞痛容易引起临床医生的重视，患者可以得到及时诊治，而对于非典型胸痛患者，症状没有特异性，临床上容易误诊及漏诊。临床研究发现在同一胸痛特征分组中，危险积分得分越高冠心病可能性越大，年龄越小危险因素作用越突出；同一性别及年龄段分组中，胸痛症状越不典型冠心病可能性越低，随着年龄增加，胸痛症状越来越不典型。Pryor等将年龄、性别、糖尿病、血脂异常、吸烟史及胸痛类型作为评分指标，可有效预测冠心病和冠心病预后。国内吴贵军等在非典型心绞痛患者中将年龄、男性、吸烟史、糖尿病史、原发性高血压史及血脂异常6个因素作为评分指标，建立非典型心绞痛冠心病诊断评分方案（命名为ABCDDS方案），积分越高，冠心病的可能性和严重性均加重，如表8-2。并发现本方案可提高临床上冠心病的诊断率。所以，具有多种心血管危险因素的患者在出现心绞痛或不典型心绞痛需高度怀疑冠心病并及时处理，而具有多种严重心血管病危险因素的患者冠状动脉严重狭窄时也可能没有明显的不适症状，需要警惕。

表8-2 诊断评分方案危险积分表

危险因素	危险得分
年龄	
＜50岁	0
≥50岁且＜65岁	2
≥65岁	3
糖尿病史	3
男性	2
高血压史	1
吸烟史	1
血脂异常史	1
总分	11

注：危险积分0~5分时，冠脉病变以0支病变为主，6~7分以1支及2支病变为主，9~10分以2支病变为主，8分和11分时以3支病变为主。

2. 症状在冠心病诊断中的作用

高血压患者本身症状多，有患者表现为类似心绞痛的症状，但冠状动脉造影提示无影响血流动力学意义狭窄。也有的高血压患者无心绞痛症状或症状不典型，但有明确的冠状动脉狭窄，这很容易忽略而造成严重后果。

高血压患者常常出现心绞痛发作的症状或伴有心电图改变，但是冠状动脉造影正常。有研究表明伴有心绞痛的高血压患者，尽管冠状动脉造影是正常的，但他们常常伴有冠状动脉储备功能的减低及小冠状动脉血管阻力增高。高血压引起的冠状动脉病变，除大血管病变外，微血管亦出现明显病变。高血压患者心肌内小冠状动脉中层增厚管腔缩小，血管壁腔比值增加，是高血压患者血管重塑的特有改变。微动脉管腔缩小使其对血管活性物质反应性增强，易发生痉挛收缩甚至管腔闭塞，同时造成微动脉最大扩张时仍有较高的血管阻力，冠状动脉血流储备功能下降。随着高血压的发展，冠状动脉血流储备能力将进一步下降，尤其是伴左心室肌肥厚时，即使没有显示冠状动脉狭窄，其冠状动脉血流储备能力也比正常人明显减少。对于高血压合并有心肌缺血症状患者，不可断定为冠心病，特别是在使用扩冠药物治疗效果不佳时，应考虑上述因素的存在，治疗上应以降低心脏负荷和逆转左室肥厚为主。

高血压患者中亦有急性心肌梗死时症状表现不典型。急性心肌梗死是极危险的疾病，治疗不及时将会给患者带来巨大的损失，甚至是死亡。典型的急性心肌梗死依据典型的心绞痛症状和心电图可初步确诊并及时给予干预措施，挽救濒死的心肌。但仍有少部分患者表现为其他位置的疼痛，甚至是无明显疼痛者。异位心绞痛患者误诊率明显高于有典型心绞痛的患者。目前报道患者以腹痛腹泻者最多，其次是以牙痛、咽喉痛、肩背痛、上肢痛向下颌放射为症状的，还有疼痛症状不明显直接表现为晕厥、意识障碍、呼吸困难、心力衰竭甚至是休克为首发症状的患者。非胸闷胸痛为首发症状的急性心肌梗死患者以老年人为主，极易误诊，应引起各级医生注意，在排除原发部位的病变之后症状不能缓解者，特别是有高血压、糖尿病等的患者，需高度怀疑心肌梗死，尽早进行动态心电图及心肌酶学检查，积极有效的治疗是挽救心肌的关键。

异位心绞痛的机制可能和控制心脏的神经元在中枢神经系统从脊髓到大脑皮质的各个水平上的分布部位与功能不同有关。缺血、缺氧等刺激心肌自主神经传入纤维，导致躯体感觉神经元兴奋加强，引起躯体不同部位牵涉痛。糖尿病、老年人发生不典型心绞痛几率高，原因如下：①老年患者神经系统退化，感觉不敏感，痛域升高。许多研究已经证实随着年龄的增长，冠心病的患病率明显升高，而且心绞痛的症状不典型，诱因不明显，疼痛形式多样，或没有心绞痛症状，首发症状可能为心源性休克，可以出现无痛性心肌缺血。②患有糖尿病的冠心患者群中，无症状心肌缺血和不典型心绞痛广泛存在。患有糖尿病的冠心病患者群中无症状心肌缺血和不典型心绞痛可达 22%～74.2%，不伴有糖尿病的患者中则只有 6.2%～25%，由于糖尿病患者常伴有严重的自主神经功能紊乱，可能因为痛觉减弱或消失而表现为心绞痛发作不典型或无疼痛感。与非糖尿病患者相比，患糖尿病的冠心病患者冠状动脉病变程度更加严重，发病年龄轻，病情进展快，病情严重，容易发生心源性猝死。

（二）血压变化与心血管疾病的关系

1. 血压波动大的高血压

血压波动增大容易导致心血管疾病的发生。血压增高是急性缺血性脑卒中发生和病情加重的独立危险因素，夜间血压下降缓慢，勺形消失，血压节律紊乱，是发生和加剧急性缺血性脑卒中的重要原因。研究验证了血压变异性为高血压患者靶器官损害的一个独立危险因素。有研究表明血压波动范围收缩压＞40mmHg，舒张压＞20mmHg 时，冠心病、脑卒中等心血管事件发生率明显增加。血压波动增加可导致心脏大血管内皮损伤，促进动脉粥样硬化发生，导致血管管壁增厚，从而影响心脏泵血功能；而大脑血管是通过自动调节机制维持供血的稳定，血压波动增加易造成大脑灌注不足或大脑动脉痉挛，最终导致大脑缺血、萎缩及认知功能受损等，颈动脉硬化和狭窄也可影响大脑血流供应，增加缺血、缺氧性脑病的发生。

心脑血管病发作时亦可血压波动大。目前认为诊断血压波动大的高血压应具备以下三个条件之一：①24h 内收缩压最高值和最低值之差≥50mmHg 和（或）舒张压最高值和最低值之差≥40mmHg。②24h 脉压差≥60mmHg。③血压变异性≥20%。血压波动大的原因有多种，老年高血压患者、气候变化时；患者服用短效降压药物或服药依从性差；继发性高血压如嗜铬细胞瘤；精神心理因素和焦虑抑郁患者；心血管疾病发作时。在排除其他可引起血压波动大的因素后，要考虑是否有心血管疾病发作的可能；疾病急性发作有时首发表现为原有控制平稳的血压出现较大的波动。

脑血管病发作时常出现应激性高血压，应激性高血压是指患者既往无高血压病史，脑血管发病时血压升高，平均血压高于 160/95mmHg 或者患者既往有高血压病史，发病时血压较基础血压升高 10%以上。应激性高血压的原因尚不完全清楚。在脑血管病发作的急性期，由于应激反应引起的交感神经-肾上腺系统激活，儿茶酚胺类物质分泌增多，引起全身动脉血管收缩，心率加快，心肌收缩力增强，导致血压增高。在脑血管病急性期也可能存在血压调节失常，导致一种非对称的反射性血压升高。

2. 顽固性高血压

肾动脉狭窄、主动脉狭窄等是继发性高血压的原因，表现为居高不下的、持续性加重的高血压。血管狭窄均由先天性和后天炎症或动脉粥样硬化等引起，血管供血不足引起供应器官缺血,激活肾素血管紧张素系统,导致血压升高。肾血管性高血压多表现为持续加重的血压升高,并伴有肾功能的损害。患者对血管紧张素抑制剂效果较一般患者好。血压持续升高会导致靶器官的损害,血压不可逆转地升高。肾血管性高血压占高血压的1%~8%,目前经皮肾动脉介入治疗技术纯熟,及时恢复动脉血流供应,保护肾脏,才能做到长久治愈。心脑血管发病引起的应激反应也可表现为顽固性高血压。心脑血管发病后引起的血压升高,而原发疾病未受到注意时,血压居高不下就成了患者最主要的症状,病因治疗才是治疗的关键。

(三)无症状肾脏损害或疾病

高血压患者长期血压控制不佳会导致慢性肾功能损伤,以尿微量白蛋白增多、夜尿次数、肌酐缓慢增高为表现。肾脏有着丰富的血管,极易受到高血压的损害,肾功能的正常对于维持血压的稳定有着重要作用,肾功能一旦受损,将使高血压加重,高血压又进一步加重肾损害,如此形成恶性循环。在肾脏损害的早期,由于肾脏强大的代偿功能,患者不会出现明显的蛋白尿或者是肌酐、尿素显著升高,而是以夜尿、尿微量白蛋白等形式表现出来。德国对11 343例非糖尿病的高血压患者中尿微量白蛋白患病率调查显示:男性为32%,女性为28%,在有微量白蛋白的高血压患者中冠心病、脑卒中、外周血管病等并发症也相应增加。国内部分研究相应的患病率为20%。高血压肾损害的机制和血压的机械损害、肾素血管紧张素醛固酮系统激活、肾脏降压激素分泌减少等因素有关。

肾病如IgA肾病并没有明显的临床表现,但随着疾病的进展可能会形成较严重的肾损害和肾性高血压。IgA肾病是全球最为常见的原发性肾小球肾炎,临床表现异质性大,轻者表现为无症状性镜下血尿,重者可快速进展为肾衰竭,而大多数患者临床表现为缓慢进展的肾功能不全。其共同的表现为电镜下有肾小球系膜区颗粒状高电子致密物IgA及C3为主的免疫复合物沉积。目前IgA肾病在无明显肾功能损害时是否需要治疗是有争议的,但是伴有高血压的IgA肾病患者可优先选用血管紧张素转化酶抑制剂或血管紧张素受体阻滞剂以减少尿蛋白和保护肾功能。

无症状高尿酸血症对肾脏也有损害。高尿酸血症是长期嘌呤代谢障碍致尿酸生成增多和(或)尿酸排泄减少所致的一种代谢性疾病。早期人们认为高尿酸血症对人体的危害主要通过引起痛风性关节炎和尿酸盐结晶致肾损伤。近年来的一些大规模、前瞻性研究结果表明,血尿酸升高与肾脏疾病、动脉粥样硬化程度及冠心病、心肌梗死、原发性高血压、脑卒中、总心血管事件的发生率、死亡率和总死亡率等呈独立正相关,不依赖于一些常见的心血管危险因素及肾损伤指标。高尿酸血症在高血压患者中患病率达14%,高血压患者多有代谢综合征者,嘌呤摄入量较普通人群大,且高血压患者肾损害及利尿剂等药物应用致尿酸排泄减少。

生成过多而排泄减少导致高血压患者中高尿酸血症明显增加。

高血压病中心血管疾病患者比例高、症状多，但都强调早发现、早诊断、早干预。在这个快速发展、节奏加快、饮食速食化的时代，心血管等慢性病成为居民死亡的第一原因。辨别假性的心血管疾病患者又不落下隐藏的真性危险患者，对临床医生提出了更高的要求和挑战。

（王聪水　余振球）

四、早期心血管疾病的发现与诊断

根据 2010 年全球疾病负担研究中国部分结果显示，中国每年由于血压升高导致的过早死亡人数达 200 万。要预防和避免这些人员死亡，必须要有强有力的措施，在疾病发作前或恶化前遏制病变发生。提出早期心血管疾病概念并被县医院医生掌握必然有重要意义。

（一）高血压与早期心血管疾病的关系

早期心血管疾病是针对高血压合并多种心血管疾病危险因素和（或）合并靶器官损害而无明显症状的高风险心血管患者群提出的概念。提出它的意义在于提高人们正确的健康意识和预防观念，在致命性临床心血管事件发生前，我们应该尽早干预和治疗。在此，具有多危险因素的高血压患者在没有典型心血管疾病临床表现或者没有找到客观心血管证据时，余振球命名为"早期心血管疾病"（阶段）。希望引起县医院医生对有发生致命性心血管临床事件的高危人群的重视，以采取早期干预措施。

1. 高血压是动脉粥样硬化的原因

众所周知，动脉粥样硬化是目前心血管疾病最常见原因。目前研究发现高血压在动脉粥样硬化的发病机制中扮演着重要角色，包括增加血管内皮的通透性，延长脂蛋白与血管壁的接触时间，使内皮依赖的血管舒张性降低等。当高血压合并血脂异常、高血糖、吸烟和肥胖等心血管疾病危险因素时，会加速动脉粥样硬化的发生和发展。高血压是人群心血管疾病的第 1 位危险因素，特别是脑卒中高发的重要独立的危险因素。因此针对高血压患者预防心血管病意义、责任重大。

2. 高血压是心血管疾病发作的诱因

研究证明，在斑块破裂或斑块糜烂基础上形成的叠层血栓往往导致致命性临床心血管事件发生（如急性冠脉综合征、脑卒中等）。当血压过高特别是清晨血压升高时斑块容易破裂,所以出现心血管病的晨峰时间。

3. 高血压的变化是心血管疾病发作的表现

当心血管疾病发作时,稳定的血压会出现不稳定,这是由于心血管疾病发作使心血管活性物质活性改变导致血压的波动变化,往往先于传统的临床症状。如有的短暂性脑缺血发作(TIA)先有血压波动变化,后有神经系统体征。当心血管疾病发作时,血压还表现为难于控制,如肾动脉狭窄时激活肾素血管紧张素系统,血压难以控制。

因此,控制血压可预防心血管疾病发生,关注血压变化就能及时发现心血管疾病的重要线索。

（二）诊断

一般来说,早期心血管疾病不属于目前公认的(经典的)心血管疾病,更不是急性心肌梗死、脑卒中等急症。因此临床中患者往往没有特殊症状或体征,需明确上述提及的所合并的危险因素、靶器官受损情况来诊断。在此,我们以冠状动脉病变和心绞痛的关系为例阐述早期心血管疾病的诊断。正常情况下冠状动脉储备非常充足,只有当冠状动脉管腔狭窄至70%~75%才会严重影响心肌供血,此时患者才会表现出典型心绞痛症状,而当这种狭窄至100%时就出现心肌梗死。若管腔狭窄至50%~70%也会出现与活动量相关的不适感觉。而临床中管腔狭窄<50%的冠状动脉粥样硬化患者,平时不会表现出任何不适。但由于基础病变——动脉粥样硬化的存在,当出现斑块破裂、新的血栓形成可阻塞冠状动脉致急性心肌梗死发作。

对早期心血管病的诊断实际上是分析危险因素,高血压患者危险因素越多,心血管病风险越高。临床中,患者在没有典型症状出现前,我们应该结合危险因素进行分析,而心血管常见危险因素中以吸烟影响最为严重,其次高血压合并糖尿病患者应该给予重视。

（余振球）

第九章 健康教育

高血压的发生、发展主要是由不健康的生活方式引起的。到县医院就诊的患者大多来自乡村等基层单位，这些人由于种种原因，长期膳食结构不合理，导致了高血压的发生，也会引发血脂异常、糖尿病、高同型半胱氨酸血症等。再加上吸烟等因素，导致心血管疾病发生。绝大多数患者在没有明显痛苦之前不积极治疗，或者治疗症状稍有改善就停止吃药。因此对患者的健康教育应成为县医院医生的重要职责之一，县医院医生不仅要在自己诊治疾病时进行健康教育，而且还要制定本县域内开展健康教育的方案。利用多种形式开展防治高血压等慢性疾病教育的同时，指导下级医疗单位开展健康教育工作。

一、高血压健康教育的方法

（一）针对发病因素进行健康教育

众所周知，高血压是可以预防的，预防的关键就是要坚持健康的生活方式。通过健康教育提高人们预防高血压的意识，自觉坚持健康的生活方式。研究证明，高血压发病因素分为不可变因素和可变因素。不可变因素包括遗传和年龄增长；可变因素包括高盐饮食、肥胖、饮酒、吸烟和精神紧张等。控制可变因素是有效预防高血压发生的重要措施。

1. 不可变因素

（1）遗传：疾病的发生是内因和外因相互作用的结果，内因是一种遗传，外因就是环境因素。外因在高血压的发生中起决定性作用，有遗传因素的个体，在摄入过多的钠、水和肾脏异常的钠潴留等因素作用下可能发生高血压。而所谓高血压的遗传只是遗传了一种可能性，而不是决定因素。

县医院在做高血压防治的宣传教育工作时，过分强调遗传因素显然是不科学的。健康的钥匙掌握在自己手中。医生要鼓励有高血压家族史的个体坚持积极健康的生活方式，以减少高血压发生几率。

（2）年龄：年龄增长是高血压发生的危险因素之一。高血压患病率随年龄增长而上升。35岁以上上升幅度较大；在55岁以前男性高血压患病率高于女性，此后女性高血压患病率又略高于男性。

对于35岁以上的人群，重视血压的监测对预防高血压意义重大。年龄越大，患高血压的可能性越大，但并不是说，年龄大就一定会患高血压。目前青少年和儿童高血压患病率节节攀升，所以年龄大的人不要过多担忧，年轻人也不可掉以轻心。何观清教授的研究表明，在没有外界因素影响下，血压也很少受年龄增长的影响，这对防治高血压具有重要意义。

2. 可变因素

（1）高盐饮食：高血压的发生在一定程度上与饮食习惯或者膳食结构有密切关系，如钠盐摄入过多、钾和钙的摄入不足、热量过剩等。研究表明，高盐饮食与血压升高密切相关，高盐摄入，使血容量增加，肾排钠能力减退，钠在体内积聚，导致血管壁平滑肌细胞对去甲肾上腺素、血管紧张素Ⅱ等的反应性增加，外周血管阻力增高，最终引起血压升高。

县医院在宣教过程中，应强调低盐饮食的重要性。可从如下几方面开展工作：①纠正患者"盐吃少了浑身没劲"的错误观点。②推荐使用限盐勺（一种每勺盛2g盐的小勺子），每天摄入盐<6g，做饭放盐时可使用定量的限盐勺，没有限盐勺可用啤酒瓶盖代替，1个啤酒瓶盖所盛盐含量大约为2g。③菜出锅时再放盐。④少吃甚至不吃盐腌菜。⑤减少钠盐摄入，适当增加钾、钙的摄入。

（2）酗酒：大量饮酒是高血压的重要发病因素之一。国外研究调查服务人员发现，饮用啤酒每天超过2.5L时，高血压的患病率明显增加。还有研究表明，饮酒量与血压之间存在着剂量-反应关系，即随着饮酒量的增多，收缩压和舒张压也逐渐升高。长期饮酒者的高血压患病率及平均血压值比不饮酒和少量饮酒者的都高，尤其是收缩压的升高值更明显。因此，酒喝的越少，对高血压的预防效果越好。

（3）肥胖：医学调查发现，血压正常人群的体重与血压呈正相关。在体重不伴随年龄增长而增加的人群中，动脉血压亦不随年龄的增长而升高。应引起我们高度警惕的是，超重是发生高血压的独立危险因素。研究表明，肥胖导致高血压与以下机制有关：①肥胖者进食过多会吃进过多的食盐，既可使体重增加，又能诱发高血压。②肥胖者伴有高胰岛素血症或肾素与醛固酮关系异常而引起体内水钠潴留。③肥胖者神经内分泌调节功能紊乱，对钠及水负荷后的排泄能力降低。众所周知，肥胖与过多的饮食摄入和运动减少关系最密切。因此，为了预防高血压，一定要控制饮食，特别是限制糖类和高热量的饮食，做到一日三餐七分饱，运动锻炼要加强。

（4）吸烟：20世纪60年代初，高血压和吸烟先后被确定为心血管疾病的危险因素，后来的研究进一步表明，合并吸烟的高血压患者更容易发生或加重靶器官的损害。

国内外大量研究证明，吸烟能使正常血压者血压升高，心率加快，尤其是白天吸烟后血压升高和心率增快更明显。吸烟高血压患者血压均高于不吸烟者；吸烟者夜间血压明显高于不吸烟者，形成夜间睡眠中吸烟高血压患者不出现血压下降的规律。另外还发现，吸烟高血压患者夜间血压增高，而这种夜间增高与左心室肥厚有关。临床实践表明，让吸烟的人在吸烟时做24h动态血压监测，与其停止吸烟后再做一次相比较，前者动态血压值明显高于后者。因此县医院医生应告诫广大患者远离吸烟，保护健康。

（5）精神紧张：包括过度忧郁、烦躁、缺乏睡眠及休息。反复过度紧张与精神刺激可引起血压升高。这种发病机制可能是因为大脑皮层抑制过程失调造成心血管运动中枢失去平衡，交感神经活性增加，去甲肾上腺素增多，外周血管阻力增加，心脏活动增强，从而引起血压升高。

研究表明，A型性格是高血压的危险因素。A型性格的特点是急躁、情绪不稳、爱发脾气、争强好胜、怀有戒心或敌意、醉心于工作、行动较快、做事效率高、缺乏耐心、有时间紧迫感等。心理不平衡可促成高血压等心血管疾病。反过来，高血压、心血管疾病本身又可进一步造成心理失调。可见，保持良好的心态、培养平和的性格，对于预防高血压有心理学意义，对高血压患者进行心理干预能收到良好的效果。

（二）有的放矢的健康教育

1. 针对患者治疗误区的健康教育

目前我国高血压治疗率34.1%，控制率只有9.3%，这与许多患者对高血压治疗的认识存在一些误区有关。县医院医生在看病过程中，应及时发现这些问题，给予针对性的健康教育。以下列举几个常见的误区，供临床医生参考。

（1）血压不高时不吃药：许多高血压患者吃了降压药后血压下降，就误认为血压降下来了，就不再需要服药了，结果擅自停药。特别是当患者无症状、不监测血压时，停药可能会引发心血管急症。医生应明确告知患者高血压不能根治，只能靠药物维持，服一次降压药只能降几小时的血压，一停药血压就会上升，帮助患者树立长期服药的意识。

（2）担心药物不良反应太多而不敢吃药：一些高血压患者因为看到药品说明书上列出来的一堆不良反应，害怕吃出一堆毛病，就不敢服药或自行停药，同样可能会引发心血管急症。医生应向患者说明高血压对人体的危害远大于药物不良反应的危害这一事实。告知患者这种担心是没有必要的，药物说明书上所列出的不良反应并不一定会发生在每一位患者身上。如果血压得不到有效控制，一旦出现心脑肾等靶器官损害或心血管疾病时，治疗的难度就会增加，可能会引发生命危险。正确的做法是服药后出现不良反应不要紧张，应及时找医生看病，反映自己的服药反应，听取医生的意见调整用药。

（3）没有症状不需要服药：医生应告诉患者不服降压药的危害，不要以症状来判断血压的高低，也不要以症状来决定是否服药。

（4）服降压药同时不必改变不健康的生活方式：许多患者认为，既然已经服用了降压药，控制血压就有了保障，不必在意不良的生活方式，不用控制饮酒、戒烟、低盐低脂饮食、坚持运动。医生应明确告知患者降压药不能抵御不健康生活方式的危害。只有改变不良的生活方式，为控制血压创造条件，再加上降压药的作用，血压才会得到理想控制。

2. 针对患者关心的问题进行宣传教育

医生在做宣传教育时，如果善于知晓患者的心理，有针对性地对患者关心的问题进行宣教，循循善诱，才能充分调动患者积极配合治疗的主动性，增加患者治疗的依从性。以下列举几个常见问题，供临床医生参考。

（1）患了高血压后是否影响患者的寿命：医生应明确告知患者，如果血压控制平稳（目前一般人群血压控制在＜138/83mmHg，高危、极高危人群血压控制在＜130/80mmHg），不会影响寿命。但许多大规模临床试验证实如果不服降压药、间断服药或不坚持长期服药，血压长期得不到控制，就会导致心脑肾靶器官的损害，甚至引起脑出血、冠心病心绞痛、心力衰竭、肾衰竭等急症，这就有可能影响寿命。

（2）为什么血压降不下来：血压不能得到有效控制的原因有很多，主要有①不健康的生活方式，如过量饮酒，长期频繁大量的吸烟，嗜咸，每餐几乎都食用咸鱼、咸菜，普通食物偏咸等。起居不规律，睡眠不足，长期熬夜甚至通宵不眠等。②白大衣高血压，这部分患者性情焦虑，对自己的身体状况过分敏感，对短时的血压升高紧张不安，每逢到诊室测血压时，由于精神过度紧张而血压升高。③继发性高血压，如原发性醛固酮增多症、嗜铬细胞瘤等，医生应告诉患者如果是这类复杂型的高血压，要及时转到上级医院查明原因，有针对性地治疗。④靶器官损害，高血压患者血压长期得不到有效控制，引起靶器官损害，如肾脏损害时，水钠潴留导致血容量增加，肾素-血管紧张素系统活性增加，又进一步加剧高血压。患者知道自己血压降不下来的原因后，可向医生提供诊断线索。医生应利用一切机会对患者进行宣教，告诉患者什么是健康的饮食，怎样做才是健康的生活方式，要让患者保持良好的心态，乐观面对生活中的问题，放松心情，遇到复杂型高血压患者，要想办法缓解患者紧张情绪，让患者及时转诊查明原因，从而得到针对性的治疗。

（3）为什么血压波动大？血压波动大有四大常见原因：①老年患者随着年龄的增长，大动脉弹性减低，导致收缩压升高，舒张压降低，脉压差增大，而且由于血压调节功能差，所以易出现血压波动大。②继发性高血压，如原发性醛固酮增多症、嗜铬细胞瘤，医生应告诉患者如果是这类复杂型的高血压，要及时到专科诊治，查明原因，有针对性地治疗。③服用短效药又不按血压波动规律用药，可使血压波动大。如果服用短效药应建议患者改服长效降压药。如果服用中效降压药，一定要按照血压波动规律服药。④部分高血压患者心血管疾病发作时，也会表现为血压波动大，医生应指导患者和家属通过血压波动这种现象，及时发现心血管疾病，以便作出相应处理。

二、抓好就诊时的健康教育

（一）积极开展就诊时的健康教育工作

对就诊高血压患者进行健康教育是针对就诊个体而不是泛指某个群体。一般而言，高血压患者来县医院就诊的原因有以下几种：首先，因为患者本人出现心血管疾病而不能正常劳动和生活；其次，因为患者身体出现头痛、头晕、心慌乏力等不适症状而影响到工作与生活；再次，患者周围的同事、朋友出现心血管疾病发作、甚至猝死而感到恐惧；还有部分患者单纯只为控制血压，但已有心血管疾病而未引起自身及家人的重视。出现躯体或心理不适症状的这些患者对诊疗充满希望，态度积极，当时都能够配合医生的建议进行检查，并接受医生采取的治疗措施。在就诊时进行健康教育能够收到最佳的效果，县医院医生要抓住时机。对于没有不适症状仅通过查体来控制血压的患者，医生应积极主动地开展健康教育以使患者配合诊疗。

来县医院就诊的高血压患者经常关注的是自己得了什么病、严重与否、能不能治好等问题。针对这些情况，医生要结合就诊患者的临床症状及辅助检查结果，向患者说明诊断的高血压是否成立、高血压的病因、所患高血压的疾病程度（分级）、合并的心血管疾病危险因素、靶器官损害与心血管疾病转归及预后等情况。使患者对自身疾病有由浅入深的认识和了解，既让患者认识到高血压是可防可治的，又要让他（她）们认识到高血压得不到控制所带来的危害。通过对疾病防治知识的介绍和有针对性的健康教育，让患者积极主动配合诊断与治疗，达到有效控制疾病与恢复身体功能的目的。

县医院的医生要指导高血压患者坚持健康的生活方式，对高血压进行规律、有效地诊疗，预防或延缓心血管疾病的出现。同时，要让患者意识到积极、长期、不间断诊疗的重要性，让患者既重视疾病、配合治疗，又消除对疾病的恐惧感，提高治疗的依从性，最终达到控制血压、保护心脑肾及提高患者生活质量的目的。

县医院的医生在与患者的交流中，能了解到患者更多的疾病信息，利于诊治。患者也得到更多的保健知识，提高诊治效果。医生多说几句话，患者少走些弯路，积极的健康教育也利于医患关系的融洽。因此，县医院的医护人员对就诊时高血压患者进行健康教育是非常重要的。

（二）就诊时健康教育的基本内容

县医院对高血压患者开展的健康教育工作是诊疗工作的重要组成部分，不可或缺。主要包括以下几个方面：

1. 本次就诊时健康教育的基本内容

（1）本次诊断情况：告知患者高血压诊断是否确立。如果确立，患者本人的高血压属于哪种程度，通过检查和分析，患者目前所得高血压的病因是什么，患者现在的生活方式和疾病状况存在着哪些罹患心血管疾病的危险因素，患者目前是否有心血管疾病及心脑肾损害等。

（2）本次治疗情况：首先，强调健康的生活方式对疾病治疗和预后的重要性，帮助、指导患者劳逸结合，重视疾病的治疗。其次，针对患者的病情，选择恰当的药物及服用剂量，介绍降压药物可能出现的不良反应及处理方法，说明服药的时效性，如降压药起床时服用、他汀类调脂药睡前服用、降糖药按照作用机制在饭前、饭中或饭后服用能分别达到最好的效果。

（3）告知诊疗计划：包括诊断所患高血压的原因、是否存在心血管疾病危险因素及是否患有心血管疾病等，要对就诊患者讲明需要做哪些检查及随后制订的诊疗计划，具体说明医学检查的目的和注意事项，比如查餐后 2h 血糖以吃第一口饭为计时开始时间等。

（4）告知预后情况：要向患者讲明治疗高血压的重要性和高血压可能引起的疾病，使患者认识到只要通过治疗控制住血压，就能预防心血管疾病的发生和发展。

2. 强调控制血压的重要性

县医院的医护人员要耐心地向高血压患者讲解控制血压是防治心血管疾病的根本。用患者身边的例子，既要说明高血压容易罹患心脏病、脑血管病、肾脏病等疾病，血压越高，这些疾病越严重，又要讲清楚高血压的有效控制能预防心血管疾病的发生和发展。另外，医生要为患者选择适合个体的用药方案，告知就诊患者个人的血压控制目标值，使患者明白，平稳控制血压，坚持长期治疗，就能使其心脑肾得到保护。通过健康教育，使患者意识到自身的健康掌控在本人手里，以及控制、治疗高血压的重要性和必要性。

3. 耐心解答高血压就诊患者的疑问

每一位患者就诊结束后或多或少有一些问题需要向医生咨询，并希望得到令他（她）满意的解答。这些问题诸如诊疗方案都有什么内容、为何采取这种诊疗方案、药物的不良反应有哪些、所患疾病经诊疗后是否能够完全康复、是否对今后的工作和生活产生影响、目前和今后应该注意哪些等等。医生在尽力向患者解答的同时，可以进一步普及一些健康生活方式的知识，以使患者享受到满意的诊疗。

4. 帮助、指导患者处理好治病和工作的关系

向患者说明，坚持健康的生活方式，是预防和治疗高血压、高血脂、高血糖和心血管疾病的重要措施。有了健康的身体才能工作好，才能保证较好的生活质量。来县医院就诊的患者或者由于经济条件不太富裕、交通不便等客观原因，或者缺乏医学卫生常识、就医观念淡薄，往往有病不治或者疾病稍有好转就不再诊治。对此，医生既要耐心讲解诊治的必要性，也要根据实际情况，用健康的生活方式来教育患者，使患者处理好治病和生活、工作的关系。

（三）就诊时较深层次的健康教育内容

县医院的医生可根据就诊时患者的具体情况，做更为深入的健康教育。

1. 早治疗早受益

针对某些心脑肾暂时未受到影响的高血压患者，医生要讲明在血压升高早期就医降压的益处，只有早治疗，才能从根本上预防心血管疾病的发生和发展。

研究和实践表明，对那些已发生过脑卒中、心肌梗死或肾功能不全等的高血压患者来说，此时的降压治疗虽然可以降低心脑血管疾病再发的可能性，减少包括心血管死亡在内的事件发生，但患者所处的极高危心脑血管状态难以逆转。也就是说，今后发生心血管疾病的风险仍然存在，并且几率较高。例如，非洛地平片降低高血压并发症的研究显示，在血压值降低幅度相近的情况下，心血管风险较低的高血压患者比那些风险程度较高的患者从降压治疗中获得的相对益处要大得多。这说明高血压一经发现就进行治疗，效果更显著。同时，也说明心血管高危或合并其他临床疾病的高血压患者在降压中获益有限。因此，要教育患者，一旦确定为高血压，早治疗。

2. 强调降压不是诊治高血压的全部

要让高血压患者明白，如果病情严重或处于心血管疾病不稳定期，此时采取降压措施对减少心血管事件的发生作用相对较大，但降压对进展中的疾病疗效相对较小。只强调单纯降压，而不去相应的专科门诊诊疗，相应疾病的风险会增加。恰当的处理方式是在降压的同时，系统、综合地对高血压可能引起的疾病进行诊疗。县医院要具有现代高血压诊疗的新理念，对高血压治疗的重点要前移，即对高血压采取前端控制，把对高血压合并心血管疾病的诊治转移到着重关注合并靶器官损害的干预方面，最大限度地降低高血压所引发疾病对患者的损害。

3. 注重高血压的复杂性

高血压的复杂性基于以下几个方面。首先，高血压是由不同原因和疾病引起，只有查明病因并治疗这些疾病，有针对性的处理，才能使血压得到控制。其次，高血压患者往往合并血脂异常、糖尿病或糖耐量异常、代谢综合征、吸烟等多种心血管疾病危险因素，共同危害心脑肾。这些危险因素越多心血管疾病就越严重。再次，高血压与其他心血管疾病危险因素能导致心脑肾损害和一系列心血管疾病的发生和发展。因此，对高血压的诊断涉及面很广，不是一蹴而就的，不理解或者不配合医生诊疗是难以达到最佳效果的。医生要让患者明确自己测血压后到药店买药吃的做法是极不科学的，甚至易发生危险。

（余振球）

第三篇

高血压的诊断与处理

第十章　县医院高血压患者诊疗原则

来县医院就诊的高血压患者的特点是：①重症患者多。主要是由于早期高血压患者看病就医意识淡薄，血压得不到控制导致靶器官损害和心血管疾病的发生。②复杂患者多。一个高血压患者既可能有糖尿病、血脂异常等多种心血管疾病危险因素，又可能并发心脑肾等靶器官方面的多种疾病。③不配合诊疗。由于多种主、客观原因，部分患者不接受医生的建议做常规检查，而是采取直接购药进行治疗，也有的患者症状消失或稍有好转就停药等。这样使看似普通的高血压往往也会预示着严重的后果。县医院作为接收高血压患者较前沿的医疗机构，在给高血压患者诊疗时医生必须具备两个角色，既要当医生，也要做教育者。作为医生，应充分利用医院现有医疗条件，同时提高自己的专业素养、技术水平和临床经验，参照本规范的有关内容，严谨、科学地为每一位患者进行诊疗。作为教育者，要注重对患者进行健康教育，向患者普及必要的诊疗知识，让他（她）们认识到接受常规检查和进行规范治疗的必要性。

一、门诊高血压患者诊疗

高血压患者来门诊就诊时，医生要做到热情接待，耐心倾听和询问患者的病情介绍。参照第六章中临床资料收集的方法，认真采集患者的症状、体征、检查结果、治疗转归等情况。接着分析患者的这些资料，确定高血压的类型，从中找到诊断高血压的原因，同时对患者的危险程度进行初步评估，并告知患者本人目前的病情。

给初诊患者确定检查内容和计划，待取得相应检查结果后，分析得出诊断结论，制订治疗方案。对复诊患者要观察其恢复情况，注重治疗效果的评价。下面就从这两个方面来说明县医院在面对这两种情况时如何规范工作。

（一）初诊患者的诊疗

初诊患者是指首次到医疗机构看病的人。此外，同一疾病在同一家医院一年以上没有复诊的、或虽在同一家医院有初诊和复诊，但因其他疾病就诊的患者按初诊患者对待。

1. 详细了解病情并记录在案

对于初诊高血压患者，县医院的医生要经过详细问诊、查体、复习患者在乡村或社区等医疗单位或其他医疗机构所做的检查结果和患者平时看病资料或体检报告后，分析这些信息，形成对患者病情的初步诊断和处理措施，确定系统检查方案，并把以上情况记录在门诊病历本上，写成门诊病历。这些工作对以后的诊疗极其重要，方便医生对患者的病情做出快速反应，以达到诊疗的最佳效果。

2. 做好就诊患者的健康教育工作

县医院的医生对就诊患者进行健康教育是非常必要的，既能减少意外情况的发生，也能让患者主动自愿地配合治疗，达到诊疗的双赢。通过健康教育能避免以下情况发生：不看病和不做检查就认为自己没有心血管疾病而盲目到药店买降压药吃；只参加体检，不针对发现的问题去看病，或用体检代替看病；患者不规律服药，或以各种理由停药，如症状消失停药、不良反应大就停药；不根据病情调整治疗措施；不同种类降压药物如血管紧张素Ⅱ受体阻滞剂（ARB）或钙拮抗剂（CCB）交替服用；短效药物每天只服用一次等。健康教育内容参看本规范第九章。

3. 制订就诊患者的诊疗计划

来县医院就诊的高血压患者的病情通常比较严重，以单纯高血压为主的患者较少，往往伴有其他疾病，主要以靶器官损害或心血管疾病或高血压急症发作较多。针对这些患者的不同情况，县医院任何接诊的科室，对此类初诊患者都要制订有针对性的诊疗措施。

（1）收入院诊治：主要有以下三种情况，①确定是心血管急症的患者按照急诊科或内科重病患者进行抢救处理。②明确是心血管疾病的患者按患病种类收治到相应科室，如脑血管疾病入神经内科，冠心病或心衰入心内科，肾衰竭入肾内科等。③重症复杂的高血压患者或顽固性高血压患者或血压波动大的高血压患者要收入院治疗。

（2）门诊诊治：对于单纯高血压患者，或收入院诊治的患者经诊断明确并达到出院效果者或在上级医院完成诊疗后转回来的患者在门诊进行治疗。

（3）转诊：分为向上级医院转诊和向下级医院转诊两种。根据高血压患者所患疾病的情况，来确定转诊的方向。

出现如下情况的患者需要向上级医院转诊：怀疑为少见或复杂的继发性高血压；高血压患者需要进行特殊的检查项目；心血管疾病患者需要接受特殊治疗，如安装起搏器、复杂的冠脉介入治疗等；单一病种如肾结石、换瓣手术等。

出现如下情况的患者需要向下级医院转诊：高血压病情得到控制，可以在乡村与社区医疗单位诊治；下级医疗单位转来的患者疾病与问题已得到解决。

高血压患者日常治疗与随诊应由乡卫生院和社区卫生服务中心带领其下级医疗机构完成。

4. 门诊制度及内容

首诊负责制是医疗的核心制度之一，包括医院、科室、医生三级。患者初诊的医院为首诊医院；初诊的科室为首诊科室；首先接诊的医生为首诊医生。门诊制度如下。

（1）门诊设立护士分诊制度：分诊护士要完成登记、排队工作，对每个初诊患者测心电图。

（2）落实首诊负责制：由主治医生或高年资住院医生出诊，严格按要求书写病历。重症患者要及时送急诊科并有病历记录。危重患者由医护人员送到急诊科。

（3）给患者提供方便：按顺序看病的同时，优先照顾重症患者。医生要按时到门诊，直到处理完最后一位患者后再等10min离开门诊，避免患者找不到医生。

（4）完成就诊内容：对每一位患者要查明高血压病因，评估心血管疾病危险因素，明确心、脑、肾等靶器官情况，系统合理地治疗，全面保护患者的心、脑、肾。

（5）突出高血压特色：县医院医生在看高血压时，要针对难治性高血压、波动大的高血压、妇女高血压、儿童高血压及老年人高血压和伴有心血管疾病的高血压患者，要有一定的诊治思路。

（二）复诊患者的诊疗

复诊患者是指同一疾病的初诊患者在首次诊疗后继续诊疗不超过半年至1年的患者。与初诊相呼应，复诊指对初诊患者的疾病进行分析、研究、总结，确定诊断与处理方法并观察治疗效果的行为。复诊分为初诊后连续复诊和广义复诊两类。不管哪种情况，都应对高血压复诊患者进行血压、心肺等检查。

1. 初诊后连续复诊患者的诊疗

在对初诊患者完成问诊、查体及阅读分析以往的检查资料后，确定新的检查并分析、总结检查结果。对于不能诊断的患者，制订进一步的检查计划，直到明确诊断为止。主要包括：询问患者就诊前的不适症状和转归等，如症状是否加重或减轻及其原因；检查患者就诊时的体征和转归等，如某一体征是否加重或减轻及其原因；询问患者是否自测血压及测量的血压值和诊疗后的血压值；询问是否坚持服药；询问患者的生活方式和习惯；针对患者情况，检查诊疗计划是否完成、完成情况如何，以及未完成的原因；分析诊疗效果等。

通过几次复诊,不但要对疗效进行常规的检查、分析,还要对已明确的诊断采取最佳的诊疗措施,以达到最优的诊疗效果。

复诊的要求:每次来诊时要测血压、脉搏、心率等;服血管紧张素转换酶抑制剂(ACEI)或血管紧张素Ⅱ受体阻滞剂(ARB)前后检查肾功能,钾、钠、氯离子;服β受体阻滞剂前后检查心电图;服调脂药前后检查肝功、血脂、肌酸激酶等。通过这些检查,来观察诊疗效果或由此产生的不良反应,以便及时调整诊疗措施。

2. 广义复诊患者的诊疗

广义复诊除了上述初诊后连续复诊患者的继续诊疗外,还包括了住院诊治的患者病情好转后转到门诊复诊,急诊抢救成功患者到门诊看病,上级医院转回的病情稳定患者到门诊继续治疗。

广义复诊患者的复诊要求与初诊后连续复诊患者的复诊要求基本相同。特殊的是,如果这类患者长期没以复诊就要对患者进行系统地医疗检查;有症状变化者要做心电图,要求患者随诊以观察疗效、指标等情况;重新决定是否转诊;针对患者的情况再次进行健康教育;帮助患者总结病情、诊疗效果、诊治经验等。

高血压患者需持续服用降压药物来控制血压,并随病情变化及时调药。因此,定期复查是必要的,以便让医生了解患者的情况,确保合理用药。就诊时携带化验单、检查报告、病历本,以及正在服用的药物说明或药盒等。每次复诊都要测量血压,心脏听诊检查,并且应有完整的记录。

二、住院高血压患者诊疗

目前,县医院住院高血压患者有两种情况:少数为单纯高血压患者;大多数患者是发生心血管疾病后,才意识到危及生命而住院。因为住院患者大多数为重症、复杂、顽固高血压患者,所以要求县医院内科、神经内科、急诊科医生要有较高的医疗技术水平来处理各种专科疾病,还要学会角色转变,做到都会处理高血压。

(一)住院患者疾病诊断思路

因为县医院住院或急诊高血压患者分别合并各种严重、急性心血管疾病,所以在患者住院开始几天内,医生首先处理各种心血管疾病,见第五篇心脑肾保护策略各章内容,如果属于高血压急诊请参阅本规范第13章。在病情稳定后再分析和查明高血压原因。高血压原因分为原发性原因和继发性原因。原发性高血压是由高盐、肥胖、饮酒、吸烟等引起的高血压。继发性高血压指继发于其他疾病引起的高血压。有关继发性高血压的诊断处理请见第17章。待心血管疾病得到控制，达到稳定状态后再按照合并心血管疾病的高血压进行处理。

要做好上述角色转变，首先要求县医院医生本着负责任的心态，想患者所想；还要求有灵活机动的工作方法；对技术水平要求高，一名心内科或神经内科医生，也应该是一名高水平的高血压诊疗的医生。在处理心血管疾病时，还要注重查清和处理心血管疾病危险因素，所以诊疗高血压应当受到重视。

（二）住院患者管理

高血压患者住入县医院的各个内科或急诊科后，一定要按规定进行管理，确保患者的安全。

1. 患者出、入院管理

（1）入院管理

1）入院后，主班护士及时通知医生处理患者。进修、轮转医生处理患者时须有主治医生或本院高年资住院医生在场。治疗要落实到位，不开空头医嘱。首次降压不超过原血压数值的20%～30%。

2）认真听取患者主诉，详细询问病史，了解患者的一般情况，如精神、饮食、睡眠、大小便等，并予以对症处理。

3）重症患者或门诊检查结果明显异常的患者必须立即检查肾功能、电解质及血糖等，并做出相应地处理。

4）帮助患者树立战胜疾病的信心，认识高血压及其危害，树立防治高血压、保护心脑肾的意识。

5）交代病房纪律，严格管理。住院期间一律不能私自外出，重症患者严禁外出。未经允许家属不能在病房过夜或在患者床上休息。患者有病情变化时必须随时报告。

（2）出院管理

1）主动向患者介绍出院诊断结果和出院后注意事项，并在出院记录上写明。

2）按规定开药，核实领取药物的情况，告诉患者如何用药及其替换品种。

3）建议患者定期复诊，特别是必须定期检查的相关内容，一定要向患者本人或家属交代清楚。在患者病情稳定期间，可在乡村与社区医疗机构定期复查，有病情变化时再到县医院门诊调整治疗。

4）宣传卫生科普知识，帮助患者坚持健康的生活方式。强调高血压、心血管疾病长期治疗的重要性，帮助患者坚持长期治疗，达到最佳的预后。

2. 查房要求

（1）住院医生查房

1）每日两次查房，危重患者随时查房。每次查房要测血压，随时看检查结果，特别是血钾、肌酐、血糖、尿酸等，并做相应的处理。

2）深入详细地采集临床资料，为上级医生提供翔实可靠的诊治依据。每位新入院的患者要做大内科查体和神经系统查体。特别注意，对心血管疾病患者每天或病情有变化时，要对神经系统的体征进行检查。

3）耐心解答患者的问题，做好健康教育工作。

（2）主治医师查房

1）每周两次。注意周一必须查房。新住院患者要在24h内查房。重症患者随时查房。

2）落实科（室）工作讨论、计划和安排。

3）检查指导住院医生的工作。患者住院3日内不能明确诊断的，要进行病例讨论。

（3）主任查房

1）每周查房一次，检查每位患者的医疗情况，对特殊患者进行不定期诊治和病例讨论。

2）介绍高血压诊疗的新进展，解决疑难重症患者诊断、处理方面的问题。

3）帮助各级医生提高对高血压鉴别、诊断能力和综合处理能力。

（三）入院患者检查要求

对高血压患者的诊断要查出高血压的原发疾病和发病因素，还要查出患者心血管疾病危险因素，及时发现靶器官损害和心血管疾病。因此，精准可靠的检查结果是非常重要的。县医院医生要清楚高血压患者所进行的每一项检查及其结果、意义，检查前的准备和条件对得到准确的结果具有实际意义。

1. 抽血

（1）重症患者：新入院重症患者或住院期间病情变化者要及时检查肾功能、血糖、电解质或心肌酶。

（2）常规采血：尽量集中抽血，做带有血糖的生化全套检查时不要太早抽血，以免血糖氧化，影响检查结果。

（3）餐后血糖采血：以进餐第一口饭为起始时间的2h采血，注意只能进食主食100g，不能只喝牛奶或豆浆，也不能吃油饼油条等不易消化的食物。最好空腹，与餐后血糖同一天做检查。如果是评价治疗效果，一定要在服药进食条件下测量。

（4）特殊化验：按有关规定进行高血压特殊检查。要注意普通饮食和低盐饮食、平卧和站立等检查时的条件。患者在立位期间，要交代注意事项并密切观察。举一个例子说明在不同情况下此检查的方法。如低盐饮食卧位、立位测 PRA、Ang Ⅱ、ALD 的低盐饮食方法为：①低盐饮食是指每天进食 2g 盐，这 2g 盐是由营养师统一称装，必须均等放在三餐的无盐蔬菜中。一般低盐饮食 3～7 天即可接受特殊检查。②低盐期间不能进食其他含钠的食物，如味精、酱油、咸菜、黄酱、方便面、挂面、馒头等，这些食品内都含有钠，最好只吃米饭或自己做的无盐面食。③每日必须进食 2g 盐，以免出现无盐状态，影响检查结果。如果是普食检查，不用上述低盐饮食，只需要进性常规饮食即可。

2. 住院患者特殊检查程序

（1）医生提前 3 天开医嘱做好检查前的准备工作。白班主班护士见医嘱后，详细告知患者注意事项及检查步骤。

（2）医生提前一个工作日开医嘱的，要注明抽血日期、体位、是否低盐饮食、本院还是外院检查等。白班主班护士见医嘱后，首先登记在记事本上，按照化验单的要求详细告知道患者注意事项和检查步骤，然后粘贴试管上的标签，写明卧、立位情况，将准备好的试管放在冰箱冷藏箱内。

（3）小夜班护士要督促患者按时休息，次日凌晨 4：00 后一般不起床，等待抽血。

（4）大夜班护士接班后，查看记事本，核实床位、姓名和试管的准备情况。次日早晨 6：30 对患者进行卧位抽血，抽血前 5min 将试管取出。抽血时一定要核实患者的姓名，抽血后将血液混合均匀，并马上放在冰箱冷藏箱内。注意千万不能放在冷冻箱，以防红细胞溶解。给患者讲明不能进食、进水，注意观察患者情况。如果患者不能坚持站立 2h，则只测卧位血的结果。卧位取血后，站立活动 2h，于站立位再次取血。站立位期间，如果患者站立位过程中有不适或晕厥时，则立即让患者躺下，抽血，直至结束实验。必要时可予以静脉输液治疗。把留取的标本放入试管内以供检查。

立位取血由白班主班护士承担。两班护士要交接清楚，白班护士也应核实。由抽血的护士通知护工将血送往实验室。

（5）值班医护人员的共同职责：耐心交代患者检查项目和注意事项，让患者感到安全、放心、方便；确保检查准确可靠，以免给患者的诊治工作带来不便；避免出现溶血、凝血，如果出现试管放在常温下或血液放在冷冻箱内或漏抽血等现象，要追究相关医护人员的责任，并由责任人向患者解释清楚。

3. 肾素-血管紧张素-醛固酮检查步骤

（1）在未用降压药物，或停用一些特殊药物 2 周后，由医生决定是否做这些检查。患者停药期间有不适，应及时告诉医生，方便医生采取适宜的处理措施，以此来确保患者的安全。注意，检查前 2 天禁食香蕉、咖啡和浓茶等。

（2）低盐饮食，按上述方法进行检查。患者也可以选择普通饮食。检查前一天要注意休息，当日凌晨 1:00 后不要起床，待护士抽血后再起床活动。

（3）站立要求，对于还要进行立位取血检查的患者，立位期间不能进食、饮食。站立活动 2h 后，采取坐位再次抽血。站立期间如有不适应马上与医生联系，以得到及时处理。立位期间可以停靠、短期高椅子坐位或小范围走动等活动，但要注意不要疲劳。此外，患者一定要在医护人员指定范围内活动，不能离开病房。

4. 24h 尿液留测规定

（1）只可留 24h 内产生的尿液，不能留 25h 或 22h 的尿液，确保检查准确。

（2）留取当日早晨 7:00，嘱咐患者排空膀胱，此次尿液不要留取，然后将 7:00 后体内产生的尿液全部留在放有防腐剂的容器内，注意低温保存。次日早晨 7:00 务必再次排光膀胱，此次尿液要留取。

（3）将上述留取的 24h 内排出的尿放在同一容器内，不能分装。混匀后从中取标本送化验，并且把要测的总尿量记录到化验单上。一般先不急于将 24h 尿倒掉，以留备用。

（4）如果测 24h 尿钾，一定要在当天抽血查血钾。注意留尿当天适当控制饮水量。

（5）24h 尿游离皮质醇（UFC）留尿方法为：清晨 7:00 准时排尿，不要此次尿液，从第二次至第二天早 7:00 的尿液全部留在一洗净控干的容器内；称尿液重量或量体积，将重量或体积写在化验单上；将尿液摇匀，取出一试管，周一至周五上午 9:00~10:30 送检查室。注意，此次检查的尿液是未用地塞米松前的标本。抑制标本是服用小剂量地塞米松一天后，第二天一边服药一边留尿标本。

5. 抽血查儿茶酚胺注意事项

（1）停用β受体阻滞剂、α受体阻滞剂、利尿剂等影响检查结果的药物要 2 周以上。

（2）检查前一天禁食香蕉、咖啡、浓茶、巧克力等。

（3）抽血前休息 1h 以上。

（4）患者可以在平静状态下取血，也可以在症状发作时取血。

（5）抽血后血标本立即放在冰箱冷藏箱内，然后与实验室人员联系，及时送检。

（余振球）

第十一章　县医院高血压诊疗内容与流程

来县医院就诊的高血压患者往往伴有严重的心血管疾病甚至处于心血管疾病发作状态。县医院医生在处理高血压患者时为减少疾病对患者的生命危害，首先要以最快捷的方法判断患者是否存在心血管疾病以及患病程度，便于在之后的诊治中进一步确诊。其次要判断患者心血管疾病危险因素及多少，同时对这些危险因素进行相应的处理，在此基础上对患者的危险程度进行评估，确定用药的方案和降压目标。最后对高血压的原因进行分析、判断，如果是继发性高血压，要查清原发疾病并针对病因进行治疗，使血压得到有效控制，此外针对患者的具体情况为患者选择合适的药物。以上这些构成了县医院高血压患者处理的内容和流程。

一、快速判断高血压患者的心血管疾病

来县医院急诊就诊的高血压患者，主要来自三个途径：急救机构转运，社区转诊，个人主动就诊。急救机构转运来的高血压患者，大多是合并了严重的急性心血管疾病发作。面对这样的患者，县医院医生需要与急救机构的医生迅速衔接，用最短时间了解患者病史、已经完成的相关检查（如血压值、心电图等）、已给予的治疗和治疗后的效果等，及时处理。对于社区转诊和个人主动就诊的患者，一部分是合并了急性心血管疾病发作，一部分是单纯血压升高。针对这两种情况，县医院医生通过简单询问病史、分析体格检查和辅助检查（如心电图、头颅CT、血常规、生化检查）资料等，就可明确患者是否存在新发急性心肌梗死、心力衰竭、脑卒中、肾功能不全等疾病，然后对患者做出及时的处理。

来县医院门诊就诊的高血压患者，大多是慢性高血压合并一个或以上心血管疾病其他危险因素的患者。通过询问病史，体格检查等，医生要分析和考虑患者是否合并心血管疾病情况。

二、诊 断 内 容

（一）确定高血压和血压水平

在未使用降压药物的情况下，非同日3次测量上肢血压，收缩压≥140mmHg和（或）舒张压≥90mmHg确定为高血压。根据血压水平，可将高血压分为1级、2级和3级。分级依据的血压值应符合以下条件：①由执业医生测量的血压值。

②如果患者已间断服药,以最后一次服药前的血压值为依据,采集一系列血压值的平均值做参考。③排除偶测血压升高,或有明显外界因素如情绪激动等引起的暂时血压升高等。需注意的是,如果患者未用药,门诊测量的血压值具有参考价值;而急诊的患者,需去除各种应激因素后测量的血压值才有确定的参考价值。

临床上,采取偶测血压、家庭自测血压和24h动态血压监测结果作为诊断高血压和确定血压水平的常规方法。各个方法有各自的优势与不足,在确定高血压的诊断阈值时也有区别,分别是诊室血压≥140/90mmHg,家庭自测血压≥135/85mmHg,动态血压监测24h平均血压值≥130/80mmHg。县医院一般使用偶测血压值,作为诊断、分级与治疗的主要依据。详见表11-1。

表11-1 血压水平分类和定义(mmHg)

分类	收缩压		舒张压
理想血压	<120	和	<80
正常高压	120~129	和	80~84
正常高值血压	130~139	和(或)	85~89
高血压	≥140	和(或)	≥90
1级高血压(轻度)	140~159	和(或)	90~99
2级高血压(中度)	160~179	和(或)	100~109
3级高血压	≥180	和(或)	≥110
单纯收缩期高血压	≥140	和	<90

注:收缩压和舒张压不在同一分级水平时,按级别高的进行分级。

(二)明确高血压发病原因

高血压按病因可分为原发性高血压和继发性高血压。对于首次来县医院就诊的高血压患者,一定要详细询问病史,全面的体格检查,结合有关辅助检查,判断高血压是原发性的还是继发性的,以便对症治疗,使患者得到最佳治疗效果。对于县医院复诊的高血压患者,若在诊治过程中病情发生变化,也应重新考虑高血压的病因。

调查显示,原发性高血压占高血压患者总数的80%~90%,多由高盐饮食、肥胖、酗酒、吸烟和精神紧张等发病因素所致。

继发性高血压占高血压患者总数的10%~20%。随着研究的进展和临床的重视,继发性高血压患者的比例也在逐年增加。导致继发性高血压的病因很多。依据病因不同,可将继发性高血压分为内分泌性、肾性、单基因病、其他原因导致等。县医院最常遇见并能处理的继发性高血压有:肾实质性、肾血管性、原发性醛固酮增多症、嗜铬细胞瘤、皮质醇增多症、甲状腺功能异常、大动脉炎、主动脉缩窄、睡眠呼吸暂停低通气综合征、妊娠期高血压综合征等。具体内容见第三篇第十七章，继发性高血压的诊断思路见第二篇第七章。县医院可将少见和复杂的继发性高血压转诊到省级或以上医院的高血压专科、内分泌科或相关科室进行诊治。

（三）发现心血管疾病危险因素

流行病学调查结果显示，高血压能导致患者靶器官损害和心血管疾病，而靶器官损害和心血管疾病的发生和严重程度不仅与血压水平和高血压类型（如收缩期高血压、清晨高血压、夜间高血压等）密切相关，还与高血压患者合并其他心血管疾病危险因素密切相关。也就是说危险因素越多，靶器官损害程度和心血管疾病就越严重。发现高血压患者所有的心血管疾病危险因素，可以对高血压患者的危险程度进行评估、确定治疗时机、合理选择药物、确定降压目标及时和有效地保护和挽救患者的生命安全。WHO确定的心血管疾病危险因素见表11-2。

表11-2 影响预后及用于危险分层的心血管疾病危险因素

收缩压和舒张压水平（1~3级）
男性＞55岁
女性＞65岁
吸烟
糖耐量受损[餐后2h血糖7.8~11.0mmol/L和（或）空腹血糖受损6.1~6.9mmol/L]
血脂异常（TC≥5.7mmol/L或LDL-C≥3.3mmol/L或HDL-C≤1.0mmol/L）
早发心血管疾病家族史（一级亲属发病年龄男性＜55岁，女性＜65岁）
腹型肥胖（腰围：男性≥90cm，女性≥85cm）或肥胖（BMI≥28kg/m^2）
血同型半胱氨酸升高（≥10μmol/L）

注：TC，总胆固醇；LDL-C，低密度脂蛋白胆固醇；HDL-C，高密度脂蛋白胆固醇。

（四）评价心、脑、肾等靶器官情况

高血压对人类最大的危害是能引起患者心、脑、肾等靶器官损害和一系列心血管疾病的发生。临床上发现：①只有少部分高血压患者是"单纯"高血压，不伴有其他心血管疾病危险因素，大部分高血压患者伴有其他危险因素。②血压水平越高，其他心血管疾病危险因素（如糖代谢异常和血脂异常等）也越多。③同时存在的心血管疾病危险因素相互协同，其总致病效果大于各个组分致病作用之和。④高危、极高危的高血压患者的治疗策略和方法与低危、中危的高血压患者不同。所以早期识别高血压患者的靶器官损害，对于评估高血压患者的心血管疾病风险，早期积极治疗都具有重要的意义。高血压患者靶器官损害和心血管疾病详见表 11-3、表 11-4。

表 11-3　靶器官损害

左心室肥厚

　　心电图：Sokolow-Lyon＞38mm 或 Cornell＞2440mm・ms

　　超声心动图：LVMI 男性≥125g/m^2，女性≥120g/m^2

颈动脉超声 IMT≥0.9mm 或动脉粥样斑块

颈-股动脉脉搏波速度 PWV≥12m/s

踝/臂血压指数 ABI＜0.9

eGFR 降低[eGFR＜60ml/（min・1.73m^2）]或血清肌酐轻度升高：男性 115～133μmol/L，女性 107～124μmol/L

微量白蛋白尿 30～300mg/24h；或尿白蛋白/肌酐比≥30mg/g

　　注：LVMI，左室质量指数；IMT，颈动脉内膜中层厚度；eGFR，估算的肾小球滤过率。

表 11-4　心血管疾病

脑血管疾病

　　脑出血，缺血性脑卒中，短暂性脑缺血发作

心脏疾病

　　心肌梗死史，心绞痛，冠状动脉血运重建史，慢性心力衰竭

肾脏疾病

　　糖尿病肾病，肾功能不全（血肌酐男性＞133μmol/L，女性＞124μmol/L，蛋白尿＞300mg/24h）

外周血管疾病

视网膜病变

　　出血或渗出，视神经盘水肿

糖尿病

　　空腹血糖≥7.0mmol/L，和（或）餐后 2h 血糖≥11.1mmol/L

（五）综合评价患者的危险程度

根据高血压水平、心血管疾病危险因素、靶器官损害和合并心血管疾病可将高血压患者分为低危、中危、高危和极高危四个层次。高血压患者心血管疾病风险水平分层详见表 11-5。

表 11-5　高血压患者心血管疾病风险水平分层

其他危险因素和病史	血压水平		
	1 级高血压	2 级高血压	3 级高血压
无	低危	中危	高危
1～2 个其他危险因素	中危	中危	极高危
≥3 个危险因素或靶器官损害	高危	高危	极高危
心血管疾病或合并糖尿病	极高危	极高危	极高危

从表 11-5 可看出,血压水平越高,患心血管疾病的风险越大;同一血压水平,危险因素越多,靶器官损害越重,心血管疾病危险程度越高。

不同危险程度的高血压患者,10 年内发生心血管疾病的绝对危险性是不一样的,降压治疗获益也有区别,详见表 11-6。

表 11-6　不同危险程度患者发生心血管疾病的比例与降压治疗的效益

危险分层	10 年内心血管事件的绝对危险（%）	降压治疗绝对效益（每治疗 1000 例患者年预防心血管事件数）	
		降低 10/5mmHg	降低 20/10mmHg
低危	<15	<5	<8
中危	15～20	5～7	8～11
高危	20～30	7～10	11～17
极高危	>30	>10	>17

从表 11-6 可以看出,高危、极高危程度的患者发生心血管事件明显高于低危、中危程度的患者;而且经过降压治疗后获益也大于低危、中危患者。那么从众多高血压患者中找出高危或极高危高血压患者很重要。判断高血压患者心血管疾病风险水平的依据详见表 11-7。

表 11-7　高危（极高危）患者判断依据

收缩压≥180mmHg 和（或）舒张压≥110mmHg
收缩压≥160mmHg 伴舒张压<70mmHg
糖尿病
代谢综合征（MS）
≥3 个心血管疾病危险因素
有 1 种或 1 种以上靶器官损害:
心电图显示左室肥厚或超声心动图显示有左心室肥厚（特别是向心性肥胖）
超声显示有颈动脉壁增厚或斑块

续表

动脉僵硬度增加
血清肌酐轻、中度升高
肾小球滤过率或肌酐清除率降低
尿微量白蛋白或尿蛋白
确诊为心血管疾病或肾脏疾病

三、高血压的处理

确诊为高血压的患者无论为低危、中危、高危还是极高危险程度,都需要进行生活方式干预。高危、极高危患者要立即开始药物治疗。低危及中危患者针对高血压的危险因素进行数周干预和监测,而不是数月。若血压<140/90mmHg 可继续监测;若收缩压≥140mmHg 和(或)舒张压≥90mmHg,低、中危患者亦应开始药物治疗。

(一)控制血压是防治心血管疾病的根本

1. 高血压对心血管的危害

治疗高血压的主要目的是最大程度地降低心血管疾病发生和由此导致死亡的危险。血压在 110/70mmHg 以上时就会对人体产生危害。

(1)心脏损害:心脏是高血压的主要靶器官之一。心脏在某些神经、内分泌激素、血管活性物质和压力负荷的长期作用下,早期可导致单纯室间隔肥厚或室间隔与左室后壁对称性肥厚,心腔容积减少。后期使心腔扩大,引发心力衰竭。肥厚的心肌细胞可引起心电不稳定,易发生心律失常。另外,高血压亦可加速冠状动脉粥样硬化的进程。

(2)脑的损害:高血压可促进脑动脉粥样硬化,长期可导致脑血管狭窄甚至闭塞,引起缺血性脑卒中。在高压力的血流冲击下,脑中部分薄弱血管易发生破裂出血。因此,高血压也是出血性脑卒中的主要原因和诱因。

(3)肾的损害:高血压可使循环和局部的肾素-血管紧张素-醛固酮系统(RAAS)激活,引起肾动脉、肾实质发生结构改变。长期作用下形成恶性循环,使血压进一步升高,肾功能进一步损害,从而引起更严重的肾衰竭。

(4)血管损害:高血压可使大、中动脉内弹力层增厚,小动脉透明样硬化,血管顺应性下降。并在吸烟、血脂异常、糖代谢异常等因素的共同作用下,加速动脉粥样硬化进程,最终导致重要脏器缺血。此外,高血压也是主动脉内膜血肿、主动脉瘤的主要致病原因。

2. 降压治疗的效益

20世纪80~90年代，国际大规模随机双盲对照临床试验证实了利尿剂和β受体阻滞剂在降压的同时，还具有对靶器官的保护作用和改善心血管疾病预后的作用。近10余年来，新型降压药物的不断问世，如钙拮抗剂（CCB）、血管紧张素转换酶抑制剂（ACEI）、血管紧张素Ⅱ受体拮抗剂（ARB）等。虽然它们具有不同的降压机制，但它们除了有降压作用外，还可以显著降低心血管疾病的发生。Syst-Eur和PREVENT研究发现，CCB可显著降低脑卒中等心血管事件发生率和死亡率。EUROPA和HOPE研究表明，ACEI在冠心病、脑卒中、心力衰竭等心血管事件方面疗效显著，可使心血管疾病死亡率下降37%。AIPRI研究发现，AECI可使肾功能受损患者的蛋白尿减少，终点事件危险性降低53%。PROGRESS研究发现，ACEI组与对照组比较，脑卒中危险性下降28%。实践证明降压能够保护靶器官，降低心血管疾病风险。

控制血压是防治心血管疾病的根本。国内外不同高血压的处理指南推荐了不同的降压目标，近年来大规模临床研究证实，将目标血压控制在＜138/83mmHg，高血压患者获益更大。2010年《中国高血压防治指南》推荐65岁及以上老年人的收缩压应控制在150mmHg以下，如能耐受可进一步降低。对于合并冠心病、糖尿病、慢性肾功能不全的患者，须个体化治疗。

（二）健康生活方式是控制血压的保证

1. 坚持健康生活方式的效果

众所周知，坚持健康的生活方式是预防高血压的根本，也是治疗高血压的保障。导致高血压的不可变因素有遗传、年龄和性别等。可变因素有高盐饮食、酗酒、肥胖、吸烟、精神紧张等。县医院要采取各种方式开展健康教育工作，让高血压患者认识到高血压的危害；防治高血压的益处；控制导致高血压的可变因素，积极配合治疗。

2. 健康生活方式的具体内容

（1）戒烟：吸烟可导致交感神经兴奋性增强，使血中儿茶酚胺水平升高。吸烟是心血管疾病的主要危险因素之一。县医院要建议并监督高血压患者戒烟，必要时可到戒烟门诊进行药物辅助戒烟治疗。

（2）限酒：饮酒量与人们的血压水平密切相关。不提倡高血压患者酗酒，并建议所有人群限酒，每日饮酒量，男性不超过25g，女性不超过15g。

（3）限盐：钠盐摄入可使血压显著升高，我国的高血压患者中以盐敏感性高血压者居多。WHO推荐钠盐摄入量低于5g/（人·日）。限盐对于高血压患者非常重要，仅单纯限盐就可使收缩压水平下降 8～10mmHg。县医院医生要加强对高血压患者饮食的宣传教育工作，指导患者科学合理的食盐方式和摄入量，如在烹饪近结束时定量放盐，减少味精、酱油等含钠盐的调味品的使用，少食或不食含钠盐量高的加工食品（咸菜、火腿等）；可应用醋做菜品的调味剂；增加蔬菜、水果的摄入等。

（4）减重：超重和肥胖是导致高血压的重要原因之一，腹型肥胖还可增加高血压、心血管疾病和代谢性疾病的风险。研究表明，每减重 10kg，可使收缩压下降 9mmHg。县医院要指导高血压患者科学减重，一般以每周减重 0.5～1.0kg 为宜，控制饮食结合合理运动的减重方式能取得较好的效果。严重超重者可推荐到减肥专科进行药物或手术治疗。

（5）体育运动：规律、适当的体育运动可以降低血压、改善糖代谢、增加心脏和血管的储备功能。对于一般性高血压患者，建议每次 30～45min 的有氧运动，每周坚持 3 次以上为宜。运动方式以慢跑、快走、游泳、骑车、健美操、跳舞等，可以结合适当的抗阻运动，如深蹲起、哑铃提踵等。

（6）减轻心理压力：长期、过度的心理反应，尤其是负性心理反应会显著增加心血管疾病风险。长期心理压力可致交感神经兴奋性增加，在年轻高血压患者中最多见，此类患者以舒张压升高为特征。县医院医生要多与此类患者交流，辅以心理疏导，对于严重者建议到专科门诊就诊。

（三）合理应用降压药物是核心

目前 WHO／ISH 推荐利尿剂、β受体阻滞剂、钙拮抗剂、血管紧张素转换酶抑制剂（ACEI）、血管紧张素Ⅱ受体阻滞剂（ARB）和α受体阻滞剂等六大类抗高血压药物供临床选用。这些药物对一般高血压患者都有较好的降压效果，其中前五类药物均可在初始治疗时单独选用。α受体阻滞剂不能作为一线药物，但在某些特殊情况可以应用。常用降压药物见表 11-8。

表 11-8　口服降压药物的剂量及用法

口服降压药物	每天剂量（mg）	分服次数
利尿药		
噻嗪利尿剂		
氢氯噻嗪	6.25～25	1
吲哒帕胺	0.625～2.5	1
吲哒帕胺缓释片	1.5	1
袢利尿药		

续表

口服降压药物	每天剂量（mg）	分服次数
呋噻米	20～80	1～2
保钾利尿药		
阿米洛利	5～10	1～2
氨苯蝶啶	25～100	1～2
醛固酮受体拮抗剂		
螺内酯	20～60	1～3
β受体阻滞剂		
美托洛尔	50～100	2
琥珀酸美托洛尔缓释片	47.5-95	1
阿替洛尔	12.5～50	1～2
比索洛尔	2.5～10	1
普萘洛尔	20～90	2～3
α-β受体阻滞剂		
拉贝洛尔	200～600	2～3
卡维地洛	12.5～50	2
阿罗洛尔	10～20	1～2
血管紧张素转换酶抑制剂		
卡托普利	25～100	2～3
依那普利	5～40	2
贝那普利	5～40	1～2
雷米普利	1.25～20	1
福辛普利	10～40	1
培哚普利	4～8	1
咪哒普利	2.5～10	1
血管紧张素Ⅱ受体拮抗剂		
氯沙坦	25～100	1
缬沙坦	80～160	1
厄贝沙坦	150～300	1

续表

口服降压药物	每天剂量（mg）	分服次数
坎地沙坦	4～32	1
替米沙坦	20～80	1
奥美沙坦	20～40	1
钙拮抗剂		
二氢吡啶类		
氨氯地平	2.5～10	1
左旋氨氯地平	1.25～5	1
非洛地平缓释片	2.5～20	1
尼卡地平	60～90	2
硝苯地平	10～30	3
硝苯地平缓释片	10～80	2
硝苯地平控释片	30～60	1
尼群地平	20～60	2～3
拉西地平	4～8	1
贝尼地平	4～8	1
乐卡地平	10～20	1
非二氢吡啶类		
维拉帕米	80～240	3
维拉帕米缓释片	120～240	1
地尔硫䓬	90～180	3
地尔硫䓬缓释片	90～180	1～2
α受体阻滞剂		
多沙唑嗪	1～16	1
哌唑嗪	1～10	2～3
特拉唑嗪	1～20	1～2
中枢作用药物		
甲基多巴	250～1000	2～3

注：以上药物剂量及次数仅供参考，实际使用时详见有关药品说明书。

1. 降压药物简介

（1）利尿剂：经过长期实践检验和临床试验证明，利尿剂是最有价值的抗高血压药物之一。利尿剂可分为三大类：袢利尿剂、噻嗪类利尿剂和保钾利尿剂。其中噻嗪类利尿剂主要作用机制为减少血容量和心排血量。用药初期，外周血管阻力增加，用药一段时间后，心排血量逐渐恢复，小动脉平滑肌松弛，外周阻力降低，降压效果得以保持。利尿剂主要适用于轻、中度高血压患者，尤其是盐敏感性高血压、老年收缩期高血压或并发心力衰竭者。利尿剂可以增强其他降压药物的降压效果，常用于联合用药。它的不良反应主要是低血钾，长期大剂量应用可影响糖代谢、脂代谢、尿酸代谢异常等。因此，患者应用利尿剂时要注意监测电解质、血糖、血脂和尿酸水平等。

（2）β受体阻滞剂：主要有选择性$β_1$、非选择性（$β_1$、$β_2$）和兼有α受体阻滞剂三类。它的降压机制为降低交感神经的活性和作用，抑制去甲肾上腺素释放，具体表现为：①降低心肌收缩力、减少心排量，非选择性β受体阻滞剂多伴有增加外周血管阻力的作用，但随着用药时间加长，外周血管阻力会降低。②阻断肾脏β受体，抑制肾素释放，增加肾脏供血，兼有α受体阻滞剂的β受体阻滞剂效果更好。③再建压力感受器。临床上主要用于轻、中度高血压患者，尤其适用于静息心率快的中青年患者或合并心绞痛者。它的不良反应主要有心动过缓、加重气道阻力、影响糖代谢等。需要引起县医院医生重视的是，对于有呼吸道阻塞性疾病和周围血管疾病的患者及高度房室传导阻滞或显著窦性心动过缓者，应避免使用β受体阻滞剂。

（3）钙拮抗剂：降压机制主要是通过阻止钙内流，降低血管的收缩阻力。除降压作用外，钙拮抗剂还具有保护缺血心肌、逆转心室肥厚、保护血管内皮功能、抗动脉粥样硬化的作用。二氢吡啶类钙拮抗剂没有绝对禁忌证，它的降压作用较强，对糖代谢没有不良影响，临床上最常使用。钙拮抗剂适用于大多数类型的高血压患者，尤其是老年高血压、单纯收缩期高血压、合并稳定型心绞痛、冠状动脉或周围血管动脉粥样硬化的高血压病患者。它的不良反应主要有头痛、面红、心率增快、踝部水肿、牙龈增生等。对伴有心力衰竭或心动过速者要谨慎选择使用二氢吡啶类钙拮抗剂。对不稳定型心绞痛者不宜使用短效钙拮抗剂如硝苯地平等。

（4）血管紧张素转换酶抑制剂（ACEI）：ACEI能安全、有效地降低血压。它的降压作用主要是通过抑制循环和组织的血管紧张素转换酶活性，减少血管紧张素Ⅱ的生成，同时抑制缓激肽酶活性使缓激肽降解减少。除此之外，ACEI还可以改善心肌细胞重塑、改善胰岛素抵抗和减少尿蛋白作用。临床上，ACEI适用于各级高血压患者，尤其对高血压合并慢性心力衰竭、心肌梗死后、心功能不全、糖尿病和非糖尿病性肾病、代谢综合征、蛋白尿/微量白蛋白尿患者。不良反应为干咳，偶见血管神经性水肿。对双侧肾动脉狭窄、妊娠、高钾血症者禁用。对于轻度肾功能不全者应在密切监测下应用。

(5) 血管紧张素Ⅱ受体阻滞剂（ARB）：ARB有许多与ACEI相同的特点。它的主要作用机制是选择性作用于AT_1受体亚型，从而抑制血管紧张素Ⅱ，主要表现为：收缩血管平滑肌；快加压反应；慢加压反应；渴感；释放血管加压素；分泌醛固酮；释放肾上腺儿茶酚胺；增强去甲肾上腺能神经传递；增加交感神经的张力；肾功能改变；细胞肥大和增生等。其适应证和禁忌证与ACEI相同。较ACEI的优点是没有咳嗽的不良反应。

(6) α受体阻滞剂：降压机制主要是通过抑制神经-肌肉接头突触$α_1$受体介导的缩血管作用。α受体阻滞剂可改善脂代谢，对糖代谢无不良影响。它适用于伴血脂异常、糖代谢异常等高血压患者。不良反应主要是直立性低血压。

2. 降压药物应遵循的原则

(1) 小剂量：初始治疗时通常采用小而有效的治疗剂量，随着病情的变化，逐渐增加剂量。

(2) 优选长效制剂：尽可能使用每日1次给药、持续24h有降压作用的长效药物，以利于有效控制夜间及清晨高血压，从而有效预防心血管疾病的发生，增加患者治疗的依从性。如在条件所限只能使用中、短效制剂的情况下，则需每日给药2～3次，以达到平稳控制血压的目的。

(3) 联合用药：通过不同作用机制的降压药物联合应用来增加降压效果，适用于2级或以上高血压患者、降压幅度>20/10mmHg以上者和低剂量单药治疗效果不满意患者。对于伴有多种心血管疾病危险因素、靶器官损害或心血管疾病的高危人群联合用药能保护靶器官。联合用药还能减少或相互抵消不同药物间的不良反应。

(4) 个体化用药：根据患者年龄、血压水平和特点、危险因素、靶器官损害情况、合并心血管疾病情况、药物耐受性、长期承受能力等因素，选择适合患者个体的降压药物。

3. 降压药物的规律

降压药物种类繁多，县医院要针对每一位高血压患者合理选用适合个体的降压药物。这就要求临床医生不仅要熟悉各种降压药物的特点，还要掌握降压药物的使用规律。

（1）降压药物降压效果的规律

1）降压药物的降压幅度与治疗前患者的血压水平密切相关：治疗前患者血压水平越高，药物的降压幅度越大，患者服用后降压效果越好。如果血压不高或者血压稍高的心血管疾病，如冠心病、心绞痛、脑卒中或肾功能不全的高血压患者在服用治疗心血管疾病的药物，如β受体阻滞剂、血管紧张素转化酶抑制剂（ACEI）或血管紧张素Ⅱ受体阻滞剂（ARB）或钙拮抗剂（CCB）时，不用担心血压降得过低。

2）降压药物的降压值和降压幅度大致相同：目前，常用的各类降压药物能使收缩压下降 10～20mmHg，舒张压下降 5～10mmHg。对于 2 级或 3 级的高血压患者，选择两种或两种以上降压药物进行联合治疗才能使血压控制在目标水平，如果血压很高的患者只使用一种药物降压治疗的话，降压预期目标没有达到，心血管疾病的风险仍然较大。

3）不同种类降压药物联合应用能使降压效果加倍：对一个血压很高的高血压患者应选择使用两种或两种以上的降压药物。两种不同药物联合使用，协同降压，能起到（1+1）≥2 的效果，而且还可以使部分不良反应相互抵消。

4）同一种降压药物剂量翻倍，降压幅度增加有限：单纯增加同一种降压药物的剂量，降压效果仅增加降压幅度的 20%，而且容易产生不良反应。

（2）决定降压药物对心脑肾保护的剂量：一般而言，同一药物大剂量比小剂量对心脑肾保护作用更好。小剂量的两种或两种以上降压药物的联合使用比单纯一种大剂量药物能对靶器官起到更好的保护作用。高血压患者是否有靶器官损害决定了降压药物的剂量和种类。小剂量能起到降压的作用，大剂量能更好地保护心、脑、肾。来县医院就诊的高血压患者大多属于重症复杂并发心血管疾病者，因此可对其使用相对大剂量的降压药物并考虑联合用药。

（四）心血管疾病危险因素综合控制

治疗高血压时，要对所有其他的可逆性心血管疾病危险因素（如吸烟、血脂异常、肥胖等）进行干预，并对靶器官损害和合并各种心血管疾病进行干预。

1. 调脂治疗

高血压伴有血脂异常会显著增加心血管疾病危险。对高血压合并血脂异常的患者，采取积极降压治疗的同时要开展适度的调脂治疗。2013 年 ACC/AHA 颁布的降胆固醇治疗指南删除了胆固醇治疗目标值的内容，增加了根据患者心血管危险水平，使用不同剂量与强度的他汀类药物进行治疗的建议。临床上明确的治疗目标值，有助于临床医生根据患者基线胆固醇水平选择合适的药物种类与剂量。

《2014年中国胆固醇教育计划血脂异常防治专家建议》指出,根据有无危险因素与动脉粥样硬化性心血管疾病(ASCVD,包括冠心病、缺血性脑卒中以及外周动脉疾病),对血脂异常患者进行分层。无ASCVD的心血管低危、中危、高危患者,我国指南推荐低密度脂蛋白胆固醇(LDL-C)目标值为<4.1mmol/L,3.4 mmol/L,2.6 mmol/L。若LDL-C≥4.9 mmol/L,且无其他危险因素时,建议LDL-C降低≥50%作为其目标值。急性冠脉综合征或ASCVD合并糖尿病的患者视为极高危人群,LDL-C控制值要<1.8mmol/L。

2. 血糖的控制

高血压伴糖尿病患者发生心血管疾病的危险更高。理想血糖控制的目标为空腹血糖≤6.1mmol/L,糖化血红蛋白(HbA1c)≤6.5%。对于老年人,尤其是病程长、并发症多、自我管理能力差的糖尿病患者,血压不易过于严格,只要空腹血糖≤7.0mmol/L,HbA1c≤7.0mmol/L,餐后2h血糖≤10mmol/L。

3. 高同型半胱氨酸血症

高同型半胱氨酸血症会增高动脉粥样硬化、冠心病、脑卒中的发生风险。可以采取补充叶酸的方式来降低血同型半胱氨酸,从而达到降低脑卒中的风险。

4. 阿司匹林的应用

阿司匹林为环氧化酶抑制剂,小剂量就能有效抑制血小板聚集,减少微栓子的形成。长期以来,阿司匹林作为最普遍使用的心血管疾病的一级、二级预防药物。2010年《中国心血管疾病预防指南》中明确指出,血压控制在150/90mmHg以下的高血压患者,同时合并下列情况之一者可应用阿司匹林75~100mg/d进行一级预防:年龄>50岁、合并靶器官损害、糖尿病。在心血管疾病二级预防中,阿司匹林更是被推荐使用。使用过程中,为避免不良反应发生,肠溶剂型需空腹服用,这有利于药物在肠内吸收,提高生物利用度。非肠溶剂型须饭后服用,可降低不良反应、提高耐受性。

5. 生活方式干预

控制饮食中的胆固醇摄入,增加体力活动,维持理想体质,控制其他危险因素(吸烟等)。

(五)心脑肾保护是目的

1. 从高血压患者中发现早期心血管疾病

早期心血管疾病是针对高血压合并多种心血管疾病危险因素和(或)靶器官

损害而达不到临床各种心血管疾病诊断标准的高风险心血管疾患者群提出的概念。它提出的意义在于提高人们正确的健康意识和预防观念。对于具有多种危因素的高血压患者,在既没有典型的心血管疾病临床表现,又没有找到客观心血管疾病证据时,称之为"早期心血管疾病"阶段。县医院要重视处于此阶段的患者,及早采取积极的干预措施。

2. 发现无症状或症状不典型的心脏病患者

当心血管疾病发作时,稳定的血压会出现不稳定的情况,这是由于心血管疾病发作时,血管活性物质活性改变,从而导致血压产生波动。部分患者可无心脏病症状或症状不典型,而仅以血压升高为突出表现。此时县医院医生要仔细辨别,以免延误病情。

3. 心血管疾病发作时及时的现场处理

当心血管疾病发作时,县医院医生要及时发现并进行现场抢救,争分夺秒,以保证患者的生命安全,减少靶器官的损害。

4. 高血压的药物治疗要注意心血管疾病的保护

降压药物除降压作用外,还具有心血管疾病保护作用,它能降低心脑肾等靶器官损害,减少心血管疾病不良事件的发生。故在心脏病缓解期,同样需要降压药物治疗,以改善心血管疾病的长期预后。

(余振球　任春琦)

第十二章　顽固性高血压与波动异常高血压

血压波动大和难以控制经常给患者带来很大的危害甚至威胁患者的生命，所以是患者及其家属关心和着急的问题，同时也是各级医生工作中的难点，更是县医院高血压诊疗工作中要重点处理的问题。高血压是心血管疾病发生的危险因素，又是心血管疾病发作的诱因，还是心血管疾病发作后的表现形式。掌握血压难以控制或波动大的变化规律，就能及时发现和评价心血管疾病发作的问题，当然，患者就能得到及时的处理。

一、顽固性高血压

本规范将顽固性高血压定义为：在改善生活方式的基础上，应用了包括利尿剂在内的 3 种或以上降压药物，且药物配伍合理，常规剂量和药效发挥后血压仍未控制到 140/90mmHg 以下。特别需要强调的是：农村、基层人员一般很难做到健康的生活方式；很难接受与配合规范的诊治，符合上述标准的患者很少，因此，县医院只能把顽固性高血压作为一种诊断思路。

（一）流行病学资料

由于定义和诊断标准不同，且筛查、诊断流程相对复杂，所以目前顽固性高血压流行病学资料相对缺乏。2008 年美国心脏协会（AHA）关于顽固性高血压诊断、评估和治疗的科学声明中指出：顽固性高血压的患病率在普通门诊中约为 5%。而次年该协会指出顽固性高血压患者占高血压患者的 20%～30%。我国部分三甲医院的高血压科顽固性高血压在高血压人群的构成率是 25%～30%。

（二）发生原因、机制与判断

1. 伴随因素未清除

影响血压的一些因素未清除会严重影响降压效果，导致顽固性高血压，这是县医院就诊高血压患者最常见的原因。

（1）不健康生活方式：如长期焦虑或紧张状态、睡眠不足、吸烟、过量饮酒等都可能造成血压难以控制。

（2）肥胖：肥胖者常有胰岛素抵抗，胰岛素可诱导血管平滑肌细胞增殖和胶原合成增加，导致平滑肌肥厚，增加外周阻力，使血压难以控制。有调查研究表明肥胖患者往往药物降压治疗效果不佳。

（3）容量负荷过重：使回心血量增加、心排出量增加，各组织器官血液灌注增加，由于自身调节全身小动脉收缩，总的外周血管阻力增加，从而使血压上升。容量负荷还可导致血管壁增厚、血管阻力及对升压物质的敏感性增加，导致顽固性高血压。

2. 继发性高血压

继发性高血压约占顽固性高血压的30%，其原发疾病很多，许多症状不典型，极易漏诊。常见病因有肾实质疾病、肾动脉狭窄、原发性醛固酮增多症及阻塞性睡眠呼吸暂停等。不常见的病因包括嗜铬细胞瘤、库欣综合征、甲状旁腺功能亢进、主动脉缩窄及颅内肿瘤。

3. 假性顽固性高血压

诊断顽固性高血压前必须先排除假性顽固性高血压，造成假性顽固性高血压有以下几种常见原因。

（1）测量不准：不规范的血压测量可造成假性血压升高，如血压计袖带大小不合适、放气速度过快、测量前未让患者静坐，其中袖带过小是最常见原因。一些表现为顽固性高血压的老年患者可能由于其严重的动脉粥样硬化和钙化导致血压测量不准。

（2）白大衣高血压：指由于环境、心理因素的影响，患者诊室血压升高，而自测血压和24h动态血压正常。

4. 肾脏损害和肾血管病变

原发性高血压患者如果长期没有治疗或血压根本没得到控制，会导致肾脏实质或肾血管损害，直接导致排钠排水减少致血容量增加。另外，肾脏损害和肾血管病变也会激活肾素-血管紧张素-醛固酮系统，致外周阻力增加、血容量增加、交感神经兴奋，血压难以控制。

5. 不规范治疗

依从性差和药物治疗方案不合理都属于不规范治疗的范畴。

（1）依从性差：一些患者因耐受性不好、药物不良反应、经济问题、药物之间相互作用、治疗方案太复杂等原因未能按医嘱服药，这也是顽固性高血压最常见的原因之一。

（2）药物治疗方案不佳：调查显示因药物使用不合理，包括药物联合应用不合理、药物剂量不够或疗程不足等也是顽固性高血压的原因之一。如联合用药中未使用利尿剂、短效降压药引起血压波动、同种药物联合应用导致不良反应加大等。

6. 其他药物作用

同时服用其他药物而干扰降压药物的疗效是造成顽固性高血压的潜在原因。如非甾类抗炎药（NSAIDs）可引起水钠潴留，增强升压激素的缩血管效应，并能影响降压药物的治疗效果；拟交感神经药有血管收缩作用；甘草可通过抑制可的松的代谢，增强对盐皮质激素受体的刺激作用而升高血压；促红细胞生成素直接作用于血管，升高外周血管阻力。糖皮质激素可致水钠潴留而引起血压升高。另外对血压有影响的药物还有口服避孕药、兴奋剂、环孢素、三环类抗抑郁药等。

7. 遗传因素

许多顽固性高血压患者有家族史，这可能与遗传有关，但是到目前为止这方面的研究未能取得明显突破。尽管基因诊疗技术在基层医疗机构无法开展，且对县医院就诊的顽固性高血压的诊疗意义有限，但对于有明显家系现象的高血压人群，县医院医生仍需有识别能力，并能及时转诊至上级医院或医学科研机构。

（三）处理

为方便县医院医生理解和开展诊疗工作，可以将顽固性高血压最常见的原因归纳为：单纯顽固性高血压、白大衣高血压、有明确原因（包括继发性高血压和肾损害高血压）的顽固性高血压三大类。这三大类各占顽固性高血压1/3，诊断与处理流程详见图12-1。

1. 针对病因治疗

（1）大力开展健康教育：提高患者对高血压及心血管疾病危害性的认识，积极配合治疗。

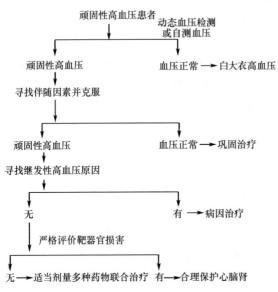

图 12-1 顽固性高血压诊断与处理流程

（2）调整生活方式：有高盐饮食、肥胖、长期焦虑或紧张状态、睡眠不足、缺乏运动、吸烟、过量饮酒等伴随因素时，血压往往难以有效控制，需实行严格的治疗性生活方式改变。治疗性生活方式改变包括终止高血压膳食疗法（DASH）、减重、限钠、限酒、增加运动等。DASH 是美国提出的一种防治高血压膳食模式，主要内容为增加蔬菜、水果和低脂奶类，还包括全谷类、禽、鱼、坚果类的摄入，减少脂肪、甜食的摄入。

（3）排除白大衣高血压等假性高血压：使用正确的血压检测方法可排除部分假性高血压。其步骤包括：检测前必须在座椅上（有靠背）休息 5min 以上，使用尺寸合适的带气囊袖带（至少 80%臂围）；在测量过程中手臂应有支撑且与心脏平齐；至少测量 2 次（应间隔至少 1min）取平均值。在随访过程中还应注意观察立位和卧位血压以排除有无治疗引起的直立性低血压。24h 动态血压检测有助于排除白大衣高血压。

（4）继发性高血压排查与诊治：要求顽固性高血压患者一律完善继发性高血压的排查，县医院由于医疗条件限制，内科医生主要承担告知患者诊疗方向、帮助患者完成全套筛查的任务。在明确继发疾病与高血压的关系后，条件允许者可转诊至相关医疗单位行药物保守治疗、介入治疗、外科手术治疗和其他针对病因的特异性治疗措施。

（5）药物治疗方案是否合理：顽固性高血压患者联合多种降压药的剂量如未达到足量，或疗程不足，不能轻易认为无效，有些顽固性高血压患者仅需要改善联合用药，增加药物剂量后就可使血压达标。同时应对顽固性高血压患者坚持个体化用药和优化治疗的原则。

2. 顽固性高血压患者用药特殊性

（1）药物治疗原则：顽固性高血压应给予多药联合治疗方案。顽固性高血压至少需 3 种或以上降压药物联合应用，应根据患者血压水平及是否合并有靶器官损害和其他相关疾病，选择不同作用机制的降压药物并合理组合，才能更好地治疗顽固性高血压。联合应用降压药物的原则为：①尽可能使用最低有效剂量。②联用药物中选用能增大降压效应的药物，如 3 种或 3 种以上合用时噻嗪类利尿剂不可或缺。③选用能相互减少不良反应的降压药联合。④选择能够联合起协同作用的降压药。联合用药首先要考虑药物的作用机制、不良反应、患者血压情况及其他伴随疾病。现在，市场上也有些固定配方的复方制剂，服用方便，有利于提高患者依从性。

（2）联合降压药物选择：最近研究结果表明，使用多种降压药治疗血压仍未控制的患者加用醛固酮拮抗剂，降压效果可得到明显改善。中枢降压药降压作用较好，不良反应较大，目前缺乏联合治疗的资料，但在常规联合降压效果不佳的情况下，如果患者能耐受，少量使用可起到很好的降压效果。强血管扩张剂如肼屈嗪或米诺地尔降压效果很强，但不良反应也很大，可引起心率增快和水钠潴留，如需使用，应与β受体阻滞剂和利尿剂合用。合并其他疾病时，联合应用药物应优化组合。冠心病或充血性心力衰竭患者应该使用β受体阻滞剂，但由于α、β受体阻滞剂联合使用具有双重阻断作用，因此对于这类患者可能降压效果更好。合并肾脏疾病或糖尿病时，ACEI 和 ARB 类的药物为首选，有严重肾功能不全（透析患者中可使用）、双肾动脉狭窄、高钾、妊娠等禁忌证除外。

（3）用药方法：最近一项对顽固性高血压动态血压监测研究建议，为使 24h 平均血压控制正常，尤其是降低夜间血压和舒张压，应至少有 1 种降压药在睡觉前服用。目前研究表明夜间血压比日间血压更能预测心血管疾病风险。建议顽固性高血压患者使用非利尿剂降压药，最好每天使用 2 次，可使血压更好地控制，但使用时必须关注患者的依从性。

二、波动异常的高血压

血压变异（blood pressure variability，BPV）是血压最基本的生理特征之一，反映一定时间内血压波动的规律和程度，是机体通过神经体液调节综合平衡适应机体内外环境的血压变化的结果。大量的研究结果表明：血压波动异常（即 BPV 过大或过小）独立于血压水平与靶器官损害密切相关，BPV 是心血管危险事件的重要危险因素和强预测因子。正确认识血压的波动特征、机制和影响因素，准确掌握临床常见血压异常波动类型，积极控制血压水平的同时对血压波动加以调控，对于进一步加强高血压的治疗效果和降低靶器官损害，特别是对预测和预防心血管事件的发生具有重要意义。

(一) 衡量 BPV 的方式

目前主要根据频域法及时域法来分类，频域法反映血压变异的速度，时域法反映血压变异的大小。由于频域法需指尖有创测量且价格昂贵，因此限制了其临床推广使用。按照时域指标可将 BPV 分为短时变异和长时变异。其中，短时变异主要包括数秒钟内的变异（心动周期间变异）、数分钟内的变异（同次随诊内的 BPV）和数小时内的变异（24h 内的昼夜 BPV）；长时 BPV 主要包括数日内的 BPV（家庭自测 BPV）、数周内的 BPV（随诊间 BPV）、数月内的 BPV（季节变异）以及数年内的 BPV。此外根据原因可以将 BPV 分为生理性 BPV、病理性 BPV 以及由药物所致的 BPV。目前临床上使用较多的是按时间分类，这有利于对波动大的高血压患者进行危险分层和疗效评估。

1. 24h 动态血压监测（ambulatory blood pressure monitoring，ABPM）

通常采用时间段内的数个血压读数的标准差（standard deviation，SD）、加权标准差（weight standard deviation，WSD）、变异系数（coefficient of variation，CV）以及独立于均值的变异（variation independent of mean，VIM）等来表示，BPV 还有一些辅助指标，如多次血压读数的最高值（max）、最低值（min）和两个相邻血压读数绝对差的平均值（ASV）。另外，还有一些衍生的指标：平均实际变异（average real variability，ARV）、收缩压变异性标准差与舒张压变异性标准差之比（BPVR）、血压负荷（24h 动态血压监测内超过一定水平的血压次数占所有监测次数的百分比）、24h 收缩压指数（systolic blood pressure index，24h-SBPI）、标准差评分（standard deviation score，SDS）等。

2. 诊室偶测血压（CBPM）

CBPM 主要用于发现同次就诊期间数分钟间血压变异，可作为诊断清晨高血压、直立性低血压、白大衣高血压等的重要测量方法，从而发现这些常见特殊类型高血压引起的血压波动。诊室血压波动大者可进一步完善动态血压，不能或不便进行动态血压检测时，可通过多次测量来判断血压波动情况。

3. 家庭自测血压（HBPM）

HBPM 是本规范推荐的血压自我管理的重要方式，是了解患者平常状态的血压水平，评估数天、数周、数月、数年长时血压变异的首选方法。HBPM 不仅能提供诊室外平均血压信息，还可能为临床医生诊断血压波动情况和评估药物疗效提供重要依据。

(二) 血压波动大的危害与临床常见类型

1. 危害

越来越多的临床研究发现：血压波动大与靶器官损害密切相关，且独立于血压水平，同时血压波动大还是心血管事件的危险因素和强预测因子。Sharma等人研究血压变异性与左室心肌肥厚相关性时，选取排除了继发性高血压青少年为研究对象，在严格校正其他影响因素的前提下，回归分析发现夜间血压波动大（校正回归系数β =0.23，P<0.05）和白昼血压波动大（校正回归系数β =0.37，P<0.05）都与左心室肥厚显著相关。也有研究发现原发性高血压患者血压波动大，能独立于血压水平导致早期肾功能损伤。另外 Alperovitch 等对 6056 例老年人平均 8 年的随访中，471 例发展为痴呆，追究其原因发现痴呆的发生与血压波动大显著相关，血压变异系数每增加 1 个标准差，痴呆发生风险就增加 10%，但未发现痴呆的发生与血压水平存在相关性。Blacher 等通过大型临床调研发现血压变异性是心血管事件发生的危险因素。研究采用 logistic 多元回归分析 2157 例有心血管意外史的高血压患者的随访资料，发现血压变异性（OR=1.23，95%CI 1.04~1.46，P=0.016）同抽烟史（OR=1.92，95%CI 1.29~2.87，P=0.001）和糖尿病史一并是心血管事件发生的三大显著危险因素（OR=1.92，95%CI 1.29~2.87，P=0.039）。国内外很多类似研究越来越明显地揭示：血压波动大对心脑肾等靶器官的损害不小于高血压水平，控制血压波动已成为高血压治疗不可忽视的问题。

2. 临床常见血压波动类型

(1) 血压晨峰：人体的血压在 24h 之内是不断变化的，存在昼夜节律性，通常具有夜间血压下降和清晨觉醒后血压升高的特点。生理情况下觉醒时的收缩压和舒张压通常会比睡眠时增加 10%~20%，这构成高血压昼夜节律的第一个高峰。但是大部分高血压患者清晨时段的血压上升幅度明显高于血压正常人。清晨醒后血压急剧上升的现象称为血压晨峰现象。血压晨峰目前仅能依靠 24h 动态血压监测来判断，影响其在临床的广泛应用，为此很多患者没能得到早期的诊断和治疗。其判定方法包括：睡-谷晨峰值=醒后 2h 内的 SBP 平均值-夜间睡眠时的最低平均 SBP（包括夜间最低值在内的 1h 平均值）；睡-醒晨峰值=醒后 2h 内 SBP 平均值-醒前 2h 内 SBP 平均值；清晨醒后单位时间内的血压上升速度；清晨平均血压等。

(2) 夜间 BPV 包括超杓型血压、非杓型血压及反杓型血压：一般按照夜间血压下降的比值或作为指标，生理的 BPV 是指夜间血压相比白昼血压下降 10%～20%；而超杓型血压是指夜间血压下降＞20%；而非杓型血压则是指夜间血压下降＜10%；而夜间血压比白昼血压升高则称为反杓型血压。本规范同意夜间血压的测量时间为 10pm～6am，白昼是 6am～10pm。

(3) 体位性血压波动大：临床认识较为广泛的是体位性低血压（postural hypotension，PH），又称直立性低血压（orthostatic hypotension，OH），即从卧位转为直立后 3min 内血压下降超过 20/10mmHg。OH 在老年高血压患者中常见，是公认的跌倒、晕厥及心血管事件的危险因素。林仲秋等在探究老年高血压患者直立性低血压与降压治疗关系研究中发现，老年人高血压患者直立性低血压的发生率高于血压正常者。直位性高血压（orthostatic hypertension，OHT）是从卧位转为直立位后血压升高，在临床中常常被忽视。OHT 多发于中老年高血压、糖尿病患者及部分血压正常的青年人群。少数严重的 OHT 可见于压力反射衰竭、直立性心动过速综合征（postural orthostatic tachycardia syndrome，POTS）、嗜铬细胞瘤等少见疾病。国内外研究较为接受的定义是直立位后收缩压升高≥20mmHg，不考虑舒张压的变化。临床中要注意 OHT 与普遍认识的高血压不同，这种体位性血压波动异常有两种背景，一种是坐位血压正常，从卧位转为站立位后短时间内血压升高，随后血压很快又恢复正常；另一种是高血压患者，坐位血压高于正常，站立位后血压与卧位血压比较短时间内进一步升高，随后虽有下降但仍一直处于高血压状态。无论哪种类型的体位性血压波动，波动过大都会给人带来靶器官的损伤，尤其是对老年高血压患者。

(4) 餐后血压波动大：研究发现进食后可出现血压升高或降低，血压波动的程度与餐后葡萄糖从肠道吸收的速度呈正相关。餐后血压下降严重且急剧者可伴有头晕、晕厥等低血压症状，甚至心血管事件、脑卒中死亡。目前国内外对于餐后低血压尚无统一的标准。较公认的餐后低血压诊断标准类似于直立性低血压，即餐后 2h 内血压较餐前下降＞20mmHg，并且餐前收缩压＞100mmHg，餐后＜90mmHg，或餐后出现血压下降并伴随头晕、晕厥等低血压症状也可疑似诊断餐后低血压。餐后低血压只发生于老年人，甚至健康老年人也可出现。老年人餐后低血压的患病率约为 25%，不同人种的餐后低血压患病率无明显差异，但这一比例可随着人群不同而产生巨大的波动，如养老院人群患病率为 33%，存在不明原因晕厥的老年人为 50%，住院老年人为 67%；而某些高危人群，如合并某些恶性疾病的老年患者的患病率甚至可达 72.8%。

3. BPV 的原因及影响因素

血压波动大的临床常见的原因见表 12-1，以便于县医院医生理解和对因处理。

表 12-1 血压波动大的原因及处理原则

原因	处理	理解
治疗不规范	提高患者依从性、规范用药方案，选用长效药物	最容易处理
老年退行性改变	选用保护心脑肾等靶器官损伤的降压药物	最多见
继发性高血压	排查继发疾病，明确疾病与血压关系，针对性治疗	最复杂
心血管疾病发作	早发现、早诊断、早治疗，专科就诊	最危险

（1）治疗不规范：治疗过程中药物依从性差、乱服药、不规律服药、服用短效药等不规范都可导致血压波动异常。大量药物与血压变异性相关性的研究证实：长效、缓释剂型比速效降压药物降压平稳，对 BPV 的影响较小。

（2）老年人退行性改变：自主神经功能及压力发射敏感性对血压的昼夜变化起重要调节作用。Castelpoggi 等的研究结果表明动脉硬化与内皮功能减退和压力反射敏感性降低有关，后者导致自主神经功能失调和非杓型血压。还有研究提示年龄及动脉硬化均通过降低压力反射敏感性而导致夜间非杓型血压的出现。

（3）继发性高血压：一些继发性高血压，如嗜铬细胞瘤、原发性醛固酮增多症、甲状腺功能异常、睡眠呼吸暂停综合征、肾动脉狭窄等典型症状就是血压波动大，具体诊疗可参阅本书相关章节。

（4）心血管疾病发作：研究发现许多疾病都可以增加 BPV，同时 BPV 也可能是疾病发作的危险因素和预测因子。如：高血压患者的 BPV 高于血压正常者，并且随着血压水平的升高 BPV 也增加。高血压合并有冠心病、脑血管疾病、肾脏疾病、大血管病变等疾病或有过心脑血管事件发作史，在疾病发作前、中、后都可以出现原本控制平稳的血压突然波动大。

（5）环境、季节变化：健康人群一般冬季的血压水平高于夏季，收缩压平均水平在冬季明显高于夏季，一年当中的最高血压出现在平均气温较低的冬季的概率较大，而最低血压一般出现在温度较高的夏季。长期生活在高纬度地区的未成年人比低纬度地区的未成年人平均血压低。另外，研究提示 BPV 也可能与城乡差异有关。

(6)生活方式不健康：行为因素包括体力活动（运动、洗澡、排尿、排便、食物消化等）和脑力活动（大声说话、快速发音、忧虑、快乐等情绪变化），它们同不健康生活方式（高盐、高脂、高糖饮食，抽烟，饮酒，习惯性饮用咖啡、茶等）一起影响着血压的波动。有研究表明抽烟者的24h BPV系数高于不抽烟者。体质指数与BPV有明显的相关性。而Rothwell教授的研究结果则表明，高龄、糖尿病、吸烟和已有血管疾病患者的BP变异性较大。

（三）处理

1. 加大血压监测力度

加大血压监测力度是早期发现和诊治血压波动异常的前提。对于有能力描述自身血压水平、甚至完成血压常规记录者，县医院可参考患者提供的家庭自测血压信息，并与诊室血压对比，必要时完善动态血压，以便排查白大衣高血压等血压波动情况；对于不能提供任何血压信息的患者，就诊时要多次测量血压，尽可能发现诊室血压波动，告知患者首次就诊后尽可能创造条件到乡镇、村卫生室监测血压或自备电子血压计家庭测量，所有血压值以记录方式下次携带就诊。

2. 健康的生活方式

县及县以下群众相对城市居民劳动强度大、时间长，体力消耗大，且相对文化程度偏低，健康饮食意识可能薄弱，应当反复告知患者低盐饮食、限烟控酒、控制体重、规律作息等健康生活方式的重要性，同时宣传日常生活中常见防控血压波动的生活习惯，如对于存在体位性血压波动者，告知减慢起卧动作；餐后血压波动大者，告知少量多餐；季节温差性血压波动大者，嘱其注意防暑御寒；总之健康宣教应当成为县医院高血压防控工作的重点。

3. 提高药物依从性

详细询问服药的种类、依从性、疗效和不良反应等治疗病史，再结合患者的年龄、受教育程度、高血压意识、家庭收入等方面综合分析患者依从性差的原因，进而制定出医疗费用合适、不良反应轻、用药次数少等有利于提高患者依从性的治疗方案；如对家庭经济困难者，用价格低廉的同种类药物替代价格相对昂贵的药物；对服用ACEI类不能耐受咳嗽或因咳嗽出现血压波动的患者，可调整为ARB类；对因服药种类多而出现漏服、少服的患者，可调整为复方制剂等。

4. 药物治疗

（1）优先使用长效、对血压波动影响小的降压药：荟萃分析发现钙拮抗剂及噻嗪类利尿药可以降低 BPV，而血管紧张素受体拮抗剂及 β 受体阻滞剂增加 BPV。钙拮抗剂降低 BPV 最明显，而 β 受体阻滞剂增加 BPV 最显著。

（2）联合用药：不同机制的降压药联合可以较少的药量达到更好的降压疗效，使降压效果更平稳。

（3）复合制剂的使用：复合制剂降压力度太大或太小时可考虑将制剂成分药物减量或加量。

（4）其他药物的使用：避开或减少影响降压疗效的药物，治疗心脑肾等靶器官损害或改善代谢综合征的药物都能一定程度上降低血压波动性。

5. 时间治疗学与个体化用药

不同个体有其独特的 BPV 模式和 BPV 曲线，县医院医生要能制定出个体化的降压治疗策略。临床上可通过调整服药时间和次数，或使用缓释剂或控释剂时血压浓度波动与血压波动情况尽可能一致。替米沙坦在临床中广泛证实为长效药，药效近乎覆盖 24h，尤其是对于有夜间血压波动的患者，可考虑下午单独服用或下午加用。长效钙拮抗剂对稳定血压，减少血压波动有较好作用，积极推荐使用。

6. 继发性高血压的治疗

多种继发性高血压具有血压波动大的特点，如嗜铬细胞瘤、原发性醛固酮增多症、甲状腺功能异常、睡眠呼吸暂停综合征、肾动脉狭窄等，不同病因其波动特点亦有差异，准确识别并针对性治疗是改善 BPV 的最佳途径，县医院遇到血压波动大的患者时要特别注意是否为继发性高血压，并能及时完善相关诊疗。

7. 控制心血管疾病发作

控制血压、减少心血管危险因素和诱因是控制心血管疾病发作的重要措施。

（1）控制血压：对于合并其他心血管疾病的患者，将血压控制在合适范围内，本身既可减少心血管疾病发作，又能降低血压波动。

（2）减少诱因：如避免环境嘈杂、减少情绪波动、保持大便通畅等。

（3）健康宣教：调整生活方式简单易行，却可能为改善血糖、血脂、同型半胱氨酸、尿酸等代谢因素创造好的条件。

（4）心理康复治疗：识别出高度紧张、甚至焦虑的患者，及时干预治疗是控制发病的重要方法。

（5）药物治疗：是最重要、最可靠的方式，如冠心病二级预防、糖尿病个体化治疗等针对性治疗和预防。

总之，准确掌握心血管疾病发作与血压波动的关系，及时合理的预防和治疗能大大减少血压异常波动的概率。

（范文斌　余振球）

第十三章 高血压急症及亚急症的处理

高血压急症指原发性或继发性高血压患者在某些诱因的作用下，血压突然明显升高（一般 BP＞180/120mmHg），同时伴有进行性心脑肾等重要靶器官功能不全的表现。高血压急症包括高血压脑病、颅内出血（颅内出血和蛛网膜下腔出血）、脑梗死、急性心力衰竭、肺水肿、急性冠脉综合征（不稳定型心绞痛、急性 ST 段抬高型心肌梗死、急性非 ST 段抬高型心肌梗死）、主动脉内膜血肿、子痫等。一部分高血压急症并不伴有特别高的血压值，如并发于妊娠期或某些急性肾小球肾炎的患者，如血压不及时控制在合理范围内会对脏器功能产生严重影响，甚至危及生命，处理过程中需要高度重视。并发急性肺水肿、主动脉内膜血肿、心肌梗死者，即使血压升高仅是中度升高而没有达到 BP＞180/120mmHg 的水平，也应视为高血压急症。

高血压亚急症是指血压明显升高但不伴有明显的靶器官损害。患者可以有血压明显升高造成的症状，如头痛、胸闷、鼻出血和烦躁不安等。

当前我国高血压的总患病率为 28.9%，高血压治疗率和控制率分别为 35.3%和 13.4%，农村的高血压患病率（30.8%）高于城镇（26.9%）。因此村、乡镇、县三级医疗机构的医生必须掌握高血压危象的诊断及处理，减少因高血压而导致的致残、致死率。对于高血压急症或亚急症的救治强调快速评估、早期诊断、迅速平稳降压及保护靶器官，在整个诊治流程中，尽量减少时间的浪费，防止病情的进一步加重。其处理分为院前急救、院内抢救及恢复期管理三个阶段。

一、院前急救

绝大多数的高血压急症与亚急症发生在院外，村卫生室和乡镇卫生院承担着发现患者和现场急救的任务。县医院在院前急救方面则担负着三项任务：①指导村、乡镇两级医疗机构的急救处理。②接受由村、乡镇两级医疗机构转送的患者。③参与部分院前急救工作。建立村卫生室、乡镇卫生院和县医院三级医疗机构在抢救高血压急症及亚急症患者中的流程，对于保证患者生命安全及减少靶器官损伤极为重要。

（一）村卫生室

村卫生室是最基层的医疗机构，在日常应做好健康教育和高血压相关知识的普及，要监测并及时发现高血压急症及亚急症患者，对可疑对象应在初步评估患者血压程度及既往病史后，根据患者病情立即采取急救措施，如立即给予含服降压药物（卡托普利 6.25～12.5mg），服药后应严密观察患者血压变化并与上级医疗机构（乡镇卫生院或县医院）取得联系，报告患者病情，接受上级医疗机构的指导，若患者病情允许，应尽快转运至上级医疗机构。

（二）乡镇卫生院

乡镇卫生院在接收到由村卫生室转诊或自行来诊的高血压急症及亚急症患者后，应做好与村卫生室医生或患者家属的交接，立即收集患者病史、症状、体征及治疗经过，对患者进行评估，根据患者病情立即给予处理。

对于血压得到控制、病情相对平稳或本院有能力处置的患者可留院观察。若患者血压难以控制或伴有心脑肾急性损害的患者应立即向县医院报告，在县医院医生的指导下进行下一步的治疗或转运至县医院。若患者血压得到控制但有继发性高血压线索，则也应转运至县医院。

（三）县医院

在收到患者求救信息或下级医疗机构（村卫生室、乡镇卫生院）的救助信息后，应询问患者基本情况、病史、症状、血压、用药情况等，初步判断患者病情。综合分析以上信息指导患者与家属进行自救或下级医疗机构进行治疗，并嘱患者或下级医疗机构在服药后继续监测血压，并记录用药后 5min、15min、30min、60min 血压值，可随时报告。

若条件许可应立即备齐抢救用品及车辆，快速赶到患者所在地。如果患者尚未到院，应嘱患者至最近的医疗机构，并立即通知下级医疗机构做好救治及转运准备。急救车到达后应快速评估患者病情，如病情严重应就地抢救，并做好与患者及相关人员的解释工作。病情许可的前提下，在取得患者及相关人员的同意后，应安全快速转运患者回院。转运途中应严密观察患者症状及生命体征变化，根据病情给予相应的紧急处理。

根据患者病情，提前通知院内做好抢救及会诊准备。如途中病情恶化，应送至最近医疗机构；如评估后患者病情县医院无法处理，则应送至最近的上级医院。

二、院内抢救

县医院在日常应建立高血压急症及亚急症患者的绿色通道,制订抢救流程。在高血压急症及亚急症患者的院内抢救中应遵循四个原则:控制血压是根本;祛除诱因是关键;保护靶器官是目的;查明原因是方向。

(一)院内抢救的流程

1. 分诊

在患者到院后立即进入绿色通道,快速评估患者病情分诊至留观室、抢救室、监护室。在分诊时应注意确定患者是否需要监护治疗并不完全取决于血压升高的程度,更重要的是取决于对靶器官是否具有新的或进行性损害和急性心血管疾病的发生。

2. 病情评估

对分诊后的患者应进行病史的核实与补充,如既往是否诊断为高血压、既往血压控制情况、既往用药情况、本次发病有无诱因以及已明确的危险因素、并行疾病、靶器官损害等。

进行体格检查时,特别强调双侧瞳孔直径及对光反射、脑膜刺激征、肢体运动功能、生理反射与病理征、颈动脉及心肺腹听诊等。

实验室检查应进行血尿常规、血生化(肝功能、肾功能、血糖、血脂、心肌酶、电解质)、凝血功能等;十二导联心电图应作为常规检查项目,根据患者病情可选用头颅CT、头颅MRI、头颅MRA、胸部CT、心脏彩超、肾动脉彩超等检查。

评价靶器官受累情况,整个过程应快速进行,避免因此延缓开始治疗的时间。

3. 祛除诱因

在评估过程中如发现患者血压升高为某些诱因导致,则应积极祛除诱因。如患者因情绪波动引起血压升高,应使帮助患者情绪恢复平稳;发现患者曾服用某些可使血压升高的药物应立即停用。

4. 启动治疗

经快速评估的患者应立即开始治疗。高血压急症应选择静脉应用降压药物在 1h 内将血压控制在安全范围（表 13-1）；高血压亚急症患者可选择快速起效的口服降压药物，使血压在 24h 内控制在安全范围。在开始治疗前要明确用药的种类、用药途径、血压目标和降压速度。在选择药物时要考虑所选药物的药理学和药代动力学作用对心排血量、全身血管阻力、靶器官灌注等血流动力学的影响，预期降压的强度和速度以及可能发生的不良反应，在全面分析后选择合理的药物进行应用。在治疗过程中应持续监测血压、心率、血氧饱和度、尿量等指征，亦应在整个治疗过程中反复评估患者临床症状的缓解或加重情况，综合分析以上信息，随时调整降压治疗。在抢救中，还要根据患者的临床情况做其他相应处理，争取最大限度保护靶器官，并针对已经出现的靶器官损害进行治疗。

表 13-1 高血压急症静脉注射降压药

药名	剂量	起效时间（min）	持续时间	不良反应
硝普钠	0.25～10μg/（kg·min）	立即	1～2min	恶心、呕吐、肌颤、出汗
硝酸甘油	5～100μg/min	2～5	5～10min	头痛、呕吐
酚妥拉明	2.5μg～5mg 0.5～1mg/min	1～2	10～30min	心动过速、头痛、潮红
尼卡地平	0.25～10μg/（kg·min）	5～10	1～4h	心动过速、头痛、潮红
艾司洛尔	250～500 μg/kg 50～300 μg/（kg·min）	1～2	10～20min	低血压、恶心
乌拉地尔	10～50mg 6～24mg/h	5	2～8h	头晕、恶心、疲倦
地尔硫䓬	10mg 5～15 μg/（kg·min）	5	30min	低血压、心动过缓
二氮嗪	200～400mg/（kg·min） 累计不超过 600mg	1	1～2h	血糖过高，水钠潴留
拉贝洛尔	20～100mg 0.5～2.0mg/min 24h 不超过 300mg	5～10	3～6h	恶心、呕吐、头麻、支气管痉挛、传导阻滞、直立性低血压
依那普利拉	1.25～5mg 每 6h	15～30	6～12h	高肾素状态血压陡降、变异度较大
肼苯哒嗪	10～20mg 10～40mg	10～20 20～30	1～4h 4～6h	心动过速、潮红、头痛、呕吐、心绞痛加重
非诺多泮	0.03～1.6 μg/（kg·min）	<5	30min	心动过速、头痛、恶心、潮红

注：转载自《中国高血压防治指南 2010》。

5. 降压目标

一般情况下初始阶段（数分钟到 1h 内）血压控制的目标为平均动脉压的降低幅度为治疗前水平的 20%～30%。在随后的 2～6h 内将血压降至较安全的水平，一般为 160/100mmHg 左右。如果可以耐受这样的血压水平，临床情况稳定，在以后 24～48h 逐步降低血压达到正常水平。降压时需充分考虑到患者的年龄、病程、血压升高的程度、靶器官损害和合并的临床状况，因人而异的制订降压方案。如患者为急性冠脉综合征或以前没有高血压病史的高血压脑病（如急性肾小球肾炎、子痫所致等），初始血压水平可适当降低。若为主动脉内膜血肿，在患者可以耐受的情况下，降压的目标应低至收缩压 100～110mmHg，一般需要联合使用降压药，并要给予足量 β 受体阻滞剂。降压目标还要充分考虑到靶器官特殊治疗的要求，如溶栓治疗等。一旦达到初始靶目标血压，可以开始口服药物，静脉用药逐渐减量至停用。

6. 特殊取血标本

在高血压急症与亚急症的患者中有相当一部分为继发性高血压患者，特别是那些发病年龄早、靶器官损害重、既往经标准治疗血压控制仍不理想及在标准处理后血压下降不明显的患者，均应怀疑患者存在继发高血压的可能。在评价患者生命体征相对平稳时，对于那些初诊患者或本次就诊前未应用过利尿剂、β 受体阻滞剂、ACEI、ARB 的患者，应立即留取血标本后（主要为内分泌检查）再行给予药物干预。

（二）常见高血压急症及亚急症的处理

1. 高血压脑病

高血压脑病指血压骤然升高引起脑水肿和颅内压增高而产生脑功能急性或亚急性病变的临床综合征。

（1）诊断：常表现为脑水肿和颅内压升高的症状和体征，如头痛、呕吐、视神经盘水肿等，严重者可有精神恍惚、意识模糊、意识障碍等。通常舒张压＞120mmHg。眼底检查可见局限或弥漫性视网膜血管痉挛。头颅 CT 多数无特异性改变或可见脑沟变浅、脑实质密度减低等。

（2）处理：高血压脑病患者必须进入急诊抢救室或监护室救治。立即给予 20% 甘露醇、甘油果糖或呋塞米等脱水剂以减轻脑水肿。采取静脉微量泵泵入短效降压药物，小剂量起始，降压速度不可过快，血压下降过快可导致脑灌注不足造成脑损害，平稳、有效降压是处理原则。严密监测患者症状、血压等生命体征变化并调整降压速度，最初 1h 降压幅度不超过 25%。常用药物为乌拉地尔、尼卡地平、拉贝洛尔等。

2. 高血压合并急性脑卒中

（1）诊断：①一侧肢体（伴或不伴面部）无力或麻木。②一侧面部麻木或口角歪斜。③说话不清或理解语言困难。④双眼向一侧凝视。⑤一侧或双侧视力丧失或模糊。⑥眩晕伴呕吐。⑦既往少见的严重头痛、呕吐。⑧意识障碍或抽搐。查体可见病变肢体张力减低或增强、肌力下降、腱反射减弱、病理征（+）等。头颅 CT 可明确缺血性脑卒中或出血性脑卒中，缺血性脑卒中头颅 CT 在早期可无特异性改变或相应责任区低密度灶；出血性脑卒中头颅 CT 可见相应责任区高密度灶。

（2）缺血性脑卒中的处理：多数患者在脑卒中后 24h 内血压自发降低。病情稳定而无颅内高压或其他严重并发症患者，24h 后血压水平基本可反映其病情水平。目前关于脑卒中后早期是否应该立即降压、降压目标值、脑卒中后何时开始恢复原用降压药以及降压药物的选择等问题尚缺乏可靠研究证据。

2014 年《中国急性缺血性脑卒中诊治指南》中推荐：①准备溶栓者，应使收缩压＜180mmHg、舒张压＜100mmHg。②缺血性脑卒中后 24h 内血压升高的患者应谨慎处理。应先处理紧张焦虑、疼痛、恶心呕吐及颅内压增高等情况。血压持续升高，收缩压≥200mmHg 或舒张压≥110mmHg，或伴有严重心功能不全、主动脉内膜血肿、高血压脑病，可谨慎给予降压治疗，并严密观察血压变化，必要时可静脉使用短效药物（如拉贝洛尔、尼卡地平等），建议应用微量输液泵，避免血压降至过低。③脑卒中后若病情稳定，血压持续≥140/90mmHg，无禁忌证，可于起病数天后恢复使用发病前服用的降压药物或开始启动降压治疗。在具体的药物选择上，降压药物选择的一般原则也适用于脑卒中患者。急性脑卒中患者颅内压增加对患者不利，因此多数不适用硝酸酯类，但并存急性心肌梗死伴血压升高者可用硝酸酯类药物。收缩压＞240mmHg，需快速降压时，硝普钠是最好的选择。脑卒中急性期用 ACEI 联合溶栓应小心血管性水肿的发生。

（3）自发性脑出血的处理：2010 年《美国高血压学会（AHA）自发性脑出血指南》指出：①如收缩压＞200mmHg 或平均动脉压＞150mmHg，则考虑持续静脉给药以积极减低血压，每 5min 测 1 次血压。②如收缩压＞180mmHg 或平均动脉压＞130mmHg，并有疑似颅内压升高的证据，则考虑监测颅内压，采取间断/持续静脉给药以降压，保持大脑灌注压在 60～80mmHg。③如果收缩压＞180mmHg 或平均动脉压＞130mmHg，没有疑似颅内压升高的证据，则考虑间断/持续静脉给药以适度降低血压（如平均动脉压将至 110mmHg 或目标血压为 160/90mmHg），每隔 15min 对患者进行临床复查。④目前研究表明自发性脑出血患者收缩压 150～220mmHg 的在急性期将收缩压降至 140mmHg 是安全的。

3. 高血压合并急性左心衰/急性肺水肿

（1）诊断：常表现为劳力性气促、夜间阵发性呼吸困难、端坐呼吸、咳嗽、咯血及乏力，还可出现头晕、意识障碍等脑缺血征象。听诊心率增快、心尖部舒张期奔马律、收缩期杂音，两肺可闻及干、湿性啰音。心肌损伤标志物、BNP 可明显升高，心电图可有心率增快、ST 段及 T 波改变等，心脏超声可见左室射血分数减低等。

（2）处理：高血压合并急性左心衰或肺水肿患者 LVEF 通常为 45%～50%，左室舒张功能异常常见。因此洋地黄类药物不是主要的，除非合并快速心律失常。治疗原则为迅速有效降低左室前、后负荷，减少心肌缺血，消除肺水肿，保持足够的通气。

治疗步骤主要包括：①吸氧。②CPAP 或非侵入性通气/短期侵入性机械通气。③静脉应用抗高血压药物,不应使用β受体阻滞剂,可以单独或联合应用以下药物：袢利尿剂（静脉），特别是慢性心力衰竭伴明确液体负荷过重者；静脉应用硝酸甘油或硝普钠以减少前后负荷并增加冠脉血流；应用 CCB，因为这些患者通常有舒张功能不全伴后负荷增加。

4. 高血压合并急性冠脉综合征

急性冠脉综合征指冠心病中急性发病的类型，包括 ST 段抬高型心肌梗死、非 ST 段抬高型心肌梗死及不稳定型心绞痛。

（1）诊断：临床常见症状为胸骨后或心前区压榨性疼痛、不适、胸闷或心悸，有时向左臂内侧放射，患者常有濒死感，疼痛持续时间长且不因休息或含化硝酸甘油而缓解。少见症状有下颌疼痛、颈前紧缩或烧灼感、剑突下疼痛、腹痛及腰背痛。查体可见患者烦躁不安，痛苦面容，静卧不能，面色苍白、出汗，听诊心肺可正常或出现肺部啰音、心率增快、心率减慢、期前收缩、心脏瓣膜杂音等。床边十八导心电图可见相应导联 ST 段抬高或压低、T 波高耸或倒置、Q 波形成、心律失常等，床边心脏超声可见相应部位室壁运动异常、左室射血分数下降等，心肌损伤标志物、BNP 等可升高。

（2）处理：在 2015《AHA 心肺复苏及心血管急救指南更新》及 2015《ESC 非 ST 段抬高型急性冠脉综合征治疗指南》中均明确强调在急性冠脉综合征的急诊处理中早期识别，缩短再灌注时间，尽早开通罪犯血管，抢救并保护存活心肌的处理原则。因此对于急性 ST 段抬高型及非 ST 段抬高型心肌梗死患者一旦确诊，应尽快进行急诊 PCI 治疗。目前我国多数县医院缺乏急诊 PCI 中心，若本院无急诊 PCI 可能且不能在有效时间窗内转运至急诊 PCI 中心时，可行溶栓治疗及其他药物治疗。血压＞180/110mmHg 为溶栓禁忌，血压＞165/95mmHg 溶栓治疗颅内出血风险增加 2 倍，因此应积极控制血压，创造条件尽快溶栓。治疗原则主要为降低心肌耗氧和增加心脏供血。静脉滴注硝酸甘油可改善冠脉灌注和降低前负荷，可以较快降低血压，可合用β受体阻滞剂降低心率和血压，也可加用 ACE、ARB 或 CCB。

5. 高血压合并主动脉内膜剥离症

主动脉内膜剥离症在所有的高血压急症中是最紧急的临床情况，几小时内死亡率最高。对于急性心肌梗死患者，尤其是下壁心肌梗死患者，临床上存在非心肌梗死所能解释的表现时，如血管压迫症状，神经症状，疼痛持续剧烈，血压不低或非常规降压药物所能控制的顽固性高血压，心电图未见特异性动态改变等，需要仔细体检及进行相关检查，观察有无主动脉内膜剥离症可能。

（1）诊断

1）胸痛：典型胸痛为突发剧烈的向胸前及背部放射，随主动脉内膜剥离波及范围扩展而延至腹部、腰部、下肢及颈部。疼痛剧烈，呈刀割或撕裂样。因剧痛可呈休克外貌，焦虑、大汗、面色苍白、心率加速。少数起病缓慢者疼痛可以不明显。

2）高血压：患者血压多增高，如外膜破裂出血则血压降低。

3）心血管症状：主动脉瓣关闭不全；心力衰竭；脉搏改变，一侧脉搏减弱或消失；胸骨上窝可触到搏动性肿块；主动脉内膜剥离破裂入心包腔引起心脏压塞；主动脉内膜剥离破裂入胸膜腔引起胸腔积液。

4）压迫症状：主动脉内膜血肿压迫腹腔动脉、肠系膜动脉时可引起恶心、呕吐、腹胀、腹泻、黑便等症状；压迫颈交感神经节引起 Horner 综合征；压迫喉返神经致声嘶；压迫上腔静脉致上腔静脉综合征；累及肾动脉可有血尿、急性肾衰竭。

5）神经症状：主动脉内膜剥离延伸至主动脉分支颈动脉或肋间动脉，可造成脑或脊髓缺血，引起偏瘫、昏迷、神志模糊、截瘫、肢体麻木、反射异常、视力与大小便障碍。主动脉 MRI 可直接显示主动脉夹层的真假腔、内膜剥离的位置和剥离的内膜片或血栓；心脏超声可见主动脉根部扩大、内膜摆动征、真假双腔征；床边十八导心电图在病变累及冠状动脉时可见 ST 段及 T 波改变。

（2）处理：此类患者的治疗原则为降压，减小主动脉内压力变化和减慢心率，收缩压应迅速（几分钟内）控制在 100~120mmHg，心率控制在 50~70 次/分，防止夹层进展。主要治疗措施包括：①止痛。②降压与抑制心肌收缩力：首选β受体阻滞剂（如艾司洛尔、拉贝洛尔）联合硝普钠，一般不用 ACEI（避免干咳不良反应的影响）。③补充血容量：心脏压塞、胸腔或主动脉破裂者输血。④外科治疗：A 型夹层，患者生命体征平稳后应立即手术。B 型夹层，通常药物为一线治疗，但是当并发缺血并发症时应立即手术治疗。对于 B 型夹层，根据夹层累及范围等情况，可考虑带膜支架介入治疗。

主动脉内膜剥离症 De Bakey 分型：Ⅰ型为内膜破口位于升主动脉，扩展范围超越主动脉弓，直至腹主动脉，此型最为常见；Ⅱ型为内膜破口位于升主动脉，扩展范围局限于升主动脉或主动脉弓；Ⅲ型为内膜破口位于降主动脉峡部，扩展范围累及降主动脉和（或）腹主动脉。凡升主动脉受累者为 A 型（包括Ⅰ型和Ⅱ型），又称近端型；凡病变始于降主动脉者为 B 型（相当于Ⅲ型），又称远端型。

6. 恶性高血压

恶性高血压是高血压急症中最严重的一种类型，系因交感神经兴奋性增强，使全身小动脉强烈痉挛引起的血压急骤增高所致。

（1）诊断：常表现为突发头痛、头晕、视力障碍、心悸、气短等症状。舒张压常在 130mmHg 以上。眼底检查常可表现为视网膜渗出与出血，甚至视神经盘水肿。脑膜刺激征（-），腱反射正常，病理征（-）。尿常规可见血尿、蛋白尿，肾功能可见血肌酐、尿素氮升高。

（2）处理：恶性高血压常伴有不同程度的心、脑、肾功能不全。合并肾功能不全时，降压药的使用应从小剂量开始、逐渐加量，尽量选择经肝胆排泄或代谢的降压药。最好根据药物的半衰期和患者的肌酐清除率来决定用药剂量及方法。血压在 1h 内下降幅度不超过 25% 为宜。药物选择上首选有直接扩血管作用的药物如硝普钠、硝酸甘油等静脉应用，也可给予 ACEI 或 ARB：当肌酐<265μmol/L 时，应用 ACEI 是安全的，但应严密观察血钾及血肌酐的变化。在严格控制血压达标后选择 CCB 也具有肾脏保护作用，如贝尼地平可降低肾小球内压，也可选用利尿剂。而β受体阻滞剂因会降低肾血流量和肾小球滤过率应避免使用。

7. 嗜铬细胞瘤危象

嗜铬细胞瘤危象患者有两种情况，一种是未确诊的；另一种是已确诊但因各种原因未手术治疗的。这两种情况的患者在药物降压治疗上相同，但对于未确诊的患者除将血压控制在安全范围，还应尽快查清瘤体的位置、大小、功能等情况，尽快明确诊断，给予手术治疗；对于已确诊的，在血压控制在安全范围后，应尽快手术治疗。

（1）诊断：该病临床症状多种多样，以阵发性高血压伴头痛、心悸、出汗或持续性高血压常见，可酷似急进性高血压，也可出现高血压与低血压交替，直立性低血压。同时可以出现代谢紊乱综合征，因甲状腺素及肾上腺皮质激素分泌增加，胰岛素分泌下降，表现为血糖升高，血脂升高，怕热、多汗、体重减轻等。血尿儿茶酚胺（以去甲肾上腺素为主）明显升高；CT 或 MRI 可发现肾上腺或腹主动脉旁神经节的肿瘤，但对肾上腺外的敏感性较低，如考虑肾上腺外嗜铬细胞瘤还需进行间位碘代苄胍（MIBG）扫描等检查。

（2）处理：控制嗜铬细胞瘤导致的血压升高首选α受体阻断剂，在紧急处理时首推酚妥拉明，立即静脉推注酚妥拉明 1~5mg，使血压降至 160/100mmHg 以下，继之以 10~50mg 加入 5%葡萄糖盐水中缓慢静脉滴注，应同时注意处理可能发生的心律失常和心力衰竭。在α受体阻滞剂使用基础上患者心率增快或（和）血压不达标者，可合用β受体阻滞剂。

8. 子痫

（1）诊断：该病以抽搐为主要表现，开始时先为面肌紧张、牙关紧闭、眼球固定或直视或斜视，继而全身肌肉强直、抽动，呼吸停止，意识丧失。发作频繁或持续发作可导致死亡。可有视网膜动脉痉挛、水肿，严重者可有视网膜出血、剥离等。

（2）处理：主要是控制抽搐，首选硫酸镁，可采取肌内和静脉两种给药方法，但应注意若用药后患者尿量＜600ml/24h、呼吸＜16 次/分、腱反射消失，需及时停药。也可选用其他药物如拉贝洛尔、美托洛尔、阿米洛利、肼屈嗪等。妊娠期间禁用 ACEI 或 ARB。

三、恢复期管理

高血压急症与亚急症患者经上述处理后，多数患者病情可得到控制，但对于恢复期的处理仍不能松懈。

（一）继续降压

当患者血压降至安全水平时，不可突然停药，应给予常规口服降压药序贯治疗，以免发生撤药反应，应给口服降压药后再慢慢停用静脉降压药。选择药物时应考虑患者的并行疾病如糖尿病、高脂血症、高同型半胱氨酸血症等，靶器官损害与心血管系统疾病等情况，综合以上信息制定长期口服药治疗方案，在 2~4 周内将患者血压控制在稳定状态，所选药物应有保护靶器官、预防心血管疾病发作、改善长期预后与生存率、减少致残致死率的循证证据。

（二）查明急性心血管疾病的确切部位和程度

对于本次发病出现心血管急性症状及既往有心血管疾病史的患者，在血压控制在安全水平后，应立即对患者再次评价，通过观察十二导或十八导心电图、心脏彩超等动态变化，综合以上信息与患者治疗前或既往相关信息进行比对，明确患者本次急性心血管疾病的原因、诊断、程度、潜在风险并确定后续治疗方案。如患者诊断明确、病情好转、潜在风险低，可继续留观治疗或离院口服药物治疗。如患者经降压治疗临床症状缓解，但仍属心血管疾病急性期且潜在风险较大的如急性 ST 段抬高型心肌梗死、非 ST 段抬高型心肌梗死、不稳定型心绞痛、急性左心衰竭、急性缺血性脑卒中、急性出血性脑卒中等或经降压治疗后症状仍不能完全缓解的急性心血管疾病患者应转至心内科或神经内科进一步治疗。

（三）明确高血压急症及亚急症发生原因

对于高血压急症及亚急症患者，在血压控制在安全水平后应明确导致高血压急症及亚急症发生的原因。首先应考虑继发性高血压的可能，因其血压上升幅度大、病情进展快、靶器官损害重、对人体危害大。其他如初诊原发性高血压以恶性高血压起病、原发性高血压未规律服药或服用短效药物、原发性高血压在某些诱因作用下起病等。

对于发病年龄较早、血压病程及升高程度与靶器官损害程度不相符、经紧急降压或标准降压治疗后血压控制不理想的患者，应高度怀疑继发高血压。常见的提示继发高血压的线索有：①本次发病前有发热、咽痛、血尿、水肿者应考虑炎症相关疾病所致高血压，如急性肾病综合征等。②既往有不明原因头晕、乏力、夜尿量增多者应考虑原发性醛固酮增多症。③既往有不明原因阵发头痛、心慌伴面色苍白、出汗等应考虑嗜铬细胞瘤。④既往有明显体重减轻、心慌、出汗、手抖等应考虑甲状腺功能亢进。⑤如患者为向心性肥胖，出现满月脸、水牛背、锁骨上脂肪垫、腹部肥胖堆积而四肢（包括臀部）皮下脂肪少、皮肤薄、出现宽大的紫纹、易出现瘀斑等应考虑库欣综合征。⑥既往有打鼾，睡眠中呼吸暂停或憋醒，晨起口干、头痛、头晕等症状应考虑睡眠呼吸暂停综合征。

(四)健康教育

高血压急症及亚急症患者经抢救后血压下降至安全水平,病情缓解,此时是对患者进行健康教育的最佳时机之一,包括以下五个方面:

1. 正确认识高血压

围绕患者本次的抢救经过,使患者了解高血压的相关知识,充分认识到高血压是一种慢性疾病,如果高血压得不到控制会对心、脑、肾等靶器官造成严重的损害,可引起致死、致残等严重后果。同时也要消除患者对高血压的恐惧感,因为只要尽量积极控制高血压,便可让患者享有正常人的寿命和生活质量,即使是高血压急症患者也会因控制血压而减少急症发作。

2. 制定自救方案

应为患者和家属制定一套方便可行的自救方案,让患者和家属掌握如何在出现症状时识别出高血压,根据不同的症状和血压程度采取相应的自救措施。如患者在情绪激动时出现头晕、心慌等症状应对情绪进行控制,保持情绪平稳,根据所测血压情况可舌下含化短效降压药物,记录服药的时间并在服药后监测血压,同时应向医疗机构求救并尽快赶往医疗机构。

3. 改变不良生活方式

健康的生活方式是高血压治疗的基石,高血压患者应改变原有的不良生活方式,如戒烟、限酒、低盐饮食、不食动物内脏、适当体育锻炼、控制体重,以及保持心情舒畅和情绪平稳、规律的生活起居等。

4. 坚持治疗的重要性

应使患者认识到高血压是一种慢性疾病需要终生治疗,坚持长期规范的药物治疗并保持良好生活方式是控制高血压、保护靶器官最重要且有效的方法。如果在长期治疗过程中患者不能按时按量服药,随意更改药物种类或剂型,甚至随意停药等均可使血压控制不良,造成对心、脑、肾等靶器官的持续损害,出现严重并发症,甚至导致猝死等恶性事件。

5. 与医生沟通

高血压患者应与医生有良好的沟通。在长期的治疗中患者需要定期或不定期的复诊,在复诊时与医生进行沟通,及时把自己的症状、血压变化或用药后的不良反应反馈给医生,有利于医生对患者病情的系统化管理,在发现病情变化的早期即可给予相应的处理,使患者的血压控制在目标范围内,减少并发症的发生,提高生活质量,减少医疗费用。

(袁一展　余振球)

第十四章 老年高血压与收缩期高血压的处理

2014年中国心血管病报告出炉,我国居民因心血管疾病死亡占总死亡的40%以上(在农村为44.8%,在城市为41.9%),居各种疾病之首。估计全国现有心血管疾病患者2.9亿,高血压作为心血管疾病首要危险因素,目前患者数2.7亿。目前我国老年人患高血压比例已经达到了40%~60%,随着人口老龄化,这个比例还将进一步增高,因此,控制老年高血压成为心血管疾病防治的重要切入点。老年高血压作为高血压的一种特殊类型,其发病机制、临床表现、诊断及预后方面有其特殊性,故了解和掌握这些特点,对防治工作甚为重要。

一、老年高血压的流行病学与临床特点

(一)流行病学特点

2010年《中国高血压防治指南》指出,年龄在65岁或以上,血压持续或非同日3次以上坐位收缩压≥140mmHg和(或)舒张压≥90mmHg,定义为老年高血压。若收缩压≥140mmHg,且舒张压<90mmHg,则定义为单纯收缩期高血压(isolated systolic hypertension,ISH)。2000~2001年亚洲国际心血管合作研究一项调查结果显示,65~74岁人群的高血压患病率为48.8%,治疗率和血压控制率分别为31.9%和9.0%,而且经治疗的高血压患者的控制率才达到28.4%。李立明等对我国居民的营养与健康现状的调查结果表明,60岁人群的高血压患病率为49.1%,其中,城市为54.4%,农村为47.2%;高血压患者的治疗率为32.2%,其中城市为43.1%,农村为21.3%;控制率也仅为7.6%,其中城市为11.3%,农村为3.9%;高血压治疗者的控制率也仅为24.1%,远低于发达国家的水平。

(二)老年高血压的临床特点

老年高血压的临床特点与其病理生理改变、升压和血压维持机制的特殊性有关,主要的病理生理改变包括:①随年龄增长血管僵硬度增加,内皮依赖性舒张功能减弱,均导致血管顺应性降低,收缩压得不到缓冲而明显升高,主动脉弹性回缩降低又进一步造成舒张压下降,从而形成了ISH。因此,有研究认为动脉粥样硬化也可能是ISH的发病机制之一。②外周血管的功能发生变化,β受体敏感性降低,交感紧张性增加,对血管活性物质反应降低。③全身和局部神经内分泌调节异常,肾血管阻力增大,有效肾血浆流量减少导致局部肾素-血管紧张素系统

(RAS)激活，近端肾小管钠重吸收增加，导致容量负荷增高和盐敏感性高血压。④肾脏滤过率降低、利钠物质生成减少以及肾内钠/钾ATP酶活性降低可减少钠排出，加重全身性钠负荷，导致总外周阻力进一步增大。⑤动脉压力感受器敏感性减退，维持短时血压和血流动力学稳定的能力降低，血压变异性增大，在部分患者中可能促发或加重体位性血压波动。大量临床流行病学研究表明，老年高血压主要临床特点有以下三点：

1. 单纯收缩期高血压与脉压增大常见

一般60岁舒张压达到高峰然后开始下降，因此，老年人ISH患病率明显增加，单纯舒张期高血压患病率则明显下降。我国高血压流行病学调查显示，老年ISH患病率21.5%，占老年高血压患者总数的53.2%。随着人口老龄化，预期患者数量还会不断增加。美国国家健康和营养调查研究（NHANES）结果显示，ISH占60岁以上所有高血压患者的65%，在未治疗以及治疗未达标的高血压患者中，ISH所占比例更高。

ISH与老年人增龄、大动脉僵硬度增高、弹性下降、顺应性降低有关，脉搏波传导速度也可明显加快。ISH及脉压增大可增加左室后负荷，使心室肥厚，加重内皮功能紊乱及动脉壁损害，降低冠脉灌注储备，影响脑血管血流供应。随着收缩压升高及脉压增大，心血管事件发生率也增加。据MRFIT研究报导，ISH患者与一般高血压患者相比，发生脑卒中和冠心病危险分别增加4倍和5倍。

由于单纯老年收缩期高血压患者大动脉顺应性降低，心室射血时不能有效缓冲主动脉内压力升高而引起收缩压升高，同时心室舒张时又无足够弹性回缩而导致舒张压降低或不变，最终造成脉压增大。脉压增大是反映动脉弹性的指标，是老年人重要的心血管事件预测因子。中国收缩期高血压研究（Syst-China）、欧洲收缩期高血压研究（Syst-Eur）和欧洲工作组老年人高血压试验（EWPHE）等老年高血压研究显示，60岁以上老年人基线脉压与总死亡、心血管疾病死亡、脑卒中和冠心病发病均显著正相关。欧洲高血压协会专家指出，脉压和动脉僵硬度增加可作为较高龄高血压人群心血管疾病，尤其是心肌梗死危险的预测因子。研究结果表明脉压每增加10mmHg，总死亡危险增加16%，脑卒中危险增加10%。

2. 血压波动明显

易发生直立性低血压：随着年龄的增长，压力感受器敏感性降低，血压调节功能减退，导致老年人的血压波动明显大于非老年人，尤以女性、收缩压多见。主要影响因素和表现形式有以下几种。

（1）老年餐后低血压：餐后低血压定义为餐后2h内每15min测量血压1次，

与餐前比较收缩压下降＞20mmHg；或餐前收缩压＞100mmHg，但餐后＜90mmHg；或虽餐后血压仅有轻微降低，但出现心脑缺血症状（心绞痛、头晕目眩、站立不稳、视物模糊）。老年高血压患者餐后低血压发生率为48.9%，其机制可能与餐后内脏血流增加、压力感受器敏感性降低及餐后交感神经张力不足有关。

（2）直立性低血压：有研究发现约1/3的老年高血压患者可发生直立性低血压，主要与压力感受器敏感性降低、血管收缩因子活性下降或分泌不足有关。

（3）季节：通常是冬天高、夏天低。此外，很多老年人血压昼夜节律消失，但一日内血压波动最高可达90/40mmHg。

（4）清晨高血压多见：一项纳入1419例原发性高血压患者的分析发现，年龄＜46岁的患者平均收缩压晨峰幅度为26mmHg，而年龄＞60岁的患者收缩压晨峰幅度高达31mmHg。导致清晨时段血压增高的确切机制不清。清晨是心血管事件的高发时段，猝死、心肌梗死和脑卒中等发病高峰均在觉醒后4～6h，应引起临床高度重视。

（5）假性高血压增多：假性高血压是指袖带法所测血压值高于动脉内测压值的现象（收缩压升高≥10mmHg或舒张压升高≥15mmHg）。主要与老年动脉硬化性血管壁僵硬度增加及血压调节中枢功能减退有关。

3. 并发症多，症状严重

目前认为收缩压升高是单向作用最强的心血管危险因素。在老年高血压中有半数以上是ISH，靶器官损害重，具有较高的致死、致残率，已成为人们研究的热点。美国高血压监测和随访（HDFP）研究多元回归分析，60～69岁的ISH患者收缩压每增高1mmHg（1mmHg=0.133kPa），年死亡率增加1%。

二、老年高血压的治疗

（一）老年高血压患者治疗的益处

老年高血压治疗的主要目的是最大程度地降低心血管疾病发病和死亡危险。至今，众多有关老年高血压的大规模临床试验，如老年收缩期高血压研究（SHEP），瑞典老年高血压研究（STOP-H），欧洲收缩期高血压试验（Syst-Eur），中国收缩期高血压试验（Syst-China），老年人认知功能和预后研究（SCOPE），高龄老年人高血压试验（HYVET），日本老年高血压患者最佳收缩压研究（JATOS）等。这些研究有力地证实了在老年人群中积极控制血压的重要性。在Syst-China研究中，降压治疗使老年高血压患者的病死率降低55%。对老年高血压荟萃分析表明，降压治疗可使老年脑卒中减少40%，心血管事件减少30%。多个大规模临床试验证实，老年患者无论是收缩/舒张期高血压，还是单纯收缩期高血压，降压治疗可降低心脑血管病的发生率及病死率，降压治疗使老年人持久获益。

老年人获益来源于降压达标。所有显示通过降压减少心血管事件的试验，除JATOS研究外，平均达到的SBP值从未实现<140mmHg。JATOS研究虽然将其血压降至138mmHg，但与对照组患者相比较，低血压水平并未给患者带来更多的临床获益。VALISH研究再次对老年高血压患者的最佳目标值进行了探讨。其将患者分为2组，即严格血压控制组（目标收缩压<140mmHg）与常规血压控制组（目标收缩压<150mmHg）。研究结果显示，虽然将老年单纯收缩期高血压患者的收缩压降低至<140mmHg，是安全可行的，但并不能更有效地降低不良心血管事件的发生率。HYVET研究表明，对≥80岁高龄老人采取积极降压，收缩压降至150mmHg，不但脑卒中、心肌梗死病发率减少，而且总病死率也显著降低。以上提示并非血压越低越好，进一步强调降压达标的重要性。因此，2010年发布的《中国高血压防治指南》中，将老年人的降压目标值改为收缩压<150mmHg，如能耐受，还可以进一步降低。美国预防、检测、评估和治疗高血压委员会第Ⅷ次报告（JNC8）推荐150/90mmHg作为≥60岁患者高血压目标血压的阈值。2013年欧洲高血压治疗指南中推荐收缩压140～150mmHg为老年人（包括年龄>80岁的老年人）的降压目标，对于体质虚弱的老年人，推荐把决策权留给医生。降压治疗主要目标是达到并维持目标血压。

1998年高血压优化治疗（HOT）试验证实了高血压有J形曲线现象。后来INVEST研究证明在22 020名高血压合并冠心病患者中，心肌梗死发生比率在舒张压<60mmHg组为32%，80～90mmHg最低为8%，>110mmHg时为36.9%，舒张压与心肌梗死发生率呈U形关系。由此可见，对于老年高血压患者在治疗过程中不仅要重视收缩压的达标，还要兼顾舒张压的水平。如经降压治疗舒张压低于65mmHg，应同时佐以硝酸酯类药物，以免舒张压过低。

（二）老年人高血压治疗策略

1. 降压宜缓慢，避免血压大幅度波动

老年人由于压力感受器敏感性降低，不能耐受短时间内大幅度的血压降低，否则容易引起重要脏器供血不足，不利于靶器官的保护，故老年人的降压速度要比非老年人缓慢。在非紧急情况下，降压药物应从小剂量开始，逐渐增加剂量，60～79岁老年人可在3个月内达到血压目标值，≥80岁老年人达标时间更长。如血压>180mmHg，先将血压降至160mmHg以下，如血压160～179mmHg先降低

20mmHg，如能耐受，再逐步降低些，最好降至目标血压。对于急症高血压的治疗要求非老年人平均血压在 24h 内降低 20mmHg，而老年人只需降低 10～20mmHg，然后采取缓慢降压。在减少血压波动方面，尽可能采取不良反应少、服用方便、能维持 24h 的长效降压药物。

2. 重视健康生活方式管理

（1）减少钠盐摄入：WHO 要求成人盐的摄入量应严格控制在 3～5g，钠盐限制收缩压可下降 2～8mmHg，不推荐补充钾、钙和镁用于预防或治疗高血压。主要措施包括：①尽可能减少烹调用盐，建议使用可定量的盐勺。②减少味精、酱油等含钠盐的调味品用量。③少食或不食含钠盐量较高的各类加工食品，如咸菜、火腿、香肠以及各类炒货。④增加蔬菜和水果的摄入量。⑤肾功能良好者，使用含钾的烹调用盐。

（2）控制体重：肥胖者体重量减轻 10kg，收缩压可下降 5～20mmHg，建议体质指数控制在 24kg/m^2 以下，最有效的减重措施是控制能量摄入和增加体力活动。在饮食方面要遵循平衡膳食的原则，控制高热量食物（高脂肪食物、含糖饮料及酒类等）的摄入，适当控制主食（碳水化合物）用量。在运动方面，规律的、中等强度的有氧运动是控制体质量的有效方法。减重的速度因人而异，通常以每周减重 0.5～1.0kg 为宜。对于非药物措施减重效果不理想的重度肥胖患者，应在医生指导下，使用减肥药物控制体重量。

（3）戒烟限酒：不提倡老年高血压患者饮酒，如饮酒，则应少量，中国营养学会建议成年男性一天酒精饮用量不超过 25g，女性不超过 15g。白酒或葡萄酒（或米酒）或啤酒的量分别少于 50ml/d、100ml/d 和 300ml/d。

（4）体育运动：有利于减轻体重和改善胰岛素抵抗，提高心血管调节能力，降低血压。建议有氧运动，如快步行走，一般每周 3～5 次，每次 30～60min。

（5）减轻精神压力，保持心理平衡：心理因素是影响老年高血压的重要因素，精神抑郁状态可增高血浆儿茶酚胺水平及增强交感神经活性，影响降压药物的疗效，因此在治疗老年高血压时，应尽量减少或避免情绪因素。

3. 药物治疗

（1）何时启动药物治疗：对于启动药物治疗的门槛，各指南说法不一。

1）2013 年《欧洲高血压学会/欧洲心脏病学会（ESH/ESC）高血压治疗指南》：收缩压＞160mmHg 为老年高血压启动药物治疗的门槛。

2）2014《美国高血压学会和国际高血压学会（ASH/ISH）社区高血压管理指南》：对于 1 期高血压患者，若经过生活方式干预后其血压仍＞140/90mmHg，即应启动药物治疗，对于 2 期高血压（血压＞160/100 mmHg）患者，应在改善生活方式的同时启动药物治疗，80 岁的高龄老年患者当血压＞150/90 mmHg 时方启动药物治疗，并将其血压降至此值以下。若高龄患者伴有糖尿病或慢性肾脏病，可考虑将其血压控制在＜140/90 mmHg 。

3）2015 年加拿大指南指出：对于无靶器官损害或其他心血管危险因素的患者，平均收缩压≥160mmHg 或平均舒张压≥100mmHg，应启动降压治疗。对于平均收缩压≥140mmHg 或舒张压≥90mmHg，且存在大血管靶器官损害或其他心血管独立危险因素的患者，应启动药物治疗。以上两条不受年龄限制。但应谨慎对待虚弱的老年患者。对于年龄≥80 岁，且无糖尿病或靶器官损害的人群，启动药物治疗的收缩压门槛为＞160mmHg。

县医院医生对老年高血压启动药物治疗，不仅参考上述各个指南血压值的规定，更要考虑患者心血管疾病的情况。对高血压患者进行综合评估，根据心血管危险度（低、中、高危）来决定治疗措施。对于已知具有心血管疾病（cardiovascular disease，CVD）和高心血管风险的老年人，即使是 1 级高血压，来自大样本前瞻性流行病学研究荟萃分析和临床研究的证据支持及时给予药物治疗。中危、低危患者，在生活方式指导下可分别随访 1 个月、3 个月，多次测量血压仍≥140 和（或）≥90 mmHg，推荐或考虑启动降压药治疗。

（2）降压药物的选择：降压治疗的获益主要来自血压的控制，因此选择合适的降压药物控制血压是非常重要的。由于不同的临床试验使用的药物不同，2013 年 ESH/ESC 推荐选择利尿剂、钙拮抗剂（CCB）、β受体阻滞剂、血管紧张素转换酶抑制剂（ACEI）和血管紧张素Ⅱ受体阻滞剂（ARB）用于老年高血压患者。另外，基于老年人特殊的生理特点，应避免使用强利尿剂、α受体阻滞剂和神经节阻滞剂等。

在降压药物的选择上，应根据血压水平、伴随的危险因素、靶器官损害及并存的临床疾病合理选择相关脏器不良反应小、长效及 24h 平稳降压的药物，可以根据危险分层选择单药小剂量开始，缓慢加量；对危险分层高危、极高危的患者可考虑一开始采用两种降压药物联合治疗，以保证患者的最大获益和安全。最佳联合推荐：CCB 与利尿剂、CCB 与 ACEI 或 ARB，ACEI 或 ARB 与利尿剂、CCB 与β受体阻滞剂。近来临床研究表明，单片联合制剂（SPC）降压达标率高于自由联合，减少服药数量和次数，有利于提高患者长期治疗的依从性。

1）利尿剂：根据 SHEP、STOP-HYPERTENSION、MRC、ALLHAT 等大规模临床试验充分肯定利尿剂在抗高血压治疗中的重要地位。我国独立完成的中国脑卒中后抗高血压治疗研究（post stroke antihypertensive treatment study，PATS）是国际上第一个较大规模的安慰剂对照的脑卒中后二级预防降压治疗临床实验，结果表明，吲达帕胺（2.5 mg/d）治疗组与安慰剂组相比，血压降低了 5/2 mmHg，脑卒中的发生率降低了 29%。此后，我国参与的脑卒中后降压治疗预防再发研究（perindopril protection against recurrent stroke study，PROGRESS）结果表明，培哚普利+吲达帕胺或单用培哚普利治疗总体降低脑卒中再发危险 28%，培哚普利+吲达帕胺联合降压效果优于单用培哚普利。降压降糖治疗 2 型糖尿病预防血管事件的研究（the action in diabetes and vascular disease-preterax and dia-micron MR controlled evaluation，ADVANCE）结果则显示，在糖尿病患者中采用低剂量培哚普利+吲达帕胺复方制剂进行降压治疗，与常规降压治疗相比，将血压降低 5.6/2.2mmHg，平均血压达到 134/75mmHg，可使大血管和微血管联合终点事件发生率降低 9%。由于老年高血压患者对盐更敏感，且常表现为低肾素活性，因此利尿剂更适合老年人。但利尿剂服用过程中要防止电解质紊乱和尿酸过高，痛风患者禁用噻嗪类利尿剂。

2）钙拮抗剂（CCB）：特别适用于高龄老年高血压及单纯收缩期高血压患者，安全有效。我国独立完成的一系列降压治疗临床试验，为多个国际多中心的临床试验作出贡献。较早进行的中国老年收缩期降压治疗临床试验（systolic hyper-tension in China，Syst-China）以及上海老龄人群硝苯地平研究（Shanghai trial of nifedipine in the elder-1y，STONE）和成都硝苯地平临床试验等证实，以尼群地平、硝苯地平等钙拮抗剂为基础的积极降压治疗方案可明显降低我国高血压患者脑卒中的发生率与死亡率。在此基础上，非洛地平减少心血管并发症研究（felodipine event reduction study，FEVER）显示，氢氯噻嗪+非洛地平与单用氢氯噻嗪相比，虽加用非洛地平组血压只进一步降低了 4/2 mmHg，但致死与非致死性脑卒中的发生降低了 27%。进一步进行 FEVER 试验事后分析发现，治疗后平均血压水平低于 120/70 mmHg 时，脑卒中、心脏事件和总死亡危险最低。我国高血压综合防治研究（Chinese hypertension intervention efficacy study，CHIEF）阶段报告表明，初始用小剂量氨氯地平与替米沙坦或复方阿米洛利联合治疗，可明显降低高血压患者的血压水平，高血压的控制率可达 80%左右，提示以钙拮抗剂为基础的联合治疗方案是我国高血压患者的优化降压方案之一。

注意事项：应尽量使用长效制剂以避免扩张血管引起反射性交感激活；硝苯地平、维拉帕米与地尔硫草均有明显的负性肌力作用，应避免用于左室收缩功能不全的高血压患者；非二氢吡啶类 CCB 具有负性传导作用，存在心脏房室传导功能障碍或病态窦房结综合征的高血压患者应慎用维拉帕米、地尔硫草。同时非二氢吡啶类 CCB 与β受体阻滞剂联用可诱发或加重缓慢性心律失常和心功能不全。

3）β受体阻滞剂：最新国内及国外指南均不推荐β受体阻滞剂为老年高血压首选药物。《中国高血压合理用药指南 2015》中提出β受体阻滞剂为高血压伴主动脉内膜血肿首选，为高血压合并冠心病优选，建议所有高血压伴慢性收缩性心力衰竭患者终生应用。禁用于合并支气管哮喘、二度及以上房室传导阻滞、严重心动过缓的患者。使用β受体阻滞剂时应监测血糖、血脂水平，定期评估血压和心率，有效进行血压以及心率的管理，最大限度地保证患者使用的依从性和安全性。对于长期使用β受体阻滞剂的患者，应避免骤然停药，以免血压反跳发生"停药综合征"。

兼具有β受体阻滞和微弱α受体阻滞作用的降压药，如阿罗洛尔，可以在降低血压的同时抑制α受体的兴奋，降低交感神经的张力，使降压效果更理想。阿罗洛尔还具有原发性震颤的独特适应证。

4）血管紧张素转换酶抑制剂（ACEI）和血管紧张素Ⅱ受体拮抗剂（ARB）：ACEI和ARB类药物对于高肾素活性的高血压患者具有良好的降压效果，由于老年患者多为低肾素活性，降压效果可能弱于中青年患者。但因此类药可以增加机体对胰岛素的敏感性，改善糖代谢紊乱，延缓糖尿病肾病以及减少糖尿病心血管疾病等并发症的发生，还有利于糖尿病眼部并发症及周围神经病的治疗，故对于伴有冠状动脉疾病、心肌梗死、心绞痛、左心功能不全、糖尿病、慢性肾病或蛋白尿的老年高血压患者可作为首选。ACEI可逆转高血压引起的心肌重构，是伴有左心室肥厚者的首选。ARB在降蛋白尿和预防心房纤颤方面还具有突出的优势，而且在老年人群中具有良好的耐受性，较少有低血压发生。LIFE、SCOPE、JIKEI HEART等研究证实，ARB能够有效预防高血压患者脑卒中的首次发作，适用于脑卒中一级预防。VALUE研究证实，缬沙坦与氨氯地平相比，能显著降低新发糖尿病发生率达23%。但二者用药前应排除双侧重度肾动脉狭窄的存在，在用药过程中，需要密切监测血钾及血肌酐水平的变化。

（3）注重时间治疗学：老年高血压患者由于动脉硬化、内分泌腺功能衰退、睡眠–睡醒循环发生改变等，使动脉血管平滑肌长期处于收缩状态，夜间血压下降不明显，出现非杓型高血压。据报道夜间血压下降率与心血管事件的发生呈负相关，当夜间血压增高5%，不良心血管事件的发生率增加到20%。这就要求在用药过程中加强血压监测，根据每个人血压波动的规律，灵活选择给药时间，使药物作用的峰值和血压的峰值一致。

（4）个体化用药：老年高血压患者多并存心血管疾病，降压治疗过程中要注意兼顾的治疗。如脑梗死易在安静休息时发生，所以脑梗死高危人群避免晚上服用降压药，以免夜间血压过低，导致脑供血不足甚至脑梗死发生。

综上所述，老年高血压及单纯收缩期高血压是老年常见病，有较高的致死率、致残率，积极有效的抗高血压治疗能明显降低其心血管事件的发病率和死亡率。但我国目前的知晓率及控制率均较低，县医院作为高血压防治主战场，任重道远，在临床工作中,应参照指南,结合实际情况,个体化治疗,合理用药,积极做好防治工作。相信随着相关循证医学新研究结果的不断涌现,对老年高血压及单纯收缩期高血压的诊治新理念及对策的深入了解,势必对临床工作有积极的推动作用。

(者 霞)

第十五章 几种特殊类型高血压的处理

高血压在我国患病率高，患病者人群广。在临床工作中，县医院医生会遇到不同年龄、不同性别、不同情况下血压升高的患者。虽然在所有高血压患者中，原发性高血压占大多数，但仍应注意在其中筛查继发性高血压患者，以及对不同人群、不同时段血压升高的患者进行分析判断，做到有的放矢。故在诊治过程中掌握不同类型高血压各自不同的特点尤为重要。本章仅介绍临床上几种常见的特殊类型的高血压。

一、不同人群高血压

高血压的患病年龄跨度大，从婴幼儿到老年，均可罹患高血压。不同人群的高血压在病因、发病机制、临床表现、治疗等方面有其各自的特点。

（一）少年儿童高血压

随着人们生活水平的提高，少年儿童高血压的患病率越来越高。对于此类高血压患者，不能套用成人高血压的诊断标准、评价方法、治疗策略。掌握少年儿童高血压的特点，才能更好地对少年儿童的高血压进行诊治。

1. 少年儿童高血压的评定

（1）正确的测量

1）血压计及袖带的选择：目前对于少年儿童常用的血压计有水银血压计、电子血压计。3岁以上少年儿童宜选用水银血压计，小于3岁的儿童因不能配合测量，可选用准确的电子血压计。袖带的选取应根据少年儿童的上臂长度、上臂围来选取。袖带气囊的长度≥患儿上臂围的80%，袖带气囊的宽度≥患儿上臂围的40%，气囊宽度与长度之比至少为1∶2。

2）测量方法：在安静温暖的环境中，测量前30min内避免剧烈活动。3岁以上少年儿童可采用坐位，3岁以下儿童可采用卧位。因为少年儿童的Korotkoff音很难听清楚，尤其在青春前期，Korotkoff第4音（K4）和第5音（K5）相差数毫米汞柱，还有些儿童的K5可以到零。目前尚无统一标准，建议同时记录K4、K5以保证测量结果的准确性。

（2）诊断标准：少年儿童高血压的诊断数值，不同于成人高血压，不能用单一的数值来确定。目前常用的判断方法有3种，①年龄换算法：婴儿平均收缩压（SBP）=[68+（月龄×2）]mmHg；≥1岁的儿童平均SBP=[80+（年龄×2）]mmHg；各年龄组儿童的舒张压（DBP）=[SBP×2/3]mmHg。SBP或DBP高于同年龄段的平均血压20mmHg即可诊断为高血压。更简化的方法是婴幼儿SBP>100/60mmHg，学龄前儿童SBP>110/70mmHg，学龄期儿童SBP>120/80 mmHg，13岁以上者SBP>140/90mmHg，即可诊断为高血压。但此种方法仅考虑年龄因素，难免会造成漏诊和误诊。②均数±标准差法：将个体血压与同年龄、同性别组群体血压相比，个体血压超过群体血压均数的2个标准差作为高血压的诊断标准。虽然此种方法考虑到年龄、性别因素，但并没区分正常高值血压和高血压，临床中应用不广泛。③百分位数法：2004年美国国家高血压教育项目（NHBPEP）儿童青少年工作组对少年儿童高血压的定义为3次或3次以上平均收缩压和（或）舒张压≥同性别、年龄和身高少年儿童血压的第90百分位，或血压>120/80mmHg，即诊断为少年儿童高血压前期；SBP和（或）DBP位于同年龄、同性别、同身高百分位少年儿童血压水平的第95百分位及以上（≥95th），即诊断为少年儿童高血压。其中高血压又进一步分为高血压Ⅰ期（第95到第99百分位）+5mmHg和高血压Ⅱ期（>第99百分位+5mmHg）。此标准是目前被国际较公认的诊断标准。2010年由首都儿科研究所牵头成立的"中国儿童青少年血压参照标准研制"协作组依据我国11万余儿童青少年高血压调查数据研制出了中国儿童青少年血压参照标准，具体内容可见表15-1、表15-2。

表15-1 中国儿童青少年血压评价标准——男（mmHg）

年龄（岁）	收缩压（SBP）				舒张压（DBP-K4）				舒张压（DBP-K5）			
	P_{50}	P_{90}	P_{95}	P_{99}	P_{50}	P_{90}	P_{95}	P_{99}	P_{50}	P_{90}	P_{95}	P_{99}
3	90	102	105	112	57	66	69	73	54	66	69	73
4	91	103	107	114	58	67	70	74	55	67	70	74
5	93	106	110	117	60	69	72	77	56	68	71	77
6	95	108	112	120	61	71	74	80	57	69	73	78
7	97	111	115	123	62	73	77	83	59	71	74	80
8	98	113	117	125	63	75	78	85	61	72	76	82
9	99	114	119	127	64	75	79	86	62	74	77	83
10	101	115	120	129	64	76	80	87	64	74	78	84
11	102	117	122	131	65	77	81	88	64	75	78	84
12	103	119	124	133	66	78	81	88	65	75	78	84
13	104	120	125	135	66	78	82	89	65	75	79	84

续表

年龄（岁）	收缩压（SBP）				舒张压（DBP-K4）				舒张压（DBP-K5）			
	P_{50}	P_{90}	P_{95}	P_{99}	P_{50}	P_{90}	P_{95}	P_{99}	P_{50}	P_{90}	P_{95}	P_{99}
14	106	122	127	138	67	79	83	90	65	76	79	84
15	107	124	129	140	69	80	84	90	66	76	79	85
16	108	125	130	141	70	81	85	91	66	76	79	85
17	110	127	132	142	71	82	85	91	67	77	80	86

注：P_{50} 为各年龄组平均正常血压；$P_{90}\leqslant BP<P_{95}$ 为正常高值血压；$P_{95}\leqslant BP<P_{99}$ 为高血压；$BP\geqslant P_{99}$ 为严重高血压；1mmHg=0.133kPa。

表 15-2　中国儿童青少年血压评价标准——女（mmHg）

年龄（岁）	收缩压（SBP）				舒张压（DBP-K4）				舒张压（DBP-K5）			
	P_{50}	P_{90}	P_{95}	P_{99}	P_{50}	P_{90}	P_{95}	P_{99}	P_{50}	P_{90}	P_{95}	P_{99}
3	89	101	104	110	57	66	68	72	55	66	68	72
4	90	102	105	112	58	67	69	73	56	67	69	73
5	92	104	107	114	59	68	71	76	57	68	71	76
6	93	106	110	117	61	70	73	78	58	69	72	78
7	95	108	112	120	62	72	75	81	59	70	73	79
8	97	111	115	123	63	74	77	83	60	71	74	81
9	98	112	117	125	63	75	78	85	61	72	76	82
10	99	114	118	127	64	76	80	86	62	73	77	83
11	101	116	121	130	65	77	80	87	64	74	77	83
12	102	117	122	132	66	78	81	88	65	75	78	84
13	103	118	123	132	66	78	81	88	65	75	78	84
14	104	118	123	132	67	78	82	88	65	75	78	84
15	104	118	123	132	67	78	82	88	65	75	78	84
16	104	119	123	132	68	78	82	88	65	75	78	84
17	105	119	124	133	68	79	82	88	66	76	78	84

注：同表 15-1。

2. 少年儿童高血压的病因

少年儿童高血压的病因分为原发性和继发性。年龄越小的少年儿童继发性高血压的比例越高，随着年龄的增长，原发性高血压的比例逐渐上升。在继发性高血压中又以肾实质性高血压最常见；其次是先天性心血管畸形，如先天性主动脉缩窄、主动脉瓣关闭不全、动脉导管未闭等。其他继发原因还有肾血管性高血压和内分泌性高血压、药物导致高血压。少年儿童高血压又与宫内环境、初始血压水平、遗传因素、肥胖、高盐饮食、行为心理因素等相关。

3. 少年儿童高血压的临床表现

少年儿童高血压的症状多不典型，容易被忽略。当血压显著升高时，可出现头晕、头痛、恶心、呕吐等症状，或严重高血压导致各脏器功能障碍时会出现相应系统的症状，如发生心力衰竭，可出现喘憋、平卧困难；发生脑缺血、脑水肿，可出现肢体偏瘫、言语不利、意识障碍等。继发性高血压除可有原发病的临床表现外，少年儿童高血压还有血压非常高、不易下降、无家族史的特点。

4. 少年儿童高血压的治疗

少年儿童高血压主张早治疗，主要通过改变生活方式和药物治疗。依据2004年美国NHBPEP对儿童高血压的治理建议。对于所有少年儿童高血压患者，拥有健康的生活方式是控制高血压的基础，其中包括规律体育活动，饮食中富含新鲜蔬菜水果、纤维素，低脂饮食，限制盐的摄入。如果少年儿童高血压合并下述一项情况者，则需要开始口服降压药物治疗：①出现高血压临床症状。②继发性高血压。③出现高血压靶器官的损害。④糖尿病。⑤非药物治疗数周后无效者。降压目标：无论是原发性高血压还是继发性高血压，降压治疗的目标是将血压控制同性别、年龄、身高儿童血压的第95百分位以下（$<P_{95}$），对有高血压靶器官损害或心血管疾病的患儿应将目标血压降至同性别、年龄、身高儿童血压的第90百分位以下（$<P_{90}$）。既往推荐β受体阻滞剂和利尿剂，目前对于少年儿童高血压的降压药物可选择六大类降压药物的任意一种，但强调应根据患者的靶器官损害及心血管疾病情况进行个体化治疗。

（二）女性高血压

由于女性的解剖生理、神经内分泌调节功能与男性不同，使其血压变化规律亦不同于男性的特点。县医院医生要掌握女性高血压的特殊性，以采取更好的治疗措施。

1. 女性高血压的病理生理机制

女性要经历儿童期、青春期、生育期、更年期和老年期，在不同时期体内雌激素、孕激素、雄激素的变化不同，对血压的影响也不同。雄激素的升高，可促使血压升高，雌激素中的雌二醇对心脏和血管具有保护作用。雌激素的降压作用机制为：①抑制血管紧张素Ⅱ的促细胞增殖作用。②作用于血管内皮细胞和血管平滑肌细胞的雌激素受体，扩张冠脉和外周血管。③作用于中枢神经系统，阻断血管紧张素Ⅱ所致的第三脑室前腹侧室周区神经元的放电增强，而调节血管升压素的释放。孕激素可竞争性地抑制醛固酮受体导致利尿作用。

2. 女性高血压的临床特点

女性原发性高血压的表现与普通人群无差异，但需强调的是在继发性高血压的鉴别中，要注意女性高血压独有的特点：①部分继发性高血压仅见于女性，如妊娠期高血压、口服避孕药导致高血压、多囊卵巢综合征等。②女性发病率高的疾病，如肾动脉纤维肌性结构不良、多发性大动脉炎、原发性醛固酮增多症和慢性肾盂肾炎等。

3. 女性高血压的治疗

治疗主要是限盐、减重，戒烟限酒，改变生活方式。药物治疗的目标是降低血压，减少其导致的心、脑、肾的损害，降低心血管疾病事件的危险度。降压药物的选择与普通高血压患者一样。女性高血压患者常合并肥胖、高胰岛素血症及交感神经兴奋性高，故对这类患者首选血管紧张素转换酶抑制剂（ACEI）和血管紧张素Ⅱ受体拮抗剂（ARB）为主，也可使用小剂量利尿剂及β受体阻滞剂。对特殊类型的女性继发性高血压患者，仍应注意药物的选择，如妊娠期高血压患者优选β受体阻滞剂中的拉贝洛尔，也可选择钙拮抗剂中的硝苯地平，妊娠全过程不能应用ACEI、ARB及肾素抑制剂。

（三）青壮年的高血压

目前随着生活水平的提高、生活节奏的增快，人们的生活方式也发生了很大变化，在高血压人群中青壮年的比例越来越大。

1. 青壮年高血压的影响因素

与普通高血压人群相同，青壮年的高血压是受多方面因素影响的。但青壮年的高血压以下特点尤为突出：①高盐、高油饮食，营养过剩，大部分患者又缺乏运动，导致肥胖、糖代谢异常等代谢综合征。②精神压力大，紧张时，中枢神经就会释放一些递质和激素使血压增高。青壮年人背负着极大的工作压力和生活压力，往往容易受到失眠的困扰，于是出现精神源性的高血压。③遗传因素。

2. 青壮年高血压的临床表现

青壮年的高血压多为单纯舒张压升高或收缩压和舒张压均升高，临床表现与普通人群无差异，一般无突出临床表现，多在体检中发现血压升高。同时这类患者多不重视血压的升高及血压的测量，容易被忽视。一旦出现靶器官损害时，往往会导致严重的后果，如头痛、头晕、恶心、呕吐等高血压脑病的症状，视物模糊等高血压眼底改变后症状，胸闷、活动耐量减低等心功能不全的症状，夜尿增多、泡沫尿、少尿、水肿等肾功能不全的症状。

3. 青壮年高血压的治疗

改变生活方式为降压基础，同时辅助降压药物。改变生活方式包括：严格限盐（按照 WHO 标准定为每人每日 5g）、减轻体重、增加运动，合理膳食，增加蔬菜、水果的摄入。通过改变生活方式，相当一部分人可把血压控制好，不用终生服药。对于降压药物的选择，首选降低舒张压的 β 受体阻滞剂。

二、不同时段高血压

（一）清晨高血压

1. 清晨高血压的定义及流行病学

血压在一天中不是固定不变的，而是波动的，正常人的收缩压及舒张压呈明显的昼夜节律变化，夜间较白昼下降 10%~20%。当人体由睡眠状态转为清醒并开始活动，血压从相对较低水平上升至较高水平，这种现象即为"血压晨峰现象"，一般持续 4~6h。正常人有血压晨峰现象，高血压患者晨峰现象更加明显。高血压患者在清晨起床时或活动后，血压急剧升高，出现异常的晨峰反应，称为清晨高血压。诊断标准多采用起床后 2h 内的收缩压平均值-夜间睡眠时的收缩压最低值（包括最低值在内 1h 的平均值），≥35mmHg 者为清晨高血压。清晨高血压多见于老年人，尤其是单纯收缩期高血压患者，寒冷季节和服用中短效降压药物容易出现清晨高血压。清晨高血压与心血管疾病事件高发的时间段高度一致，是心血管疾病事件发生的独立危险因素。

2. 清晨高血压的发病机制

清晨高血压与多因素相关：①行为因素的影响，如运动、工作、学习、进食、集会、凌晨吸烟、饮酒、饮咖啡、睡眠障碍等。②交感神经系统活性增加。人体在清醒的瞬间交感神经系统活性迅速增强，血浆儿茶酚胺水平显著升高，心率加快，心肌收缩力增强，心排血量增加，同时外周血管收缩、阻力增加，导致血压适度升高。高血压患者上述反应增强，血压升高显著。③内分泌系统激活。正常人体体内肾素、血管紧张素、醛固酮及血管紧张素转换酶水平均存在"昼高夜低"的变化节律。④血流动力学与外周阻力变化：清晨由于血液黏稠，高血压患者血管内皮依赖性舒张功能障碍，外周血流阻力增加，导致清晨高血压。中枢和外周α受体激活，外周血管明显收缩，导致动脉血压升高。⑤年龄因素及压力感受器敏感性下降。老年高血压患者血压在睡醒后迅速上升，颈动脉压力感受器敏感度降低。

3. 清晨高血压的治疗

由于清晨高血压显著增加心血管疾病风险，故控制清晨血压尤为重要。除加强健康教育、严格控制心血管疾病危险因素外，还要选择合理的降压治疗，预防心血管疾病。在降压药物的选择方面首选长效降压药物，按时服用。六大类抗高血压药物都适用于清晨高血压患者的治疗。

（二）夜间高血压

夜间高血压与靶器官损害密切相关，近年来得到更多的重视，相关研究也越来越深入。

1. 夜间高血压的定义及流行病学

通常血压在夜间睡眠状态下与白昼相比下降10%~20%，具有这种典型的昼夜变化，称为杓型血压。当夜间血压不降或下降少于10%，称为非杓型血压。夜间高血压患者常常为非杓型血压。目前虽然国际上无明确夜间高血压的定义，但结合各指南及临床研究，本规范认为夜间高血压的诊断标准应包含：夜间（22:00~6:00）平均血压≥120/70mmHg和（或）夜间血压负荷>10%的非杓型高血压患者。二者满足之一均可诊断为夜间高血压。

引起夜间高血压的有以下几种情况：①伴随其他危险因素的高血压。②伴随有靶器官损害和心血管疾病的高血压。③继发性高血压。

2. 夜间高血压的发病机制

夜间高血压的发病机制主要是血压调节缺陷导致血压呈非杓型改变。夜间血压和白昼血压节律受到内在因素（神经激素、情绪状态等）、外在因素（不良生活方式）的共同影响。最终通过以下途径：①交感神经兴奋，引起心排血量增加、阻力血管增强、血管肥厚、管腔变小、总外周阻力升高、肾血管动脉收缩而激活RAAS系统。②血管内皮细胞释放活性物质及平衡失调。

3. 夜间高血压的临床特点

夜间高血压比白昼高血压更具危害性,其靶器官损害显著增加:左心室肥厚的发生率明显增加,易合并颅内出血、血栓形成、血管性痴呆、肾功能损害等。

4. 夜间高血压的治疗

夜间高血压的治疗包括:①积极的生活方式干预,包括限制钠盐摄入,增加钾盐摄入,规律运动、保证睡眠,戒烟戒酒。②尽早启动降压药物治疗:选用长效制剂,并需要根据患者的不同情况,调整服药时间。在各类降压药物中,ACEI和ARB效果较稳定,钙拮抗剂和α受体阻滞剂虽然有效,但缺乏稳定性。

(三)冬季与夏季高血压

冬季气温低,外周血管收缩,血压容易升高。夏季气温高,外周血管扩张,易导致血压降低。在降压治疗方面,要注意上述特点,需及时根据血压水平增减降压药物,避免药物不足导致血压升高、波动大,以及降压强度过大,导致重要脏器灌注不足。

三、白大衣与逆白大衣高血压

白大衣高血压和逆白大衣高血压是高血压中的特殊状态,近年来受到越来越多研究者的关注。在临床工作中也会经常遇到,县医院医生要注意识别。

(一)白大衣高血压

1. 白大衣高血压的定义

白大衣高血压是指患者仅在诊室内血压升高而在诊室外血压正常的现象。诊断标准尚存在争议,目前临床上普遍采用的是Martinez于1999年提出的标准:诊室内至少测量血压3次以上,偶测收缩压≥140mmHg和(或)舒张压≥90mmHg,而白昼动态血压平均值<135/85mmHg和(或)24h动态血压平均血压<130/80mmHg。

2. 白大衣高血压的流行病学与发病机制

白大衣高血压在少年、成年人及老年人中均可以发生。在青少年高血压中,白大衣高血压十分常见,对于偶测血压升高的青少年常规使用动态血压监测来鉴别十分重要。在成年人和老年人中的比例分别达20%和40%,故白大衣高血压是一种非常常见的高血压状态。

其发病机制尚不明确。目前的研究,主要与以下因素有关:应激反应、神经体液因素、心理因素、代谢因素、性别、内皮功能失调等。

3. 白大衣高血压的靶器官损害

以往认为白大衣高血压为良性，不加重靶器官损害，但目前越来越多循证医学证据证明其对靶器官的损害介于正常人和持续高血压之间。白大衣高血压可使心脏舒张功能减低、左室心肌质量增加；引起肾动脉小动脉性硬化、血管管腔狭窄，肾小球及肾小管供血不足，而导致肾损害；加速动脉粥样硬化进程；胰岛素抵抗。

4. 白大衣高血压的治疗

目前主张对白大衣高血压患者进行药物治疗。在药物选择方面，根据患者情况选择β受体阻滞剂、ACEI和钙拮抗剂。并加强生活方式的改变。

（二）逆白大衣高血压

1. 逆白大衣高血压的诊断标准和流行病学

逆白大衣高血压是指诊室血压＜140/90mmHg，而动态血压监测日间血压≥135/85mmHg，24h 平均血压≥130/80mmHg。这种状态可能是高血压前期。此种类型高血压在不同人群中发病率不同。

2. 逆白大衣高血压的发病机制

逆白大衣高血压的发病机制目前尚不明确，可能与年龄、性别、血脂代谢异常、血糖代谢异常、肥胖、脉压、不良生活方式、情绪、体位、社会心理因素、交感活动等因素有关。

3. 逆白大衣高血压的靶器官损害

逆白大衣高血压可造成心室肥厚、血肌酐升高、蛋白尿，甚至严重的心血管事件。应给予重视，定期监测血压，及早预防不良事件发生。

4. 逆白大衣高血压的治疗

逆白大衣高血压是一种特殊类型的高血压，可以发展为持续的高血压，因此对这种高血压的治疗，依然采用生活方式改变及恰当药物治疗。在药物的选择上，根据患者情况及靶器官损害程度、合并临床情况，可选择任意一种降压药物作为初始治疗，并在此基础上根据血压水平决定是否需要联合用药。

（任春琦）

第十六章 血液透析患者高血压的处理

透析患者血压难以控制的问题在各级医院都很常见,尤其是县级医院。为降低医疗费用,节约成本,很多乡村的肾衰竭患者选择在具有透析医疗技术的县医院进行常规血液透析和腹膜透析,其中以血液透析为主。透析前后和透析间期伴发的难治性高血压是县医院常见的临床难题。

高血压对血液透析具有严重的临床危害。高血压可导致透析患者中枢神经系统及心血管系统发生严重危害,影响患者的预后及病死率。高血压与冠心病、充血性心力衰竭、脑血管疾病病死率有关。高血压、左室肥厚可增加透析患者的死亡危险性。透析过程中发生血压升高会加重左室后负荷,诱发充血性心力衰竭,重则危及生命。此外,高血压也是血透患者脑实质损害的早期原因,血液透析患者多发性脑萎缩的程度与透析前血压值、高血压持续时间有显著相关性。因此,对于透析患者而言,良好的血压控制可以延长患者的存活时间并改善其生活质量。

一、血液透析患者的血压特点与发病机制

(一)血压特点

透析患者的理想血压与普通患者没有差别。透析前收缩压和舒张压的控制尤其重要。平均动脉压低于99mmHg的患者与那些血压较高的患者相比可以生存得更好,良好的血压控制对于改善肾衰患者预后意义重大。对于血液透析患者而言,24h动态血压监测可客观反映其血压的平均水平及动态变化。部分患者在透析前数小时内血压迅速升高,而透析后由于容量负荷减轻,约半数患者血压自行下降,但在12~24h内又会上升至透析前水平(源于血容量的再充盈过程),故透析患者具有透析前后血压波动大的特点。透析前后及透析间期定时多次测量血压,能较好地反映患者血压的实际水平,对一些严重高血压及血压难以控制的病例,进行24h动态血压监测,可以了解血压升降幅度、持续时间等变化规律,从而选择合适的降压药物及服药间期,以利于血压的控制。

(二)透析高血压的病因

美国肾脏资料系统在第一轮透析发病率与病死率调查中分析了5369例透析患者,其透析前平均血压是149/79mmHg,63%的患者患有高血压,其中27%、

25%和11%的患者分别患有1、2、3级高血压。高血压在血液透析患者中有很高的发病率，而且不易控制。不同病因终末期肾病（ESRD）患者都可伴发高血压的发生，不同病因ESRD患者高血压发生率见表16-1。

表16-1 不同病因ESRD患者高血压发生率（%）

肾疾病类型	高血压发生率
慢性肾小球疾病	
局灶性肾小球硬化	75～80
膜增生性肾炎	70～75
糖尿病肾病	70～80
膜性肾病	40～50
系膜增生性肾炎	35～40
IgA肾病	25～30
肾脏/系统性淀粉样变性	10
成人多发性肾囊肿	60～70
慢性间质性肾炎	25～30
肾血管疾病	85～90
高血压	100
肾硬化	90～100

（三）血液透析者高血压的机制

长期接受血液透析治疗的患者其高血压发病机制是多因素的，具体如下：

1. 水钠潴留

细胞外液体容量扩增是血透患者高血压发展的主要病理生理机制。这是导致ESRD患者和透析患者高血压的最主要因素。大约80%的慢性肾衰竭患者，在接受定期血液透析之初都有某种程度的高血压。经过一年的透析治疗后，高血压患者的比例会降至25%～30%。约50%的高血压与体内含过多的体液有关，由此引起的高血压更多见于透析间期体重增加显著的患者。简言之，高血容量被认为是部分血透患者血压升高的主要发病机制。

2. RASS活性增强

对于单纯血浆肾素活性（PRA）和血管紧张素Ⅱ（AngⅡ）水平正常的透析患者，通常清除过多的容量负荷达到干体质量，可使多数患者高血压得到控制。事实上，这种单纯容量负荷导致高血压的透析患者并不多见，透析患者高血压更多是由多种因素和病理生理机制所致。部分透析患者高血压对容量负荷不敏感，与PRA和AngⅡ水平升高有关。此外，AngⅡ使血管平滑肌收缩、促进神经末梢释放去甲肾上腺素，并能导致血管平滑肌细胞增生，长期作用使血管对降压药的反应性降低，主动脉等大血管顺应性也降低，加重收缩期高血压和血管损伤。

3. 交感神经系统活性增强

血压水平在血液透析患者中具有相当重要的地位，以血浆儿茶酚胺水平为标志的交感神经活性与血液透析性高血压有相关性。ESRD患者体内毒素蓄积或是部分血透患者透析不充分，除了会造成容量控制不满意外，还会导致体内毒素清除减少。上述两种情况中的尿毒症毒素可引起传出交感神经活性增强，交感神经可通过作用于心脏和血管，引起血压升高，也可作用于肾脏促进肾素分泌，进而使血压升高。交感神经活动增强、高水平的血浆儿茶酚胺是部分慢性肾衰竭透析患者高血压的主要发病机制。

4. 血管活性物质生成失衡

血液透析患者血压升高除与上述两种因素相关外，还与血管活性物质生成失衡有关，如一氧化氮（NO）、内皮素（ET）、前列环素和内皮衍生超极化因子（EDHF）等。NO为调节血管张力的活性物质之一

5. 重组人红细胞生成素

近年来，随着重组人红细胞生成素（rHuEPO）在常规血液透析患者中的使用，其对血压的影响引起了广泛关注。接受rHuEPO治疗的血透患者，30%～70%发生高血压或原有高血压加重，一般常发生在用药2～16周，特别是短期内得以改善的严重贫血患者。并且夜间血压升高的幅度大于白昼升高的幅度。rHuEPO能使血液黏滞度增高，外周血管阻力增加，还可使缺氧所致血管扩张作用削弱，致使血压升高。此外，NO、ET和RAS可能也起到了重要作用。

二、血液透析患者高血压的处理

高血压作为透析患者独立危险因素，与透析患者的预后及病死率密切相关。它不仅加重动脉粥样硬化，也导致左室肥厚等心血管疾病发生降压治疗可使这些变化得到控制，从而改善预后及病死率。但目前对于透析患者，究竟将血压控制在何种范围尚无定论，并非是将血压降的越低越好。不少研究发现透析患者低的血压值预示患者临床预后差，即在透析患者血压和临床迂回的关系呈"U"或"J"形。许多学者认为血压低可能反映这些患者本身存在心血管功能异常，这种心血管功能异常一方面导致患者血压值低；另一方面可直接引起患者预后不良。因此，临床实践与多项相关指南中推荐透析患者血压应控制在140/90mmHg以下。实际上临床实践与大量研究发现，血透患者单独应用抗高血压药物不能有效控制血压，需要采取如下治疗措施，综合处理。

（一）限制容量扩张

50%的透析患者高血压是因为过高的容量负荷所致，对于此类患者要严格控

制血容量，不仅如此，治疗所有 ESRD 高血压必须要调整水、盐摄入量，达到干体质量，透析者应做到充分透析。

首先，生活方式的改变。限制水和钠的摄入是控制透析患者高血压的重要步骤，血透患者钠的摄入量应<4g/d。液体的摄入可根据每次透析清除的液体量、每日残余尿量及不显性失水（如不存在发热、腹泻等情况，约 500ml/d）加以计算。

此外，充分透析达干体质量也是控制所有透析高血压患者限制容量的首要问题。透析不充分是引起血压升高的原因之一。透析不充分，除了会造成容量控制不满意外，还会导致体内毒素清除减少。此时尿毒症毒素可引起传出交感神经活性增强，交感神经可通过作用于心脏和血管，引起血压升高，也可作用于肾脏促进肾素分泌，进而使血压升高。现有资料表明，通过充分透析达到干体质量可使80%～90%透析患者的高血压降至正常或较容易控制。

评估干体质量是很棘手的实际问题，干体质量概念尚无统一标准。已认可三种来源的干体质量定义：①Thomson 等认为并非指无水肿时的体重，而且体内钠、水含量或其他重要组分的含量均降到了再低一点就会发生低血压时的体质量。②Abraham 等认为干体质量是指透析后患者坐位血压正常，但不会发生直立性低血压时的体质量。③Charra 等指出透析后血压正常，直至下次透析也无需服用降压药的体质量。干体质量的设定应尽可能准确，并需根据患者的营养状态、水肿情况等定期加以调整（可借助生物电阻抗、血流超声或血容量监测等方法帮助判断）。临床上还可以根据患者的体征、血压、X 线胸片以及血压和容量变化的关系来估计干体质量。但是，需要注意的是并不是所有的高血压患者有多余的细胞外容量，所以容量变化与血压并非绝对相关。

（二）合理应用降压药物

尽管通过充分的水钠清除，仍有部分透析患者出现高血压，因此需要使用抗高血压药物。目前没有循证医学研究证明某种降压药物较另一种更为优越，治疗的目标是将血压控制在正常范围。透析患者选择降压药物的原则是：①选用针对透析高血压产生机制有效的降压药物。②选用同时对透析患者合并症有效的降压药物，透析患者常合并糖尿病、血脂异常、左室肥厚等。③选用半衰期长、不易被透析滤过的降压药物。

由于肾脏药物排泄功能的损伤以及透析本身的影响，常规降压药和保护心脏药物的药代动力学在透析患者身上发生了改变。由于耐药性、与其他药物的相互作用、不良反应和经济成本问题，多数患者对常规药物效力降低。透析高血压患者相比非透析肾功能不全患者来说，可能更容易出现某些药物不良反应。而这些不良反应的产生很容易被忽视。例如透析时降压药物使用更容易发生低血压和血管通路血栓形成。

（三）透析患者各类降压药物的使用

通常所有的降压药物都可以应用于透析人群，需要根据可透析性和血流动力学稳定性确定使用剂量，但是，在评估预后时，这些药物相伴的心脏保护功能需被纳入考虑，也就是说应优先选用有明显心脑血管保护作用的降压药物。

1. 钙拮抗剂

为目前透析高血压患者应用最多的降压药物（约 71%）。此类药物可减轻左室肥厚、改善左室舒张功能、并可能具有延缓动脉硬化和改善糖耐量的作用。钙拮抗剂主要由肝脏排泄，在血透过程中不会从血浆中去除，因此，透析后不需要额外给药。故其应用剂量与非尿毒症患者相同。此外，CCB 降低细胞内钙离子水平（包括改善 CKD 5 期由于继发甲旁亢产生过多钙离子的情况），改善血脂，也可因此降低心血管发病危险。

2. 肾素-血管紧张素-醛固酮系统（RAAS）抑制剂

AngⅡ与血管内皮功能障碍，平滑肌细胞增殖，动脉粥样硬化斑块破裂，纤溶抑制，左心室肥厚相关。重要的是，即使血压得到控制，当 AngⅡ增加时仍会发生心肌肥厚。在非终末期肾病患者群中临床研究表明，RAAS 抑制剂可以降低左室功能障碍和其他高危人群心血管事件发生率。另外，对于尚无明显临床心衰、存在稳定冠状动脉疾病的高危人群，RAAS 抑制剂可以显著降低猝死和心律失常相关死亡发生率。RASS 抑制剂作为血透患者另一常用重要降压药物，对于 RAS 活性增强的患者尤为有效，在逆转左室肥厚、改善充血性心衰、减轻部分患者的口渴症状，并减少透析间期体重的增加幅度（后两者与降低血浆高 AngⅡ水平有关）等多方面发挥积极作用。慢性肾功能不全患者 RAAS 抑制剂半衰期延长，应特别注意潴钾的不良反应。绝大多数 RASS 制剂可经透析清除，这可能也是某些患者在透析过程中血压逐渐升高的原因。但是某些血管紧张素转换酶抑制剂类药物在透析过程中的药代动力学彼此差异很大。例如，约 50%血浆赖诺普利浓度在一次透析中被清除，福辛普利则不可透析。因此，透析后应追加剂量。

3. 其他类降压药物

其他各类降压药物也都可以用于慢性透析高血压患者血压控制的合理选择，选择其他类降压药物仍要基于：降压效果，透析间期和透析中的药代动力学，不良反应，独立的心脏保护作用，兼顾患者并存的疾病。

（1）β受体阻滞剂：通常更适用于正常心率高值或心动过速的患者，比正常心率低值或心动过缓的患者有效，还同样适用于心绞痛或者近期急性心肌梗死的患者。使用β受体阻滞剂应选择高选择性的$β_1$受体阻滞剂。许多β受体阻滞剂类药物在透析过程中药代动力学亦差别很大，约75%的阿替洛尔可被透析清除，而卡维地洛则不可透析。

（2）α受体阻滞剂：对于前列腺肥大症状，残余尿量明显的患者有缓解作用。可乐定不作为昏睡患者的药物选择。某种药物在患某些疾病的非透析人群中肯定适用，当透析患者遇到了这类疾病（如β受体阻滞剂作为心肌梗死后用药），这些建议仍然适用。尽管如此，如果在特殊群体（尚无临床适用证据的人群）用药出现不良反应，尤其是只在透析人群中出现的反应，需要特别重视。有时，个体相关性或者透析过程出现的不良反应可能限制特殊药物的使用，例如，$α_1$受体阻滞剂服用时易出现透析时低血压，利尿剂与β受体阻滞剂可以升高血糖、血三酰甘油与胆固醇，而这些均是导致肾功能损害重要的危险因素。

（3）袢利尿剂：血液透析和血液滤过不影响袢利尿剂的药代动力学。一般来讲，袢利尿剂经透析清除低于总量的10%，与药物的高度蛋白结合性质有关。但临床中透析患者利尿剂的使用应紧密结合透析患者残余肾功能和残尿量。

总之，高血压在慢性透析患者中发病率非常高，可导致发生严重致死性心血管疾病。对于常常存在特殊心血管疾病（尤其是导致心律失常和心源性猝死的疾病）的维持性透析患者，降压药物的合理使用、联合非药物治疗的限盐、容量控制等治疗手段对于合并高血压的慢性透析患者血压控制具有重要的临床意义。

（孔 羽）

第十七章 常见继发性高血压的诊断与处理

继发性高血压是由身体的某一种疾病引起的，而高血压是这种疾病的一个症状或体征。如果继发性高血压的原发疾病能够及时诊断并予以手术、介入治疗或特异性的药物治疗，那么其所导致的高血压就会因为病因治疗而得到根治或大大减少降压药物的使用，靶器官也得到保护。县医院是其所在地区高血压诊断与治疗的中心，可以从大量的高血压患者中筛查与确诊出常见的继发性高血压并给予有效处理。至于少见的继发性高血压可以转诊到上级医院的高血压专科、内分泌、肾脏内科等进一步检查确诊。

一、多发性大动脉炎

原发性血管炎是一类以血管壁炎症和坏死为基本特征的疾病，按受累血管大小进行分类，大动脉炎属于大血管性血管炎。大动脉炎是指主动脉及其主要分支和肺动脉的慢性进行性非特异性炎症引起的不同部位动脉狭窄或闭塞，少数也引起动脉扩张或动脉瘤，出现相应部位缺血表现。本病以青年女性和儿童多见，30岁以前发病约占90%，40岁以内发病至少占98%，40岁以后较少发病。我国男女之比为1:3.2。

（一）病因与发病机制

大动脉炎的病因不明。多数认为是一种自身免疫性疾病，与遗传因素、内分泌异常、感染（链球菌、结核分枝杆菌，病毒等）后机体免疫功能紊乱有关。综合致病因素在不同的环境下作用于主动脉和（或）其主要分支，产生多发非特异性动脉炎。大动脉炎主要累及弹力动脉，呈全层动脉炎，如主动脉及其主要分支、肺动脉和冠状动脉，也累及肌性动脉。约84%的患者病变侵及2～13支动脉，据Lupi等对107例统计，受累动脉的好发部位依次为：锁骨下动脉（85%），降主动脉（67%），肾动脉（62%），颈动脉（44%），升主动脉（27%），椎动脉（19%），髂动脉（16%），脑动脉（15%），肠系膜动脉（14%），冠状动脉（9%）。病变以主动脉分支起始部较显著，常呈节段性分布。早期受累的动脉壁全层均有炎症反应，以外膜最重，中层次之。晚期以纤维化为主造成不同程度的动脉狭窄或闭塞，部分动脉壁弹力纤维和平滑肌断裂变薄，形成动脉扩张或形成动脉瘤。肺动脉病变与主动脉基本相同，双侧弹性和肌性动脉受累后可出现肺动脉高压。冠状动脉也可受累，典型表现为局限在开口处及其近端的狭窄性病变，国外报道，大动脉炎累及冠状动脉的发生率为 9%～10%。

（二）临床表现及诊断

1. 临床表现

大动脉炎的症状分为全身症状和局部症状。

（1）全身症状体征：全身症状多出现在局部症状或体征出现前数周，患者可有全身不适、乏力、发热、纳差、盗汗、体重下降、关节肌肉酸痛和结节红斑等全身症状。当局部症状或体征出现后，全身症状可逐渐减轻或消失，多数患者则无上述症状。

（2）局部症状体征：根据病变部位可分为四种类型，即头臂动脉型（主动脉弓综合征）；胸、腹主动脉型；广泛型；肺动脉型。高血压多由肾动脉狭窄或肾脏以上腹主动脉狭窄所致。血压异常可以出现在大动脉炎各种临床类型，也可以为患者的首发症状和体征。常见表现为血压升高、血压降低或测不出、双上肢或上下肢血压比例失常。因此对好发人群测量四肢血压显得尤为重要，对临床上有低热、关节痛及类似感冒样症状时，尤其是青年女性，应仔细进行体格检查，从双侧以及上下肢肢体血压的测定和外周血管的体检中发现线索。

2. 诊断

目前尚无大动脉炎的统一诊断标准。

典型临床表现者诊断并不困难，40 岁以下女性，具有下列表现一项以上者应怀疑本病：①单侧或双侧肢体出现缺血症状，表现为动脉搏动减弱或消失，血压降低或测不出。②脑动脉缺血症状，表现为单侧或双侧颈动脉搏动，减弱或消失以及颈部血管杂音。③近期出现的高血压或顽固性高血压，伴有上腹部二级以上高调血管杂音（肾动脉周围）。④不明原因低热，伴血管杂音及血管脉搏异常改变。⑤典型多发性大动脉炎眼底病变。

可依据美国风湿病学院（ACR）诊断（分类）标准：符合其中三项或三项以上者可诊断为大动脉炎（表 17-1）。

表 17-1　美国风湿病学院大动脉炎诊断（分类）标准

条目	定义
发病年龄≤40 岁（尤其是女性）	40 岁前出现和大动脉炎有关的症状和体征
肢体缺血	活动时一个或多个肢体尤其是上肢出现逐渐加重的无力和肌肉不适

续表

条目	定义
肱动脉搏动减弱	一侧或双侧肱动脉搏动减弱或消失
血压差>10mmHg	上肢间收缩压相差>10mmHg
锁骨下动脉或主动脉区杂音	一侧或双侧锁骨下动脉或腹主动脉区可听及的血管杂音
血管造影异常	主动脉及其分支、上下肢大血管的局部或阶段性狭窄或闭塞,排除动脉硬化、动脉纤维肌肉发育不良等病因

同时需排除先天性主动脉缩窄、肾动脉纤维肌性结构不良(FMD)、动脉粥样硬化、血栓闭塞性脉管炎、白塞病、结节性多动脉炎及胸廓出口综合征。可疑患者应行血管造影或MRA、CT等检查明确诊断。

(三)治疗与预后

约20%的大动脉炎是自限性的,在发现时疾病多已稳定,对这类患者如无合并症可随访观察。对发病早期有上呼吸道、肺部或其他脏器感染因素存在,有效控制感染对防止病情的发展可能有一定的意义。有结核菌感染者,应同时给予抗结核治疗。

1. 疾病活动期治疗

糖皮质激素仍是本病活动期主要的治疗药物,及时用药可使缺血症状改善,动脉造影异常改进,异常脉搏减轻或恢复。一般口服泼尼松每日1mg/kg,早晨顿服或分次服用,维持3~4周后逐渐减量,每10~15天减总量的5%~10%,通常以ESR和CRP下降趋于正常为减量的指标,剂量减至每日5~10mg时,应长期维持一段时间。如用常规剂量泼尼松无效,可改用地塞米松,危重者可静滴氢化可的松100mg/d。细胞毒性药物仅适用于糖皮质激素未能控制症状,或糖皮质激素治疗不能维持缓解的患者,一般与激素合用。

2. 疾病稳定期治疗

(1)应积极控制血压:一般降压药物反应不佳,降压药物以钙拮抗剂较为合适,可合用α、β受体阻滞剂及利尿剂。如无双侧肾动脉狭窄或单功能肾者,可应用ACEI、ARB。

(2)抗血小板治疗:阿司匹林50~100mg,每日1次。日本的一项研究表明抗血小板药物治疗对缺血性事件有一定的保护作用。

(3)介入治疗:部分患者可行经皮腔内血管成形术,主要适用于血管近、中段的较短的非完全闭塞性病变,但操作困难,易出现严重并发症。目前已应用治疗肾动脉、腹主动脉及锁骨下动脉狭窄等,获得较好的疗效。

（4）外科手术治疗多于用药物或介入治疗无效或失败时，一般应在病情稳定、血沉正常、脏器功能尚未消失时手术。目前推荐的手术适应证：①肾血管性高血压。②有心脏或脑血管缺血的临床表现，经造影证实病灶。③严重的下肢间歇性跛行。④反复发作的短暂性脑缺血发作（TIA）和可复性缺血性脑神经功能缺失（RIND）。⑤影像学提示主动脉及其分支狭窄或闭塞。⑥主动脉缩窄性高血压。⑦主动脉瘤样病变。单侧或双侧颈动脉狭窄引起的脑部严重缺血或视力明显障碍者，可行主动脉及颈动脉人工血管重建术；胸或腹主动脉严重狭窄引起上肢区域性高血压或下肢间歇跛行，可行人工血管重建术；单侧或双侧肾动脉狭窄者，可行肾脏自身移植术或血管重建术，患侧肾脏明显萎缩者可行肾切除术；冠状动脉狭窄可行冠状动脉旁路移植术。

3. 预后

本病为慢性进行性血管病变，对所有大动脉炎患者均需要进行大血管影像学检查及长期随访，动态观察动脉受累情况，受累后的动脉由于侧支循环形成丰富，故大多数患者预后好，可参加轻度工作。有随访表明该病患者 5 年生存率 93%，10 年 90%，大于 15 年的生存率为 83%，其中是否并存高血压尤为重要，没有高血压的患者 10 年生存率较伴有高血压的患者高 15%。

二、肾实质性高血压

由单侧或双侧肾实质疾病所引起的高血压，统称为肾实质性高血压。几乎所有的肾实质疾病都可以引起高血压，常见的有原发性肾小球肾炎，如急性肾小球肾炎、急进性肾小球肾炎、慢性肾小球肾炎等；糖尿病肾病；慢性肾盂肾炎；结缔组织病，其中狼疮性肾炎较为多见；多囊肾；先天性肾发育不全；放射性肾炎；肾结核；肾肿瘤；肾结石等。一般情况下，肾小球肾炎、狼疮性肾炎、先天性肾发育不全等病变较广泛，可伴有肾血管病变或肾缺血，故高血压概率较高，而肾结石及肾盂肾炎引起继发性高血压的机会较少。高血压的发生与肾功能的减退程度密切相关。肾功能减退程度愈重，血压愈高，至肾衰竭时患者后期 80% 以上伴有高血压。虽然肾性高血压为肾脏疾病所致，但血压升高反过来又会对肾脏产生不良影响，因此，有效控制肾脏病患者的高血压是十分重要的。

（一）病因和发病机制

肾脏疾病时影响血压升高的因素很多，如水钠潴留导致的血容量增加；肾素、血管紧张素系统活性增加；肾内降压物质如前列腺素、缓激肽分泌减少，活性减弱；交感神经兴奋性增高，致使全身小动脉痉挛等，其中以前两种因素最为重要。不同的肾实质性疾病其发生机制是不完全相同的。

1. 容量依赖性高血压

约90%的肾实质性高血压是由于水钠潴留和血容量扩张所致。当肾实质性病变使肾脏失去排泄饮食中所含的适量（不是过量）水、盐时，就会造成水、钠在体内潴留，进而使血容量过多引起高血压。只要存在轻度的肾功能不全就会出现此机制。这类患者体内的血浆肾素活性和血管紧张素Ⅱ的浓度通常是低的。

2. "肾素依赖型"高血压

约有10%的肾实质性高血压是因为肾素、血管紧张素醛固酮升高所致。利尿、脱水不但不能控制这类高血压，反而常因利尿、脱水后肾血流量的下降导致肾素分泌增加，致血压更趋增高。应用血管紧张素转换酶抑制剂，可以使此型高血压急剧下降。部分肾脏实质性疾病，其病变广泛且伴血管病变致肾缺血，使球旁细胞释放大量肾素，引起血管紧张素Ⅰ和血管肾张素Ⅱ浓度增高，全身小动脉管壁收缩而导致高血压。

（二）临床表现和诊断

肾实质性高血压由肾实质疾病引起，故必然有肾实质疾病表现。

肾实质疾病中最常见的是各种肾小球肾炎，患者常出现水肿、血尿、蛋白尿及肾功能损害等。慢性肾炎与晚期高血压合并肾功能损害者，有时不易鉴别。慢性肾炎年龄较轻者，有急性肾炎史或反复水肿史，蛋白尿出现在高血压之前，可伴有明显贫血，血浆蛋白降低，氮质血症，但血压增高相对较轻等。

慢性肾盂肾炎，女性多见，常有尿路感染史，可出现尿急、尿频和尿痛等症状。尿中出现白细胞、脓细胞、管型、蛋白等，尿细菌培养阳性，支持慢性肾盂肾炎。

多囊肾常有家族史，肾区可触及肿大肾脏，超声检查可明确诊断。

肾实质性高血压的特点为持续增高，对降压药物不敏感，靶器官损害严重。因此，对有上述特点而高血压病因不明的患者，应想到肾实质性高血压并进行相应检查，以明确诊断。

（三）治疗和预后

1. 原发病的处理

首先应处理相应肾实质性疾病，因其涉及的病种较多，在此不做详细介绍，具体内容请参考有关专业书籍。早期发现和治疗肾实质性高血压，可以预防或延缓慢性肾脏病的不良预后。确定慢性肾脏病基于肾损害的证据和肾小球滤过率（GFR），与病因无关。确诊慢性肾脏疾病后，应依照 K/DOQI 慢性肾脏病的分期标准，根据肾功能的水平，而不是根据病因，对患者的肾脏病进行分期。在慢性肾脏疾病或其分期定义中并不包括高血压。然而，高血压是慢性肾脏疾病的常见病因及结果，同时有慢性肾脏疾病及高血压的患者更容易发生肾功能丧失及心血管疾病。无论何种慢性肾脏病，患者均处于心血管疾病的高危险中。已经证实有效的治疗措施包括：糖尿病患者严格的血糖控制，严格的血压控制，ACEI 和血管紧张素受体拮抗剂的应用，蛋白质摄入量的限制。

2. 高血压的处理

慢性肾脏病患者选用降压药物时应依据患者的不同情况，个体化的选择降压药物。应选择具有肾脏保护作用的降压药，如 ACEI 和 ARB 等，因为这些药物还可以有效地减少尿蛋白；对慢性肾脏疾病患者而言，利尿剂仍是最有价值的抗高血压药物之一，尤其适用于"容量依赖型"高血压，利尿剂的选择应依据肾小球滤过率的水平和钠水潴留的严重程度而定；钙拮抗剂主要通过扩张外周阻力血管而降压，迅速阻断入球小动脉的收缩，然而出球小动脉对其舒血管作用却有抵抗，对于急性肾小管坏死、急性间质性肾炎和造影剂所致急性肾衰竭时有高血压又有中等肾小球滤过率下降者，使用钙拮抗剂后可显著增加肾小球滤过率及有效肾血浆流量，主张尽早用药；慢性肾脏疾病常常需要联合用药来达到降压目标。虽然积极控制血压十分重要，但也不能因此认为把血压降得越低越好。这样既能保证肾脏的血流量，维护肾小球的滤过率，又不至于因过高的血压加速肾小动脉、肾小球毛细血管硬化。

肾性高血压非药物治疗即治疗性生活方式改变，包括戒烟、节制饮酒、调脂、控制体重、控制血糖等，应控制钠的摄入，钠的摄入量应<2～4g/d（钠 100mmol/d）。控制干体重就是体液处于平衡状态时的体重，终末期肾病患者，其水的摄入量是可控制的，但排水却不能自我调节，因此必须控制液体量，限制盐的摄入量，控制体重增长，使患者达到干体重。80%～90%的患者经充分透析达干体重后，血压则降至正常或易于控制。

三、肾血管性高血压

肾血管性高血压是指一侧或双侧肾动脉及其分支阻塞、狭窄病变导致肾缺血，由于肾缺血而引起的高血压。肾血管性高血压起病隐匿，进展较快，预后较差，严重的肾动脉狭窄可以导致进行性肾损害，甚至丧失肾功能，药物治疗效果欠佳。

由于慢性缺血性肾病和肾血管性高血压两者均是造成终末期肾病的重要病因，所以纠正肾脏血流动力学障碍后，不仅能纠正高血压，而且能保护受损的肾功能，因此对于本病的早期诊断及积极治疗显得尤为重要。肾血管性高血压是继发性高血压常见的原因之一，占所有高血压病例的1%～5%。肾动脉粥样硬化占所有肾动脉狭窄病因的65%～70%，多发生在50～70岁的男性患者，在明确诊断后5年进行性狭窄的发生率为51%，3%～16%的肾动脉最终完全闭塞，超过60%的患者中有21%出现进行性肾萎缩。

（一）病因与发病机制

一般情况下，以一侧或双侧肾动脉及其分支阻塞、狭窄的程度＞50%作为肾动脉狭窄的标准。当肾动脉狭窄的程度＞50%时，肾动脉管腔横断面减少50%以上，血流量和平均压开始下降，肾脏的灌注压开始下降；当狭窄的程度＞70%，肾灌注压低于75～85mmHg，肾血管自主调节消失，引起相应的血流动力学改变，引起肾血管性高血压。发病机制与水钠潴留和激活肾素-血管紧张素-醛固酮系统（RAAS）有关。肾动脉狭窄的病因与年龄有关，＞50岁，肾动脉狭窄的原因主要是粥样硬化斑块形成，男性患者多见。青年组（＜40岁），最常见的原因是纤维肌性发育不全及大动脉炎，女性患者较多，与男性之比为（3～4）:1。

（二）临床表现及诊断

1. 临床表现

肾动脉狭窄在相当长的时间只有血流动力学变化而没有临床症状，但是随着狭窄进一步发展可有顽固性高血压、肾衰竭、不稳定型心绞痛、反复发作性肺水肿、蛋白尿（一般＜1.0g/24h）等严重的并发症。

以下情况应警惕有无肾血管病变引起的高血压：①青年发病常＜30岁，中、老年发病常＞50岁，常无高血压家族史。②在上腹部正中、脐两侧2～3cm范围内或肋脊角处可闻及粗糙响亮的收缩期杂音。③长期相对稳定高血压骤然加剧。④高血压发作突然，病程较短或发展迅速。⑤不明原因的氮质血症而尿常规正常，特别是老年人。⑥抗高血压治疗时出现肾功能恶化，特别是在使用血管紧张素转换酶抑制剂（ACEI）或血管紧张素Ⅱ受体拮抗剂（ARB）时。⑦单侧肾脏缩小。⑧伴发周围血管病，特别在大量吸烟者中。⑨反复发作的肺水肿。

2. 诊断

（1）卡托普利试验：正常情况下，服用转换酶抑制剂卡托普利后，通过抑制血管紧张素Ⅱ的负反馈作用可增强机体的高肾素反应。这种反应在肾动脉狭窄患者中尤为突出，口服卡托普利 1h 之后血浆肾素增高程度显著大于原发性高血压。

（2）核素检查：开通介入肾显像后行肾图检查或肾动态扫描对肾动脉狭窄诊断的敏感性及特异性均可达 70%～98%。通过临床资料的荟萃分析认为卡托普利肾图与多普勒超声、卡托普利实验及肾动脉造影比较有最佳的成本效益。

（3）超声检查：本法的敏感性为 40%～60%。简单易行，可重复，无创，不需检查前停用降压药，对单侧及双侧病变均可良好观察等。

（4）CT 血管造影术（CTA）：CTA 对肾动脉狭窄诊断的准确性较高，其敏感性及特异性均可达 95%以上，并可进行图像的三维重建。

（5）肾动脉血管造影：目前仍为确诊肾动脉狭窄的金标准，可反映肾动脉狭窄的部位、范围、程度、病变性质、远端分支及侧支循环情况，并可观察肾脏形态和功能改变以及对血管扩张或手术指征的判断。

（三）治疗和预后

1. 治疗

（1）原发病的治疗：肾动脉狭窄最常见的原因有动脉粥样硬化、多发性大动脉炎、纤维肌结构发育不良等。对于动脉粥样硬化性肾动脉狭窄治疗包括控制心血管的危险因素，稳定动脉粥样硬化的斑块及降压治疗。多发性大动脉炎的活动期，应用糖皮质激素、免疫抑制剂等药物。纤维肌结构发育不良患者无需特殊的处理。

（2）高血压处理：肾血管性高血压的治疗主要包括药物治疗、经皮腔内肾动脉血管成形术和外科手术三种方法。肾血管性高血压主要是因肾血管病变导致肾脏缺血并激活 RAAS 而引起的；少部分（一侧肾动脉狭窄而对侧肾脏存在实质性病变甚至失去功能者）则表现为非肾素依赖性，其机制主要与水钠潴留有关。大多数患者肾素活性、血管紧张素Ⅱ及醛固酮浓度增加，血压常很高，需用拮抗肾素的 β 受体阻滞剂或（和）拮抗血管紧张素Ⅱ的 ACEI、ARB 才能有效，单侧肾血管性高血压，可用 β 受体阻滞剂或 ACEI 或 ARB 治疗，但应用时应格外小心，严密监测肾功能，一旦出现肾功能减退，即应停止使用；双侧肾血管性高血压禁用 ACEI 或 ARB 等药物。

所有的肾血管性高血压患者均需药物治疗以控制血压，但根本治疗手段是血管重建，如经皮腔内血管成形术治疗或外科手术治疗。介入经皮腔内血管成形术治疗主要采用肾动脉球囊扩张和肾动脉支架置入术，具有创伤小、安全简便和效果好等优点，是治疗肾血管性高血压首选方法。经皮肾动脉腔内血管成形术疗效的好坏，主要取决于狭窄损害的病理类型，纤维肌性发育不良者明显优于动脉粥样硬化者。而弥漫性动脉粥样硬化、肾动脉开口部狭窄者疗效较差。

2. 预后

介入治疗对肾动脉狭窄高血压的影响，资料显示，随访39～60个月纤维肌结构不良，治愈率37%～57%，改善率21%～63%，总有效率87%～100%。综合国内外各单中心的资料，高血压的改善率达50%～80%，67%～96%的患者肾功能好转或者维持稳定手术，50%～72%的患者血压可治愈或易于控制，72%～93%的患者肾功能明显好转或长期保持稳定药物控制，肾动脉狭窄支架术后再狭窄为11.4%～12.5%。

四、原发性醛固酮增多症

原发性醛固酮增多症（简称原醛症）是由于肾上腺皮质肿瘤或增生，分泌过多的醛固酮所致，但以腺瘤为多见，故经手术切除肾上腺腺瘤后，原醛症可得到治愈，如不能早期诊断和及时治疗，则长期高血压可导致严重的心、脑、肾血管损害。其发病年龄高峰为30～50岁，女性多于男性。近年来随着检查诊断手段的改进和提高，诊断为原醛症的病例数逐渐增多，国内外学者提出原醛症已成为继发性高血压中最常见的形式，在高血压人群中的患病率由0.5%～2%增加为10%～20%。

（一）病因及发病机制

目前认为原醛症的病因主要有下述几种类型：肾上腺皮质醛固酮分泌腺瘤是原醛症的主要病因，占70%～80%，多为单一腺瘤，大多数腺瘤直径<2cm，其包膜完整；肾上腺皮质球状带增生为原醛症的另一常见病因，占20%～30%，大多数的肾上腺为球状带细胞弥漫性增生，少数为局灶性或结节性增生；其他如糖皮质类固醇可抑制性醛固酮增多症、肾上腺皮质醛固酮分泌腺癌、异位醛固酮分泌腺瘤或癌、原发性肾上腺增生症、对肾素有反应的醛固酮分泌腺瘤、家族性醛固酮增多症均较少见。

（二）临床表现及诊断

1. 临床表现

（1）高血压：大多数患者病程较长，为缓慢发展的高血压，多表现为轻中度高血压，也有的患者舒张压可高达120～150mmHg以上，少数患者表现为恶性高血压，而用一般降压药常无明显疗效。随着病情进展，血压增高，病程长者可出现高血压的心、脑、肾损害，但其眼底改变常与高血压程度不平行。

（2）低血钾、高尿钾：原醛症患者因肾小管排 K^+ 过多，可有自发性低血钾（2.0～3.5mmol/L），但也有相当一部分患者血 K^+ 正常，而进高钠饮食或服用含利尿剂的降压药物后诱发低血钾。大多数原醛症患者在发现低血钾数年或 10 余年前，即有高血压，因此，低钾血症常出现在高血压之后，如病程短则可血钾正常。低钾血症的临床表现为肌无力、发作性软瘫、周期性瘫痪、心律失常，心电图可出现 U 波或 ST-T 改变等。夜尿量大于日尿量，病情严重者还可出现肾功能损害。

（3）其他：醛固酮增多致肾小管对 Na^+ 的重吸收增强，排 K^+、H^+ 增加而产生细胞外液碱中毒。醛固酮增多使肾脏排 Ca^{2+}、Mg^{2+} 增加，加之碱中毒而使游离钙减少，患者可出现手足抽搐，肢端麻木等。低血钾可抑制胰岛素分泌，因此长期低血钾可使半数患者出现葡萄糖耐量低减甚至糖尿病。近年来各国学者先后报道了在原醛症患者中，心血管疾病的发生率可高达 14%～35%。蛋白尿的发生在原醛症患者中也是多于原发性高血压患者，Conn 曾报告在他们那一组病例中，85% 的患者有蛋白尿。Nishimura 等报道在 58 例原醛症患者中，34% 的患者有心血管疾病；24.1% 的患者有蛋白尿，6.9% 的患者发生肾功能不全。此外，15.5% 的患者发生脑卒中，其中 4 人（6.9%）为脑梗死，5 人（8.6%）为脑出血。在原醛症患者中，心血管疾病、特别是脑卒中和蛋白尿是较常见的，而蛋白尿的发生则可作为原醛症患者靶器官损伤的一种指标。

2. 诊断

2008 年 6 月由美国内分泌学会发起，国际内分泌学会、国际高血压学会、欧洲内分泌学会、欧洲高血压学会、日本内分泌学会和日本高血压学会 6 家学会共同参与组织制订了《原发性醛固酮增多症患者的病例检测、诊断和治疗：内分泌学会临床实践指南》。

（1）筛选试验：指南推荐，首先应测定并运用血浆醛固酮（PAC）与肾素（PRA）比值（plasma aldosterone to renin ratio，ARR）来筛查原醛症患者。目前大多数学者认为，在高盐饮食摄入 3 天以后（即 24h 尿钠排量＞200～250mmoL），如 24h 尿醛固酮排泄量＞14μg，或血浆醛固酮浓度（PAC）＞15ng/dl（415.5pmol/L），PAC（ng/dl）/PRA[ng/（ml·h）]比值＞20 时，诊断原醛症的敏感性为 95%，特异性为 75%；当 PAC（ng/dl）/PRA[ng/（ml·h）]比值＞50 时，特异性明显提高，但需排除因使用利尿剂使血钾降低而抑制醛固酮的分泌，或因肾脏受损而出现的低 PRA，故采用 PAC/PRA 比值仅作为原醛症的筛选试验。

（2）激素测定：①血浆肾素活性，低 PRA 水平且不因低钠、脱水或站立体位等刺激而增高，也可作为诊断原醛症的筛选试验，但有一定局限性，因约 35% 的原醛症患者在上述刺激时 PRA 水平可升高，而 40%的原发性高血压患者的 PRA 也可被抑制。②血浆醛固酮水平，原醛症患者的血浆醛固酮水平升高，但部分原醛症和原发性高血压患者的 PAC 有重叠，因此，仅用 PAC 来作为筛选试验是不够的。为了提高 PAC 和 PRA 测定的诊断符合率，用 PAC/PRA 来鉴别原醛症或原发性高血压，如果同时运用下述标准：PAC/PRA＞30，PAC＞555pmol/L，其诊断原醛症的灵敏性为 90%，特异性为 91%。计算 PAC/PRA 比值时，最好用立位 2h 测定值，其诊断符合率较卧位测定值高。诊断原醛症最好的单次试验是在盐负荷条件下测定 24h 尿醛固酮水平。由于严重低血钾本身可明显减少醛固酮的合成，并能使升高的醛固酮降至正常，因此最好在低血钾纠正后再测定醛固酮水平。

（3）定位诊断：常用的定位诊断方法为肾上腺 CT 扫描，但因腺瘤较小，特别是当腺瘤直径在 1cm 以下时可得到阴性结果。肾上腺静脉血浆醛固酮水平测定采用下腔静脉插管分段取血并分别测两侧肾上腺静脉 PAC，腺瘤侧 PAC 明显高于对侧，其诊断符合率可达 95%～100%。

（三）治疗与预后

1. 治疗

近年来原醛症的病因诊断对其治疗方案的选择有着重要意义，影像学检查技术的发展已能发现微小的肿瘤，选择性静脉插管分段取血对肾上腺腺瘤与增生的鉴别更有特殊的作用，外科经腹腔镜切除醛固酮分泌腺瘤的手术已可使患者的手术创伤大大减少，新的醛固酮拮抗剂（eplerenone）的应用等均使原醛症的诊治水平得到较大提高。

肾上腺皮质腺瘤（APA）患者应首选手术切除肾上腺肿瘤。原发性肾上腺皮质增生（PAH）患者行单侧、次全或双侧肾上腺切除术即可得到满意疗效。特发性醛固酮增多症（IHA）患者即使做了双侧肾上腺全切除术，仍难控制其高血压。故 APA 和 PAH 的根治方法为手术切除，IHA 患者则趋向于药物治疗。手术前应先至少服用醛固酮拮抗剂螺内酯 4～6 周，待血钾恢复正常，血压下降后再择期进行手术。

药物治疗适用于 IHA 及各种不能手术的 APA 腺瘤患者的长期治疗，用法同上述的手术前准备。如长期服用螺内酯出现不良反应时，可改用氨苯蝶啶、阿米诺利或 eplerenone。

2. 预后

手术切除肾上腺分泌醛固酮的腺瘤后，低钾血症可很快得到纠正，大多数患者术后病情可全部缓解达到治愈；而病程长，有较严重的并发症者，手术后高血压及其他症状也可达到部分缓解，血钾可恢复正常。大部分患者术后数月血压可下降至正常或接近正常，部分患者高血压可能要持续一段时间，也有少数患者需要数年才能恢复正常血压。

五、嗜铬细胞瘤

嗜铬细胞瘤为起源于神经外胚层嗜铬组织的肿瘤，主要分泌儿茶酚胺，根据肿瘤是来自交感神经或副交感神经将嗜铬细胞瘤分为副交感神经副神经节瘤（包括化学感受器瘤、颈动脉体瘤等）和交感神经副神经节瘤（包括腹膜后、盆腔及纵隔后的副神经节瘤）。某些患者可因长期高血压致严重的心、脑、肾损害或因突发严重高血压而导致危象，危及生命。但如能早期获得诊断和治疗，病人可以获得痊愈。国内报告嗜铬细胞瘤患者约占高血压患者的1%，国外报告的患病率已高达1.9%。嗜铬细胞瘤可发生在任何年龄，其发病高峰为20～50岁，儿童嗜铬细胞瘤约占10%，男女性别无明显差别。

（一）病因与发病机制

肾上腺由皮质和髓质组成，髓质起源于外胚层，由大多角形细胞组成，称为嗜铬细胞。嗜铬颗粒囊泡主要分泌和储存儿茶酚胺（CA），即肾上腺素（E）、去甲肾上腺素（NE）和多巴胺（DA）。儿茶酚胺几乎影响体内每一个组织和器官：对于心血管的作用主要是收缩血管，增高收缩压及舒张压，增快心率，增加心排血量。

嗜铬细胞瘤来源于肾上腺髓质或交感神经系统的嗜铬组织，包括膀胱、嗜铬体及其他少见的部位如心脏、颈部、颈动脉体或前列腺等，从肿瘤的部位不同又可分为肾上腺髓质嗜铬细胞瘤及肾上腺外嗜铬细胞瘤（或称为副神经节瘤）。85%～95%的嗜铬细胞瘤位于肾上腺髓质；90%的嗜铬细胞瘤是单发的，但50%的家族型肾上腺嗜铬细胞瘤为双侧；90%以上的嗜铬细胞瘤或副神经节瘤在横膈以下；90%的嗜铬细胞瘤为良性。大多数肿瘤直径为3～5cm。

（二）临床表现及诊断

1. 临床表现

（1）高血压：血压增高是嗜铬细胞瘤患者最常见的临床症状，可表现为阵发性、持续性或在持续性高血压的基础上阵发性加重。50%～60%的患者为持续性高血压，其中半数患者呈阵发性加重；40%～50%的患者为阵发性高血压，开始时发作次数较少,以后逐渐发作频繁;其血压明显升高,收缩压可达 200～300mmHg,舒张压可达 150～180mmHg。阵发性高血压发作是嗜铬细胞瘤患者的特征性表现,平时血压正常,而当体位变换、压迫腹部、活动、情绪变化或排大小便等时诱发发作。有的患者病情进展迅速,严重高血压发作时可出现眼底视网膜血管出血、渗出、视盘水肿、视神经萎缩以致失明,甚至发生高血压脑病或心、肾严重并发症而危及生命。当嗜铬细胞瘤患者的血压时而急剧增高,时而骤然下降,出现大幅度波动,即高、低血压反复交替发作,甚至出现低血压休克时,称为嗜铬细胞瘤高血压危象发作。

(2) 头痛、心悸、多汗三联症:嗜铬细胞瘤高血压发作时最常见的伴发症状为头痛、心悸、多汗,其发生率分别为59%～71%、50%～65%、50%～65%。高血压发作时伴头痛、心悸、多汗三联症,对嗜铬细胞瘤的诊断特异性及灵敏性均为 90%以上。

(3) 直立性低血压:大多数持续性高血压的嗜铬细胞瘤患者,常出现明显的直立性低血压,高血压患者伴有直立性低血压及头痛、心悸、多汗三联症时,其诊断嗜铬细胞瘤的特异性为95%。

(4) 代谢紊乱:嗜铬细胞瘤分泌大量 CA 可引起糖代谢功能障碍,有的患者可出现糖耐量减退或糖尿病,甚至发生糖尿病酮症酸中毒。肿瘤分泌大量 E 和 NE 还可引起其他代谢紊乱,如促进脂肪分解,使血中自由脂肪酸浓度升高;增加代谢率,患者可有怕热、多汗、体重减轻等代谢增高的症状和体征;部分患者平时为低热,当血压急剧上升时体温亦随之增高,有时可达 38～39℃,并伴有白细胞增高而被误诊为感染性疾病。

2. 诊断

(1) 定性诊断:在嗜铬细胞瘤的定性诊断中,测定血浆或尿游离 CA 及尿香草基杏仁酸(VMA)或高香草酸(HVA)浓度具有很重要的意义。需在取血前 3～7 天内禁用含咖啡及可乐类的饮料和食物,由于血浆 CA 测定受多种生理、病理因素及药物的影响,且每个血标本仅代表单一的时间点,因此应在患者空腹、卧位和安静状态下抽血,用留置针的方法于静脉穿刺后至少保留 20min 再抽血,抽血后尽快测定。大多数嗜铬细胞瘤患者往往血浆 NE>9nmol/L(1500pg/ml),E>1.6nmol/L(300pg/ml)。如能同时或多次测定基础状态下及高血压发作时的血或尿 CA 及代谢产物浓度,则可大大提高嗜铬细胞瘤的诊断符合率。

抑制试验适用于持续性高血压、阵发性高血压发作期,当血压≥170/110mmHg 或血浆 CA 水平中度升高在 5.9～11.8nmol/L(1000～2000pg/ml)时,可做酚妥拉明(regitine)试验进一步明确诊断。试验时患者先安静平卧 20～30min,从上肢较大静脉中穿刺并滴注生理盐水以保持静脉通道,如血压平稳并持续≥170/110mmHg 时,从输液皮管中快速静脉注射酚妥拉明 5mg,于注药后每 30s 测血压、心率一次,至 3min,以后每 1min 测一次至 10min,于 15min、20min 时再各测一次血压及心率。如注射酚妥拉明后 2~3min 内血压降低≥35/25mmHg 且持续 3~5min 或更长时间,则为阳性反应,其阳性率约为 80%,如能同时测定血或尿中的 CA 水平,则能帮助明确诊断。

（2）定位诊断：嗜铬细胞瘤一经定性诊断后,应尽快明确定位诊断,约 90%的嗜铬细胞瘤为良性,可经手术切除肿瘤而得以治愈；10%的恶性肿瘤如能早期发现,及时手术治疗也可延缓患者生命,故嗜铬细胞瘤的定位诊断非常重要。

可行肾上腺或其他有关部位的 CT 扫描,必要时进行增强扫描。CT 扫描对嗜铬细胞瘤定位诊断的灵敏性为 85%~98%,特异性 70%。在 CT 片上嗜铬细胞瘤瘤体显示为边界清楚的圆形或类圆形软组织块影,肿瘤内常常有坏死、出血或钙化,其密度可不均匀；直径可为数厘米或 20~25cm。^{131}I-间碘苄胍（MIBG）闪烁扫描是目前用于发现肾上腺外嗜铬细胞瘤的最好定位检查；如为高功能的嗜铬细胞瘤,则 ^{131}I-MIBG 呈现阳性显像,故能对嗜铬细胞瘤同时进行定性和定位诊断,尤其对肾上腺外、多发或恶性转移性病灶的定位有较高的诊断价值,其灵敏性为 78%~83%,特异性为 100%。

（三）治疗与预后

1. 治疗

应及早手术治疗,术前应做充分的药物治疗准备,否则可因致命的高血压危象发作而危及生命。

手术前应控制血压和临床症状：临床上常用的治疗药物有 α 肾上腺素能受体阻滞剂酚妥拉明和酚苄明。术前至少服酚苄明 2 周以上。达到满意剂量或病情控制好的标准是阵发性高血压的发作基本被控制,持续性高血压的患者血压控制到正常或大致正常；患者的高代谢症状改善,体重增加,出汗减少,血容量恢复。其他 α 受体阻滞剂：哌唑嗪、特拉唑嗪、多沙唑嗪,此三种药物在服用首次剂量后均很快发生严重的直立性低血压,故应嘱患者卧床休息避免摔倒或睡前服用,必要时再逐渐增加剂量。乌拉地尔也是一种 α 受体阻滞剂,在降压时与上述药物不同,对心率无明显影响。β 肾上腺素能受体阻滞剂应在用 α 受体阻滞剂治疗后再应用,临床上常用于治疗嗜铬细胞瘤的 β 受体阻滞剂有普萘洛尔、阿替洛尔、美托洛尔。在嗜铬细胞瘤患者的术前准备过程中,并非所有病例都需加服 β 受体阻滞剂,只有那些在应用 α 受体阻滞剂后出现持续性心动过速（>120 次/分）或室上性快速心律失常时，才可考虑加服β受体阻滞剂，但绝不能在未使用α肾上腺素能受体阻滞剂的情况下单独或先用β受体阻滞剂，否则可导致严重肺水肿、心力衰竭或诱发高血压危象的发生而加重病情。必要时在特殊情况下也应二者同时使用。钙拮抗剂可作为嗜铬细胞瘤患者的术前联合治疗，适用于伴有冠心病或CA心肌病的嗜铬细胞瘤患者，或与α、β受体阻滞剂合用进行长期治疗。嗜铬细胞瘤患者因血中NE水平增高，低血容量或直立性低血压等刺激血浆肾素水平增高，因此，ACE可通过抑制肾素-血管紧张素系统而降低血压，作为术前联合降压的选择。血管扩张剂如硝普钠是一种强有力的血管扩张剂，作用迅速，可直接作用于血管平滑肌，扩张周围血管，降低外周阻力使血压下降，可用于嗜铬细胞瘤高血压危象发作或手术中血压持续升高者。当血压基本控制后，患者可进食正常或高钠饮食，必要时可在手术前静脉输注血浆或胶体溶液，使血容量恢复正常。当血容量恢复正常后，直立性低血压的程度可大大减轻。

2. 预后

经手术成功地切除肿瘤后，由嗜铬细胞瘤引起的高血压在大多数患者中可以得到治愈，术后一般1周内CA恢复正常，75%的患者在1个月内血压恢复正常，25%的血压仍持续增高的患者其血压水平也较术前降低，并且用一般的降压药物可获得满意的疗效。非恶性嗜铬细胞瘤患者手术后5年存活率为95%以上，复发率低于10%；恶性嗜铬细胞瘤患者5年存活率小于50%，因此所有患者术后都应定期复查，特别是儿童、青年及有嗜铬细胞瘤家族史的患者，除了检查有无复发以外，还应排除多发性内分泌腺病的可能。

六、库欣综合征

库欣综合征（Cushing's syndrome，CS）又称皮质醇增多症，是由于肾上腺皮质长期过量分泌皮质醇而引起的一系列临床表现，其中80%以上的患者有高血压，是一种重要的内分泌性高血压，在高血压人群中占0.5%~1%。库欣综合征是常见的肾上腺功能紊乱引起的疾病。库欣综合征可以发生在任何年龄，以20~40岁为最常见，女性明显多于男性，男女之比为1：（2~4）。

（一）病因与发病机制

自发性皮质醇分泌过多的病因很多，可以分为促肾上腺皮质激素（ACTH）依赖性和ACTH非依赖性两大类。

（1）ACTH依赖性库欣综合征：腺垂体分泌过量ACTH或垂体以外的肿瘤分

泌过量 ACTH，引起双侧肾上腺皮质增生，进而合成和分泌过量皮质醇。对于垂体原因引起的 ACTH 分泌过多致皮质醇分泌过多者称 Cushing 病，Cushing 患者约占库欣综合征患者总数的 70%。Cushing 病中最常见的为具有自主分泌能力的垂体 ACTH 腺瘤：其中 90% 为微腺瘤，此种情况约占 Cushing 病的 80%~90%。

（2）ACTH 非依赖性库欣综合征：肾上腺皮质不受 ACTH 控制，自主地分泌过量皮质醇。如肾上腺皮质腺瘤，分泌皮质醇的肾上腺皮质腺瘤约占库欣综合征的 20%。此种腺瘤一般直径在 2cm 左右，成圆形或类圆形，重量一般<30g。可能是由单一肾上腺细胞克隆发育形成的，激素分泌比较单一，只有皮质醇。

（二）临床表现及诊断

1. 库欣综合征的临床表现

长期的高皮质醇血症对蛋白质、糖、脂肪和水盐代谢都有严重影响，对其他内分泌系统也有作用，因而出现全身性的复杂的临床症候群。

（1）脂肪代谢紊乱和脂肪分布异常：90%以上的库欣综合征患者会出现轻至中度肥胖，而且是向心性肥胖，表现为满月脸、水牛背、锁骨上窝脂肪垫、胸腹部脂肪堆积明显，但四肢较细，臀部脂肪也不多。

（2）蛋白质代谢紊乱引起的临床表现：皮质醇使蛋白质分解加速，合成受抑制。其结果：皮下胶原纤维减少而使皮肤变薄；由于毛细血管脆性增加而很易出现瘀斑；皮肤宽大紫纹，典型者如火焰状；伤口不易愈合；严重骨质疏松，易于出现病理性骨折等。

（3）水、盐代谢紊乱：皮质醇本身具有潴钠排钾作用，但比较弱。在库欣综合征时，长期持续的高皮质醇血症使电解质紊乱明显地表现出来。水、盐代谢紊乱的主要表现是肾小管对 Na^+ 的重吸收增加，血容量增加，表现为水肿和高血压，另一方面会出现低血钾、碱中毒。在各种病因的库欣综合征中，异位 ACTH 综合征的水盐代谢紊乱最为严重，Cushing 病次之，肾上腺腺瘤最轻。库欣综合征患者的高血压发生率约 80%，一般为 1、2 级（轻、中度）。如果库欣综合征得不到及时治疗，那么高血压引起的靶器官损害和心血管疾病，如心肌梗死、心律失常及脑梗死、脑出血是导致库欣综合征患者死亡的重要原因。

（4）糖代谢紊乱：皮质醇可促进糖原异生、抑制葡萄糖的利用，对胰岛素和受体结合的亲和力有抑制作用，因此，库欣综合征中半数患者有糖代谢紊乱，20%以上的库欣综合征患者表现为糖尿病。

（5）对钙磷代谢的影响：皮质醇可促进骨钙动员，加上因蛋白质分解加速而骨基质减少，使骨质疏松加重，血钙升高，尿钙排泄率明显增加，有 10%~20%

的库欣综合征患者有泌尿系结石。

(6) 对性腺的抑制：皮质醇对垂体促性腺激素和性腺有双重抑制作用。因而男性常有阳痿、性欲低下，女性月经紊乱、性欲低下和不育。此外，肾上腺分泌的雄性激素可使女性患者出现多毛、痤疮等表现，肾上腺皮质癌患者的肿瘤细胞除了分泌皮质醇外，还可分泌较大量雄性激素，女性患者还可出现男性化的表现。

(7) 其他表现：如儿童期患库欣综合征者常伴生长发育滞缓，青春期迟迟不能到来。皮质醇是个很强的免疫抑制剂，易罹患各种感染。库欣综合征患者或轻或重有一些精神症状，轻者情绪不稳定、感情脆弱，重者可有类似精神分裂症样的表现。

2. 诊断与鉴别诊断

有 80%~90%的库欣综合征患者有比较典型的临床表现，因而临床表现是临床医生诊断本病的首要依据。中华医学会内分泌学分会肾上腺学组参考 2003 年以来发表在 JCEM 上的共识、指南及 meta 分析，联合垂体学组在 2011 年内分泌年会发布了库欣综合征诊治专家共识。

确诊必须借助于必要的实验室检查，推荐下列四项检查至少任意之一项：尿游离皮质醇（24h-UFC，至少 2 次）；深夜血浆或唾液皮质醇（至少 2 次）；过夜 1mg 小剂量地塞米松抑制试验（过夜 1mg-LDDST）；48h-2mg/d-小剂量地塞米松抑制试验（48h-2mg-LDDST）。对于高度怀疑的库欣综合征为加速诊断，可联合 2 项以上推荐的检查。

(1) 诊断标准：①如果临床表现符合库欣综合征，24h-UFC＞正常上限的 5 倍，无需其他检查即可确诊。结果可疑，需 48h-LDDST 确诊。②深夜唾液皮质醇＞4nmol/L（145ng/dL）。③深夜血浆皮质醇＞50nmol/L（1.8mg/dL）；如≤1.8mg/dL，可排除库欣综合征。④过夜 1mg-LDDST 血皮质醇＞1.8mg/dL。

(2) 病因诊断和功能定位：①血浆 ACTH。2 次 ACTH＜1.1 pmol/L（5pg/mL），提示 ACTH 非依赖性库欣综合征（肾上腺来源）。持续 ACTH＞3.3pmol/L（15pg/mL），提示 ACTH 依赖性库欣综合征（来源垂体或异位 ACTH）。②大剂量地塞米松抑制试验（HDDST）。80%~90%的库欣病可被抑制；肾上腺皮质肿瘤不被抑制；异位 ACTH 综合征者，除支气管类癌外均不被抑制。但也有人认为其价值不大。③促肾上腺皮质激素释放激素（CRH）刺激试验。对于库欣病诊断的敏感度为 86%。如同时 HDDST 被抑制，诊断库欣病的特异性为 98%。④岩下窦静脉插管分段取血（BIPSS）测 ACTH。推荐用于 CRH 兴奋试验和 HDDST 检查结果不一致，垂体肿瘤＜5mm 者。如果血 ACTH 中枢与外周比值＞2∶1 或 CRH 兴奋后比值＞3∶1 则诊断为库欣病。BIPSS 有助垂体左右定位。如果无 ACTH 梯度差别则可能为异位 ACTH 综合征。

（3）库欣综合征的影像学检查：目前条件下肾上腺应以 CT 为首选。肾上腺是否存在肿瘤，是否存在大结节样增生，很容易明确。垂体 ACTH 腺瘤以微腺瘤占多数（约 90%），MRI 的发现率为 60%～70%，动态加强 MRI 分辨率更高。由于异位 ACTH 分泌瘤在胸腔和纵隔占有很大的比例，胸部影像检查很重要。胸部 X 线平片应列入常规。可疑病例应做 CT。

（三）治疗与预后

1. 治疗

（1）Cushing 病对于明确有垂体瘤者，经鼻经蝶窦垂体显微手术为首选：70%～80%的患者经手术治疗有效。对于术后未完全缓解者，可加垂体放疗，其中大部分患者有效。药物治疗可作为辅助。国内常用的是氨鲁米特，可以使皮质醇分泌降下来，但不能持久，停药后会反弹。异位 ACTH 综合征治疗的关键是找到肿瘤。肿瘤完整切除最为理想。

（2）肾上腺皮质腺瘤手术摘除肿瘤的疗效很好：术后有一段时间肾上腺皮质功能低下，应适当给予皮质激素替代治疗。激素用量要缓慢减少，使患者本身的肾上腺皮质功能逐步恢复，撤药过程一般需要半年至一年。

2. 预后

库欣综合征导致高血压、糖耐量降低、血脂异常和高凝状态等，使心、脑血管疾病风险增加，并成为主要死因。重度库欣综合征者感染发生率可达 50%，严重者可致死。骨质疏松、病理性骨折、精神认知障碍等难以完全恢复正常。有效治疗皮质醇恢复正常后标化死亡率可接近正常人群，但 5 年内仍有较高的心血管疾病发生率，而治疗后皮质醇症未纠正者，标化死亡率是正常人群 3.8～5.0 倍。5 年生存率肾上腺皮质腺瘤为 90%，异位 ACTH 综合征为 51%，皮质癌为 10%～23%。

七、甲状腺疾病和高血压

促甲状腺素（TSH）激活甲状腺产生甲状腺素（T_4）和三碘甲腺原氨酸（T_3）。但 T_3 仅有 20%直接来自甲状腺，其余 80%大部来自肝脏，由 T_4 脱碘酶代谢而来。正常的甲状腺产生的 T_4 大约占 80%。但 T_3 的作用是 T_4 的四倍。两种甲状腺激素的产生受到经典的内分泌反馈环调节。继发于甲状腺疾病的高血压属于内分泌性高血压。甲状腺功能减退症（简称甲减）和甲状腺功能亢进症（简称甲亢）都可引起高血压，并且经治疗甲状腺功能恢复正常后，一部分高血压自行恢复正常。甲状腺疾病在成年女性人群中占 9%～15%，随着年龄的增加，男性甲状腺疾病的发病率和女性基本持平。

（一）病因和发病机制

1. 甲状腺功能减退症引起高血压的机制

T_3是有代谢活性的甲状腺素，对血管平滑肌细胞具有舒张作用。甲状腺功能减退和T_3缺乏常伴有周围血管收缩。甲状腺激素缺乏常伴有肾功能的下降。甲状腺功能减退症后发生的肾脏疾病是由于T_3缺乏导致的心血管影响引起的：心输出量下降，自由水清除和肾小球滤过率下降。甲状腺功能减退症是一种低肾素高血压状态，其特点是有明显的容量变化，产生了一种以容量依赖、低肾素活性为机制的血压升高。甲状腺激素通过增加β肾上腺受体而增强β肾上腺反应，对α肾上腺受体有相反的作用。β肾上腺受体的减少引起心输出量下降，肾脏肾素分泌增加，脂肪分解和骨骼肌的合成代谢下降。除了肾素外，肾上腺产生的其他激素也增加，产生高血压。

2. 甲状腺功能亢进症引起高血压的机制

甲状腺功能亢进症已经被证实是单纯收缩性高血压的继发病因。甲状腺功能亢进症的患者通过增加心率，降低全身血管阻力和提高心输出量来提高收缩期血压。约1/3的甲状腺功能亢进的患者有高血压，甲状腺功能正常后血压恢复正常。亚临床甲状腺功能亢进症可产生左室肥厚，导致高血压。甲状腺功能亢进患者的T_3扩张阻力血管，降低全身血管阻力。全身血管阻力的下降刺激了肾素的分泌和钠的重吸收，导致血容量扩增。红细胞生成素的刺激也导致血容量增加。心率上升4～58次/分，心排血量增加＞1L/min，甚至比没有甲状腺功能亢进的人高出300%。

（二）临床表现和诊断

1. 甲状腺功能减退症

甲状腺功能减退症是由多种原因引起的甲状腺激素合成、分泌或生物效应不足所致的一种全身代谢减低综合征，主要表现为代谢率减低和交感神经兴奋性下降。根据甲状腺功能减退的程度，临床上将甲减分为临床甲减和亚临床甲减。因为亚临床甲减的患病率较高，应引起重视。亚临床甲减的女性粥样动脉硬化、冠心病和心肌梗死的危险均增加。

甲减的临床表现往往不典型。其临床体征往往是轻微和隐匿的，如疲劳、皮肤发凉和动作缓慢，不太引人注意。其他临床表现还包括皮肤干燥、毛发稀疏脱落，重者可出现黏液性水肿、体重增加、便秘、怕冷、讲话慢、声音嘶哑、面肿、舌大，抑郁、淡漠、不育、心动过缓和低体温、贫血等。生化检查常伴有高胆固醇血症，三酰甘油和肌酸激酶升高。

甲状腺功能减退症的诊断：①一般根据病史。甲状腺手术、甲亢 ^{131}I 治疗；Graves 病、桥本甲状腺炎病史和家族史等。②甲减的症状和体征。③血清激素。血清 TSH 和总 TT_4、FT_4 是诊断甲减的第一线指标。原发性甲减患者 TSH 水平升高，TT_4 和游离 FT_4 均降低。

2. 甲状腺功能亢进症

甲状腺功能亢进症是指甲状腺本身持续过量分泌甲状腺激素。而甲状腺毒症是甲状腺激素过量的典型生理表现，不涉及甲状腺本身功能，甲状腺炎引起的甲状腺破坏性甲状腺激素过量释放也包括其中。

甲状腺功能亢进症的临床表现包括心悸、神经过敏、出汗，食欲正常或增加而体重下降，大便次数增加、怕热和失眠等。查体发现心动过速；房性心律失常，包括心房纤颤；脉压加大；手颤；眼睑回缩；结膜充血和突眼。许多老年人仅表现为快速性心律失常和体重下降，被称为淡漠性或隐蔽性甲亢。

临床甲亢的诊断：①临床高代谢的症状和体征。②甲状腺体征，甲状腺肿和（或）甲状腺结节。少数病例无甲状腺体征。③血清激素，TT_4、FT_4、TT_3、FT_3 增高，TSH 降低（一般<0.1 mIU/L）。T_3 型甲亢时仅有 TT_3、FT_3 升高。如果检测 TSH 低于正常范围下限，TT_3 和 TT_4 正常者，可不伴或伴有轻微的甲亢症状。

（三）治疗和预后

1. 高血压的治疗

甲状腺疾病引起的高血压通常在甲状腺功能正常后是可逆的，在某些情况下仍然需要药物治疗控制血压。对于甲状腺功能亢进症的患者，控制血压首选 β 受体阻滞剂，但对 β 受体阻滞剂有禁忌证或不能耐受时推荐应用 ACEI 或钙拮抗剂。甲状腺功能低下的患者的高血压一般是低肾素型的，对钙拮抗剂和利尿剂有较好的降压反应；对于甲减的患者，低钠饮食可进一步改善血压控制。

2. 甲状腺疾病的治疗

（1）甲状腺功能减退症的治疗：显性（临床）甲状腺功能减退症首选的治疗方法是甲状腺素替代治疗，多选用左甲状腺素（levothyroxine）。治疗必须个体化，因为左甲状腺素小剂量的变化会使患者变为甲亢或甲减状态。如果没有残余的甲状腺功能，每日的替代剂量一般是 1.6μg/kg 体重（一般为 75～125μg）。

根据 TSH 的水平调整剂量，治疗的目标是 TSH 达到正常，理论水平是达到参考值范围的下半部。应在用药两个月后或改变左旋甲状腺素的剂量后检测 TSH 水平。在 TSH 水平恢复正常 3~6 个月后，患者的症状才能完全缓解。如果 TSH 水平高，每次增加左旋甲状腺素的剂量 12.5μg 或 25μg；如果 TSH 被抑制，每次减少相同的剂量。一旦达到完全替代，TSH 水平稳定，可每年复查一次。

亚临床甲状腺功能减退症的患者，如果 TSH 低于 10mIU/L 不提倡应用替代治疗。但 TSH 升高伴有 TPO 抗体阳性的患者可进展为显性甲减，因此给予小剂量的左旋甲状腺素（25~50μg/d）降低 TSH。如果不治疗，每年监测甲状腺功能。

（2）甲状腺功能亢进症的治疗：应尽量针对病因治疗。自身免疫性甲亢（Graves 病）可应用放射性碘进行治疗。多发结节性甲状腺肿应用手术方法做次全切较好。亚急性甲状腺炎导致的甲亢只应用 β 受体阻滞剂对症治疗。

常用的治疗方法包括抗甲状腺药物（ATD）、放射性碘剂和外科手术治疗。一般情况下，18~20 岁以下的患者和许多 40 岁以下的患者以及大多数妊娠妇女，首选的方法是应用抗甲状腺药物治疗。对大多数 40 岁以上的人和 21 岁以上应用抗甲状腺药物治疗失败的患者可选择 ^{131}I 放射治疗。外科手术治疗在 1950 年以前是治疗甲亢的主要方法，由于放射碘治疗会导致很多人甲减，现在人们又开始采用甲状腺切除术治疗甲亢，只要有技术熟练的外科医生就可考虑手术治疗。

亚临床的甲状腺功能亢进症的治疗意见尚不一致。甲亢不仅是一个临床诊断，也是一个实验室诊断。在没有出现明显的甲亢症状之前就可出现 T_4、T_3 升高和 TSH 抑制或仅有 TSH 抑制。这些实验指标的升高可成为治疗的适应证，尤其是老年人或伴发心脏病的患者。亚临床的甲亢经抗甲状腺治疗后，心率降低、房性和室性早搏减少、左室肥厚减轻。TSH 水平在 0.1mIU/L 或以下的患者，考虑用上述的三种治疗方法之一治疗。

八、妊娠期高血压疾病

妊娠期高血压疾病是很常见的，又因常合并产科出血、感染、抽搐等，是围生儿及孕产妇死亡的主要原因。目前按国际有关分类，妊娠期高血压疾病包括：妊娠期高血压、先兆子痫、子痫、原发性高血压并妊娠及因肾病、肾上腺疾病等继发性高血压并妊娠等。本节重点介绍妊娠所特有的、妊娠终止后即恢复的妊娠期高血压、先兆子痫与子痫。

（一）病因与发病机制

在妊娠期，由于原来血压正常或升高的孕妇均有可能发生先兆子痫，使得对其病因的研究困难重重，多年来虽然进行了大量的研究，但其发病机制仍不清楚。

（二）临床表现与诊断

1. 妊娠期高血压

指妊娠 20 周以后首次出现血压≥140/90mmHg，但无蛋白尿。其最终诊断需在产后四周视血压恢复情况方可确定。对于血压较基础血压升高 30/15mmHg，但仍低于 140/90mmHg 者不做异常诊断，因为近期研究证实血压上升但仍低于 140/90mmHg 者，母儿结局无异常故已不列为诊断标准。

2. 先兆子痫

（1）轻度：血压≥140/90mmHg，伴蛋白尿≥300mg/24h 或 1+试纸法。

（2）重度：收缩压≥160mmHg 和（或）舒张压≥110mmHg；蛋白尿≥2.0g/24h 或试纸法（++）；血肌酐＞106μmol/L 或较前升高；血小板＜$100×10^9$/L；微血管溶血性贫血（乳酸脱氢酶升高）；ALT 或 AST 升高；头痛或其他脑部或视觉症状；持续性上腹不适等。

3. 子痫

在先兆子痫基础上有抽搐及昏迷。临床常见眼球固定、瞳孔放大，头扭向一侧，牙关紧闭，继而口角及面部肌肉抽动，四肢强直，双手紧握，双臂伸直，迅速发展成强烈抽搐。抽搐时患者呼吸暂停，面色青紫，约 1min 后抽搐幅度减弱，全身肌肉渐松弛，孕妇以深长的鼾音做深吸气而恢复呼吸。如抽搐频繁而持续时间长，即可出现昏迷。此时孕妇因抽搐可出现窒息、骨折、自伤。可有各种并发症如肺水肿、急性心力衰竭、急性肾功能不全、脑疝、脑血管意外、吸入性肺炎、胎盘早剥、胎儿窘迫、胎死宫内等严重并发症。

先兆子痫/子痫的孕产妇死亡率为 7.5/10 万，明显高于一般孕产妇，主要死因为脑血管病变及心力衰竭。其他有胎盘早剥、凝血障碍、HELLP 综合征及肾衰竭等。子痫的孕产妇死亡率达 1%～20%。重度先兆子痫/子痫时由于缺氧，胎儿生长受到限制，即发生胎儿生长受限（FGR）、早产、死胎或新生儿窒息死亡等。故围产儿死亡率可高达 150‰～300‰。因此要建立健全各级妇幼保健网，加强围产保健，按时产前检查，及时给予孕期指导。对轻度先兆子痫者应及时治疗。

（三）治疗和预后

一般按照临床分类进行治疗，妊娠期高血压须在门诊严密监测，如出现蛋白尿，按照先兆子痫处理。

1. 轻度先兆子痫一般在门诊治疗

采取左侧卧位以解除妊娠子宫对下腔静脉的压迫，改善子宫胎盘循环。摄入足够的蛋白质、蔬菜、水果，虽不严格限盐，但应避免摄入过多食盐。可以用镇静剂：鲁米那 0.03～0.06g，每日 3 次；地西泮 2.5mg，每日 3 次；地西泮 2.5mg 或利眠宁 10mg，每晚睡前服。增加产前检查次数，每周 1～2 次。除常规检查外，孕妇有无症状，如上腹痛、头痛、视觉障碍等；复查血小板及凝血功能，肝功能及尿蛋白定量；监测胎动，必要时做 NST；每 2～3 周 B 超了解胎儿状态。如病情稳定，妊娠 39～40 周时终止妊娠。

2. 重度先兆子痫患者应住院

（1）镇惊、镇静、降压等治疗：治疗期间对母儿应严密监测以防止发生子痫，并及时发现全身脏器如心、脑、肝、肾等损害情况，包括胎盘功能，以防止胎盘早剥，胎儿发生意外。

（2）一般处理：卧床休息，左侧卧位，保持安静，避免各种刺激；每 4h 测血压，如舒张压渐上升，提示病情加重。随时观察有无自觉症状出现；注意胎动、胎心、子宫敏感性（肌张力）有无改变；动态监测血液生化变化，以了解肝肾功能、凝血功能有无异常；眼底检查；重度先兆子痫者应每日记液体出入量，每日测尿蛋白，尿蛋白在（++）及以上者应作 24h 尿蛋白定量。

（3）镇静止痉药物：硫酸镁主要用于重度先兆子痫防抽搐、子痫时止抽及防再抽搐、防临产后与产后抽搐。镇静药物除巴比妥类药物口服外，可用地西泮（安定）10mg 肌内或静脉缓慢注射，此外可用冬眠合剂，即氯丙嗪 50mg、异丙嗪 50mg 及哌替啶（杜冷丁）100mg 各 2ml。

（4）降压药物：降压药在扩张血管同时亦不同程度降低全身脏器血流量，特别是子宫胎盘血流量，故一般在收缩压≥160mmHg 或舒张压≥105～110mmHg，为避免脑血管意外、胎盘早剥、胎儿缺氧时才用，使血压维持 140～150/90～100mmHg。使用时应选择对子宫胎盘血流影响小的药物。①硝苯地平（心痛定）：每次 5～10mg，每日 3 次，口服或含服，服后 20～30min 起作用，45min 达高峰。②拉贝洛尔（柳胺苄心定）：口服，每次 50～100mg，每日 3 次。③酚妥拉明：10～20μg 溶于 5%葡萄糖注射液 100～200ml，静脉滴注，使舒张压维持在 90～100mmHg。④硝普钠：0.1～5μg/（min·kg）速度静脉点滴，使舒张压维持在 100mmHg 左右，如胎儿存活不宜久用。

重度先兆子痫时，血浓缩与低血容量是主要病理生理变化之一。扩容可纠正血液浓缩，疏通微循环，改善脏器因灌注不足所致的缺氧，严格按照扩容指征治疗，常用制品有：白蛋白、全血、血浆、低分子右旋糖酐。

对重度先兆子痫心力衰竭伴肺水肿、可疑早期急性肾衰竭和子痫脑水肿者，使用快速利尿剂如呋塞米（furosemide）或20%甘露醇（mannitol）脱水、利尿及降颅压仍为重要治疗措施。

先兆子痫是妊娠所特有的疾病，终止妊娠后病情可好转，故以对母儿最小的损伤为原则，适时终止妊娠是从根本上治疗先兆子痫及子痫。

3. 子痫的治疗

（1）控制抽搐：首先硫酸镁（5g）溶于25%葡萄糖注射液20ml缓慢静推，或置小壶中缓慢滴注，再将硫酸镁以1g/h速度静脉点滴，同时加用冬眠合剂或安定等镇静剂。血压高时静脉给降压药，首选硝普钠或酚妥拉明，待清醒后给口服降压药。

（2）防止受伤：专人护理，床沿置挡板以防跌落。如有假牙应取出并以纱布缠绕的压舌板置于上下白齿间以防咬伤舌。

减少各种刺激以免诱发抽搐。做各种检查了解母儿状态，并监测有无变化以及时处理。抽搐控制4~6h应终止。如宫颈条件不成熟应作剖宫产术结束分娩。产后仍有子痫抽搐的可能，应坚持镇惊止抽、镇静、降压等治疗。

九、主动脉缩窄

主动脉缩窄指胸主动脉狭部或以下的降主动脉局限性缩窄，是较为常见的先天性心血管畸形，占先天性心血管畸形的5%~8%。是儿童时期高血压的常见原因，成人型主动脉缩窄的典型表现也可为高血压。

（一）病因和发病机制

主动脉缩窄病因目前尚未清楚，主要存在两种理论。一种认为主动脉缩窄是从动脉导管来的组织环形扩展到主动脉壁内，因而认为导管闭合时的收缩和纤维化可波及主动脉，引起局部狭窄。另一种认为主动脉来源于胎儿血流方式异常。

临床常根据患者症状将本病分为婴儿型及成人型。①导管前型（婴儿型）：缩窄位于动脉导管前，动脉导管多呈开放状态，缩窄范围较为广泛。且大多数合并其他畸形，由于侧支循环建立不充分，患者出现症状早而严重。②导管后型（成人型）：缩窄位于动脉导管之后，动脉导管多呈关闭状态，缩窄范围较局限，常常单独存在，较少合并心内畸形。由于侧支循环建立充分，所以临床症状轻。如果出生后动脉导管迅速关闭，由于主动脉缩窄引起明显的主动脉血流受阻，左心室后负荷增加，导致严重的充血性心力衰竭；由于下半身血流灌注减少，可引起代谢性酸中毒及肾衰竭。如果出生后3～6个月内未出现心力衰竭，则可逐渐形成侧支循环，代偿性左心室肥大，可避免心力衰竭，临床症状轻。

主动脉缩窄的病理生理变化主要有三个方面：①缩窄近心端高血压的形成。②缩窄远心端血流减少，血压降低。③侧支循环形成。

（二）临床表现和诊断

1. 临床表现

主动脉缩窄的临床表现取决于缩窄的部位、严重程度、有无合并畸形以及就诊时患者的年龄。

婴幼儿表现为喂养困难、体重不增，急性循环衰竭在出生后6周内较为明显；儿童或成人可出现头痛、头晕、耳鸣、鼻出血以及无力、酸痛麻木、间歇性跛行等双下肢供血不足症状。上肢血压不同程度增高，下肢血压低于上肢或双上肢血压不一致。股动脉搏动减弱明显，胸骨左缘第3～4肋间可闻及短促收缩期杂音，向颈部及背部传导；50%的婴儿无明显心脏杂音，儿童及成人在胸壁上、肩胛旁或侧胸壁可听到侧支循环的血管杂音。导管前型缩窄并动脉导管未闭者可出现差异性发绀。

2. 辅助检查

（1）心电图：婴儿心电图大致正常或出现电轴右偏、右心室肥厚、右束支传导阻滞；儿童及成人则表现为左心室肥厚及心肌劳损。

（2）X线表现：心脏可大致正常或有程度不等的左心室扩大，升主动脉扩张，主动脉显"3"字征，是由主动脉结突出、主动脉狭部内收、缩窄后降主动脉扩张三部分组成。大于8岁的患儿由于扩张的肋间动脉形成肋骨虫蚀样切迹，以第4～8肋最为多见。

（3）超声心动图：二维超声心动图在胸骨上窝主动脉弓长轴切面，可见主动脉弓缩窄或主动脉狭部缩窄，胸骨旁大动脉短轴切面显示动脉导管未闭与主动脉缩窄间关系，左心室肥厚，或合并其他心内畸形，彩色多普勒显示狭窄后血流增快。

（4）大血管CTA或磁共振血管成像：可以比较清晰地显示狭窄部位、长度及与主动脉分支血管的关系，为最有效的无创检查方法。

（5）心导管及造影：左心导管通过狭窄段可测得压力阶差。右心导管可通过动脉导管，血氧可提示心内畸形。升主动脉造影可提示狭窄部位长度及狭窄段以上侧支循环降主动脉造影可提示动脉导管未闭、肺动脉及其分支和狭窄段以下侧支循环。

（三）治疗和预后

1. 内科治疗

内科应用药物治疗是对症性治疗，如前列腺素 E 等药物的应用，球囊扩张术是一种创伤小的治疗方法，近期效果好，可迅速缓解梗阻，对局限性隔膜性狭窄疗效肯定，但有术后再狭窄和扩张局部形成动脉瘤的风险。此技术不仅应用于原发性主动脉缩窄，还应用于手术后主动脉再狭窄。扩张的机制为内膜及中层的撕裂，撕裂一般为血管周径的 25%，或沿血管长径，或通过直径。撕裂病变一般总是限于梗阻部位本身。如果选择球囊过大，可以撕裂病变上、下方，发生血管破裂及动脉瘤形成。扩张效果：婴儿及儿童术后压差均可降 70%。支架置入术是较新的经导管治疗主动脉缩窄的方法，有人认为支架置入有助于降低血管弹性回缩引起的经球囊血管成形术后再狭窄，也有助于降低晚发动脉瘤的形成。目前只应用于较大儿童及成人。

2. 外科治疗

外科手术治疗方法能解除缩窄造成的阻塞，对无症状的先天性主动脉缩窄患儿，4~6 岁手术为宜，如果患者已出现心力衰竭或过高的上肢血压，应早期手术。术后有时反而出现血压升高，形成术后高血压的原因为：主动脉弓及颈动脉窦压力感受器长期受高血压影响，一旦缩窄解除血压下降后感受器反射性提高血压；术后肾上腺血流增多，肾上腺髓质分泌儿茶酚胺；术后肾血管栓塞，部分肾单位缺血产生肾性高血压。

3. 预后

单纯导管后型主动脉缩窄病例术后 15 年随诊生存率在 90%以上；伴有心室间隔缺损者，则仅为 80%；伴有其他严重心脏血管畸形者，则下降至 40%。手术时年龄在 20 岁以上的病例远期生存率亦降低，常见的远期死亡原因有：心肌梗死、主动脉瓣病变、动脉瘤破裂以及残留狭窄或再狭窄引致的高血压和心力衰竭。

十、阻塞性睡眠呼吸暂停低通气综合征

阻塞性睡眠呼吸暂停低通气综合征（OSAHS）是由于上呼吸道塌陷阻塞引起的以睡眠时打鼾并伴有频繁呼吸暂停、呼吸浅慢、通气不足、夜间频繁发生低氧

血症、睡眠结构紊乱和白天嗜睡为主要表现的临床综合征。OSAHS对心脏血管功能的影响十分广泛，是临床上心律失常、高血压、动脉粥样硬化、心力衰竭和脑卒中的一个常见和重要原因。OSAHS与高血压关系密切，30%~50%的高血压患者同时患有OSAHS，而OSAHS患者中45%~48%患有高血压。

（一）病因和发病机制

上气道狭窄、塌陷引起上气道阻力增高、呼吸功增加和胸腔负压增高，是引起OSAHS患者睡眠呼吸时上气道进一步塌陷、阻塞的始动因素。清醒时，OSAHS患者的上气道较正常人相对狭窄。在睡眠状态下，肌张力减低，在吸气相上气道的负压造成气道塌陷，而在呼气相上气道的表面张力，使得气道易发生塌陷和狭窄。正常睡眠由非快动眼期（non-rapid eye movement，NREM）睡眠和快动眼期（rapid eye movement，REM）睡眠组成。与清醒时相比，NREM期交感神经活动降低，血压下降，心率减慢。其中在浅睡眠阶段，血压平均下降5%~10%，深睡眠阶段下降10%~15%；而在REM睡眠过程中交感神经活动超过清醒时水平，血压、心率和清醒水平相似。正常人夜间睡眠时血压较醒时缓慢下降5%~20%，清醒时又恢复到白昼水平。而OSAHS患者，无论是否伴有高血压，睡眠时血压构型变化的规律性均减弱或消失，出现不同程度的夜间高血压或血压升高。

多项研究表明：OSAHS夜间血压曲线改变及夜间高血压可能与慢性长期夜间反复发作的低氧血症和高碳酸血症、显著的胸内压变化、频繁的唤醒反应和睡眠结构紊乱、自主神经功能状态不平衡有关。在慢性间歇性低氧血症、交感神经活动增加、某些体液因子分泌增多、颈动脉体功能失常、血管反应性增强、遗传和年龄等因素共同作用下，OSAHS患者逐渐出现白天血压持续升高。

（二）临床表现和诊断

1. 临床表现

与原发性高血压相比，除睡眠呼吸障碍外，OSAHS相关高血压患者还具有以下临床特点：清晨睡醒时血压较高，白昼及晚间睡前血压较低，而原发性高血压患者清晨睡醒时血压稍高，白天活动后或晚间睡前血压较高；单纯的抗高血压药物治疗效果较差，很难维持在正常范围内，血压波动性较大。24h动态血压监测显示夜间睡眠时血压没有生理性下降，即为非杓型，夜间血压下降率<10%；伴随着呼吸暂停的血压周期性升高，其表现为夜间反复发作的一过性高血压。血压高峰值出现在呼吸暂停结束、刚恢复通气时。睡眠时相、低氧程度、呼吸暂停时

间与血压的变化有相关性。

除高血压外还常常同时存在肥胖、血脂异常、糖耐量低和糖尿病等代谢紊乱；晨起头痛、口干、疲劳、白天过度嗜睡，夜间睡眠障碍，不均匀打鼾、肢体躁动、憋气，严重者常常憋醒；可伴有继发性红细胞增多症；纠正睡眠呼吸障碍，血压趋向下降，降压药可减量或停药。

2. 诊断

在睡眠状态下，口鼻气流停止至少 10s 以上为一次呼吸暂停；睡眠低通气：口鼻呼吸气流信号强度降于正常气流强度的 50% 以上，同时伴有 4% 以上的氧饱和度下降或伴有觉醒反应称为睡眠低通气。睡眠呼吸暂停综合征是指在 7h 睡眠中，反复发作呼吸暂停和低通气 30 次以上或平均每小时睡眠中的呼吸暂停和低通气次数（呼吸暂停低通气指数，AHI）超过 5 次以上。

睡眠呼吸暂停分三种类型：阻塞型、中枢型和混合型，其中阻塞性睡眠呼吸暂停是临床上最为常见的类型。睡眠呼吸暂停低通气综合征严重程度分为轻、中、重度，其划分标准：轻度，AHI 5~20，最低 $SaO_2 \geqslant 86\%$；中度，$20 < AHI < 40$，最低 $SaO_2 \geqslant 80\% \sim 85\%$。重度，AHI$>$40，最低 $SaO_2 \leqslant 79\%$。时至今日，整夜多导睡眠图（polysomnography，PSG）仍然是诊断 OSAHS 的金标准。

对于需要观察血压的患者要在进行夜间多导睡眠图监测的当夜同时进行 24h 动态血压监测，第二天同时分析两个监测结果，将血压的动态变化与睡眠呼吸暂停做相关分析比较，即可明确诊断。

3. 治疗和预后

对于 OSAHS 合并高血压的患者，更应积极治疗 OSAHS。无创持续正压通气治疗（continuous positive airway pressure，CPAP）：CPAP 通过有效消除呼吸暂停，血氧饱和度上升，睡眠结构改善，可能会明显缓解或消除高血压，从而减轻临床症状、提高生活质量。外科治疗包括腭垂软腭咽成形术、激光辅助腭咽成形术、射频消融术、软腭支体植入术、下颌骨前移术和气管造口术。在严格选择手术适应证的前提下，具有操作便捷、微创、安全、有效和能在门诊进行等优点。OSAHS 常与肥胖、血脂异常、糖耐量减低共存，因此应注意控制上述危险因素。

对于 OSAHS 合并高血压时的药物选择，到目前为止还没有明确的结果，但降压治疗是有益的。选择降压药物时必须考虑 24h 的降压效果和对睡眠各阶段的降压作用以及对睡眠呼吸暂停的作用。

（唐一平）

第四篇

心血管疾病危险因素的防治

第十八章 糖尿病的防治

随着广大乡村及社区人们生活水平的提高，生活方式的改变，非感染性疾病（noncommunicable diseases，NCD）主要包括糖尿病、肿瘤、心血管疾病，是当前世界上最主要的死亡原因。每年全球所发生的死亡中，有63%是由NCD所导致的。2012年5月举行的世界卫生大会上形成了一项重要决议，各国政府确立了到2025年将慢性疾病造成的过早死亡人数减少25%的新目标。糖尿病是当前威胁全球人类健康的最重要的NCD之一。过去的调查表明，在糖尿病患者群中发生冠心病、缺血或出血性脑血管病、失明、肢端坏疽等病症者，较之非糖尿病患者群多2~3倍或更多。研究表明，有糖尿病的患者与无糖尿病的陈旧性心肌梗死患者5年的生存率相当，说明糖尿病即是心血管疾病的危险因素，其危险与冠心病相当，即等危症。因此，县医院医生必须重视糖尿病的诊断与处理。本章介绍糖尿病基本知识、临床表现与诊断、降血糖药物和对糖尿病患者的处理。

一、糖尿病基本知识

（一）糖尿病流行病学

糖尿病是当前威胁全球人类健康的最重要的NCD之一，根据国际糖尿病联盟（IDF）统计，2011年全球糖尿病患者人数已达3.7亿，其中80%在发展中国家，估计到2030年全球将有近5.5亿糖尿病患者。2011年全球共有460万人死于糖尿病，当年糖尿病的全球医疗花费达4650亿美元。其中糖尿病在中国和其他发展中国家中的快速增长，已给这些国家的社会和经济发展带来了沉重负担。2007至2008年，在中华医学会糖尿病分会组织下，在全国14个省市进行了糖尿病的流行病学调查。通过加权分析，在考虑性别、年龄、城乡分布和地区差别的因素后，估计我国20岁以上的成年人糖尿病患病率为9.7%，成人糖尿病患者总数达9240万。我国可能已成为糖尿病患者数最多的国家之一。

（二）糖尿病的病因和分型

目前公认糖尿病不是单一病因所致的疾病，与遗传、自身免疫及环境因素有关。从胰岛B细胞合成和分泌胰岛素，经血液循环到达体内各组织器官的靶细胞与细胞特殊部位即受体结合引发细胞内物质代谢效应，在这整个过程中任何一个环节发生变异均导致糖尿病。如胰岛素分泌绝对不足引起青年人易患的糖尿病，称为 1 型糖尿病。如有胰岛素抵抗及（或）胰岛素分泌减少或增多，仍不能维持血糖水平正常所产生的糖尿病，称 2 型糖尿病，多见于成年人特别是中老年患者。

1999 年，WHO 咨询报告提出了新的糖尿病分型，这个分型考虑了糖尿病的发病因素、胰岛素的水平和敏感性、其他心血管疾病危险因素及临床特点。将糖尿病分为 1 型糖尿病、2 型糖尿病、特殊类型糖尿病和妊娠期糖尿病。

1. 1 型糖尿病

此类患者由于胰岛 B 细胞受到破坏，引起胰岛素绝对缺乏，如不治疗就会出现酮症酸中毒，往往见于青少年患者，存在典型的多饮、多食、多尿、消瘦等症状。胰岛素的补充是治疗的根本。

2. 2 型糖尿病

此类糖尿病发生于成年人，出现胰岛素分泌相对不足，主要是胰岛素的作用下降，称为胰岛素抵抗。部分患者进行饮食控制、运动就可以控制血糖；其他患者应该在饮食控制和运动基础上加用口服降糖药物治疗，疾病晚期则需要依赖胰岛素进行治疗。

多数本型患者有肥胖，因肥胖本身可以引起不同程度的胰岛素抵抗，有些患者虽然经体重衡量不能定为肥胖，但可存在着脂肪分布异常。例如腹部和内脏脂肪分布增加，也可产生胰岛素抵抗。通过减轻体重和药物治疗可改善胰岛素抵抗，但很少能恢复到正常。

由于高血糖发展缓慢，许多患者早期因无症状未能引起注意，因此不能及时诊断糖尿病，往往在发生大血管病变和微血管病变以后才发现糖尿病。这一类型糖尿病的危险性随着年龄的增长、体重的增加以及缺乏体力活动而增长。以往有妊娠期糖尿病的妇女、有高血压和血脂异常的患者中更容易发生。

3. 特殊类型的糖尿病

特殊类型的糖尿病包括 B 细胞功能的遗传缺陷、胰岛素作用的遗传缺陷、胰腺外分泌病变、内分泌腺病、药物或化学物诱导、感染、免疫介导的罕见类型、伴糖尿病的其他遗传综合征等不同类型。

对于胰腺外分泌病变，人们所熟悉的胰腺炎、创伤、胰腺切除术后、胰腺肿瘤等疾病可以导致胰岛素的分泌不足，出现血糖代谢紊乱。

特别要强调的是很多内分泌系统疾病如嗜铬细胞瘤、库欣综合征、原发性醛固酮增多症等可以有血糖增高，属于继发性血糖升高。临床经验证实，当这些原发疾病得到病因治疗后，其血糖可以恢复正常。

4. 妊娠期糖尿病

在确定妊娠后，若发现有糖尿病，称为妊娠期糖尿病。大部分妊娠期糖尿病妇女分娩后血糖恢复正常，这些患者中有些妇女在产后 5～10 年有发生糖尿病的高度危险性。妊娠期糖尿病的临床重要性在于有效处理高危妊娠，从而降低许多与之有关的围生期疾病的患病率和病死率。因此在妊娠期间应该常规测量血糖。

二、糖尿病的临床表现与诊断

（一）临床表现

糖尿病的各种临床表现有如下三方面：①代谢紊乱症候群。②心血管疾病其他危险因素的症状。③糖尿病并发症的症状。

1. 代谢紊乱症候群

糖尿病最典型的代谢症状是多饮、多尿和多食。血浆葡萄糖水平＞10.0mmol/L（180mg/dl）时，超过了肾脏回吸收葡萄糖的能力即"肾糖阈"，致使葡萄糖溢入尿液。尿中葡萄糖增多导致渗透性利尿，其结果是临床上出现多尿的症状。排尿增多又引起脱水，所以与多尿相伴随，会出现口渴症状。糖尿病患者细胞不能充分摄取、利用葡萄糖，从而进食增多。

1 型糖尿病在出现上述症状时常伴有体重下降、虚弱和皮肤干燥。症状发生快，继发性酮症酸中毒亦常见。而 2 型糖尿病患者症状出现缓慢或可能有糖代谢异常却无症状。由于这一类型患者多较肥胖（但老年人除外，他们体重大多正常），所以体重下降和多食表现不明显。患者可以主诉多尿或夜尿增多，但大多数 2 型糖尿病患者是在常规检查身体时发现有血糖或尿糖异常而被诊断。

正是由于一部分 2 型糖尿病患者缺乏上述症状，而糖尿病诊断的标准又是根据血糖水平，因此抓住一切时机给患者检查血糖就能及时发现糖尿病。特别是临床实践中发现有一些高血压患者空腹血糖正常而餐后血糖升高，因此对于县医院就诊的每一位病史中没有糖尿病的初诊患者，均应检查空腹血糖和餐后 2h 血糖。

2. 心血管疾病其他危险因素簇的症状

对于 2 型糖尿病患者，往往有吸烟、饮酒、高脂饮食、高盐饮食等不健康的生活方式共同导致高血压、血脂异常、糖尿病、高同型半胱氨酸血症等代谢异常，这些异常又是心血管疾病的危险因素。对于糖尿病患者应该询问这些疾病。

3. 糖尿病并发症的症状

无论是 1 型或 2 型糖尿病患者常伴有动脉粥样硬化性心血管疾病、糖尿病性肾病、神经系统病变、眼部病变等多种并发症。其发生发展与糖尿病发病年龄、病程长短、代谢紊乱程度和治疗控制程度有一定关系，其发生率随病程延长而增高。这些并发症可单独出现或以不同组合同时或先后出现。1 型糖尿病的早期多不伴有这些并发症。但在 2 型糖尿病患者中，有些在诊断糖尿病时已存在并发症，有些因出现这些并发症才发现糖尿病。

另外，糖尿病患者还有反应性低血糖。这是由于他们在进食后胰岛素分泌高峰延迟，餐后 3~5h 血浆胰岛素水平不适当地升高，其所引起的反应性低血糖可成为这些患者的首发表现。有的患者因各种疾病需要手术治疗时，在围手术期发现血糖升高。还有的患者由于内分泌疾病引起继发性血糖升高，可有内分泌疾病本身的症状。

（二）诊断

糖尿病的诊断并不困难，有 WHO 确定的标准可循。关键是及时发现，尽早做出正确的诊断。糖尿病的临床诊断应依据静脉血浆血糖而不是毛细血管血的血糖检测结果。若无特殊提示，文中所提到的血糖均为静脉血浆葡萄糖水平值。

1. 血糖分类及糖尿病

按照 WHO1999 年的标准，糖代谢状态分为正常血糖（NGT）、空腹血糖受损（IFG）、糖耐量减低（IGT）和糖尿病（DM）四种类型，见表 18-1。

表 18-1 糖代谢状态分类（WHO，1999）

糖代谢分类	静脉血浆葡萄糖（mmol/L）	
	空腹血糖（FPG）	糖负荷后 2h 血糖（2hPG）
正常血糖（NGR）	<6.1	<7.8
空腹血糖受损（IFG）	6.1~7.0	<7.8
糖耐量减低（IGT）	<7.0	7.8~11.1
糖尿病（DM）	≥7.0	≥11.1

注：IFG 和 IGT 统称为糖调节受损（IGR，即糖尿病前期）。

2013 年《中国 2 型糖尿病防治指南》中的糖尿病诊断标准为：糖尿病症状＋随机血糖≥11.1mmol/L 或空腹血浆葡萄糖≥7.0mmol/L，或负荷试验中 2h 血浆葡萄糖≥11.1mmol/L。在无急性代谢紊乱情况下，有异常者应择日在同等条件下按上述标准之一重复检测，见表 18-2。

表 18-2　糖尿病的诊断标准

诊断标准	静脉血浆葡萄糖水平（mmol/L）
（1）典型糖尿病症状（多饮、多尿、多食、体重下降）加上随机血糖检测	≥11.1
或加上	
（2）FPG 检测	≥7.0
或加上	
（3）葡萄糖负荷后 2h 血糖检测	≥11.1
无糖尿病症状者，需改日重复检查	

空腹状态指至少 8h 未进食热量；随机血糖指不考虑上次用餐时间，一天中任意时间的血糖，不能用来诊断空腹血糖受损或糖耐量异常。

2. 实验检查

（1）糖耐量试验：当空腹血糖过高或高于正常范围而又未达到诊断糖尿病的标准，需进行葡萄糖负荷试验；对于县医院就诊的患者在实际工作中也进行常规的糖耐量试验。糖耐量试验应在清晨进行，将 75g 葡萄糖溶于 250～300ml 水中，5min 内饮完，2h 时再测静脉血浆糖。儿童按 1.7g/kg 计算，总量不超过 75g。

一般对于已诊断明确且在治疗中的患者，不主张糖耐量试验，但要检查治疗状态下餐后 2h 血糖。因为在县医院诊治的患者受文化程度限制要强调检查当日饮食控制并在常规用药条件下检查。

（2）糖化血红蛋白的测定：糖化血红蛋白 A1（HbA1）为血红蛋白与葡萄糖结合而成，其量与血糖浓度呈正相关，且为不可逆反应，又分 a、b、c 三种。以糖化血红蛋白 A1c（HbA1c）为主，正常人的 HbA1 含量为 8%～10%；HbA1c 为 3%～6%。病情控制不良者均增高，且与病情控制不良程度相关。由于红细胞在血液循环中的寿命为 120 天，因此，HbA1 测定可反映取血前 4～12 周血糖的总水平。此检查无空腹血糖只反映瞬时血糖值，成为糖尿病控制情况的监测指标之一。近年来越来越多的人倾向于将 HbA1c 作为筛查糖尿病高危人群和诊断糖尿病的一种方法。2010 年美国糖尿病学会（ADA）已把 HbA1c≥6.5%作为糖尿病的首要诊断标准，2011 年 WHO 也建议在条件具备的国家和地区采用这一切点诊断糖尿病。但鉴于 HbA1c 检测在我国尚不普遍，检测方法的标准化程度不够，测定 HbA1c 的仪器和质量控制尚不能符合目前糖尿病诊断标准的要求。2013 年《中国 2 型糖尿病防治指南》仍不推荐在我国采用 HbA1c 诊断糖尿病。但对于采用标准化检测方法，并有严格质量控制，正常参考值为 4.0%～6.0%的医院，HbA1c≥6.5%

可作为诊断糖尿病的参考。

（3）血浆胰岛素和 C 肽的测定：血胰岛素水平测定对评价胰岛 B 细胞功能有重要意义，正常人空腹基础血浆胰岛素水平为 35～145pmol/L（5～20mU/L）。正常人口服葡萄糖（或标准馒头餐）后，血浆胰岛素水平在 30～60min 上升至高峰，可为基础值的 5～10 倍，3～4h 恢复到基础水平。

C 肽和胰岛素一样，从胰岛 B 细胞生成及释放，但由于其清除慢，周围血中 C 肽/胰岛素比例常 >5，且不受外源性胰岛素影响，故能较准确反映胰岛 B 细胞功能，正常人基础血浆 C 肽水平约为 0.4nmol/L，但口服葡萄糖后 C 肽水平升高 5～6 倍。

血浆胰岛素和 C 肽水平测定有助于了解 B 细胞功能（包括储备功能）和指导治疗，但不作为诊断糖尿病的依据。

（4）血脂测定：糖尿病患者可有不同程度的血脂异常，包括高三酰甘油血症、高胆固酮血症、高低密度脂蛋白血症和低高密度脂蛋白症。在出现并发症后可出现肾功能减退，逐渐出现氮质血症以至尿毒症等。因此，糖尿病患者应进行血脂、肾功能、电解质等检查。

3. 鉴别诊断

（1）尿糖阳性的鉴别：尿糖阳性除了见于糖尿病以外，只要肾糖阈值降低均可出现，但后者往往血糖及负荷试验均正常，如甲状腺功能亢进症、胃空肠吻合术后，因糖类在肠道吸收快，可引起进食后 0.5～1h 血糖过高，出现糖尿，但空腹血浆葡萄糖和餐后 2h 血糖正常。急性应激状态时，对抗胰岛素激素（如肾上腺素、促肾上腺皮质激素、肾上腺皮质激素和生长激素）分泌增加，可使糖耐量减低，出现一过性血糖升高，尿糖阳性，应激过后可恢复正常。所以对于尿糖阳性而空腹和负荷试验血糖阴性的患者要详细询问其他疾病的历史。

（2）继发性血糖增高：有些内分泌疾病如原发性醛固酮增多症、肢端肥大症、库欣综合征、嗜铬细胞瘤可引起继发性血糖增高或糖耐量异常。这些疾病往往有比较特殊的症状，例如嗜铬细胞瘤患者可有高血压、头痛、心悸、高代谢状态、多汗及血糖增高。在询问病史时注意这些症状并及时全面细致的体格检查，配合必要的实验室检查，就能够及时诊断这些疾病，并给予病因治疗，继发性血糖升高当然就得到根治。

4. 诊断注意事项

（1）血糖必须在抽血后 0.5h 内测定，如无条件，最好在 5℃的低温保存血标本，并用氟化钠抗凝，以防血糖降解。

（2）餐后2h血糖要以进食第一口主食开始计时。只能进食米饭、馒头或面条；不能进食油饼、油条等不易消化的食物，以免查出假性血糖高；也不能只喝豆浆、牛奶等，以免漏诊血糖异常。最好同一天取空腹血糖和餐后2h血糖，这样能更好地判断病情。

（3）仅凭空腹血糖在正常范围即排除糖尿病，则漏诊率在30%以上。故建议空腹血糖正常偏高者均应做糖耐量试验。建议高血压科患者均查空腹血糖及餐后2h血糖。

（4）尿糖仅供参考，因其中非糖尿病性影响因素较多，不能用以确定诊断。

（5）对于无症状者应注意血糖化验的重复性，如果难以确定糖尿病的诊断，应让患者定期复查，直至诊断明确为止。WHO的专家认为，对无症状的患者而言，必须有两次血糖异常才能做出诊断。

三、口服降血糖药物

高血糖的药物治疗多基于纠正导致人类血糖升高的两个主要病理生理改变：IR和胰岛素分泌受损。根据作用效果的不同，口服降糖药可分为主要以促进胰岛素分泌为主要作用的药物（磺脲类、格列奈类、二肽基肽酶-4抑制剂和胰高糖素样多肽1）和通过其他机制降低血糖的药物（双胍类、α-糖苷酶抑制剂、噻唑烷二酮类、）。本章介绍这些药物的作用机制、适应证、不良反应以及常用药物的作用特点。

（一）双胍类口服降糖药

1. 作用机制

（1）主要是由于增加基础状态下葡萄糖的无氧酵解和利用，增加骨骼肌和脂肪组织的葡萄糖氧化和代谢。

（2）减少肠道对葡萄糖的吸收，有利于降低餐后血糖；同时能抑制肝糖的产生和输出，有利于控制空腹血糖。

（3）改善周围组织胰岛素与其受体的结合和受体后作用，从而改善胰岛素抵抗。

另外，双胍类除降糖作用外，通过降低VLDL和LDL而降低三酰甘油和胆固醇，并抑制动脉平滑肌细胞和成纤维细胞增生及降低血小板聚集。临床试验显示，二甲双胍可使HbA1c下降1%～1.5%并可减轻体重。UKPDS研究证明，二甲双胍还可减少肥胖2型糖尿病患者心血管事件和死亡。

2. 适应证与使用方法

（1）肥胖的2型糖尿病患者可首选双胍类药。

（2）磺脲类药物单用疗效不满意可加用双胍类药，增加疗效。

（3）用胰岛素治疗的患者，加用双胍类药可减少胰岛素用量，减轻胰岛素引起的体重增加。

（4）可以在进餐前、进餐中服用。

3. 不良反应

（1）胃肠道反应如上腹不适及疼痛、恶心、呕吐及腹泻，二甲双胍较苯乙双胍胃肠反应更少见，程度亦轻。

（2）双胍类药物与乳酸性酸中毒发生风险间的关系尚不确定。双胍类药物禁用于肾功能不全［血肌酐（SCr）水平，男性＞132.6μmol/L（1.5mg/dl），女性＞123.8μmol/L（1.4mg/dl）或GFR＜45ml/min］、肝功能不全、严重感染、缺氧或接受大手术的患者。在造影检查使用碘化造影剂时，应暂时停用二甲双胍。

4. 各类药物

常用双胍类药有苯乙双胍、二甲双胍。

（1）苯乙双胍（降糖灵）：65%的人服药后有胃肠道反应，应用不慎可引起乳酸酸中毒。国外已停止应用，国内应用也已很少。

（2）二甲双胍：降糖作用弱于苯乙双胍，但其不良反应小、安全，仅约20%的人有轻度胃肠反应，一般无需停药，罕有引起乳酸酸中毒者，且不引起低血糖。由于本药具有不增加胰岛素和改善胰岛素抵抗的特点，又比较安全，因而被全国广泛应用。本药吸收快，半衰期短，为1.5～2.8h，很少在肝脏代谢，也不与血浆蛋白结合，几乎全部以原型由尿排出，因此有肾功能损害者禁用，老年人应视其肾功能情况慎用。

（二）α葡萄糖苷酶抑制剂

1. 作用机制

主食中主要成分为淀粉，淀粉是由很多葡萄糖组成，一定要在葡萄糖淀粉酶、蔗糖酶等作用下分解成葡萄糖后才能在小肠被吸收，而葡萄糖苷酶抑制剂就可能抑制小肠刷状缘上的这些酶，使淀粉等分解成葡萄糖的速度减慢，葡萄糖水平下降，减少了糖的吸收，从而降低了餐后血糖，而不增加胰岛素的分泌。α-糖苷酶抑制剂可使HbA1c下降0.5%。在县医院就诊的患者大多卫生常识少，吃得多且饮食结构不合理，此类药物应该广泛应用。

2. 适应证与使用方法

（1）主要适用于餐后高血糖者，但其降糖作用弱，故主要用于配合单用磺脲类口服降糖药或双胍类降糖药制剂和餐后血糖不理想的患者。

（2）单用药用于轻症、单纯饮食控制而餐后血糖仍高者。

（3）于进食第一口饭时嚼碎服下。

3. 不良反应

由于该药不被吸收所以生物利用度低，几乎没有全身不良反应和蓄积作用，其主要不良反应是胃肠道症状，表现有腹胀、胃胀、上腹部灼痛、腹泻或便秘，少数人（3%）不得不因此停药。有溃疡病和肠道炎症、腹泻疾病的人不能用此药。单独服用本类药物通常不会发生低血糖；合用α-糖苷酶抑制剂的患者如果出现低血糖，治疗时需使用葡萄糖或蜂蜜，而食用蔗糖或淀粉类食物纠正低血糖的效果较差。

4. 目前常见的药物

（1）阿卡波糖（拜糖苹）：非水溶性，很少吸收，吸收后反而失去了药效，半衰期为3.7h，口服后约95%以上由肠道排出，很少由尿排出。Stop-NIDDM研究表明，阿卡波糖治疗耐量异常者3年可预防36%的患者发生2型糖尿病，因此，已被FDA批准为糖耐量异常治疗用药。

（2）米格列醇：可溶性，可在小肠完全吸收，胃肠道反应小，故适用于老年人。

（3）倍欣：新型α糖苷酶抑制剂，主要作用于双糖类水解酶，产酸产气不良反应小，用量也小。

（三）磺脲类口服降糖药

1. 作用机制

磺脲类口服降糖药的主要降糖作用机制是：①刺激胰岛素分泌，而不是增加B细胞胰岛素的合成。磺脲类降糖药通过与B细胞膜上的受体相结合，关闭ATP依赖性钾通道，引起细胞除极，使Ca^{2+}内流而刺激胰岛素分泌。长期促胰岛素分泌是磺脲类降糖药降糖作用的主要机制，因此，其降糖作用有赖于尚存在相当数量（30%以上）有功能的胰岛B细胞。②长期应用磺脲类降糖药治疗有利于改善周围组织胰岛素敏感性、增加胰岛素受体数量和胰岛素与其受体的结合。③磺脲类降糖药还能增加肌肉细胞内葡萄糖的运转和糖原合成酶的活性,减少肝糖产生,这些作用有利于改善胰岛素抵抗和降低空腹高血糖。④有些磺脲类降糖药还有抗血小板聚积、改善血黏度和微循环的作用。临床试验显示,磺脲类降糖药可使HbA1c降低1%～1.5%。

2. 适应证与使用方法

(1)新诊断的非肥胖2型糖尿病患者控制饮食和体育锻炼数周后血糖仍高者,可首选磺脲类药物。

(2)肥胖的2型糖尿病患者单用双胍类药物降糖效果不佳时,可改用或加用磺脲类降糖药。

(3)本类药物口服吸收快或迅速,因此,在餐前半小时服用,否则会出现低血糖。如出现低血糖,则升高血糖的激素升高,加上进食又会出现血糖升高。

(4)不主张不同磺脲类药物之间重叠应用。

(5)对高血糖难以控制时继发性失效的2型糖尿病患者,也可在口服磺脲类降糖药基础上加用胰岛素。一般白天服用磺脲类降糖药,于睡前加用一剂中效或长效胰岛素常能达到良好的控制。

(6)本类药物不适用于1型糖尿病患者,也不适用于2型糖尿病合并严重感染、酮症酸中毒、高肾性昏迷、进行大手术、伴有肝肾功能不全以及合并妊娠的患者。

3. 不良反应

(1)低血糖反应,老年人服用格列本脲时须警惕无先兆症状的低血糖昏迷。

(2)少数人出现皮疹,多发性红斑,个别人出现骨髓异常。

(3)格列本脲偶见肝功能异常。

(4)肾功能不全患者因药物排泄障碍易引起药物蓄积出现低血糖,故不宜服用,格列喹酮可用于病情较轻的糖尿病肾病患者。

(5)胃肠道症状,如恶心、呕吐、胃痛、厌食和腹泻,通常这些反应都不重且与剂量有关,减少剂量或停止服用可消失。

(6)对有过敏史尤其是对磺胺药过敏者不宜用磺脲类降糖药。

(7)每年有5%～10%服用磺脲类降糖药的患者出现继发性失效。引起继发性失效的原因是多方面的,可能由于药物代谢的改变、饮食控制失调、B细胞功能的进行性衰竭或患者原属迟发性1型糖尿病,发生磺脲类降糖药继发性失效时可以加用双胍类以改善疗效,但大多数患者最终需要用胰岛素治疗。

（四）格列奈类药物

格列奈类药物为非磺脲类的胰岛素促泌剂，在我国上市的有瑞格列奈、那格列奈和米格列奈，在大部分县医院也开始应用。本类药物主要通过刺激胰岛素的早期分泌而降低餐后血糖，具有吸收快、起效快和作用时间短的特点，可使 HbA1c 降低 0.5%~1.5%。此类药物需在餐前即刻服用，可单独使用或与其他降糖药物联合应用（磺脲类除外）。格列奈类药物的常见不良反应是低血糖和体重增加，但低血糖的风险和程度较磺脲类药物低。格列奈类药物可以在肾功能不全的患者中使用。

（五）噻唑烷二酮类药物

1. 作用机制

噻唑烷二酮类药物的药理作用有降血糖、调血脂和降低基础胰岛素水平。其降糖作用途径主要是改善肌肉与脂肪组织对胰岛素的敏感性，改善胰岛素抵抗，抑制肝糖的产生。曲格列酮最大的缺点是肝脏破坏作用，已退出市场。

适应证：由于这类药物只能在有胰岛素的患者中使胰岛素作用增强，因此只适用于 2 型糖尿病患者。因为有肝毒性作用，所以在用这类药物之前必须常规查肝功能，用后也应定期复查肝功能，对肝功能损害者不宜用。

罗格列酮其化学结构与作用和曲格列酮相似，但其作用比曲格列酮强约 100 倍，而其肝毒性明显低于曲格列酮，但有肝病或肝功损害的患者其清除功能明显减低，尚未发现有肾脏损害。

吡格列酮降糖作用弱于罗格列酮。目前尚未发现吡格列酮对肾脏的损害，有肾功损害者对吡格列酮及其代谢产物的排出没有明显影响。

2. 不良反应

曲格列酮最大的缺点是肝脏破坏作用，已退出市场；吡格列酮的不良反应有贫血、体重增加，少数人加重心力衰竭和增加骨折风险。有心力衰竭[纽约心脏学会（NYHA）心功能分级Ⅱ级以上]、活动性肝病或转氨酶升高超过正常上限 2.5 倍及严重骨质疏松和骨折病史的患者应禁用本类药物。因罗格列酮的安全性问题尚存争议，其使用在我国受到较严格的限制。对于未使用过罗格列酮及其复方制剂的糖尿病患者，只能在无法使用其他降糖药物或使用其他降糖药物无法达到血糖控制目标时，才可考虑使用罗格列酮及其复方制剂。对于已经使用罗格列酮及其复方制剂者，应评估其心血管疾病风险，在权衡用药利弊后决定是否继续用药。此类药物在县医院应慎用。

（六）二肽基肽酶-4 抑制剂

二肽基肽酶-4 抑制剂（DPP-4）抑制剂通过抑制 DPP-4 而减少胰高血糖素样多肽 1（GLP-1）的失活，使内源性 GLP-1 的水平升高。GLP-1 以葡萄糖浓度依赖的方式增强胰岛素分泌，抑制胰高血糖素分泌。目前在我国上市的 DPP-4 抑制剂有西格列汀、沙格列汀、维格列汀、利格列汀和阿格列汀。我国 2 型糖尿病患者的临床试验显示西格列汀可降低 HbA1c 0.70%～0.90%，沙格列汀可降低 HbA1c 0.4%～0.5%，维格列汀可降低 HbA1c 0.50%，在对比研究中维格列汀与阿卡波糖降低 HbA1c 的作用相似，利格列汀可降低 HbA1c 0.68%，阿格列汀可降 HbA1c 0.57%～0.68%。需要特别注意的是，DPP-4 抑制剂降低 HbA1c 程度与基线 HbA1c 水平有一定的关系，即基线 HbA1c 水平高的降得多一些。单独使用 DPP-4 抑制剂不增加低血糖发生的风险。DPP-4 抑制剂对体重的作用为中性或增加。沙格列汀、阿格列汀不增加心血管病变、胰腺炎及胰腺癌发生的风险。在有肾功能不全的患者中使用西格列汀、沙格列汀、阿格列汀和维格列汀时，应注意按照药物说明书来减少药物剂量。在有肝、肾功能不全的患者中使用时，利格列汀不需要调整剂量。这类药物目前还未在县医院大面积应用。

此外 GLP-1 受体激动剂通过激动 GLP-1 受体而发挥降低血糖的作用。GLP-1 受体激动剂以葡萄糖浓度依赖的方式增强胰岛素分泌、抑制胰高血糖素分泌，并能延缓胃排空，通过中枢性的食欲抑制来减少进食量。目前国内上市的 GLP-1 受体激动剂为艾塞那肽和利拉鲁肽，均需皮下注射。目前此类药物未在县医院应用。

四、糖尿病的治疗

糖尿病的治疗有几大方面，即饮食疗法、运动疗法、药物治疗、糖尿病教育及血糖监测，其间的关系是相辅相成的，缺一不可，饮食治疗是基本，是一切治疗的基础，糖尿病教育最为重要。对多数 2 型糖尿病患者而言，往往同时伴有高血压、血脂异常等，所以糖尿病的治疗不仅仅是降血糖，还要包括调脂、降压和坚持健康的生活方式，所以县医院医生应全面掌握糖尿病的治疗。

（一）一般原则

由于对糖尿病的病因和发病机制尚未充分了解，所以无法进行病因治疗。现今对糖尿病采用的是包括体力锻炼、饮食控制、降糖药物普及糖尿病防治知识的综合治疗措施。强调早期治疗、长期治疗和治疗措施的个体化。治疗的目的是使全天血糖维持在一个较好的水平，消除症状、尽量延缓和预防并发症的发生。

对于 1 型糖尿病，一旦确立诊断即应开始包括胰岛素治疗在内的综合治疗措施。对于 2 型糖尿病，如无重要的急慢性并发症，可先试用体力锻炼和饮食治疗，对于超重肥胖者，减肥治疗尤为重要，如疗效满意，则不必加用降糖药治疗。如疗效不满意，可加用口服降糖药物；如口服降糖药物治疗出现原发或继发失效，则应改用胰岛素治疗。此外，在长期治疗过程中，如病情发生变化或出现并发症，均应及时调整治疗方案。

县医院对 2 型糖尿病患者药物治疗的首选是二甲双胍。若无禁忌证，二甲双胍应一直保留在糖尿病的治疗方案中。不适合二甲双胍治疗者可选择 α-糖苷酶抑制剂或胰岛素促泌剂。如单独使用二甲双胍治疗而血糖仍未达标，则可加用 α-糖苷酶抑制剂、胰岛素促泌剂或 TZDs（二线治疗）。不适合二甲双胍者可采用其他口服药间的联合治疗。两种口服药联合治疗而血糖仍不达标者，可加用胰岛素治疗（每日 1 次基础胰岛素或每日 1~2 次预混胰岛素）或采用 3 种口服药联合治疗。如基础胰岛素或预混胰岛素与口服药联合治疗控制血糖仍不达标，则应将治疗方案调整为多次胰岛素治疗（基础胰岛素加餐时胰岛素或每日 3 次预混胰岛素类似物）。采用预混胰岛素治疗和多次胰岛素治疗时应停用胰岛素促分泌剂。

糖尿病治疗过程中，必须监测病情变化，血糖、尿糖检测是我国目前最常用的监测方法，前者准确可靠，但需多次静脉抽血，受到一定限制；后者简单易行，但不是最敏感和可行的指标。一般两者结合应用。在调药期间每周查一次空腹和餐后 2h 血糖；而当血糖稳定后每 1~2 个月复查一次血糖；患者每年要进行一至两次全面复查，着重了解血压、血脂水平，这样可以发现早期心血管疾病并早期治疗。2013 年《中国 2 型糖尿病防治指南》提出的糖尿病控制目标见表 18-3。

表 18-3　2 型糖尿病控制目标

指标	目标值
血糖（mmol/L）*	
空腹	4.4~7.0
非空腹	<10.0
HbA1c（%）	<7.0
血压（mmHg）	<140/80
TC（mmol/L）	<4.5
TG（mmol/L）	<1.5
HDL-C（mmol/L）	
男	>1.0
女	>1.3
LDL-C（mmol/L）	
未合并冠心病	<2.6
合并冠心病	<1.8
BMI（kg/m^2）	<24.0
尿白蛋白/肌酐比值（mg/24h）	
男	<2.5（22.0）
女	<3.5（31.0）
尿白蛋白排泄率[μg/min（mg/d）]	<20.0（30.0）
主动有氧活动（min/周）	≥150.0

*毛细血管血糖。

以上各指标是根据大量临床资料和大规模临床试验结果总结得出的，当各项指标在良好水平时发生糖尿病、心血管疾病危险性最低。因此，动员患者和家属一定要接受医生的督导，治疗的指标必须达标才能算有效治疗，才能真正保护心、脑、肾。

（二）饮食治疗

饮食治疗是另一项基本治疗措施。不论糖尿病类型、病情轻重或有无并发症，也不论是否应用药物治疗，都应严格和长期坚持进行饮食治疗。饮食总热量和营养成分须适应生理需要，进餐定时定量。

首先按性别、年龄和身高得到理想体重，据此和工作性质等计算每日所需总热量。如成人休息者总热量为每日每千克体重 104.50～125.40kJ（25～30kcal），轻体力劳动者 125.40～146.30kJ（30～35kcal），中度体力劳动者 146.30～167.20kJ（35～40kcal），重体力劳动者 167.20kJ（40kcal）以上。儿童、孕妇、乳母、营养不良及消瘦者，伴有消耗性疾病者应酌情增加；肥胖者酌减。大体说来，成人每日主食量为：完全休息者 200～250g、轻体力劳动者 250～300g、中等体力劳动者 300～400g、重体力劳动者 400g 以上。

1. 饮食成分分配

概括起来，糖类、蛋白质和脂肪三种主要营养物质的比例，糖类占总热量的 55%～65%，蛋白质含量一般不超过总热量的 15%，脂肪占 20%～30%。再按食品成分将上述饮食热量分配转为食谱。根据研究证明，三种主要食物在体内生物氧化后产生营养学热卡是：糖类 16.72kJ/g（4.0kcal/g）、蛋白质 16.72kJ/g（4.0kcal/g）、脂肪 37.62kJ/g（9.0kcal/g）。糖尿病患者尽量食用较粗制米、面和一定杂粮。忌食用葡萄糖、蔗糖、蜜糖及含有这些成分的其他制品。

蛋白质来源应至少 1/3 来自动物蛋白质，以保证必需氨基酸的供给。有显性蛋白尿的患者蛋白摄入量宜限制在 0.8g/(d·kg 体重)以内，从肾小球滤过率（GFR）下降起，即应实施低蛋白饮食，推荐蛋白质摄入量 0.6g/(d·kg 体重)，并同时补充复方 α-酮酸制剂。

脂肪中提倡使用含不饱和脂肪酸的植物油；少食猪油、奶油及其他动物油，少食胆固醇含量高的食品（如动物内脏、全脂牛奶、蛋黄等）。

不推荐糖尿病患者饮酒。若饮酒应计算酒精中所含的总能量。女性每天饮酒的酒精量不超过 15g，男性不超过 25g（15g 酒精相当于 450ml 啤酒、150ml 葡萄酒或 50ml 低度白酒）。每周不超过 2 次。应警惕酒精可能诱发的低血糖，避免空腹饮酒。具有 2 型糖尿病风险的个体应限制含糖饮料的摄入。

注意膳食纤维的摄入，豆类、富含纤维的谷物类（每份食物≥5g 纤维）、水果、蔬菜和全麦食物均为膳食纤维的良好来源。提高纤维摄入对健康有益。建议糖尿病患者达到膳食纤维每日推荐摄入量，即 14g/1000kcal。

食盐摄入量限制在 6g/d 以内，合并高血压患者更应严格限制摄入量。同时应限制摄入含盐高的食物，例如味精、酱油、盐浸等加工食品、调味酱等。

糖尿病患者容易缺乏 B 族维生素、维生素 C、维生素 D 以及铬、锌、硒、镁、铁、锰等多种微量营养素，可根据营养评估结果适量补充。长期服用二甲双胍者应防止维生素 B_{12} 缺乏。不建议长期大量补充维生素 E、维生素 C 及胡萝卜素等具有抗氧化作用的制剂，其长期安全性仍待验证。

不同的膳食干预模式，无论是地中海膳食、素食还是低碳水化合物饮食、低脂肪低能量饮食亦或高蛋白质饮食均在短期有助于体重控制，但要求在专业人员的指导下完成，同时监测血脂、肾功能等变化。

2. 餐热量分配

一般分为 1/5、2/5、2/5 或 1/3、1/3、1/3，也可按四餐分为 1/7、2/7、2/7、2/7。

以上饮食治疗方案仅是原则估算，还须在治疗过程中按实际效果作必要的调整。在使用降糖药物过程中，按血糖变化再作调整，但不能因降糖药物剂量过大，为防止发生低血糖而增加饮食的总热量。

（三）教育与监测

1. 三级预防教育

目前国际上强调三级预防教育，一级预防的目标是预防糖尿病的发生；二级预防的目标是在已诊断的糖尿病患者中预防糖尿病并发症的发生；三级预防的目标是延缓已发生的糖尿病并发症的进展、降低致残率和病死率，并改善患者的生存质量。糖尿病的三级预防是完整统一的，在糖尿病防治工作中糖尿病教育是保证与核心，没有糖尿病教育就不会有成功的防治。来县医院就诊的糖尿病患者往往病情重，大多以糖尿病并发症来诊，很少坚持治疗，对他们进行健康教育尤为重要。

糖尿病教育的内容包括：疾病的自然进程；糖尿病的临床表现；糖尿病的危害以及如何防治急慢性并发症；个体化的治疗目标；个体化的生活方式干预措施和饮食计划；规律运动和运动处方；饮食、运动与口服药、胰岛素治疗及规范的胰岛素注射技术；自我血糖监测和尿糖监测（当血糖监测无法实施时），血糖测定结果的意义和应采取的措施；自我血糖监测、尿糖监测和胰岛素注射等具体操作技巧；口腔护理、足部护理、皮肤护理的具体技巧；特殊情况时的应对措施，如疾病、低血糖、应激和手术；糖尿病妇女受孕必须做到有计划，并全程监护。

2. 自我监测

通过教育，当人们确实认识到糖尿病的危害以及控制糖尿病的好处后，人们会主动的接受先进的、合理的治疗。决定用药的依据就是血糖，因此做好血糖自我监测是关键的一步。血糖自我监测有以下益处：使患者知道如何控制血糖、患者能够积极参与治疗和管理、及时发现低血糖、监测特殊情况下（如发热感染期间）的血糖变化；当糖尿病患者出现并发症时，血糖会有急骤的变化，自我监测有利于保护心、脑、肾；当然应用胰岛素强化治疗的患者自我监测就更有必要了。

糖尿病患者初诊和随诊的方案见表 18-4。

表 18-4 糖尿病患者初诊和随诊的方案

监测项目	初访	随访	每季度随访	年随访
体重/身高	√	√	√	√
体质指数	√			√
血压	√	√	√	√
空腹/餐后血糖	√	√	√	√
糖化血红蛋白	√		√	√
尿常规	√	√	√	√
胆固醇/高/低密度脂蛋白胆固醇、三酰甘油	√			√
尿白蛋白/尿肌酐*	√			√
肌酐/尿素氮	√			√
肝功能	√			√
心电图	√			√
眼：视力及眼底	√			√
足：足背动脉搏动，神经病变的相关检查	√		√	√

*在条件允许的情况下进行。

（四）运动

运动锻炼在糖尿病患者的综合管理中占重要地位。规律运动可增加胰岛素敏感性，有助于控制血糖，减少心血管危险因素，减轻体重，提升幸福感。而且对糖尿病高危人群一级预防效果显著。流行病学研究结果显示：规律运动 8 周以上可将 2 型糖尿病患者 HbA1c 降低 0.66%；坚持规律运动 12~14 年的糖尿病患者病死率显著降低。糖尿病患者运动时应遵循以下原则：

（1）运动治疗应在医生指导下进行。运动前要进行必要的评估，特别是心肺功能和运动功能的医学评估（如运动负荷试验等）。

（2）FPG＞16.7mmol/L、反复低血糖或血糖波动较大、有糖尿病酮症酸中毒等急性代谢并发症、合并急性感染、增殖性视网膜病、严重肾病、严重心脑血管疾病（不稳定性心绞痛、严重心律失常、一过性脑缺血发作）等情况下禁忌运动，病情控制稳定后方可逐步恢复运动。

（3）成年糖尿病患者每周至少150min（如每周运动5天，每次30min）中等强度（50%～70%最大心率，运动时有点用力，心跳和呼吸加快但不急促）的有氧运动。研究发现即使一次进行短时的体育运动（如10min），累计30min/d，也是有益的。

（4）中等强度的体育运动包括：快走、打太极拳、骑车、乒乓球、羽毛球和高尔夫球。较强体育运动为舞蹈、有氧健身操、慢跑、游泳、骑车上坡。

（5）如无禁忌证，每周最好进行2次抗阻运动、锻炼肌肉力量和耐力。训练时阻力为轻或中度。联合进行抗阻运动和有氧运动可获得更大程度的代谢改善。

（6）运动项目要与患者的年龄、病情及身体承受能力相适应，并定期评估，适时调整运动计划。

（7）记录运动日记，有助于提升运动依从性。

（8）养成健康的生活习惯。培养活跃的生活方式，如增加日常身体活动，减少静坐时间，将有益的体育运动融入到日常生活中。

（9）运动前后要加强血糖监测，运动量大或激烈运动时应建议患者临时调整饮食及药物治疗方案，以免发生低血糖。

（五）戒烟

吸烟有害健康。吸烟与肿瘤、糖尿病大血管病变、糖尿病微血管病变、过早死亡的风险增高相关。研究表明新发2型糖尿病患者戒烟有助于改善代谢指标、降低血压和白蛋白尿。应劝诫每一位吸烟的糖尿病患者停止吸烟或停用烟草类制品，对患者吸烟状况以及尼古丁依赖程度进行评估，提供短暂咨询、戒烟热线、必要时加用药物等帮助戒烟。

（六）降糖药物的应用

合理使用降糖药物要考虑到：①降糖药物的作用机制。②血糖的变化。③不同人群特点。④患者的重要器官的功能情况。此外，来县医院就诊的糖尿病患者防病意识薄弱，加上客观条件等原因，血糖监测困难，优先选用不良反应小且不易出现低血糖的药物。

1. 昼夜血糖波动

将糖尿病患者的昼夜分为五个周期：①早餐后至午餐前。②午餐后至晚餐前。

③晚餐后至睡前。④睡眠至凌晨 3 时。⑤凌晨 3 时至早餐前。前三个时期为三餐后的高血糖时间段，第四时期无糖摄入，又缺少足够的肝糖输出，所以易发生低血糖。第五时期升高血糖的激素如胰高血糖素出现周期性的高峰，使肝糖输出增加，所以可以导致高血糖。

针对上述五期特点，对于前半夜的低血糖可采用晚餐分餐或者睡前加小吃预防；三餐后轻度高血糖的处理宜选用 α 糖酐酶抑制剂。二甲双胍于三餐前服用更利于控制餐后高血糖。

磺脲类的降糖药如格列喹酮（糖适平）和格列吡嗪（美吡达）可三餐前 30min 口服。

2. 降糖药物的治疗时机

因为 1 型糖尿病一经发现就要应用胰岛素，所谓应用降糖药主要是针对 2 型糖尿病患者。2 型糖尿病的病理生理学基础为胰岛素抵抗和胰岛素降低，2 型糖尿病中许多患者同时有肥胖、高血压、脂代谢紊乱等，在进行这类患者治疗时既要降低血糖，又要纠正和改善其他代谢异常，绝不能加重其他异常。2 型糖尿病治疗前先了解患者的血糖，肝肾功能，代谢特点及心、脑、肾损害情况，每个患者在开始药物治疗及伴随治疗全过程都应有正规的饮食控制和运动治疗，这是县医院医生和患者应共同努力的问题。

所有患者经 2～4 周饮食、运动治疗后，如空腹血糖≥6.99mmol/L（126mg/dl）和（或）餐后 2h 血糖＞9.99mmol/L（180mg/dl）则应开始口服药物治疗，根据血糖水平选择不同的药物。当然对于以糖尿病急症或心血管疾病为首诊的糖尿病患者一经发现就应立即药物治疗。在开始药物治疗的患者中防止低血糖也是重要的。

（七）胰岛素治疗

1. 胰岛素治疗的适应证

（1）1 型糖尿病一经确定就要终身使用胰岛素替代治疗。
（2）已经应用口服降糖药物治疗失效者，应及时换用或加用胰岛素治疗。
（3）急性并发症期，如糖尿病酮症酸中毒、高渗性昏迷和乳酸性酸中毒伴高血糖时，为保护靶器官应及时的给予胰岛素治疗。
（4）眼、肾慢性微血管并发症患者。
（5）感染、手术、外伤、心血管急症等应急状态下。
（6）妊娠和分娩期间。
（7）肝肾功能不全的患者。

（8）需同时应用糖皮质激素治疗的疾病。

（9）显著消瘦者。

（10）新诊断的 2 型糖尿病伴有明显高血糖的患者。

及时合理的给上述患者应用胰岛素治疗，不仅能够及时控制血糖，保护心、脑、肾，同时使胰岛功能得到恢复，某些患者还可以停用胰岛素，改用口服降糖药物，否则当胰岛被破坏以后，需终身用胰岛素治疗。

2. 胰岛素分类

根据来源和化学结构的不同，胰岛素可分为动物胰岛素、人胰岛素和胰岛素类似物。根据作用特点的差异，胰岛素又可分为超短效胰岛素类似物、常规（短效）胰岛素、中效胰岛素、长效胰岛素（包括长效胰岛素类似物）和预混胰岛素（包括预混胰岛素类似物）。临床试验证明，胰岛素类似物与人胰岛素相比控制血糖的能力相似，但在模拟生理性胰岛素分泌和减少低血糖发生风险方面胰岛素类似物优于人胰岛素。常用胰岛素及作用特点见表 18-5。

表 18-5　常用胰岛素及其作用特点

胰岛素制剂	起效时间（min）	峰值时间（h）	作用持续时间（h）
短效胰岛素（RI）	15～60	2～4	4～8
速效胰岛素类似物（门冬胰岛素）	10～15	1～2	4～6
速效胰岛素类似物（赖脯胰岛素）	10～15	1.0～1.5	4～5
中效胰岛素（NPH）	2.5～3.0	5～7	13～16
长效胰岛素（PZI）	3～4	8～10	长达 20
长效胰岛素类似物（甘精胰岛素）	2～3	无峰	长达 30
长效胰岛素类似物（地特胰岛素）	3～4	3～14	长达 24
预混胰岛素（HI 30R，HI 70/30）	0.5	2～12	14～24
预混胰岛素（50R）	0.5	2～3	10～24
预混胰岛素类似物（预混门冬胰岛素 30）	0.17～0.33	1～4	14～24
预混胰岛素类似物（预混赖脯胰岛素 25）	0.25	0.50～1.17	16～24
预混胰岛素类似物（预混赖脯胰岛素 50）	0.25	0.50～1.17	16～24

3. 胰岛素的使用方法和注意事项

（1）胰岛素通常用皮下注射，肌内注射较皮下注射吸收快，注射部位要多处轮换，以免局部注射产生脂肪萎缩及纤维组织增生影响胰岛素吸收。

（2）开始使用胰岛素治疗时，宜使用短效胰岛素，以便摸索剂量，并根据患者的血糖水平、进食量及活动量来确定初始剂量并根据血糖监测结果稳步调整胰岛素用量。

(3) 医生要给予患者严格的指导和足够的准备条件,以严格的消毒无菌观念注射胰岛素。

(4) 因胰岛素注射易出现低血糖,指导外出活动时随身携带饼干、糖块等方便食品,以备低血糖时自救;其次,应用胰岛素时会出现体重增加,患者需控制饮食并适当运动;另外,有过敏反应、皮下脂肪萎缩、皮肤感染、水肿等。

五、糖尿病心血管疾病防治

糖尿病是心血管疾患的独立危险因素。空腹血糖和餐后 2h 血糖升高,即使未达到糖尿病诊断标准,也与心血管疾病发生风险增加相关。心血管病变是糖尿病患者的主要健康威胁。糖尿病患者发生心血管疾病的风险增加 2~4 倍,且病变更严重、更广泛、预后更差、发病年龄更早。临床证据显示,严格的血糖控制对减少 2 型糖尿病患者发生心血管疾病及因心血管疾病导致的死亡风险作用有限,特别是那些病程较长、年龄偏大和已发生过心血管疾病或伴有多个心血管风险因素的患者。因此,对糖尿病大血管病变的预防,需要全面评估和控制心血管疾病风险因素(如高血压和血脂异常)并进行适当的抗凝治疗。应始终对心血管病变保持警惕。要注意当存在自主神经病变时,发生心绞痛或心肌梗死时可是无痛性的,体格检查难以检出缺血性心脏病。图 18-1 是 2013 年《中国 2 型糖尿病防治指南》中建议的 2 型糖尿病降脂、降压、抗血小板标准治疗中的筛查和临床决策路径。

六、特殊类型糖尿病患者的处理

(一) 糖尿病酮症酸中毒 (DKA)

DKA 是由于胰岛素不足和升糖激素不适当升高引起的糖、脂肪和蛋白代谢严重紊乱综合征,临床以高血糖、高血酮和代谢性酸中毒为主要表现。1 型糖尿病有发生 DKA 的倾向;2 型糖尿病亦可发生 DKA,常见的诱因有急性感染、胰岛素不适当减量或突然中断治疗、饮食不当、胃肠疾病、脑卒中、心肌梗死、创伤、手术、妊娠、分娩、精神刺激等。

1. 临床表现

DKA 分为轻度、中度和重度。仅有酮症而无酸中毒称为糖尿病酮症;除酮症外,还有轻至中度酸中毒;重度是指酸中毒伴意识障碍(DKA 昏迷),或虽无意

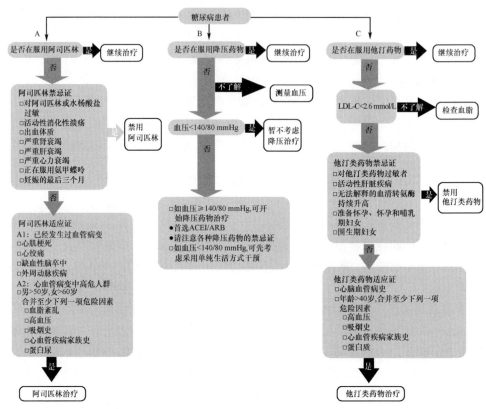

图 18-1　2 型糖尿病降脂、降压、抗血小板标准治疗中的筛查和临床决策路径

识障碍，但血清碳酸氢根低于 10mmol/L。主要表现有多尿、烦渴多饮和乏力症状加重。失代偿阶段出现食欲减退、恶心、呕吐，常伴头痛、烦躁、嗜睡等症状，呼吸深快，呼气中有烂苹果味（丙酮气味）；病情进一步发展，出现严重失水现象，尿量减少、皮肤黏膜干燥、眼球下陷、脉快而弱、血压下降、四肢厥冷；到晚期，各种反射迟钝甚至消失，终至昏迷。

2. 检查

尿糖、尿酮体阳性或强阳性；如有条件可测血酮，可早期发现酮症或酮症酸中毒。血酮体增高，多在 3.0mmol/L 以上。血糖升高，一般在 16.7~33.3mmol/L，超过 33.3mmol/L 时多伴有高血糖高渗综合征或有肾功能障碍。血钾水平在治疗前高低不定，血尿素氮和肌酐轻度升高，一般为肾前性。

3. 诊断

对昏迷、酸中毒、失水、休克的患者，要想到 DKA 的可能性。如尿糖和酮体阳性伴血糖增高，血 pH 和（或）二氧化碳结合力降低，无论有无糖尿病病史，都可诊断为 DKA。

4. 治疗

对单有酮症者，需补充液体和胰岛素治疗，持续到酮体消失。DKA 应按以下方法积极治疗。

（1）补液：补液治疗能纠正失水，恢复血容量和肾灌注，有助于降低血糖和清除酮体。补液速度应先快后慢，并根据血压、心率、每小时尿量及周围循环状况决定输液量和输液速度。

（2）胰岛素：一般采用小剂量胰岛素静脉滴注治疗方案，开始以 0.1U/（kg·h），如在第一个小时内血糖下降不明显，且脱水已基本纠正，胰岛素剂量可加倍。每 1~2h 测定血糖，根据血糖下降情况调整胰岛素用量。当血糖降至 13.9mmol/L 时，胰岛素剂量减至 0.05~0.10U/（kg·h）。

（3）纠正电解质紊乱和酸中毒：在开始胰岛素及补液治疗后，患者的尿量正常，血钾低于 3.2mmol/L 即可静脉补钾。治疗前已有低钾血症，尿量≥40ml/h 时，在胰岛素及补液治疗同时必须补钾。严重低钾血症可危及生命，应立即补钾，当血钾升至 3.5mmol/L 时，再开始胰岛素治疗，以免发生心律失常、心搏骤停和呼吸肌麻痹。血 pH 在 6.9 以下时，应考虑适当补碱，直到上升至 7.0 以上。

（4）祛除诱因和治疗并发症：如休克、感染、心力衰竭和心律失常、脑水肿和肾衰竭等。

（5）预防：保持良好的血糖控制，预防和及时治疗感染及其他诱因，加强糖尿病教育，促进糖尿病患者和家属对 DKA 的认识是预防 DKA 的主要措施，并有利于本病的早期诊断和治疗。

（二）糖尿病高渗性昏迷

1. 诊断要点

（1）本病多发生于 50 岁以上中老年 2 型糖尿病患者。

（2）突然发病，多数发病前无糖尿病史，或不知道有糖尿病，或仅有轻度的糖尿病。

（3）诱因，包括能引起血糖增高的因素，如感染、手术、心血管急症等，还有一些内分泌疾病在症状发作时；所有能引起失水、脱水的因素，如不适当的利尿，老年人水入量不够，呕吐、腹泻等；肾功不全患者。

（4）糖尿病高渗性昏迷有一个症状发展的过程，在发作前一般表现为口渴、多饮、多尿和困倦无力等，然后表情淡漠，反应迟钝，这些原因往往易被上述诱因的疾病所掩盖，而延误诊断。在疾病典型阶段有严重的脱水和神智障碍，意识模糊、嗜睡甚至昏迷。

（5）这类患者的查体可有眼窝塌陷，唇舌干裂，皮肤失去弹性，腱反射消失，意识障碍，甚至有癫痫样发作。

（6）化验血糖极度升高，一般＞44.40mmol/L（800mg/dl）尿糖强阳性但尿酮体阳性或弱阳性。

该病的实验室诊断参考标准是：血糖≥33.3mmol/L；有效血浆渗透压≥320mOsm/L；血清碳酸氢根≥15 mmol/L，或动脉血 pH≥7.30；尿糖呈强阳性，而尿酮阴性或为弱阳性。

2. 处理

主要包括积极补液，纠正脱水；小剂量胰岛素静脉输注控制血糖，纠正水、电解质和酸碱失衡以及祛除诱因和治疗并发症。

（三）低血糖昏迷

1. 诊断要点

（1）往往见于使用胰岛素的糖尿病患者，或使用格列本脲，尤其是老年人或有肝肾功能不全的患者，在伴有心血管疾病的糖尿病患者中由于使用 β 受体阻滞剂可掩盖低血糖的早期症状，而使低血糖不能及时处理变为加重甚至昏迷。

（2）患者可有心悸、出汗、颤抖、神志障碍、癫痫样发作甚至昏迷。

（3）查体可有瞳孔散大、心率快、出汗、昏迷。

（4）血糖检测一般在 2.50mmol/L（45mg/dl）以下，尿糖阴性。

2. 处理

（1）在治疗糖尿病过程中，一定要监测血糖、肝肾功能，调整用药，尤其是老年人或使用 β 受体阻滞剂的患者。

（2）当怀疑低血糖时立即自测血糖，得到证实后应进食或含服糖类物质。

（3）情况严重者可静脉注射 50%葡萄糖 20～40ml，然后请专科医生会诊。

（四）老年糖尿病的治疗

60 岁以上的老年糖尿病患病率高，并且影响到老年人其他疾病的病情变化、诊断和治疗。老年糖尿病患者往往有多器官功能损害。老年糖尿病患者，在低血糖时可以促发心血管疾病的急性发作,所以治疗应特别小心、谨慎和认真。

1. 老年糖尿病临床特点

(1)症状可有可无:糖尿病的多尿、多饮、多食和消瘦无力等典型症状在老年患者中可有可无,或轻或重;低血糖的出汗、心悸等症状,由于老年人使用β受体阻滞剂而表现不明显,这样对老年糖尿病的诊断治疗造成一定的困难,因此,测定血糖、分析病情是应高度重视的。

(2)症状无特异性:因为老年人疾病多且严重,有时一个症状可以有很多疾病解释,例如夜尿增多既见于糖尿病,又见于肾功能损害的早期前列腺疾病、尿路感染等,还可见于内分泌疾病、原发性醛固酮增多症。但是严格的询问病史还是可以区别开的。例如糖尿病患者在夜尿增多的同时白天小便也增多;前列腺疾病引起的夜尿增多仅表现为次数增加而总尿量并不增加,当然原发性醛固酮增多症是夜间尿量绝对增加,肾功能受损有明显的高血压病史等。

(3)临床类型:老年糖尿病患者大都为2型糖尿病伴有高血压、血脂异常等综合征。

(4)重症患者:在70岁以上才出现的糖尿病患者中有少数患者是由于胰岛素绝对缺乏以至于出现糖尿病酮症酸中毒或严重的糖尿病高渗性昏迷为首诊。因此,对急重症老年患者应常规立即查血糖。

2. 老年糖尿病治疗的特殊性

老年糖尿病患者的治疗应用磺脲类降糖药时,强调从小剂量开始,最大剂量也应严格限制,格列本脲(优降糖)是长效制剂而且其代谢产物还有降糖作用,因此,老年人严格慎用。格列喹酮(糖适平)是由肝代谢和肝脏排泄,还具有改善胰岛素抵抗的作用,因此适用于有糖尿病肾病、轻中度肾功能损害的老年患者。格列吡嗪(美吡达)由于降糖作用强,主要在肝脏代谢,代谢产物已无活性并在肾脏排出,因此可用于病情较重的老年糖尿病患者。常用降糖药见表18-6。

(1)二甲双胍类降糖药:能改善肥胖和体重正常者的血糖,而且不引起低血糖和高胰岛素血症,只要老年患者无重要器官的功能衰竭,无急性疾病和肢体缺血,一般都能应用。特别是肥胖者首选二甲双胍,用药期间定期复查肝肾功能和血乳酸。

(2)α糖酐酶抑制剂:能降低餐后高血糖,因有胀气,对于高龄老人且长期卧床或已有便秘腹胀者应注意。

(3)胰岛素增敏剂:尽管能降低空腹血糖及空腹胰岛素浓度,降低三酰甘油,但因该类药物能引起严重肝脏损害,故老年人要慎用。

（4）根据患者情况确定个体化血糖控制目标，HbA1c 控制目标应适度放宽。胰岛素的治疗一定要密切观察并给予耐心的指导。

表 18-6　常用降糖药（不包括胰岛素）

化学名	英文名	每片（支）剂量（mg）	剂量范围（mg/d）	作用时间（h）	半衰期（h）
格列本脲	glibenclamide	2.5	2.5～15.0	16～24	10～16
格列吡嗪	glipizide	5	2.5～30.0	8～12	2～4
格列吡嗪控释片	glipizide-XL	5	5.0～2.0	6～12（最大血药浓度）	2～5（末次血药后）
格列齐特	gliclazide	80	80～320	10～20	6～12
格列齐特缓释片	gliclazide-MR	30	30～120		12～20
格列喹酮	gliquidone	30	30～180	8	1.5
格列美脲	glimepiride	1.2	1.0～8.0	24	5
消渴丸（含格列本脲）	xiaoke pill	每粒含 0.25mg 格列本脲	5～30 粒		
二甲双胍	metformin	250、500、850	500～2000	5～6	1.5～1.8
二甲双胍缓释片	metformin-XR	500	500～2000	8	6.2
阿卡波糖	acarbose	50	100～300		
伏格列波糖	voglibose	0.2	0.2～0.9		
瑞格列奈	repagliaide	0.5、1.0、20.	1～16	4～6	1
那格列奈	nateglinide	120	120～360	1.3	
米格列奈钙片	mitiglinide	10	30～60	0.23～0.28（峰浓度时间）	1.2
罗格列酮	rosiglitazone	4	4～8		3～4
二甲双胍+罗格列酮	metformin+rosiglitazone	500/2			
吡格列酮	pioglitazone	15	15～45	2（达峰时间）	3～7
西格列汀	sitagliptin	100	100	24	12.4
维格列汀	vildagliptin	50	100	24	2
沙格列汀	saxagliptin	5	5	24	2.5
艾塞那肽	exenatide	0.3/1.2ml、0.6/2.4ml	0.01～0.02	10	2.4
利拉鲁肽	liraglutide	18/3ml	0.6～1.8	24	13

（王　宁　余振球）

第十九章 血脂异常的防治

高血压和血脂异常是公认的两大可控制的心血管疾病的危险因素，而这两大危险因素常常合并存在，严重影响心血管疾病的发病率和死亡率。据报道约 50% 中国高血压患者合并总胆固醇升高或临界升高，其中 16.9%高血压合并总胆固醇升高（≥6.22mmol/L 或 240mg/dl），34.4%高血压合并总胆固醇临界升高（5.18~6.19mmol/L 或 200~239mg/dl），比例明显高于总体人群。目前，我国高血压患者已超过 3.3 亿，其中一半伴有血脂异常，两者对心血管疾病的风险起协同作用。对高血压合并血脂异常的患者在积极降压的同时也应进行适度的调脂治疗。

一、脂蛋白及其代谢

血脂是血浆中的胆固醇（CHO）、三酰甘油（TG）和类脂如磷脂等的总称。与临床密切相关的血脂主要是 CHO 和 TG，其他还有游离脂肪酸（FFA）和磷脂等。在人体内，CHO 主要以游离胆固醇及胆固醇酯形式存在。TG 是由甘油分子中的三个羟基被脂肪酸酯化而形成。循环血液中的 CHO 和 TG 必须与特殊的蛋白质，即载脂蛋白（Apo）结合形成脂蛋白，才能被运输至组织进行代谢。

应用超速离心方法，可将血浆脂蛋白分为：乳糜微粒（CM）、极低密度脂蛋白（VLDL）、中间密度脂蛋白（IDL）、低密度脂蛋白（LDL）和高密度脂蛋白（HDL）。此外，还有一种脂蛋白称为脂蛋白（a）[Lp（a）]。

二、血脂检测项目

临床上检测血脂的项目较多，常用的血脂基本检测项目为总胆固醇（TC）、TG、高密度脂蛋白胆固醇（HDL-C）和低密度脂蛋白胆固醇（LDL-C）。《中国成人血脂异常防治指南》中制订出血脂水平的分层标准，见表 19-1。

（一）总胆固醇

TC 是指血液中各脂蛋白所含胆固醇之总和。影响 TC 水平的主要因素如下：

1. 年龄与性别

TC 水平常随年龄而上升，但>70 岁后不再上升甚或有所下降，中青年期女性低于男性，女性绝经后 TC 水平较同年龄男性高。

表 19-1 血脂水平分层标准（mmol/L）

分层	TC	LDL-C	HDL-C	TG
合适范围	<5.18 （200mg/dl）	<3.37 （130mg/dl）	>1.04 （40mg/dl）	<1.70 （150mg/dl）
边缘升高	5.18～6.19 （200～239mg/dl）	3.37～4.12 （130～159mg/dl）	1.76～2.25 （150～199mg/dl）	
升高	≥6.22 （240mg/dl）	≥4.14 （160mg/dl）	≥1.55 （60mg/dl）	≥6.22 （200mg/dl）
降低			<1.04 （40mg/dl）	

2. 饮食习惯

长期高胆固醇、高饱和脂肪酸摄入可造成 TC 升高。

3. 遗传因素

与脂蛋白代谢相关酶或受体基因发生突变，是引起 TC 显著升高的主要原因。

（二）三酰甘油

临床上所测定的 TG 是血浆中各脂蛋白所含 TG 的总和。TG 水平也受遗传和环境因素的双重影响。与 TC 不同，同一个体的 TG 水平受饮食和不同时间等因素的影响较大，所以同一个体在多次测定时，TG 值可能有较大差异。人群中血清 TG 水平呈明显的正偏态分布。

（三）高密度脂蛋白胆固醇

基础研究证实，HDL 能将外周组织如血管壁内胆固醇转运至肝脏进行分解代谢，提示 HDL 具有抗动脉粥样硬化作用。由于 HDL 所含成分较多，临床上目前尚无方法全面地检测 HDL 的量和功能，故通过检测其所含胆固醇的量——HDL—C，间接了解血浆中 HDL 的多少。

（四）低密度脂蛋白胆固醇

LDL 代谢相对较简单，且胆固醇占 LDL 重量的 50% 左右。故目前认为，LDL-C 浓度基本能反映血液 LDL 总量。LDL-C 增高是动脉粥样硬化发生、发展的主要脂质危险因素。一般情况下，LDL-C 与 TC 相平行，但 TC 水平也受 HDL-C 水平的影响，故最好采用 LDL-C 取代 TC 作为对冠心病及其他动脉粥样硬化性疾病的危险性评估。上述影响 TC 的因素均可同样影响 LDL-C 水平。

三、血脂检测的注意事项

影响血脂检测准确性的因素很多，如标本的来源、测定方法、仪器和试剂、行为因素、临床因素等。应采取以下措施以增加血脂测定的准确性：①血脂检测前受试者应处于稳定代谢状态，至少 2 周内保持一般饮食习惯和体重稳定。②血脂测定前 24h 不应进行剧烈体育运动。③如血脂检测异常，在进一步处理前，应在 2 个月内进行再次或多次测定，但至少要相隔 1 周。④血脂检测需至少禁食 12h 采血。⑤除卧床不起者外，采血时一般取坐位，抽血前受试者至少应坐位休息 5min。⑥静脉穿刺过程中止血带使用不应超过 1min。⑦血清或血浆标本均适用于血脂测定，但应尽量用血清。若用血浆，可将结果乘以 1.03，近似换算为血清浓度。⑧血清标本应及时测定，尽量避免血清储存。若必须储存，短期（<3 天）可存于 4℃，长期需存于 –70℃ 以下。⑨若使用影响血脂的药物（如调脂药、避孕药、某些降压药、激素等），应记录用药情况。⑩妊娠后期各项血脂都会增高，应在产后或终止哺乳 3 个月检查才能反映其基本血脂水平。⑪急性冠脉事件发生后，应在 24h 内抽血检查，否则会因脂蛋白的结构或浓度改变而影响结果的准确性。

四、血脂异常的病因

1. 基因缺陷

目前已发现有相当一部分血脂异常患者存在单一或多个遗传基因的缺陷。由基因缺陷所致的血脂异常多具有家族聚积性，有明显的遗传倾向。临床上通常称为家族性血脂异常。

2. 饮食因素

即高胆固醇和高饱和脂肪酸摄入以及热量过多引起的超重，这些因素一般仅使血脂轻度紊乱。但是，对于同时存在上述明显的遗传基因缺陷或其他微小基因突变的个体，环境因素则可造成严重的血脂紊乱。

3. 饮酒

饮酒对血浆三酰甘油水平也有明显影响。在敏感的个体，即使中等量饮酒亦可引起高三酰甘油血症。酒精可增加体内脂质的合成率，减少氧化脂肪酸的比例，并增加酯化脂肪酸的比例。此外酒精还可降低脂蛋白脂酶的活性，而使三酰甘油分解代谢减慢。

4. 吸烟

吸烟也可增高血浆三酰甘油水平。流行病学研究证实，与正常人平均值相比较，吸烟可使血浆三酰甘油水平升高9.1%。然而戒烟后多数人有暂时性体质量增加，这可能与脂肪组织中脂蛋白脂酶活性短暂上升有关。此时应注意控制体质量，以防体质量增加而造成三酰甘油浓度升高。

5. 生活方式

习惯于静坐的人血浆三酰甘油浓度比坚持体育锻炼者要高。无论是长期或短期体育锻炼均可降低血浆三酰甘油水平。锻炼尚可增高脂蛋白脂酶活性，升高HDL水平并降低肝脂酶活性。长期坚持锻炼还可使外源性三酰甘油从血浆中清除增加。

6. 年龄

随着年龄的增加，体质量也会增加。但是，依年龄增加而伴随的胆固醇升高并非全是体质量增加所致。有人发现老年人的LDL受体活性减退，LDL分解代谢率降低，也是年龄效应的原因。

7. 性别

绝经后妇女血胆固醇低于男性，随后则会高于男性。这种绝经后胆固醇水平升高很可能是由于体内雌激素减少所致。已知人类和动物的雌激素能增加LDL受体的活性。

五、血脂异常的危害

血脂异常是指血浆中TC、LDL-C和TG增高，HDL-C降低。

血脂异常是动脉粥样硬化性心血管疾病（ASCVD），包括冠心病、缺血性脑卒中以及外周动脉疾病最重要的危险因素。近半个多世纪以来，通过大量的流行病学、临床病理及实验研究，胆固醇与动脉粥样硬化的相关性得到确认。如1948年开始的美国弗莱明瀚汉心脏研究是对该地区28 000位居民中30～60岁的5209名男女对象及其子代调查影响冠心病（CHD）的发病因素，并于1961年首次提出"危险因素"的概念。历经30年的随访肯定血清TC（主要是LDL-C）水平与CHD的发病率呈正性曲线关系。又如美国于1973年开始的多危险因素干预试验

（multiple risk factor intervention trial，MRFIT）是从 361 662 名 35～57 岁的人群中，筛选出 356 222 名男性随访 6 年。结果发现 CHD 死亡危险随血清 TC 水平的增高而增加，血清 TC 水平为 3.9mmol/L，相应 CHD 死亡危险率为 0.7%，若血清 TC 水平为 7.8mmol/L，则危险率升为 4.0%，即增加 5.7 倍。血清 TC 水平升高是 CHD 发病率与病死率增高的独立危险因素已毋庸置疑。LDL 是胆固醇的主要载体，是胆固醇转运并进入细胞的主要形式。LDL-C 是致动脉粥样硬化病变的基本因素。基础研究发现，LDL-C 通过血管内皮进入血管壁内，在内皮下滞留的 LDL 被修饰成氧化型 LDL，后者被巨噬细胞吞噬后形成泡沫细胞。泡沫细胞不断增多融合，构成动脉粥样硬化斑块的脂质核心。大量研究提示，在动脉粥样硬化形成过程中，持续发生一系列的慢性炎症反应。所以有研究认为，动脉粥样硬化是一种慢性炎症性疾病。然而，LDL-C 可能是这种慢性炎症的始动和维持的基本要素；HDL-C 有胆固醇逆转运的作用，即 HDL-C 可将周围组织细胞中多余的胆固醇直接或间接转送至肝脏降解，以减少胆固醇在动脉壁内的沉积。HDL-C 尚具有对抗 LDL-C 氧化形成 OX-LDL 的作用，从而减少其对血管内皮的损伤。HDL-C 被视为是人体内具有抗动脉粥样硬化的脂蛋白。流行病学资料发现血清 HDL-C 每增加 0.40mmol/L，则冠心病危险性降低 2%～3%；TG 轻至中度升高常反映 CM 和 VLDL 残粒增多，这些残粒脂蛋白由于颗粒变小，可能具有直接致动脉粥样硬化作用。但是，多数研究提示，TG 升高很可能通过影响 LDL 或 HDL 的结构，而具有致动脉粥样硬化作用。调查资料表明，血清 TC 水平轻中度升高者患冠心病的危险性增加。

六、血脂异常的防治

近年血脂领域的研究比较活跃，随着一系列新研究结果的陆续发表，为血脂异常管理策略提供了很多新信息，许多国家发表了血脂异常防治新的指南。为规范我国的血脂异常临床防治实践，中国国家胆固醇教育计划（CCEP）委员会组织专家结合中国实际及国外最新指南，制订了 2014 年《中国胆固醇教育计划血脂异常防治专家建议》。建议强调降低动脉粥样硬化性心血管疾病（ASCVD）风险是血脂管理的主要目标。

（一）ASCVD 一级预防中血脂异常的干预

ASCVD 一级预防的目标人群是尚无冠心病、缺血性脑卒中和外周血管疾病病史的人群。

1. ASCVD 一级预防中血脂异常的干预靶点

流行病学与观察性研究发现，LDL-C 水平与 ASCVD 的发病风险密切相关。随着 LDL-C 水平增高，ASCVD 的发病率与致死致残率也增高。并且大量随机化临床研究也证实降低 LDL-C 可显著减少 ASCVD 事件风险，因此在降脂治疗中，应将 LDL-C 作为主要干预靶点。同时，近年来日渐增多的证据显示，VLDL 与 ASCVD 的发病风险也密切相关，因而 VLDL-C 应成为降胆固醇治疗的另一个可能目标。LDL-C 与 VLDL-C 统称为非 HDL-C，二者包括所有致动脉粥样硬化性脂蛋白中的胆固醇，因此非 HDL-C 可作为 LDL-C 的替代指标。临床上，非 HDL-C 数值由 TC 减去 HDL-C 而获得。流行病学研究发现，HDL-C 和 TG 水平与 ASCVD 的发病存在相关性，HDL-C 水平降低和（或）TG 水平增高的人群中，ASCVD 发病风险也增高。然而，近年来所完成的多项以升高 HDL-C 和（或）降低 TG 为治疗目标的药物试验未能降低主要心血管终点事件发生率。目前仍建议以 LDL-C 为干预血脂异常的主要靶点。在保证 LDL-C（或非 HDL-C）达标的前提下，力争将 HDL-C 和 TG 控制于理想范围（HDL-C≥1.04mmol/L，TG＜1.7mmol/L）。生活方式治疗是升高 HDL-C 和（或）降低 TG 的首要措施。若 TG 严重升高（≥5.6mmol/L）时，为降低急性胰腺炎风险，可首选贝特类或烟酸类药物治疗。因为缺乏临床终点获益证据，目前不建议应用他汀之外药物升高 HDL-C。

2. ASCVD 一级预防中降胆固醇的治疗措施

无论患者心血管危险水平如何，均应进行生活方式治疗指导。部分患者在生活方式干预的基础上仍需降胆固醇药物治疗。

（1）生活方式干预方案：生活方式治疗应包括以下内容。

1）控制饮食中胆固醇的摄入：饮食中胆固醇摄入量＜200mg/d，饱和脂肪酸摄入量不超过总热量的 10%，反式脂肪酸不超过总热量的 1%。增加蔬菜、水果、粗纤维食物、富含 n-3 脂肪酸的鱼类的摄入。食盐摄入量控制在＜6g/d。限制饮酒（酒精摄入量男性＜25g/d，女性＜15g/d）。

2）增加体力运动：每日坚持 30～60min 的中等强度有氧运动，每周至少 5 天。需要减重者还应继续增加每周运动时间。

3）维持理想体质量：通过控制饮食总热量摄入以及增加运动量，将体质指数维持在＜25kg/m^2。超重或肥胖者减重的初步目标为体质量较基线降低 10%。

4）控制其他危险因素：对于吸烟的患者，戒烟有助于降低 ASCVD 危险水平。一些轻度或低危的血脂异常患者，经有效生活方式干预可将其血脂参数控制在理想范围。即便需用药物治疗者，积极有效的生活方式治疗也有助于减少用药剂量。

同时，强化生活方式干预不仅有助于降低胆固醇水平，还可对血压、血糖以及整体心血管健康状况产生有益的影响，有效降低 ASCVD 的发病风险。生活方式治疗应作为血脂异常管理以及预防 ASCVD 的核心策略。

（2）药物治疗：目前我国临床常用的调脂药物主要包括他汀类、贝特类、烟酸类以及胆固醇吸收抑制剂等。

（3）ASCVD 一级预防中降胆固醇治疗目标值：2013 年《ACC/AHA 降胆固醇治疗指南》放弃了降胆固醇治疗目标值，而是根据患者心血管危险水平建议应用不同剂量与强度的他汀类药物治疗。然而，治疗目标值的设定是基于流行病学、遗传学和 RCT 结果综合分析所得出，设定降胆固醇治疗目标值并以此为导向进行药物治疗是广大临床医生所熟悉的广泛应用、且行之有效的治疗模式，而且并无证据表明取消降胆固醇治疗目标值具有优势。2014 年《中国胆固醇教育计划血脂异常防治专家建议》认为无论是从历史的沿承、临床上可操作、医生与大众对接受调脂治疗及改变生活方式的理解以及未来更多降低胆固醇治疗方法的联合，调脂治疗设置目标值是必要的。现行的《中国成人血脂异常防治指南》根据有无危险因素与 ASCVD 对血脂异常患者进行危险分层。对于无 ASCVD 的心血管低危、中危、高危患者，我国指南所推荐的 LDL-C 目标值分别为<4.1mmol/L、3.4mmol/L 和 2.6mmol/L（与之相应的非 HDL-C 目标值为 LDL-C 目标值+0.8mmol/L），超过此值即应启动生活方式干预和（或）药物治疗。基于"胆固醇理论"以及近年来陆续发表的多项新研究结果，在一定范围内继续降低 LDL-C 或非 HDL-C 水平可能有助于进一步降低患者心血管风险，在充分权衡药物治疗的获益/风险比以及卫生经济学平衡状态后，可考虑更严格的控制胆固醇（表 19-2）。若 LDL-C≥4.9mmol/L 且无其他危险因素，建议将 LDL-C 降低≥50%作为其目标值。

表 19-2 ASCVD 一级预防与二级预防降胆固醇治疗的目标值

临床疾患和（或）危险因素	目标 LDL-C（mmol/L）
ASCVD	<1.8
糖尿病+高血压或其他危险因素	<1.8
糖尿病	<2.6
慢性肾病（3 或 4 期）	<2.6
高血压+1 项其他危险因素	<2.6
高血压或 3 项其他危险因素	<3.4

注：ASCVD，动脉粥样硬化性心血管疾病，LDL-C，低密度脂蛋白胆固醇；其他危险因素包括：年龄（男性≥45 岁，女性≥55 岁）、吸烟，高密度脂蛋白胆固醇<1.04 mmoL/L，体质指数>28 kg/m^2，早发缺血性心血管病家族史。

(二) ASCVD 二级预防中血脂异常的干预

二级预防的目标人群是已经患有 ASCVD 的患者。大量临床研究证据表明，合理应用他汀类药物治疗可显著改善 ASCVD 的临床预后，故他汀类药物适用于所有无禁忌证的 ASCVD 患者，应指导患者坚持长期药物治疗。由于临床获益证据不足，其他种类的调脂药物（如贝特类、烟酸类、胆固醇吸收抑制剂等）不作为首选药物治疗，除非患者存在前文所述的特殊情况。

ASCVD 二级预防降胆固醇治疗的目标值见表 19-2，若经他汀类药物治疗后患者 LDL-C 不能达到此目标值，可将基线 LDL-C 水平降低 50% 作为替代目标。不同种类与剂量他汀类药物的降胆固醇幅度参考表 19-3 和表 19-4。

表 19-3 不同胆固醇降幅所需他汀类药物及其剂量

药物（mg）	LDL-C 降幅				
	30%	38%	41%	47%	55%
阿托伐他汀	—	10	20	40	80
氟伐他汀	40	80	—	—	—
匹伐他汀	1	2	4	—	—
洛伐他汀	20	40 或 80	80	—	—
普伐他汀	20	40	80	—	—
瑞舒伐他汀	—	—	5	10	20
辛伐他汀	10	20	40	80	—

注：数据摘自美国食品药品监督管理局网站；表中数据并非来自直接药物对比研究，仅供临床参考。中国生产的血脂康（0.6×2 次/天）可使 LDL-C 降低 28.5%。

表 19-4 他汀类药物治疗的剂量强度

他汀药物强度	他汀类药物（mg）
高强度（每日剂量可降低 LDL-C≥50%）	阿托伐他汀 40（80）
	瑞舒伐他汀 20
中等强度（每日剂量可降低 LDL-C 达 30%~50%）	阿托伐他汀 10（20）
	氟伐他汀 40，2 次/天
	氟伐他汀 XL 80
	洛伐他汀 40
	匹伐他汀 2~4
	普伐他汀 40（80）
	瑞舒伐他汀 5（10）
	辛伐他汀 20（40）

续表

他汀药物强度	他汀类药物（mg）
低等强度（每日剂量可降低<LDL-C30%）	辛伐他汀 10
	氟伐他汀 20～40
	洛伐他汀 20
	匹伐他汀 1
	普伐他汀 10～20

注：数据摘自美国脂质协会网站，临床试验中他汀类药物的疗效存在个体差异，且在临床实践中也因人而异；LDL-C 降低值为近似平均值；除非患者无法耐受，否则应首选中等强度或高等强度他汀药物治疗；2013 年《ACC/AHA 血脂指南》推荐的高强度他汀治疗（平均值 LDL-C 下降约≥50%）的剂量为：阿托伐他汀 40（80）mg，瑞舒伐他汀 20（40）mg。

ASCVD 的二级预防中，若患者伴有高 TG 血症（TG≥2.3 mmol/L），经过适当强度（一般为中等强度）的他汀类药物治疗后非 HDL-C 仍不达标者，可在他汀类药物治疗基础上加用非诺贝特或缓释烟酸。

（三）他汀药物应用的时限

他汀类药物治疗是血脂异常防治以及 ASCVD 一级预防与二级预防的基石，长期治疗的获益远大于不良反应风险。LDL-C 达标后，需要长期维持治疗并使 LDL-C 维持于目标值以下。

七、调 脂 药 物

临床上供选用的调脂药物可分为 5 类：他汀类、贝特类、烟酸类、树脂类、胆固醇吸收抑制剂。

（一）他汀类

他汀类也称 3-羟基 3-甲基戊二酰辅酶 A（HMG-CoA）还原酶抑制剂，具有竞争性抑制细胞内胆固醇合成早期过程中限速酶的活性，继而上调细胞表面 LDL 受体，加速血浆 LDL 的分解代谢，此外还可抑制 VLDL 的合成。因此他汀类药物能显著降低 TC、LDL-C 和 ApoB，也降低 TG 水平和轻度升高 HDL-C。此外，他汀类还可能具有抗炎、保护血管内皮功能等作用，这些作用可能与冠心病事件减少有关。大量临床研究显示对于伴或不伴胆固醇升高的心血管高危人群，他汀类药物可有效降低 ASCVD 的发生率和总死亡率，因而被视为防治心血管疾病的核心药物。

临床上应根据患者具体情况确定个体化的他汀类药物用药剂量，在追求LDL-C和（或）非HDL-C达标的前提下，需考虑安全性、耐受性和治疗费用。与白种人比较，我国人群平均胆固醇水平较低。此外，我国人群对于大剂量、高强度他汀类药物治疗的耐受性和安全性较差，发生肝毒性、肌肉毒性的风险明显高于欧美国家患者，并且中等强度他汀类药物治疗可使大多数患者LDL-C达标，因此2013年ACC/AHA降胆固醇治疗新指南积极推荐的高强度他汀治疗策略不适用于我国。应在保证LDL-C和（或）非HDL-C达标的前提下，使用合理剂量的他汀类药物有助于以更合理的经济学代价获取最佳疗效/安全性平衡。不同种类与剂量他汀类药物的降胆固醇幅度参考表19-3和表19-4。

临床上，少数患者可能不能耐受常规剂量的他汀类药物治疗，此时可考虑以下措施：①更换另一种药代动力学特征不同的他汀类药物。②减少他汀类药物剂量或改为隔日一次用药。③换用其他种类药物（如依折麦布）替代。④单独或联合使用贝特类或烟酸缓释剂。⑤进一步强化生活方式治疗。⑥若患者需使用但不能耐受大剂量他汀类药物治疗，可用中小剂量他汀类药物联合依折麦布。

大多数人对他汀类药物的耐受性良好，不良反应通常较轻且短暂，包括头痛、失眠、抑郁、以及消化不良、腹泻、腹痛、恶心等消化道症状。有0.5%~2.0%的病例发生肝脏转氨酶如丙氨酸氨基转移酶（ALT）和门冬氨酸氨基转移酶（AST）升高，且呈剂量依赖性。由他汀类药物引起并进展成肝功能衰竭的情况罕见。减少他汀类药物剂量常可使升高的转氨酶回落；当再次增加剂量或选用另一种他汀类药物后，转氨酶常不一定再次升高。胆汁郁积和活动性肝病被列为使用他汀类药物的禁忌证；他汀类药物可引起肌病，包括肌痛、肌炎和横纹肌溶解。肌痛表现为肌肉疼痛或无力，不伴肌酸激酶（CK）升高。肌炎有肌肉症状，并伴CK升高。横纹肌溶解是指有肌肉症状，伴CK显著升高超过正常上限的10倍和肌酐高，常有褐色尿和肌红蛋白尿，这是他汀类药物最危险的不良反应，严重者可以引起死亡。在安慰剂对照试验中，不同他汀类药物的肌肉不适发生率不同，一般在5%左右。有些患者无肌肉不适而有轻至中度的CK升高，由于CK升高不具特异性，与药物的关系须仔细分析后判定。

在启用他汀类药物时，要检测肝转氨酶（ALT、AST）和CK，治疗期间定期监测复查。轻度的转氨酶升高（少于正常上限的3倍）并不看作是治疗的禁忌证；无症状的轻度CK升高常见。建议患者在服用他汀类药物期间出现肌肉不适或无力症状以及排褐色尿时应及时报告，并进一步检测CK。如果发生或高度怀疑肌炎，应立即停止他汀类药物治疗。其他情况的处理如下：①如果患者报告可能的肌肉症状，应检测CK并与治疗前的水平进行对比。由于甲状腺功能低下患者易发生肌病，因此，对于有肌肉症状的患者，还应检测促甲状腺素水平。②若患者有肌肉触痛、压痛或疼痛，伴或不伴 CK 升高，应排除常见的原因如运动和体力劳动。对于有上述症状而又联合用药的患者，建议其适度活动。③一旦患者有肌肉触痛、压痛或疼痛，CK 高于正常上限的 5 倍，应停止他汀类药物治疗。④当患者有肌肉触痛、压痛或疼痛，CK 不升高或中度升高（正常上限的 3~5 倍），应进行随访，每周检测 CK 水平直至排除了药物作用或症状恶化至上述严重程度（应及时停药）。如果患者有肌肉不适和（或）无力，且连续检测 CK 有进行性升高，应慎重考虑减少他汀类药物剂量或暂时停药。然后决定是否或何时再开始他汀类药物治疗。

为了预防他汀类药物相关性肌病的发生，应十分注意可增加其发生危险的情况：①高龄（尤其大于 80 岁）患者（女性多见）。②体型瘦小、虚弱。③多系统疾病（如慢性肾功能不全，尤其由糖尿病引起的慢性肾功能不全）。④合用多种药物。⑤围手术期。⑥合用下列特殊的药物或饮食，如贝特类（尤其是吉非贝齐）、烟酸（罕见）、环孢素、吡咯抗真菌药、红霉素、克拉霉素、HIV 蛋白酶抑制剂、奈法唑酮（抗抑郁药）、维拉帕米、胺碘酮和大量西柚汁及酗酒（肌病的非独立易患因素）。⑦剂量过大。

（二）贝特类

贝特类药物作用机制是激活过氧化酶体激活型增殖受体（PPAR）增强脂蛋白酶的作用，使血中富含 TG 的乳糜微粒（CM）极低密度脂蛋白（VLDL）加速降解，降低血中 TG 水平，进而可以降低 LDL-C 亚型小而密 LDL 的水平。可能同时减少肝脏 VLDL 分解。常用剂量可使 TG 降低 40%~50%，HDL-C 升高 20%，对轻中度升高的 LDL 也可有所下降。国内常用的贝特类有微粒化非诺贝特（力平脂）、苯扎贝特（必降脂）、吉非罗齐（诺衡、洁脂），这类药物常见不良反应为胃肠道反应，偶有皮疹、白细胞下降及转氨酶升高。贝特类药物主要适用于 TG 升高为主的患者。

（三）烟酸类

烟酸属 B 族维生素，当用量超过作为维生素作用的剂量时，可有明显的调脂作用。烟酸的调脂作用机制是增强脂蛋白酶的作用，降低游离脂肪酸的水平，也能抑制 cAMP 形成使三酰甘油酶活性降低，脂肪组织中脂解作用减慢，血中非酯化脂肪浓度下降，肝脏 VLBL 合成减少，从而使中间密度脂蛋白及 LDL 减少，TG 下降。常用剂量使 LDL 降低 15%~30%。TG 下降 20%~50%，HDL 升高 20%~30%。烟酸的常见不良反应有颜面潮红、高血糖、高尿酸（或痛风）、上消化道不适等。这类药物的绝对禁忌证为慢性肝病和严重痛风；相对禁忌证为溃疡病、肝毒性和高尿酸血症。烟酸有速释剂和缓释剂两种剂型。速释剂不良反应明显，一般难以耐受，现多已不用。缓释型烟酸片不良反应明显减轻，较易耐受。

（四）胆酸螯合剂

主要为碱性阴离子交换树脂，在肠道内能与胆酸呈不可逆结合，因而阻碍胆酸的肠肝循环，促进胆酸随大便排出体外，阻断胆汁酸中胆固醇的重吸收。通过反馈机制刺激肝细胞膜表面的 LDL 受体，加速血液中 LDL 清除，结果使血清 LDL-C 水平降低。常用的胆酸螯合剂有考来烯胺、考来替泊。胆酸螯合剂可使 TC 降低 5%～20%，LDL-C 降低 15%～30%，HDL-C 升高 3%～5%，对 TG 无降低作用甚或稍有升高。胆酸螯合剂常见不良反应有胃肠不适、便秘，影响某些药物的吸收。此类药物的绝对禁忌证为异常 B 脂蛋白血症和 TG＞4.52mmol/L；相对禁忌证为 TG＞2.26 mmol/L。

（五）胆固醇吸收抑制剂

胆固醇吸收抑制剂依折麦布口服后被迅速吸收，且广泛的结合成依折麦布—葡萄糖苷酸，作用于小肠细胞的刷状缘，有效地抑制胆固醇和植物固醇的吸收。由于减少胆固醇向肝脏的释放，促进肝脏 LDL 受体的合成，又加速 LDL 的代谢。常用剂量为 10mg/d，使 LDL-C 约降低 18%，与他汀类合用对 LDL-C、HDL-C 和 TG 的作用进一步增强，未见有临床意义的药物间药代动力学的相互作用，安全性和耐受性良好。最常见的不良反应为头痛和恶心，CK 和 ALT、AST 和 CK 升高越过正常上限 3 倍以上的情况仅见于极少数患者。

（六）其他

1. 普罗布考

此药通过渗入到脂蛋白颗粒中影响脂蛋白代谢，而产生调脂作用。可使血浆 TC 降低 20%～25%，LDL-C 降低 5%～15%，而 HDL-C 也明显降低，可达 25%。主要适用于高胆固醇血症尤其是纯合子型家族性高胆固醇血症。该药虽使 HDL-C 降低，但可使黄色瘤减轻或消退，动脉粥样硬化病变减轻，其确切作用机制未明。常见的不良反应包括恶心、腹泻、消化不良等；亦可引起嗜酸细胞增多，血浆尿酸浓度增高；最严重的不良反应是引起 QT 间期延长，但极为少见，因此有室性心律失常或 QT 间期延长者禁用。常用剂量为 0.5g，2 次/天。

2. n-3 脂肪酸

n-3（ω-3）长链多不饱和脂肪酸：主要为二十碳戊烯酸和二十二碳已烯酸，二者为海鱼油的主要成分，制剂为其乙酯，高纯度的制剂用于临床。n-3 脂肪酸制剂降低 TG 和轻度升高 HDL-C，对 TC 和 LDL-C 无影响。当用量为 2～4g/d 时，可使 TG 下降 25%～30%。主要用于高三酰甘油血症；可以与贝特类合用治疗严重高三酰甘油血症，也可与他汀类药物合用治疗混合型血脂异常。n-3 脂肪酸还有降低血压、抑制抗血小板聚集和炎症的作用，改善血管反应性。该类制剂的不良反应不常见，约有 2%～3%服药后出现消化道症状如恶心、消化不良、腹胀、便秘；少数病例出现转氨酶或 CK 轻度列高，偶见出血倾向。

八、治疗过程中的监测

饮食与非调脂药物治疗 3～6 个月后，应复查血脂水平，如能达到要求即继续治疗，但仍须每 6 个月至 1 年复查 1 次，如持续达到要求，每年复查 1 次。药物治疗开始后 4～8 周复查血脂及 AST、ALT 和 CK，如能达到目标值，逐步改为每 6～12 个月复查 1 次，如开始治疗 3～6 个月复查血脂仍未达到目标值，则调整剂量或药物种类，或联合药物治疗，再经 4～8 周后复查。达到目标值后延长为每 6～12 个月复查 1 次，生活方式和调脂药物治疗必须长期坚持，才能获得临床益处。

（王 宁）

参 考 文 献

胡大一.2009. 心血管内科. 北京：人民卫生出版社，54-59
寇文荣.2003. 血脂异常与动脉粥样硬化. 中华医学信息导报，18（7）：1-9
徐成斌.2007. 血脂异常的药物治疗现状和进展.当代心脏病学进展，302-307
赵水平.2001. 血脂紊乱与调脂治疗.医师进修杂志，24（12）：1-3
中国成人血脂异常防治指南制订联合委员会.2007. 中国成人血脂异常防治指南.中华心血管病杂志，35（5）：390-419
2014 年中国胆固醇教育计划血脂异常防治建议专家组. 中华心血管病杂志编辑委员会. 血脂与动脉粥样硬化循证工作组.中华医学会心血管病学分会流行病学组.2014.
2014 年中国胆固醇教育计划血脂异常防治.中华心血管病杂志，42（8）：633-636

第二十章 高尿酸血症的防治

随着人们饮食结构的改变和寿命的延长，高尿酸血症的患病率逐年上升，特别是在经济发达的城市和沿海地区，高尿酸血症的患病率达5%～23.5%，接近西方发达国家水平。高尿酸血症与痛风密不可分，痛风已成为仅次于糖尿病的第二大代谢性疾病。高尿酸血症常与传统的心血管危险因素如高血压、糖尿病、血脂异常等伴发，且多项前瞻性临床研究证实高尿酸血症是心血管疾病的独立危险因素，因此县医院医生加强对高尿酸血症的了解，掌握其诊断与处理方法，对心血管疾病的防治具有重要意义。

一、高尿酸血症的流行病学

高尿酸血症的流行总体呈逐年升高的趋势，男性高于女性，且有一定的地区差异，南方和沿海经济发达地区较同期国内其他地区患病率高，可能与该地区居民摄入过多高嘌呤的海产品、动物内脏、肉类和大量饮酒有关。更重要的是，高尿酸血症的患者群呈现越来越年轻化的趋势。据统计20世纪80年代欧美国家高尿酸血症的患病率为2%～18%，1998年上海高尿酸血症患病率为10.1%，2003年南京高尿酸血症的患病率为13.3%，2009年山东高尿酸血症患病率为16.7%，比同地区2004年明显增加。根据近年来各地高尿酸血症患病率的报道，目前，我国约有高尿酸血症者1.2亿，约占总人口的10%，中老年男性和绝经后女性高发，但近年来有年轻化趋势。

二、高尿酸血症的危险因素

1. 性别

在高尿酸血症的患者中男性患者占绝大多数，2011年对59项高尿酸血症流行病学调查研究进行meta分析结果显示，中国高尿酸血症患病率男性为21.6%，女性为8.6%。

2. 年龄

高尿酸血症与痛风的发生与年龄明显相关。痛风在40岁以上男性发病率最高，一般来讲，在高尿酸血症出现20～30年后才发生痛风。女性发病均在绝经期之后，这是由于女性在青春期由于雌激素促进肾脏对尿酸的排泄，血尿酸维持在较低水平，因此其发病年龄明显晚于男性。最新研究显示，高尿酸血症及痛风的患病年龄有所提前。

3. 种族

流行病学调查结果显示，高尿酸血症的患病率与种族人群有关，对新疆库尔勒地区周边2046名汉族、维吾尔族、哈萨克族、蒙古族18岁以上居民，采用分层整群抽样方法进行调查，结果显示，汉族高尿酸血症患病率男性为35.1%，女性为4.6%；维吾尔族高尿酸血症患病率男性为22%，女性为1.6%；哈萨克族高尿酸血症患病率男性为25.7%，女性为1.8%；蒙古族高尿酸血症患病率男性为24.3%，女性为2.2%。

4. 遗传

原发性痛风是一种先天性代谢缺陷性疾病，具有家族聚集现象。目前认为，除少数嘌呤代谢酶类缺陷（次黄嘌呤、鸟嘌呤磷酸核糖转移酶部分缺乏或磷酸核糖焦磷酸合成酶活性增高）所导致的痛风已经确定是性连锁隐性遗传和家族性青少年高尿酸肾病是常染色体显性遗传外，绝大多数原发性痛风的遗传方式不确定。痛风发病年龄越小，有家族史者比例越高。

5. 体重

2004～2009年山东沿海高尿酸血症和痛风流行病学调查，11 386人进行亚组分析发现，正常体重男性高尿酸血症的患病率为11.35%，女性为5.59%，超重男性高尿酸血症的患病率为23.24%，女性为11.27%，肥胖男性高尿酸血症的患病率为34.33%，女性为1.8%。

6. 药物

长期服用以下药物的人高尿酸血症患病率明显升高。①利尿剂：双氢克尿噻、呋塞米、吲达帕胺、托拉塞米等。②含有利尿剂的降压药：复方降压片、复方罗布麻、北京降压灵、珍菊降压片、海捷亚、安博诺、美嘉素等。③抗结核药：吡嗪酰胺、乙胺丁醇、利福平等。④降糖药：胰岛素、格列本脲、格列齐特等。⑤抗生素：所有奎诺酮类、青霉素类和头孢菌素类抗生素。⑥抗凝药：阿司匹林。⑦其他：左旋多巴等。

7. 饮食

高尿酸血症和饮食因素，特别是富含嘌呤的食品和酒精饮料之间密切相关。

已经证实过量摄入富含嘌呤食品和酒精饮料是高尿酸血症的重要诱因。相对于其他酒类，啤酒的摄入被认为最易引起高尿酸血症。因为啤酒富含鸟嘌呤核苷酸，与腺嘌呤相比，鸟嘌呤更易代谢为尿酸。

三、高尿酸血症的发病机制

高尿酸血症分为原发性和继发性两类。在排除其他疾病的基础上，由于先天性嘌呤代谢紊乱或尿酸排泄减少所致的高尿酸血症称为原发性高尿酸血症。尿酸排泄减少和（或）生成增加是原发性高尿酸血症的主要病因，并由遗传因素和环境因素共同作用。尿酸是人体嘌呤代谢的产物，人体嘌呤有两种：内源性为自身合成或核酸降解（约600mg/d），约占体内总尿酸量的80%；外源性为摄入的嘌呤饮食（约100mg/d），约占体内总尿酸量的20%。正常状态下，体内尿酸池为1200mg，每天产生及排出800～1000mg，30%从肠道和胆道排泄，70%经肾脏排泄。正常情况下，人体每天尿酸的产生和排泄基本保持动态平衡，凡影响血尿酸生成和（或）排泄的因素均可导致高尿酸血症。

（一）尿酸生成增多

嘌呤核苷合成存在两条途径，即从头合成和补救合成途径。约10%原发性高尿酸血症是尿酸生成增多所致。尿酸生成增多主要是由酶的缺陷所致。继发性尿酸生成过多主要见于各种核酸代谢亢进疾病及细胞增殖或破坏加速的疾病，如白血病、真性红细胞增多症、溶血性贫血、多发性骨髓瘤或淋巴瘤（尤其在化疗后或化疗过程中）等。

（二）尿酸排泄减少

约占原发性高尿酸血症的90%，肾小管分泌尿酸功能障碍，使肾脏尿酸排泄不足，可能属于多基因遗传缺陷。具体的分子机制目前仍不清楚。继发性尿酸排泄减少的主要原因包括：高血压、肾动脉硬化、慢性肾小球肾炎、慢性铅中毒等可导致肾小管滤过功能减退，尿酸排泄减少。代谢综合征患者体内的高胰岛素水平也阻碍肾近曲小管尿酸分泌。另外，噻嗪类利尿剂、呋塞米、乙胺丁醇、小剂量阿司匹林等药物均可竞争性抑制肾小管排泄尿酸而引起高尿酸血症。

四、高尿酸血症的危害

高尿酸血症与痛风、高血压、代谢综合征、心血管疾病等相关。近年来，逐渐认识到其与肾病、炎症、感染性疾病的严重程度、肿瘤溶解综合征、更年期综合征、器官移植并发症和某些疑难病症（阻塞性睡眠呼吸暂停、原发性干燥综合征等）也有关联。

（一）高尿酸血症与痛风

当高尿酸血症患者长期处于高尿酸状态时，尿酸盐结晶就会在组织和器官沉积。其临床表现为急性痛风性关节炎、痛风石沉积、痛风石慢性关节炎和关节畸形、肾尿酸结石和（或）痛风性肾实质病变，且上述病变可单独或联合存在。但是不能把高尿酸血症等同于痛风，二者既有区别又有联系，可以把高尿酸血症与痛风看作是疾病发展过程中的两个不同阶段，两者之间没有严格的界限。一般约有10%的高尿酸血症患者会患痛风，若血中尿酸持续高于540μmol，则患痛风的概率会大大增加，有70%～90%的人会患痛风。

（二）高尿酸血症与高血压

多项研究表明，高尿酸血症是高血压发病的独立危险因素，血尿酸水平每增加59.5μmol/L，高血压发病的相对危险至少增加25%。临床研究发现，90%的原发性高血压患者合并高尿酸血症，而只有30%的继发性高血压患者合并高尿酸血症，提示高尿酸血症与原发性高血压有因果关系。一项经典的动物实验证实了高尿酸与高血压的因果关系，该研究通过诱导剂使大鼠血尿酸水平在7周内升高1.6mg/dl，收缩压随之平均增加2.2mmHg。但如果同时给予降低血尿酸药物如别嘌呤醇或苯磺舒，使血尿酸水平保持正常，则血压不再升高，提示高尿酸与血压升高相关。

（三）高尿酸血症与代谢综合征

代谢综合征是指高血压、血糖异常、血脂紊乱和中心性肥胖等多种疾病在个体聚结的机体状态。胰岛素抵抗可能是代谢综合征的关键因素，而高尿酸血症则是胰岛素抵抗重要表现，代谢综合征要素之一就是脂质代谢紊乱，而高尿酸血症则常伴高三酰甘油血症。流行病学研究表明，代谢综合征的患病率随血尿酸水平的升高而逐步增加。而且，血尿酸水平还与血压、肥胖、腰臀比值、体质指数、空腹血糖水平、胰岛素水平等代谢综合征表现直接相关。美国的一项研究报道，以血尿酸水平为判定标准，其结果是：血尿酸水平<360μmol/L，代谢综合征患病率为18.9%；420～474μmol/L则为40.8%；≥600μmol/L达到70.7%。尚有实验表明在药物治疗过程中，代谢综合征临床表现改善时可见到血尿酸水平下降。因此，

高尿酸血症与代谢综合征有直接相关，并相互影响。

（四）高尿酸血症与心脑血管疾病

尿酸是冠心病死亡独立危险因素。芝加哥心脏研究、美国第一次全国健康与营养调查（NHANES 研究）和 MONICA 研究，校正传统心血管病危险因素和利尿剂使用后发现，无论男性还是女性，尿酸是普通人群全因死亡和冠心病死亡的独立危险因素。血尿酸每升高 59.5μmol/L（1mg/dl），死亡危险性男性增加 48%，女性增加 126%。血尿酸＞357μmol/L（6 mg/dl）是冠心病的独立危险因素，血尿酸＞416.5μmol/L（7mg/dl）是脑卒中的独立危险因素。对于已确诊的冠心病患者，Bickel 等发现血尿酸＞433μmol/L（7.5mg/dl）人群的死亡率是血尿酸＜303μmol/L（5mg/dl）人群的 5 倍，多因素分析证实血尿酸是冠心病人群全因死亡和冠心病死亡的独立危险因素；尿酸是心血管事件的独立危险因素。4 项大规模前瞻性临床研究：MRFIT 研究、PIUMA 研究、Rotterdam 队列研究和美国 worksite 研究均显示血尿酸水平是急性心肌梗死、脑卒中和所有心血管事件的独立危险因素，血尿酸升高 86μmol/L 预测心血管事件的能力高于总胆固醇升高 1.078mmol/L 和血压升高 21.3mmHg。但 MONICA 研究认为血尿酸并不能预测急性心肌梗死和心绞痛发病。

（五）高尿酸血症与肾病

高尿酸血症与肾脏间关系最为密切，因为 2/3 以上的尿酸清除是在肾脏实现的。肾的功能状态影响血尿酸水平，而血尿酸水平也可影响肾功能和造成肾损害。日本两项大规模前瞻性研究证实尿酸与肾脏病变的发生、发展相关。发现血尿酸＞476μmol/L（8.5mg/dl）者肾衰竭风险较血尿酸 298～381μmol/L（5～6.4mg/dl）者增加 8 倍。血尿酸男性≥420μmol/L（7mg/dl），女性≥357μmol/L（6mg/dl）终末期肾病的发生危险分别增加 4 倍和 9 倍。

五、高尿酸血症的诊断标准和分型

国际上将高尿酸血症的诊断定义为：正常嘌呤饮食状态下，非同日 2 次空腹血尿酸水平，男性＞420μmol/L，女性＞360μmol/L。

分型诊断：高尿酸血症患者低嘌呤饮食 5 天后，留取 24h 尿检测尿尿酸水平。根据血尿酸水平和尿尿酸排泄情况分为以下 3 型：

（1）尿酸排泄不良型：尿酸排泄＜0.48mg/（kg·h），尿酸清除率＜6.2ml/min。

（2）尿酸生成过多型：尿酸排泄＞0.51mg/（kg·h），尿酸清除率≥6.2ml/min。

（3）混合型：尿酸排泄＞0.51mg/（kg·h），尿酸清除率＜6.2ml/min。

注：尿酸清除率（Cua）=尿酸×每分钟尿量/血尿酸

考虑到肾功能对尿酸排泄的影响，以肌酐清除率（Ccr）校正，根据 Cua/Ccr 比值对高尿酸血症分型如下：＞10%为尿酸生成过多型，＜5%为尿酸排泄不良型，5%～10%为混合型。

临床研究结果显示，90%的原发性 HUA 属于尿酸排泄不良型。

六、高尿酸血症的筛查

高尿酸血症的高危人群包括：高龄、男性、肥胖、一级亲属中有痛风史、静坐的生活方式等。对于高危人群，建议定期进行筛查，通过检测血尿酸，及早发现高尿酸血症。

预防高尿酸血症应避免下列各种危险因素。

1. 饮食因素

高嘌呤食物如肉类、海鲜、动物内脏、浓的肉汤、饮酒（尤其是啤酒）等均可使血尿酸水平升高。

2. 疾病因素

高尿酸血症多与心血管和代谢性疾病伴发，相互作用，相互影响。因此应注意对这些患者进行血尿酸检测，及早发现高尿酸血症。

3. 避免长期使用可能造成尿酸升高的药物

建议经过权衡利弊后去除可能造成尿酸升高的药物，如噻嗪类及袢利尿剂、烟酸、小剂量阿司匹林等。对于需服用利尿剂且合并高尿酸血症的患者，避免应用噻嗪类利尿剂。而小剂量阿司匹林（＜325mg/d）尽管升高血尿酸，但作为心血管疾病的防治手段不建议停用。

七、高尿酸血症患者血尿酸的控制目标及干预治疗切点

《高尿酸血症和痛风治疗的中国专家共识》指出，高尿酸血症的控制目标：血尿酸＜360μmol/L（对于有痛风发作的患者，血尿酸宜＜300μmol/L）。

干预治疗切点：血尿酸＞420μmol/L（男性），＞360μmol/L（女性）。

鉴于大量研究证实血尿酸水平超过正常范围或者正常高限时，多种伴发症的发生风险增加，建议对于高尿酸血症合并心血管危险因素和心血管疾病者，应同时进行生活指导及药物降尿酸治疗，使血尿酸长期控制在＜360μmol/L。对于有痛

风发作的患者，则需将血尿酸长期控制在 300μmol/L 以下，以防止反复发作。对于无心血管危险因素或无心血管伴发疾病的高尿酸血症患者，建议对于此类患者仍给予相应的干预方案。

八、高尿酸血症的治疗

（一）一般治疗

1. 生活方式指导

生活方式改变包括：健康饮食、限制烟酒、坚持运动和控制体重等。改变生活方式同时也有利于对伴发症（例如冠心病、肥胖、代谢综合征、糖尿病、血脂异常及高血压）的管理。积极开展患者医学教育，提高患者防病治病的意识，提高治疗依从性。Meta 分析显示饮食治疗可以降低 10%～18%的血尿酸或使血尿酸降低 70～90μmol/L。

（1）健康饮食：大量研究数据表明，摄入过多肉类和海产品会使血尿酸水平增高，提高高尿酸血症和痛风发病风险。美国第三次全国营养与健康调查（NHANES-Ⅲ）发现，随着红肉和海鲜摄入量的增加，调查人群的尿酸显著升高，每天增加 1 份肉类，尿酸升高 3.57μmol/L。

含糖软饮料虽然嘌呤含量低，却含有大量的果糖，果糖是已知的唯一能升高尿酸的糖类。NHANES-Ⅲ研究表明，随着含糖软饮料摄入的增加，尿酸水平显著升高，在男性人群中这种关系更明显。乳类和乳制品的嘌呤含量低，许多证据支持长期食用乳类和乳制品的人群尿酸水平下降。有些植物类食物如蘑菇、花椰菜、菠菜、芦笋、豆类（腰豆、小扁豆、干豌豆）因富含嘌呤，传统上人们认为应减少食用。不过豆类在加工过程中丢失了大部分嘌呤，豆腐等豆制品对血尿酸的长期影响并不大。Zgaga 等的研究也表明，健康成人进食富含嘌呤的蔬菜对血尿酸没有影响，通过减少进食量来降低尿酸并不可取。

（2）多饮水，戒烟限酒：每日饮水量保证尿量每天在 1500ml 以上，最好每天在 2000ml 以上。同时提倡戒烟，禁啤酒和白酒，如饮红酒宜适量。NHANES-Ⅲ对 14 809 名成年人饮酒量与尿酸水平关系的调查发现，尿酸水平的升高与啤酒和白酒饮用量的增加呈正相关，而适量（少于 150ml/d）饮用红酒并不增加尿酸水平。

（3）坚持运动，控制体重：每日中等强度运动 30min 以上。肥胖者应减体重，使体重控制在正常范围。Dessein 等对 13 例无糖尿病史的男性患者进行膳食干预研究，干预 16 周后患者平均减重 7.7kg，尿酸下降 100μmol/L。减重可提高胰岛素的敏感性，并降低胰岛素和三酰甘油水平，因此可降低血尿酸水平。

2. 适当碱化尿液

当尿 pH 6.0 以下时，需碱化尿液。尿 pH6.2~6.9 有利于尿酸盐结晶溶解和从尿液排出，但尿 pH>7.0 易形成草酸钙及其他类结石。因此碱化尿液过程中要检测尿 pH。

常用药物：碳酸氢钠或枸橼酸氢钾钠。

（1）口服碳酸氢钠（小苏打）：每次 1 g，每日 3 次。由于本品在胃中产生二氧化碳，可增加胃内压，并可引起嗳气和继发性胃酸分泌增加。长期大量服用可引起碱血症。并因钠负荷增加诱发充血性心力衰竭和水肿。晨尿酸性时，晚上加服乙酰唑胺 250mg，以增加尿酸溶解度，避免结石形成。

（2）枸橼酸钾钠合剂 Shohl 溶液（枸橼酸钾 140g，枸橼酸钠 98g，加蒸馏水至 1000ml）：每次 10~30ml，每日 3 次。使用时应监测血钾浓度，避免发生高钾血症。

（3）枸橼酸氢钾钠颗粒：该药不能用于急性或慢性肾衰竭患者。或当绝对禁用氯化钠时不能使用。枸橼酸氢钾钠也禁用于严重的酸碱平衡失调（碱代谢）或慢性泌尿道尿素分解菌感染。

（二）积极治疗与血尿酸升高相关的代谢性及心血管危险因素

积极控制肥胖、代谢综合征、2 型糖尿病、高血压、血脂异常、冠心病或脑卒中、慢性肾病等。

（三）痛风的治疗路径

高尿酸血症的治疗是痛风预防和治疗的关键部分。《高尿酸血症和痛风治疗的中国专家共识》推荐痛风治疗路径见图 20-1。

（四）高尿酸血症治疗的路径

《高尿酸血症和痛风治疗的中国专家共识》推荐高尿酸血症治疗路径见图 20-2。

（五）降尿酸药物的选择

应根据患者的病情及 HUA 分型，药物的适应证、禁忌证及其注意事项等进行药物的选择和应用。目前临床常见药物包含抑制尿酸合成的药物和增加尿酸排泄的药物。

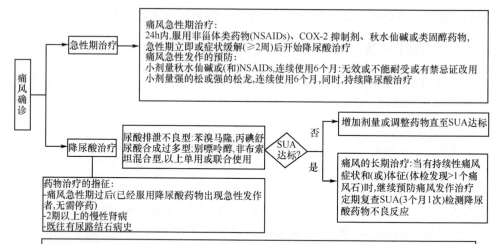

图 20-1 痛风的治疗路径
SUA：血尿酸；HUA 高尿酸血症

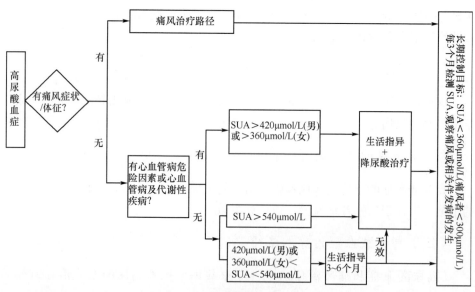

图 20-2 高尿酸血症治疗路径

1. 抑制尿酸合成的药物——黄嘌呤氧化酶抑制剂（xanthine oxidase inhibitors，XOI）

XOI 抑制尿酸合成，包括别嘌呤醇及非布索坦。别嘌呤醇及其代谢产物氧嘌呤醇通过抑制黄嘌呤氧化酶的活性（后者能使次黄嘌呤转为黄嘌呤，再使黄嘌呤转变成尿酸），使尿酸生成减少。

(1) 别嘌呤醇

1) 适应证：①慢性原发性或继发性痛风的治疗，控制急性痛风发作时，须同时应用秋水仙碱或其他消炎药，尤其是在治疗开始的几个月内。②用于治疗伴有或不伴有痛风症状的尿酸性肾病。③用于反复发作性尿酸结石患者。④用于预防白血病、淋巴瘤或其他肿瘤在化疗或放疗后继发的组织内尿酸盐沉积、肾结石等。

2) 用法及用量：①小剂量起始，逐渐加量。初始剂量每次 50 mg，每日 2～3 次。小剂量起始可以减少早期治疗开始时的烧灼感，也可以规避严重的别嘌呤醇相关的超敏反应。2～3 周后增至每日 200～400 mg，分 2～3 次服用；严重痛风者每日可用至 600mg。维持量成人每次 100～200 mg，每日 2～3 次。②肾功能下降时，如 Ccr<60ml/min，别嘌呤醇应减量，推荐剂量为 50～100 mg/d，Ccr<15 ml/min 禁用。

3) 注意事项：别嘌呤醇的严重不良反应与所用剂量相关，当使用最小有效剂量能够使血尿酸达标时，尽量不增加剂量。

4) 不良反应：包括胃肠道症状、皮疹、肝功能损害、骨髓抑制等，应予监测。大约 5%的患者不能耐受。偶有发生严重的"别嘌呤醇超敏反应综合征"。

5) 禁忌证：对别嘌呤醇过敏，严重肝、肾功能不全和明显血细胞低下者，孕妇，有可能怀孕妇女以及哺乳期妇女禁用。密切监测别嘌呤醇的超敏反应。主要发生在最初使用的几个月内，最常见的是剥脱性皮炎。使用噻嗪类利尿剂及肾功能不全是超敏反应的危险因素。超敏反应在美国发生率是 1∶1000。比较严重的有 Stevens-Johnson 综合征、中毒性表皮坏死松解症、系统性疾病（嗜酸性粒细胞增多症、脉管炎以及主要器官的疾病）。文献报道死亡率达 20%～25%。

(2) 非布司他：此药为非嘌呤类黄嘌呤氧化酶选择性抑制剂，常规治疗浓度下不会抑制其他参与嘌呤和嘧啶合成与代谢的酶，通过抑制尿酸合成降低血清尿酸浓度。

1) 适应证：适用于痛风患者高尿酸血症的长期治疗。不推荐用于无临床症状的高尿酸血症。

2) 用法及用量：①非布司他片的口服推荐剂量为 40mg 或 80 mg，每日 1 次。推荐非布司他片的起始剂量为 40mg，每日 1 次。如果 2 周后，血尿酸水平仍不低于 6mg/dl（约 360μmol/L），建议剂量增至 80 mg，每日 1 次。②给药时，无需考虑食物和抗酸剂的影响。③轻中度肾功能不全（Ccr 30～89ml/min）的患者无需调整剂量。

3) 常见药物不良反应：主要有肝功能异常、恶心、关节痛、皮疹。

4) 禁忌证：本品禁用于正在接受硫唑嘌呤、巯嘌呤治疗的患者。

5）注意事项：在服用非布司他的初期，经常出现痛风发作频率增加。这是因为血尿酸浓度降低，导致组织中沉积的尿酸盐动员。为预防治疗初期的痛风发作，建议同时服用非甾体类抗炎药或秋水仙碱。在非布司他治疗期间，如果痛风发作，无需中止非布司他治疗。应根据患者的具体情况，对痛风进行相应治疗。此种药物目前在县医院应用较少。

2. 增加尿酸排泄的药物

抑制尿酸盐在肾小管的主动再吸收，增加尿酸盐的排泄，从而降低血中尿酸盐的浓度。可缓解或防止尿酸盐结晶的生成，减少关节的损伤，亦可促进已形成的尿酸盐结晶的溶解。由于90%以上的高尿酸血症为肾脏尿酸排泄减少所致，促尿酸排泄药适用人群更为广泛。代表药物为苯溴马隆和丙磺舒。在使用这类药物时要注意多饮水和使用碱化尿液的药物。此外，在使用此类药物之前要测定尿尿酸的排出量，如果患者的24h尿尿酸的排出量已经增加（＞3.54mmol）或有泌尿系结石则禁用此类药物。在溃疡病或肾功能不全者慎用。

（1）苯溴马隆：口服易吸收，服后3h内血清尿酸开始下降，4.5h后尿酸清除率达高峰，24h后血清尿酸降低66.5%，作用持续48h。对于不宜应用丙磺舒和别嘌呤醇或具有广泛痛风结节者尤为适用。

1）适应证：原发性和继发性高尿酸血症、痛风性关节炎间歇期及痛风结节肿等。长期使用对肾脏没有显著影响，可用于Ccr＞20 ml/min的肾功能不全患者。对于Ccr＞60 ml/min的成人无需减量，每日50~100 mg。通常情况下服用苯溴马隆6~8天血尿酸明显下降，降血尿酸强度及达标率强于别嘌呤醇，坚持服用可维持体内血尿酸水平达到目标值。长期治疗1年以上（平均13.5个月）可以有效溶解痛风石。该药与降压、降糖和调脂药物联合使用没有药物相互影响。

2）用法及用量：成人开始剂量为每次口服50mg，每日1次，早餐后服用。用药1~3周检查血尿酸浓度，在后续治疗中，成人及14岁以上患者每日50~100mg。

3）不良反应：可能出现胃肠不适、腹泻、皮疹等，但较为少见。罕见肝功能损害，国外报道发生率为1/17 000。

4）禁忌证：①对本品中任何成分过敏者。②严重肾功能损害者（肾小球滤过率低于20ml/min）及患有严重肾结石的患者。③孕妇、有可能怀孕妇女以及哺乳期妇女禁用。

5）注意事项：治疗期间需大量饮水以增加尿量（治疗初期饮水量不得少于1500~2000ml），以促进尿酸排泄。避免排泄尿酸过多而在泌尿系统形成结石。在开始用药的前2周可酌情给予碳酸氢钠或枸橼酸合剂，使患者尿液的pH控制为 6.2～6.9。定期测量尿液的酸碱度。

（2）丙磺舒：此药胃肠吸收完全，血清半衰期 6～12h，24h 内 70%从循环中消失，但其代谢物仍有排尿酸作用。故其最大治疗作用发生于服药后数日。日服 0.5g 可使尿中尿酸排泄增加 24%～45%；若日服 2 g，增加 60%。一般初服 0.25g，2 次/日。其后每周增加 0.5g 直至血清尿酸降至正常水平，但最大剂量每日不得超过 3g。主要不良反应：胃肠反应、发热、皮疹等，偶见溶血性贫血。本药属磺胺类，故对磺胺类药物过敏者忌用。

（3）磺吡酮：本药为保泰松的衍生物，故有微弱的抗炎镇痛作用。排尿酸作用明显强于丙磺舒，日服 300～400mg，作用相当于丙磺舒的 1.0～1.5g。胃肠吸收良好，一次服药作用可持续 10h。本药尚有抑制血小板凝聚和延长血小板存活时间的作用，故对伴有血液流变学改变者，尤为适合。用法：开始口服 50mg，2 次/日。其后每周增加 100mg，直到血清尿酸降至正常水平。但最大剂量不得超过 800mg/d。本药不良反应和禁忌证与保泰松相同，个别患者用药期间引起肾衰竭。

丙磺舒和磺吡酮在县医院很少应用。

3. 尿酸氧化酶及雌激素

因人体内缺乏此酶，不能将嘌呤代谢产生的尿酸氧化分解为极易溶于水的尿囊素随尿排出体外。通过补充尿酸氧化酶将体内尿酸分解为尿囊素排出体外而降尿酸，这是高尿酸血症治疗的又一策略。目前较少应用于临床。

另有报道称雌激素具有促进肾脏排出尿酸的作用，患高尿酸血症的绝经后妇女应用激素替代治疗，亦可降低血尿酸水平。但此种方法尚未应用于临床。

4. 联合治疗

如果单药治疗不能使血尿酸控制达标，则可以考虑联合治疗。即 XOI 与促尿酸排泄的药物联合，同时其他排尿酸药物也可以作为合理补充（在适应证下应用），如氯沙坦、非诺贝特等。

总之，高尿酸血症和痛风的患病率逐年增高已经是一个不争的事实，且已被证实与多种心血管危险因素相关，并可导致多系统损害，严重影响了人类健康，对高尿酸血症的早期诊断、早期治疗可有效防治心血管疾病，提高人民的生活质量。

（王 宁）

参 考 文 献

姜贵云，姚立新.2006.痛风病的现代治疗与预防原则.中国临床康复，10（44）：176-181
蒋光荣，郑恒，邵少尉.2008.高尿酸血症的研究进展.医学综述，14（11）：1673-1675
梁迎接，刘丽丹，郭爱华.2014.成人高尿酸血症相关危险因素的研究进展现代临床护理，13（10）：64-68
母义明.2014.高尿酸血症和痛风实用诊疗手册．天津．天津科技翻译出版公司：5-7
余振球，惠汝太，李南方，等．高血压科疾病诊疗规范．第3版．北京．科学出版社，282-284
杨金辉，张定堃，张蕾云，等.2012.高尿酸血症研究综述.江西中医学院学报，24（6）：83-85
中国医师协会心血管内科医师分会.中国医师协会循证医学专业委员会.2010.无症状高尿酸血症合并心血管疾病诊治建议中国专家共识．中全科医学，13（111）：1145-1149
中华医学会内分泌学分会．2013．高尿酸血症和痛风治疗的中国专家共识.中华内分泌代谢杂志．29（11）：913-920

第二十一章　高同型半胱氨酸血症的防治

国内外大量研究证明：高同型半胱氨酸（hyperhomocysteinemia，HHcy）血症是导致心脑血管事件，尤其是脑卒中发生的一个危险因素。血浆同型半胱氨酸（Hcy）每升高 5μmmol/L，脑血管疾病的风险增加 59%，冠心病的风险增加 32%。高血压人群的 Hcy 水平较高，据报道 H 型高血压约占中国成人高血压的 75%，而且高血压与 HHcy 具有强烈的协同作用，可导致血管疾病的风险比达到 11.3，远远高于高 Hcy 和其他危险因素联合作用的风险。在 2010 年《中国高血压防治指南》中将同型半胱氨酸升高（≥10μmol/L）作为心血管病危险因素之一。本章就同型半胱氨酸的代谢、影响因素、危害、致病机制及治疗方面的研究现状作一阐述。

一、同型半胱氨酸的代谢

（一）Hcy 生化代谢特点

同型半胱氨酸是一种含硫氨基酸，在体内不能合成，是蛋氨酸代谢的一个重要中间产物。人体内的 Hcy 主要由饮食摄取的蛋氨酸在肝脏、肌肉及其他一些组织中脱甲基生成。蛋氨酸在转甲基之前，先合成甲基高度活化的 S-腺苷蛋氨酸（SAM），SAM 再将甲基转移给另一物质使其甲基化，而本身变为 S-腺苷同型半胱氨酸（SAH）。SAH 进一步脱去腺苷生成 Hcy。体内 Hcy 代谢有以下几条途径：①重甲基化途径。由蛋氨酸合成酶催化，以维生素 B_{12} 作为辅酶，重新甲基化生成蛋氨酸。具体反应为：Hcy+5-甲基四氢叶酸→蛋氨酸+四氢叶酸。②甲基化的替代途径。由甜菜碱提供甲基，甜菜碱-同型半胱氨酸甲基转移酶催化下在肝脏完成。具体反应为：Hcy+甜菜碱→蛋氨酸+二甲基甘氨酸。以上两条途径属蛋氨酸循环。Hcy 生成后有以上两条途径甲基化生成蛋氨酸，从而完成蛋氨酸循环。蛋氨酸循环的重要生理意义在于提供甲基以合成多种生理活性蛋白质。③与丝氨酸缩合反应。Hcy+丝氨酸→胱硫醚+H_2O。此反应由胱硫醚 β-合成酶催化，维生素 B_6 作为辅酶。生理条件下此反应是不可逆的。胱硫醚继而在 γ-胱硫醚酶作用下生成半胱氨酸和 α-酮丁酸。④Hcy 在金属离子（Fe^{3+}或Cu^{2+}）的存在条件下，自身氧化生成同型半胱氨酸和同型胱氨酸等二硫化合物及 H_2O_2。⑤释放到细胞外液。这部分 Hcy 反映了其生成和代谢之间的平衡关系。

（二）Hcy 的分布、血浆浓度

在正常机体内，Hcy 的生成和清除保持着严格的动态平衡。正常成人血浆 Hcy 浓度为 5~15μmol/L，其中 70%~80%与血浆蛋白（主要是清蛋白）结合，约 1% 以游离硫醇的形式存在于循环血液中，20%~30%自身结合成同型胱氨酸二聚体，或与其他的硫醇如半胱氨酸结合形成 Hcy-Cys（同型半胱氨酸-半胱氨酸）的混合二硫化物。不同情况下，游离形式和蛋白结合体可重新分布。血浆总同型半胱氨酸是上述几种形式的总和。

二、影响同型半胱氨酸代谢的因素

（一）遗传因素

1. *MTHFR* 基因

Hcy 代谢关键酶活性改变是血中 Hcy 水平升高的重要因素。N^5, N^{10}-亚甲基四氢叶酸还原酶（MTHFR）是 N^5-甲基四氢叶酸形成的关键酶，*MTHFR* 基因突变已发现有十多种，最常见的为 C667T 点突变。北京医科大学心血管研究所克隆了人和大鼠 *MTHFR* 基因，制备了抗体，并进行了大量多态性和突变位点分析，证明了 *MTHFR* 的 C677T 是最常见的突变，并由此可分为 TT、CT、CC 三型。在正常人中都有这种无意义突变，其中 CC 型（野生型）最高，CT 型（杂和型）其次，TT 型最少。并且初步发现了 TT 型突变对 MTHFR 酶活性影响最大，酶活性越低，血浆同型半胱氨酸水平越高。在心脑血管疾病和出生性缺陷患者 TT 型比例较正常人为高，可能与这些疾病高半胱氨酸血症的形成有关。因此提出 *MTHFR* 的纯合子突变可能是产生高半胱氨酸血症、诱发心脑血管病和出生性缺陷的一个危险因子。

2. *CBS* 基因

胱硫醚-β-合成酶（CBS）是转硫过程中的重要酶，关于它的报道尚不多，其中 *CBS* 基因 T833C 与 G919A 突变可致酶活性下降。

此外，甲基四氢叶酸-同型半胱氨酸甲基转移酶（MH）或肝脏甜菜碱-同型半胱氨酸甲基转移酶（BH）缺陷，均使血 Hcy 代谢受阻，造成 Hcy 在血中堆积，产生高同型半胱氨酸血症。

（二）生活方式与饮食

1. 维生素 B_6、维生素 B_{12}、叶酸缺乏

维生素 B_6、维生素 B_{12}、叶酸是 Hcy 代谢辅酶，它们的水平与 Hcy 水平呈负相关，摄入不足时，上述三个酶活性下降，Hcy 升高。据报道，2/3 的高 Hcy 血症者伴有一种或几种 B 族维生素的缺乏。

2. 吸烟

Nurk 等前瞻性研究 7031 例吸烟患者，随访 6 年，戒烟组 Hcy 下降 0.54μmol/L，较非戒烟组（0.42μmol/L）有显著差异。吸烟者体内 Hcy 水平显著升高，这可能是由于改变了血浆中巯基的氧化还原状态，也可能是吸烟增加了体内自由基的数量。多数学者认为，吸烟可能通过对谷类、面包、蔬菜、水果等摄取的影响而引起水溶性维生素如 B_6、B_{12} 及叶酸等的缺乏，最后间接影响了 Hcy 水平。

3. 饮酒

长期饮酒可引起肝细胞蛋氨酸合成酶活性下降，从而造成 Hcy 血症，而且酒量与 Hcy 水平呈正相关。此观点已被动物实验证实。

此外，摄入过多蛋氨酸后可以引起血浆 Hcy 水平升高，此观点已被蛋氨酸负荷试验证实。高动物蛋白、低植物蛋白饮食可能是高 Hcy 血症的危险因素之一。

（三）性别与年龄

血浆 Hcy 水平随年龄增加而增加，男女存在差别，男性血 Hcy 水平高于女性，绝经前女性低于绝经后女性，可能与雌激素代谢有关。男女性别间 Hcy 水平的差异可能与性激素影响、男性肌肉含量较多有关。年龄间 Hcy 水平的差异可能与老年人叶酸、维生素 B_{12} 水平低，肾功能下降有一定关系。

（四）疾病与药物

肾功能是影响 Hcy 水平的因素之一，血 Hcy 水平与血肌酐水平呈正相关。慢性肾功能不全时，Hcy 分解代谢或肾外 Hcy 代谢因受到尿毒症的影响而下降，血浆 Hcy 升高。

甲状腺功能减退（甲减）患者 Hcy 显著高于健康对照者，而甲状腺功能亢进（甲亢）患者则与健康人无明显差异。Hussein 等认为，甲减引起的高 Hcy 血症可以通过补充甲状腺素加以治疗，但总体 Hcy 水平仍高于健康人。淋巴细胞白血病和乳房、卵巢恶性肿瘤患者血 Hcy 水平升高，其原因可能与恶性细胞使蛋氨酸代

谢障碍有关。某些药物，如抗肿瘤药中的甲氨蝶呤，抗癫痫药中的苯妥英钠、卡马西平等，均可引起血浆Hcy水平增高。胰岛素合并二甲双胍2163mg/d治疗390例糖尿病患者16周，用药组较对照组Hcy升高4%；二甲双胍常规剂量4周~5年，用药组Hcy比治疗前升高13.85%。Morrow等认为长期应用利尿剂会升高Hcy水平。

三、高同型半胱氨酸血症的危害

同型半胱氨酸于1932年由Du Vigneaud首次发现。1969年McCully发现遗传型同型半胱氨酸尿患者常常存在较广泛和显著的大小动脉及静脉血管病变，而血浆Hcy浓度升高是此遗传性疾病的唯一代谢紊乱，由此提出了高同型半胱氨酸血症导致动脉硬化的理论。1976年Wilcken首次提出同型半胱氨酸是心血管疾病的独立危险因素。Brattstrom等于1984年最早报道高同型半胱氨酸与缺血性脑血管疾病有关。至此同型半胱氨酸成为国内外学者关注的物质之一，涌现出大量关于同型半胱氨酸的研究，许多循证医学的证据显示同型半胱氨酸与多种疾病相关。

（一）同型半胱氨酸与高血压

在我国六所城市进行的流行病学研究显示：我国成年高血压患者平均Hcy水平为15μmol/L，约75%的患者伴有血浆Hcy水平升高，其中男性占91%，女性占63%。与西方人群相比，我国人群的Hcy水平较高，Hao等研究显示：中国人群高同型半胱氨酸血症发病率极高，以血浆Hcy>10μmol/L为判断标准，南方人群发病率为32%，北方58%；以血浆Hcy>16μmol/L为判断标准，南方人群发生率为7%，北方为28%；高血压患者Hcy水平明显高于正常人群。2010年《中国高血压防治指南》将Hcy≥10μmol/L的高血压定义为"H"型高血压。"H"型高血压患者男性发病率高于女性，这可能与男性体内肌肉较女性多，肌肉是产生含硫的氨基酸的场所，故其代谢障碍症状会更显著。另外，"H"型高血压老年人发病率高，老年人体内B族维生素、叶酸缺乏，酶活性降低及肾脏功能下降，不利于体内Hcy的经尿排出，故老年患者居多。

高血压与高Hcy常常同时存在，且正常高值血压者Hcy水平高于正常血压者，血清Hcy浓度越高，血压水平越高。高血压和高Hcy血症在促进心血管事件发生中存在明显的协同作用。有研究表明，高血压合并高Hcy血症患者的心血管事件发生率较单纯高血压患者高约3倍，较正常人高12~25倍。Fukami等在一项对500名血压正常人群前瞻性队列研究中发现，血浆中Hcy浓度位于前1/3的调查者在10年后罹患高血压的风险较位于后1/3者增加66%（OR=1.66，95%CI 1.02~2.73）。

(二)同型半胱氨酸与心血管疾病

多项观察性研究和荟萃分析显示 Hcy 与冠心病的发生、死亡呈正相关，Hcy 水平从 10μmol/L 开始即与冠心病风险呈线性剂量-反应关系，因此，Hcy 升高对冠心病的发生及预后有重要预测价值。一项由 Sun Y 等组织的前瞻性研究共观察 2009 例基线无心脑血管疾病和癌症的中国受试者，随访 11 年，结果表明，Hcy＞9.47μmol/L 的受试者的心血管事件发生风险增加 2.3 倍，Hcy＞11.84μmol/L 的受试者的死亡风险增加 2.4 倍。这些证实高 Hcy 与冠心病关系密切，是冠心病的一个强预报因子。Faria-Neto 等对 236 例研究对象行冠状动脉造影，结果认为 Hcy 是冠心病的独立危险因素，高 Hcy 发生冠心病的概率是无高 Hcy 的 2.48 倍，冠状动脉评分越高，其 Hcy 水平越高，冠心病的严重程度与 Hcy 水平呈正相关。Stampfer 等指出，只要 Hcy 水平超过正常上限 1.7μmol/L，可使发生心肌梗死的危险增加 3.4 倍。Hcy 水平升高与冠状动脉阻塞支数呈线性关系，Hcy 水平越高，血管病变支数越多。Hcy 与冠心病呈正相关，已在大多数研究中得以证实，但目前仍有部分研究未发现 Hcy 与冠心病存在相关性，如 ARIC（atherosclerosis risk in communities）研究和 MRFIT（multiple risk factor intervention trial）研究。出现不一致的结论可能与病例的选择、Hcy 的测定及研究方法有关。故 Hcy 是否能够作为冠心病的重要危险因素仍有待进一步前瞻性的队列研究。

Hcy 与房颤及心力衰竭的关系也受到越来越多的关注。蔡天志等对 135 例房颤患者的观察发现，房颤组的 Hcy 水平显著高于对照组，提示房颤与 Hcy 水平存在正相关关系。林桂花等对 68 例房颤患者的研究发现，Hcy 升高组的再住院率及心脑血管病事件的发生率呈正相关，提示血浆 Hcy 水平与房颤预后相关。美国国家心脏、肺脏和血液疾病研究所的 Vasan 等对在 1979 年到 1982 年间参加弗莱明翰心脏研究计划的 2491 名患者进行了 8 年的前瞻性随访（期间患者进食叶酸盐强化的谷类食物），发现血浆中 Hcy 水平高于性别特异性平均值，与心衰的发病危险密切相关，校正后心力衰竭发生的危险比女性为 1.93，男性为 1.84。与血浆中 Hcy 最低的一组患者相比，Hcy 较高组与最高组女性患者中，心力衰竭发生的危险性分别增加了 1 倍和 4 倍。但血浆 Hcy 水平升高是否可独立地预测心力衰竭的发生，仍有待进一步证实，而且此研究在 Hcy 如何影响心肌方面并不能提供切实的证据。目前关于 Hcy 与房颤及心力衰竭关系的研究有限，尚需要大量前瞻性研究提供循证医学证据。

(三)同型半胱氨酸与脑血管疾病

经过大规模的动物实验和临床研究，国际上对高 Hcy 血症是脑卒中的一个独立重要危险因素取得了共识，Moller 等分析了 17 项关于 Hcy 与脑血管疾病的研究，发现相对于 Hcy 水平正常的人群，高 Hcy 患者发生脑血管疾病的危险增加了 3.97 倍。高 Hcy 血症不仅增加脑卒中发病的风险，而且对脑卒中患者的恢复也存在不良影响，使复发的危险性增加。Pettigrew 等对脑卒中患者的随访中发现再发缺血性脑卒中患者的血浆 Hcy 水平显著高于其他患者，血浆 Hcy 水平每升高 1 个标准差，再发风险增加 1.16 倍。Coull 等报道，脑卒中患者血浆 Hcy 水平高于对照组，与其他有关脑卒中的危险因素无关。Malinow 报道血浆 Hcy 水平与脑卒中类型无相关性，约 40% 的脑卒中患者血浆 Hcy 升高。Hou 等研究发现，高 Hcy 与脑卒中患者神经功能受损程度及预后生活质量呈正相关，6 个月后这种相关性消失，提示 Hcy 水平可反映脑卒中神经功能受损的严重程度，对预测病情转归有重要的临床价值。国内外的脑卒中防治指南均将高 Hcy 作为脑卒中的危险因素。

（四）同型半胱氨酸与糖尿病

大量国内外的研究表明，HHcy 血症是糖尿病代谢异常的一部分。Golbahar 等在 SD 大鼠的饮水中加入 Hcy，结果显示 Hcy 可以导致 SD 大鼠发生明显的胰岛素抵抗。孙秀丽等通过测定 2 型糖尿病组与对照组血浆 Hcy 水平发现，2 型糖尿病组患者的 Hcy 水平明显高于对照组，证实 2 型糖尿病患者存在 Hcy 代谢异常。

糖尿病肾病是糖尿病最常见且严重的微血管并发症。多数研究结果表明，高 Hcy 血症与白蛋白排泄率密切相关，被认为是独立于高血压、糖尿病、蛋白摄入和肾功能之外的影响尿蛋白排泄的因素。对比糖尿病肾病患者、糖尿病无肾病患者和正常人的血清 Hcy 水平，结果显示糖尿病肾病患者血清 Hcy 浓度明显高于未合并肾病的糖尿病患者和正常人，且肾病患者 HHcy 血症发生率及体内 Hcy 水平都与其肾病的严重程度呈正相关，提示 HHcy 血症与糖尿病肾病存在相关性。

糖尿病视网膜病变是糖尿病患者失明的主要原因之一。糖尿病视网膜病变患者中普遍存在 HHcy 血症，随着视网膜病变从背景期发展到增殖期，血浆 Hcy 浓度也随之增加，提示体内 Hcy 水平与糖尿病视网膜病变密切相关。

四、同型半胱氨酸致病机制

1. 对血管内皮的损害

生理状态下，内皮细胞（endothelial cell，EC）对调节和维持血管系统的正常功能起着重要作用。它不仅对血管平滑肌起保护作用，还能够分泌多种血管活性物质，对血管舒缩功能的调节、凝血及抗凝血有重要作用。在动脉粥样硬化的发生发展过程中，内皮细胞损伤是动脉粥样硬化形成的关键起始因素，而 HHcy 血症可直接损伤内皮细胞。

（1）Hcy 含有巯基（—SH），在自动氧化过程中产生活性氧——过氧化氢（H_2O_2），超氧化物阴离子自由基（$O_2^-\cdot$）、羟自由基（$\cdot OH^-$）产生氧化应激，引起内皮损伤。H_2O_2 可直接损伤内皮，使内皮细胞脱落，$O_2^-\cdot$ 和 $\cdot OH^-$ 启动内皮及脂蛋白中脂质过氧化，加强低密度脂蛋白的氧化，而氧化型低密度脂蛋白直接损害内皮功能。

（2）细胞培养证实，Hcy 可削弱内皮细胞的抗氧化能力。Hcy 抑制 NO 合成酶（NOS）的合成和活性，抑制 L-精氨酸的转运，从而减少 NO 的生成，Hcy 氧化生成的活性氧使 NO 降解增加，而 NO 是重要的抗氧化物质。Hcy 可使许多抗氧化酶，如谷胱甘肽过氧化物酶、超氧化物歧化酶（SOD）等活性减低。Hcy 还抑制细胞外 SOD 与内皮细胞结合，减弱其抗氧化作用。许多临床研究也支持 Hcy 通过氧化应激导致内皮功能障碍。

（3）Hcy 也可以直接与 NO 加合成 *S*-亚硝基同型半胱氨酸（SNOHO），SNOHO 具有类似内皮源性舒张因子的特性，可以扩血管、抗血小板聚集，因此，NO 可拮抗 Hcy 的毒性作用。但当内皮细胞损伤达到一定程度时，NOS 产生抑制，由此而产生的拮抗作用降低。

（4）Hcy 还可以使内皮细胞的 DNA 合成减少，抑制内皮细胞的增殖和修复功能。有研究报道血浆 Hcy 轻度升高（10～50μmol/L），可以通过 P_{21}^{ras} 碳氧甲基甲基化抑制内皮细胞生长，抑制 DNA 合成并在细胞周期 G1 期阻止细胞生长。因此，Hcy 对 EC 损伤可能是由 HHcy 血症导致动脉粥样硬化的始动环节。

2. 致平滑肌细胞增殖

Hcy 能刺激血管平滑肌细胞（SMC）增殖。Hcy 激活蛋白激酶 C（PKC），促进丝裂素激酶（MAPK）活化。抑制蛋白激酶 A（PKA），促进 *fos*、*myc*、*myb* 等癌基因表达，进而增加细胞周期调控基因周期蛋白 A、周期蛋白依赖性蛋白激酶（CDK）等的表达，促进 DNA 合成，引起血管 SMC 的增殖和胶原的合成，应用 PKC 和 MAPK 抑制剂可以阻遏 Hcy 致 SMC 增殖。此外，Hcy 还可促进细胞外 Ca^{2+} 的内流和细胞内线粒体 Ca^{2+} 的释放，促进 SMC 的增殖，这一作用可被 Ca^{2+} 拮抗剂部分阻断。血管 SMC 增殖，SMC 由收缩型转变为合成型，导致管壁增厚，血管舒张功能减弱。在动脉粥样硬化形成中起重要作用。

3. 致凝血纤溶异常

血管内皮具有抗凝血的生理功能，Hcy 可通过以下途径影响凝血及纤溶过程：①诱导产生或激活促凝血物质，如因子 V、组织因子。②抑制抗凝血物质的产生，如血栓调理素、蛋白C、硫酸肝素等。③激活血小板，抑制PGI_2合成，增加血栓素A_2（TXA_2）的合成，增强血小板聚集。④抑制纤溶系统，抑制组织型纤溶酶原激活剂（t-PA）与内皮细胞结合；抑制t-PA与内皮细胞膜受体膜联蛋白Ⅱ结合，从而抑制t-PA与纤溶酶原的结合，减少纤溶酶的生成。Hcy降低血管内皮的抗血栓形成作用，促进血栓形成，引起动脉粥样硬化及血栓栓塞性疾病。

4. 脂质代谢紊乱

Hcy可促进脂质沉积于动脉壁，使泡沫细胞增加，还可改变动脉壁糖蛋白分子纤维化结构，促进斑块钙化。Hopkins等发现脂蛋白α升高伴随Hcy升高时其致动脉粥样硬化危险性大大增加。其自氧化所形成的超氧化物和过氧化物还能促进低密度脂蛋白（LDL）氧化为氧化低密度脂蛋白（OX-LDL），使泡沫细胞生成增强。氧化低密度脂蛋白影响NO合成和凝血酶调节蛋白的活性，使内皮功能进一步受损。Hcy能增强脂蛋白α与纤维蛋白的亲和力，抑制纤溶酶原与纤维蛋白之间的结合。

5. 胰岛素抵抗

（1）刺激抵抗素的分泌：抵抗素是Steppan等运用抑制性差减杂交技术发现的一个重要因子，以肌肉与脂肪组织为靶器官，通过诱导这些组织的胰岛素抵抗造成血糖波动。Li等在对大鼠的实验中发现，存在HHcy血症的大鼠脂肪组织合成和分泌的抵抗素的量明显高于对照组。提示HHcy血症与体内抵抗素水平升高密切相关。近些年一些研究显示，抵抗素可能通过诱导胰岛素抵抗参与2型糖尿病的发生与发展。

（2）氧化应激：在HHcy血症导致的氧化应激中，机体内增多的活性氧作为功能性信号分子激活细胞内多种胰岛素抵抗密切相关的应激敏感性信号通路。例如，高血糖和高游离脂肪酸引起的氧化应激能够激活丝氨酸激酶的级联反应。这些激酶是胰岛素信号通路的潜在靶点，包括胰岛素受体和胰岛素受体底物家族。

五、高同型半胱氨酸血症的防治

高同型半胱氨酸血症的防治可以从抑制Hcy的生成、促进Hcy的代谢、对抗Hcy的作用三方面来进行。

1. 抑制同型半胱氨酸的生成

戒烟酒，避免高蛋氨酸饮食。

2. 促进同型半胱氨酸的代谢

其中增补叶酸、维生素 B_{12} 和维生素 B_6 是最常用、最经济和最有效的方法。临床试验证明,给 Hcy 血症患者每日肌内注射叶酸、维生素 B_6、维生素 B_{12} 可使 80%的患者恢复正常,并降低动脉粥样硬化和冠心病的发病率和死亡率。降低空腹 Hcy 水平主要依靠叶酸,维生素 B_{12} 只有轻度作用,而维生素 B_6 无作用;为降低蛋氨酸负荷后的血浆 Hcy 水平可以采用维生素 B_6 与叶酸合用。Boers 等向公众建议的剂量是前者用叶酸 0.65mg/d+维生素 B_{12} 0.4mg/d,后者用维生素 B_6 100mg/d+叶酸 5mg/d,用后三个月内 Hcy 水平下降 40%~50%。国内的一些试验证实每日服用 0.8mg 叶酸能有效降低 Hcy 水平。尽管如此,目前尚无统一的 B 族维生素治疗方案,而且对于治疗降低 Hcy 水平后能否降低心脑血管疾病发病的危险性尚缺乏大规模的临床试验,目前比较公认的观点是血浆 Hcy 水平的高低对脑卒中发生风险的影响大于对冠心病的影响。

此外,维生素治疗还存在两个问题:一是维生素治疗仅对因饮食习惯不良而缺乏维生素的患者有效,对遗传性因素(如酶缺陷)所致的高 Hcy 血症的治疗效果在临床上仍有争议,而且长期大量服用维生素可导致神经变性等严重后果;二是低剂量维生素本身可保护血管内皮,而不能影响血浆 Hcy 水平。

有研究证实补充蛋氨酸代谢途径中的转甲基供体甜菜碱对于维生素 B_6 抵抗的 CBS 缺陷型患者有一定疗效。但甜菜碱对于肾功能不全的 Hcy 血症患者的治疗无效。

3. 对抗同型半胱氨酸的致病作用

无论外源给予金属硫蛋白(MT)或内源性诱导 MT 生成均可降低 Hcy 引起的内皮细胞的损伤作用。左旋精氨酸和牛磺酸可呈剂量依赖性地抑制 Hcy 诱导的血管平滑肌细胞增殖,左旋精氨酸还可促进 NO 合成,拮抗 Hcy 对细胞的毒性作用;绿茶中含有茶多酚,它有抑制 Hcy 对内皮细胞的损伤作用。这些研究工作还是初步的,必须通过大量实验研究才能达到对 Hcy 血症的防治,在县医院不宜推广。

总之,Hcy 作为非传统性动脉粥样硬化的危险因素越来越受到人们的重视,中国人群特别是高血压人群 Hcy 血症的发病率很高,脑卒中是中国高血压患者最主要的靶器官损害,Hcy 对脑血管的影响已得到证实,国内外的脑卒中防治指南均将其作为危险因素之一。高血压患者在降压的同时降低 Hcy 水平可有效降低不良事件的发生。县医院医生应重视"H"型高血压患者 Hcy 的治疗。

(王 宁)

参 考 文 献

金健，高大中. 2004. 高同型半胱氨酸血症与高血压. 现代医药卫生, 20（20）：2115-2117
刘建民，胡燕燕. 2003. 同型半胱氨酸与内皮功能障碍. 医学综述, 9（5）：263-265
刘敏，徐岩. 2003. 高半胱氨酸血症与冠心病研究进展. 心血管病学进展, 24（6）：429-432
罗俊. 2012. 解读H型高血压. 心血管病学进展, 33（2）：250-252
宋姗姗，孙贵范. 2011. 高同型半胱氨酸血症与2型糖尿病关系的研究进展. 中华疾病控制杂志, 15（11）：997-1000
孙公平，朱新旺，王亚杰. 2006. 同型半胱氨酸与动脉粥样硬化性血管病. 中国心血管杂志, 11（1）:68-70
薛冠华. 2002. 高同型半胱氨酸血症血管疾病的一个独立危险因素. 国外医学外科学分册, 29（1）：16-18

第二十二章 代谢综合征的防治

代谢综合征（metabolic syndrome，MS）是一组以肥胖、高血糖（糖尿病或糖调节受损）、血脂异常（高三酰甘油血症和（或）低 HDL-C 血症）及高血压等聚集发病、严重影响机体健康的临床征候群，是一组在代谢上相互关联的危险因素的组合，这些因素直接促进了动脉粥样硬化性心血管疾病发生。近年广大农村人民生活水平大幅度提高，MS 发病率日益增加，县医院医生理应走在 MS 防治的前沿。

一、概　述

1923 年瑞士学者 Kylin 首先提出了"高血糖、高血压、痛风的内在联系"。之后世界上对该类多疾病状态聚集在同一个体的现象曾采用了 10 多种不同的命名，如"Reaven 综合征"、"X 综合征"、"胰岛素抵抗（IR）综合征"等。1981 年 Hanefeld 和 Leonhardt 等首先提出"代谢综合征，MS"一词，并发现了其与动脉粥样硬化的关系。1998 年 WHO 在公布的"糖尿病及其并发症的定义、诊断及分类"中强调了建立 MS 统一定义的重要性，同时对其诊断提出了建议。但之后，不同组织基于不同的出发点和适用目的，先后提出了不同的定义：2001 年，美国国家胆固醇教育计划成人治疗组提出了其定义，此定义较 WHO 定义更易于在人群中实施；2005 年，国际糖尿病联盟（IDF）也提出了 MS 新的全球诊断标准。因中国人的体质与外国人种存在较大差异，中华医学会糖尿病学分会（CDS）于 2004 年提出了适合我国人群的专用 MS 诊断标准，即 CDS 诊断标准。2013 年 CDS《中国 2 型糖尿病防治指南》又对 MS 诊断指标进行了修订。虽然不同的定义各有其侧重点，但也有共同之处，即各标准均纳入了肥胖、血脂异常、高血压及高血糖 4 个基本组成成分，说明在基本组成成分方面，各家已达成共识。

二、流行病学特征

（一）种族差异

年龄校正 MS 患病率在种群间有很大差别。在 20 岁以上全体人群中以 WHO 标准进行诊断，MS 的年龄校正患病率由高至低依次为：美籍墨西哥人（38%）、美籍阿拉伯人及美籍非洲人（均为 28%）、美籍白种人（24%）、中国人（14%~18%）。以 2001 年美国国家胆固醇教育纲要成人教育组第 3 次报告标准进行诊断则依次为：美籍墨西哥人（27%）、美籍白种人（24%）、美籍阿拉伯人（23%）、美籍非洲人（22%）、非洲阿拉伯人（21%）、葡萄牙人（141 5%）、中国人（12%～21%）。中国人 MS 患病率较低的主要原因是无论 WHO 标准中的 BMI 切割点或 2001 年美国国家胆固醇教育纲要成人教育组第 3 次报告中的腰围切割点均不适于中国人的体态情况，尤其是男性的腰围切割点。此种情况亦见于美籍非洲人、南欧白种人（意大利、葡萄牙），尤其是在男性中。

（二）年龄差异

MS 患病率在成人中随着年龄增长而增高。白种人群≥50 岁的 MS 患病率达 30% 以上，≥60 岁的人群高达 40%。美国 20～29 岁人群的 MS 患病率仅为 6.7%，60～69 岁则高达 43.5%。以 WHO 标准进行诊断，中国人 50 岁以上人群中约 70% 以上至少有一种 MS 主要组成成分，其 MS 患病率为 20～50 岁人群的 2～3 倍。

（三）性别差异

男性及女性的患病率高低在各种群间并不一致，原因之一是体脂的性别差异及采用的诊断标准不同。中国人用 WHO 标准诊断时，男性 MS 患病率略高于女性，而用 2001 年美国国家胆固醇教育纲要成人教育组第 3 次报告标准诊断时则男性 MS 患病率明显低于女性。

（四）地域差异

流行病学研究证实 MS 的发病率北方高于南方，经济发达地区高于经济落后地区，城市高于农村。

三、代谢综合征的病因

（一）遗传因素

近年研究认为，MS 是在多基因遗传基础上发生的多种代谢异常。MS 的组分高血压、肥胖、胰岛素抵抗和糖脂代谢异常均具有明显的遗传异质性，MS 各成分的遗传度调查：中心性肥胖为 25%～40%，三酰甘油为 25%～40%，总胆固醇为 50%～60%，HDL-C 为 30%～55%，高血压为 50%。目前研究发现：有许多基因及其基因的多态性如脂肪酸结合蛋白-2、视黄醇结合蛋白源 4、激素敏感脂肪酶、葡萄糖激酶调节蛋白、血管生成素样蛋白等与 MS 有关。

（二）饮食因素

饮食习惯对 MS 患病率影响较大。MS 患病率的上升与经济水平提高、高热量、高脂肪、高糖及缺乏纤维素的饮食有关。高热量、高脂肪、高糖饮食可促进高血压、高血糖、高血脂的发生，进而促进 MS 的发生。

（三）吸烟和饮酒

研究显示吸烟和饮酒史是 MS 危险因素。目前认为吸烟可以引起血糖水平的短暂升高和糖化血红蛋白增加。机制考虑吸烟可能促进胰岛细胞的损害，从而易患糖尿病，并最终可能导致 MS 的发生。有研究显示 10 年以上危险饮酒者除了中心性肥胖、血压、血糖调节异常外，还主要表现为脂代谢紊乱，随着危险饮酒时间的增长，饮酒者中心肥胖严重、三酰甘油水平明显升高，而高密度脂蛋白水平明显降低，糖调节异常加重，血压明显增高，MS 发病率显著升高。

（四）心理因素

长期精神抑郁会使皮质醇和生长激素过度分泌，葡萄糖利用率降低，糖原异生增加，血糖升高。人体在恼怒或精神高度紧张时体内儿茶酚胺分泌增加，从而导致高血压、血脂异常等。

（五）运动缺乏

国内外研究表明：体力运动可减少 MS 患病率。体力活动可以在机体胰岛素分泌不足或作用降低的情况下加强对葡萄糖和游离脂肪酸的摄取和利用，提高胰岛素的敏感性。长期有氧运动可以减轻体重，体质指数（BMI）下降，空腹血脂、胰岛素下降，糖耐量改善，MS 的因素分别得以控制。

四、代谢综合征的发病机制

MS 的发病原因十分复杂，发病机制尚未完全明了。一般认为，肥胖和胰岛素抵抗是 MS 发病的中心环节。

（一）肥胖

在各种诊断标准中，腹型肥胖均作为 MS 的主要诊断指标之一，它比全身性肥胖更容易发生代谢异常。东方人尤其是中国人和日本人，腹型肥胖较突出，体质量正常者往往也存在腹型肥胖，更易发生 MS。腰围可作为腹部脂肪的重要评估指标，腹型肥胖主要是脂肪过多聚集于内脏组织。有研究表明腹腔内脂肪细胞和皮下脂肪细胞对血清总胆固醇和三酰甘油的摄取存在差异，血清总胆固醇的摄取前者约为后者的 2 倍，而三酰甘油则近百倍，进而造成血清胆固醇在腹腔脏器及肌肉中异位沉积，肥大的脂肪细胞在内脏脂肪形成后开始快速脂解，产生大量的游离脂肪酸（FFA），联合过多的三酰甘油进入肝脏，使肝糖原的代谢发生紊乱、肝脏的胰岛素受体下调。过多的 FFA 在肌肉中氧化分解则影响肌肉对葡萄糖的利用，从而形成外周胰岛素抵抗，而长期的高 FFA 水平也会造成胰岛 B 细胞功能减退。此外，脂肪组织还可以分泌多种蛋白激素、血管活性分子、细胞因子等，这些物质可引发氧化应激、炎症反应。因此肥胖患者，尤其是腹型肥胖患者，更容易发生 MS。

脂肪组织分泌的几种产物如脂肪细胞因子、肿瘤坏死因子（TNF-α）、白细胞介素-6（IL-6）、瘦素、脂联素及抵抗素等介导 MS 中许多的代谢异常改变。某些脂肪衍生的因子本身有直接致动脉粥样硬化性能。伴随肥胖时升高的 CRP 水平及 PAI-1 升高表示患者处于促炎及促血栓状态。瘦素水平可作为心血管事件预测因子，独立于 BMI 及 CRP，而脂联素低则削弱动脉粥样硬化性能，加强了代谢危险因素。所以 ATPIII 提出 MS 定义为：主要是肥胖代谢并发症的聚集。

（二）胰岛素抵抗（IR）

胰岛素抵抗是 MS 的中心环节，胰岛素抵抗即胰岛素促进葡萄糖利用能力的下降。为了代偿对胰岛素需求增加，胰岛素分泌也相应增加。一方面胰岛素抵抗与 MS 多种疾病的发生机制有关，另一方面，胰岛素抵抗又与肥胖的病理变化有关。

（三）炎症

近年来有学者提出炎症病因学理论，认为在 MS 患者中机体炎症信号通路激活以及炎症细胞因子产生异常，而 MS 各组分之间很可能是靠这种低度慢性炎症反应来相互联系的，因此认为 MS 从某种意义上来说是一种低度全身性炎症状态。

（四）神经内分泌异常

下丘脑–垂体–肾上腺轴（HPAA）对刺激处于高敏感状态，在 MS 的发生中起着重要作用，特别是在 IR 和肥胖方面。HPAA 的高敏感性可抑制生长激素（GH）轴和性腺轴并兴奋交感神经系统。

五、代谢综合征的危害

代谢综合征是多种危险因素聚集于一体,因此患病风险大于仅有一种危险因素患者,其效应不是简单相加,而是协同加剧。MS 的危害使发生糖尿病和心血管病的危险明显增加。美国弗莱明翰心血管病流行病基地分析 8 年资料显示:

(1) MS 为糖尿病的预告指标:分析弗莱明翰队列的糖尿病男女新发病例,不论男女代谢综合征对糖尿病的发生有很高的预告意义。人群糖尿病特异危险近半数可用代谢综合征来解释。

(2) MS 为心血管疾病的预告指标:分析弗莱明翰资料显示单有 MS 预告新发生冠心病总数约 25%。无糖尿病者具有 MS 的一般人群 10 年冠心病危险≤20%。我国 11 个省(市)队列人群(35~64 岁)MS 与心脑血管疾病发病关系研究显示,MS 患者心脑血管疾病年标化发病率明显高于无代谢综合征者(分别为 652.3/10 万和 206.7/10 万,RR=3.12,$P<0.01$)。在对芬兰和瑞典 2 型糖尿病家系研究中的 3606 位患者 6.9 个月的随访中发现,MS 使冠心病、心肌梗死以及脑卒中的发病率增加 3 倍。一项针对 17 个大规模的前瞻性研究的荟萃分析结果也显示血浆胰岛素水平与心血管事件终点(包括心肌梗死、心电图异常及冠心病死亡)具有显著相关性。

(3) MS 对总死亡率及心血管疾病死亡率的预测:一些研究表明 MS 对总死亡率有一定的预测价值。瑞典一项长达 32.7 年的社区人群前瞻性队列研究显示,MS(ATP Ⅲ 2001)对总死亡率和心血管疾病死亡率的相对危险比为 1.36(95% CI 1.17~1.58)和 1.59(95% CI 1.29~1.95),该研究认为在已知传统危险因素状况下,MS 的诊断可为总死亡率和心血管疾病死亡率提供较长期的预测信息。

六、代谢综合征的诊断标准

代谢综合征的诊断标准尚未在全球完全统一,表 22-1 为 WHO(1999)、美国国家胆固醇教育纲要成人教育组第 3 次报告修订版(NCEP-ATP Ⅲ 2005)、IDF(2005)及 2013 年 CDS《中国 2 型糖尿病防治指南》中 4 个代谢综合征的诊断标准。

表 22-1 4 个代谢综合征的诊断标准

指标	WHO（1999）	NCEP-ATPⅢ（2005）	IDF（2005）	CDS（2013）
初选人群	高血糖及胰岛素抵抗人群	全人群	中心性肥胖人群 [a]	
组成成分数	初选人群中至少 2 项其他组分	至少 3 项	初选人群中至少 2 项其他组分	至少 3 项
肥胖	BMI（kg/m^2）>30 和（或）腰围（cm）/臀围（cm）>90（男），>85（女）	不同人种采用特定的腰围（cm）；华人：≥90（男），≥80（女）	不同人种采用特定的腰围(cm)；华人：≥90（男），≥80（女）	腰围（cm）≥90（男），≥85（女）
血脂紊乱				
TG（mmol/L）	≥1.70	≥1.70[b] 或在治疗	≥1.70[b] 或在治疗	≥1.70[b]
HDL（mmol/L）	<0.9（男）<1.0（女）	<1.04（男）<1.30（女）	<1.03（男）<1.29（女）或在治疗	<1.04
高血压（mmHg）	≥140/90	≥130/85 和（或）已确诊高血压并治疗者	≥130/85 和（或）已确诊高血压并治疗者	≥130/85 和（或）已确诊高血压并治疗者
高血糖				
FPG（mmol/L）	≥6.1	≥5.6 和（或）已确诊糖尿病并治疗者	≥5.6 和（或）已确诊糖尿病并治疗者	≥6.1
2hPG（mmol/L）	≥7.8 和（或）已确诊糖尿病并治疗者	—[c]	—[c]	糖负荷后 2hPG≥7.8 和（或）已确诊糖尿病并治疗者
胰岛素抵抗	高胰岛素正糖钳夹试验的 M 值上四分位数	—	—	—
微量白蛋白尿 尿白蛋白（μg/min）	≥20	—	—	—
尿白蛋白/肌酐（mg/g）	≥30			

注：BMI，体质指数；TG，三酰甘油；HDL，高密度脂蛋白胆固醇；FPG，空腹血糖；2hPG，餐后 2h 血糖；NCEP-ATPⅢ，美国国家胆固醇教育纲要成人教育组第 3 次报告；IDF，国际糖尿病联盟；CDS，中华医学会糖尿病学分会。a. 若 BMI（kg/m^2）>30，不需要测量腰围，即可诊断为中心肥胖；b. NCEP-ATPⅢ、IDF 及 CDS 诊断标准中，高 TG 和低 HDL 分别作为 2 个单独的组分；c. 如果 FPG 超过 5.6mmol/L，推荐进行口服葡萄糖耐量试验，但对诊断代谢综合征并非必备检查。在临床实践中，糖耐量异常亦可作为诊断依据，在代谢综合征流行病学研究中，只有空腹血糖和已被诊断为 2 型糖尿病但在流行病学研究中也多结合筛查糖负荷后 2h 血糖，以期早期预防及发现糖尿病；—无数据。

七、代谢综合征的治疗

目前代谢综合征防治主要目标是预防临床心血管疾病及 2 型糖尿病发生,对已有心血管疾病者则要预防心血管事件再发。积极且持久的生活方式治疗是达到上述目标的重要措施。原则上应先启动生活方式治疗,然后是针对各种危险因素的药物治疗。

(一)治疗目标

(1)体重:在一年内体重降低 7%~10%,争取达到正常 BMI 和腰围。
(2)血压:糖尿病患者<130/80mmHg,非糖尿病患者<140/90mmHg。
(3)LDL-C<2.60mmol/L、三酰甘油<1.70mmol/L、HDL-C>1.04mmol/L(男)或>1.30mmol/L(女)。
(4)空腹血糖<6.1mmol/L、负荷后 2h 血糖<7.8mmol/L 及 HbA1c<7.0%。

(二)生活方式干预

保持理想的体重、适当运动、改变饮食结构以减少热量摄入、戒烟和不过量饮酒等,不仅能减轻胰岛素抵抗和高胰岛素血症,也能改善糖耐量和其他心血管疾病危险因素。

(三)针对各种危险因素如糖尿病或糖调节受损、高血压、血脂紊乱以及肥胖等的药物治疗。

1. 针对胰岛素抵抗及高血糖的治疗

胰岛素抵抗在 MS 发病中占重要地位,在治疗糖尿病的众多临床用药中噻唑烷二酮类药物(TZDs,格列酮类)可以增加靶组织对胰岛素的敏感性而降低血糖,在一定程度上可以缓解胰岛素抵抗。而二甲双胍作为 2 型糖尿病患者控制高血糖的一线用药,可以通过抑制肝葡萄糖输出,改善外周组织对胰岛素的敏感性、增加对葡萄糖的摄取和利用而降低血糖。大量临床研究已证实,在预防 2 型糖尿病和相关心血管事件的发生方面二甲双胍效果肯定,可以作为 MS 患者降糖治疗的首选药。同样,其他研究也提示阿卡波糖和奥利司他能够延缓糖耐量减低向糖尿病发展。

2. 降低血压

2013 年 CDS《中国 2 型糖尿病防治指南》中制订的血压目标为糖尿病患者

＜130/80mmHg，非糖尿病患者＜140/90mmHg。降压药物亦选用不影响糖脂代谢的药物，如血管紧张素转换酶抑制剂（ACEI）、血管紧张素Ⅱ受体拮抗剂（ARB）和钙拮抗剂（CCB）。β受体阻滞剂和噻嗪类利尿剂剂量偏大时可能影响血脂代谢。

3. 血脂紊乱的治疗

MS时可出现多种血脂异常，其中最常见的改变为HDL-C低下及TG水平增高，LDL-C可以正常或轻中度升高。在治疗开始应除外其他原因引起的低HDL-C高TG血症，某些MS患者亦有LDL-C升高明显。临床常用调脂药物有：羟甲基戊二酰CoA（HMGCoA）还原酶抑制剂（他汀类）、贝特类、烟酸类。国内外众多心血管疾病防治指南均将降低LDL-C作为MS降脂治疗的首要目标，他汀类药物是降低LDL-C的首选药物。

4. 肥胖

减重措施减少热量摄入、增加运动、调整生活方式，必要时对合适的患者可处方批准用于临床的减肥药物。减重药物主要包括两大类：抑制食欲药物及减少营养物质吸收的药物。通常建议单药应用，初始治疗目标为体质量降低5%～10%。抑制食欲的药物有芬特明，减少营养物质吸收的药物目前仅有奥利司他，可抑制肠道30%的脂肪吸收。饮食、运动及减重药物均无效的重度肥胖患者可考虑外科手术治疗。

综上所述，MS是多种慢性病危险因素的聚集，MS人群即为慢性病高危人群和亚临床患者人群，在基层医院甄别此类患者并及时诊治管理，将有效遏制当前2型糖尿病及心脑血管疾病等慢性病高发的现状。

（王　宁）

参 考 文 献

杜锦.2015.代谢综合征研究进展.中华老年心脑血管病杂志，17（4）：447-448
段婧，何继波.2014.代谢综合征研究进展．慢性病学杂志，15（1）：58-62
郭利可，韩凌.2014.代谢综合征诊疗进展．临床和实验医学杂志，13（5）：414-418
郝淑梦，倪中华，赵禹，等.2015.代谢综合征研究进展.大家健康，9（1）：254-256
石秀梅.2008.代谢综合征的研究现状．中国城乡企业卫生，（1）：30-31
徐成斌.2005.代谢综合征（1）．中国医刊，40（2）：3-6
中华医学会糖尿病分会代谢综合征研究协作组.2004.中华医学会糖尿病学分会关于代谢综合征的建议.中华糖尿病杂志，12（3）：156-160
中华医学会糖尿病学分会.2014.中国2型糖尿病防治指南（2013年版）．中国糖尿病杂志，88（8）：26-89

第五篇

心脑肾的保护策略

第二十三章 早期心血管疾病的防治

　　高血压患者一旦发生了靶器官损害，未来发生心血管事件风险将显著增加。降压治疗的根本目标在于保护患者的心脑肾靶器官，预防心血管事件的发生。高血压对心脑肾的损害包括亚临床靶器官损害、致命性心血管临床事件和终末期靶器官损害三个方面。亚临床靶器官损害包括左心室肥厚、颈动脉粥样硬化、微量蛋白尿等可逆性损害；致命性心血管临床事件包括急性冠脉综合征、急性脑卒中、急性肾衰竭等疾病；终末期靶器官损害包括缺血性心肌病、脑卒中、终末期肾病等不可逆性损害。一方面患者在出现致命性心血管事件和临床症状、体征之前，高血压导致的靶器官损害往往已存在并进展了很长时间，早期干预高血压和心血管疾病其他危险因素，可使心血管终生获益；另一方面高血压靶器官损害是高血压患者致残和致死的重要原因，控制血压、延缓靶器官损害是高血压防治的主要目标，而晚期干预仅能减少心血管事件发生。因此，在出现致命性心血管事件和终末期靶器官损害之前，加强早期心血管疾病防治有着十分重要的意义。

一、早期心血管疾病的定义

　　对于具有多个心血管疾病危险因素，和（或）合并亚临床靶器官损害的高血压患者，在没有典型心绞痛、心力衰竭等临床表现或没有找到明确冠状动脉缺血、心力衰竭证据时，称之为"早期心血管疾病"阶段。早期心血管疾病是针对高血压合并其他多个心血管疾病危险因素患者所提出来的，还不是一个完善成熟的概念，但它着眼于心血管疾病发生、发展的过程，其意义在于提高人们正确的健康意识和预防为主的观念。在心血管疾病发生、发展的过程中，县医院医生要明白高血压导致心脑肾损害发生是危险因素的叠加和时间积累的过程，所以在致命性心血管事件发生之前，应该尽早干预和综合治疗。随着县医院医生对血压管理的重视，及时提出"早期心血管疾病"概念，希望对这些高危人群引起重视，早期采取干预措施，减少致命性心血管事件、终末期靶器官损害的发生。

二、早期心血管疾病的评价

　　早期心血管疾病不属于目前公认的经典心血管疾病，更不像急性心肌梗死、脑卒中等属于急症。临床中患者往往没有特殊症状或体征，县医院医生需结合危险因素进行分析，明确高血压是冠心病、脑卒中等心血管疾病的重要危险因素，合并其他危险因素（如糖尿病、吸烟、血脂异常等）越多，其心血管疾病的患病风险就越高。而这中间以高血压合并糖尿病最为严重，如再加上吸烟的影响则应予高度重视，对于这类患者所处阶段临床上可称为"早期心血管疾病"。需要说明的是，由于基础病变动脉粥样硬化的存在，当出现斑块破裂、形成新的血栓时，即使狭窄不足50%也可阻塞冠状动脉导致急性心肌梗死发作。另外高血压患者由于冠脉储备功能的下降，在血压异常升高时也会出现类似心绞痛的相关症状，临床中强调对此类患者仔细询问病史，结合相关心血管疾病危险因素，综合分析是高血压导致了冠状动脉狭窄，还是高血压使血流储备功能降低，进而出现心肌缺血症状。早期心血管疾病的评估需明确心血管疾病危险因素的个数及持续时间，评估是否合并亚临床靶器官损害（心室肥厚、颈动脉硬化和微量蛋白尿等）。

三、早期心血管疾病的治疗

目前生物医学模式的结构特点是重治疗、轻预防，重视对疾病中末期的治疗，而忽视对疾病源头的干预。在心血管疾病链中，重视对下游急性心肌梗死和急性脑卒中患者的抢救，而忽视对上游诸多心血管疾病危险因素的早期干预和管理。如急性心血管疾病的救治是一种时间紧迫、高成本的治疗模式，其医疗资源的浪费惊人：以冠脉造影为例，冠脉造影的正常率要求<10%，也就是冠脉造影阳性率要求达到90%以上；但目前我国大型三甲医院中冠脉造影的正常率在50%左右，甚至有的县医院冠脉造影正常率已达到80%，这值得注意。如果能在患者未患心力衰竭、急性冠脉综合征（下游）之前，干预冠状动脉硬化和糖尿病（中游），甚至在更早期，在未患病之前干预代谢综合征（MS）等多重危险因素（上游），则有充分的选择余地，风险不大，经济代价低廉；主要是可以减轻患者及其家属的痛苦和操劳，不影响其工作和生活质量，对医护人员来说也可节省大量的人力和物力，节约医疗资源。这一点对于乡村与社区的居民来说尤为重要，所以县医院医生一定要做好早期心血管疾病的防治工作，让患者早期干预、终生获益，具体见图23-1。

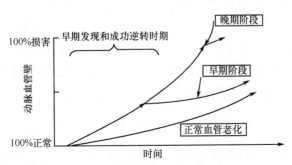

图23-1 高血压靶器官损害与心血管疾病进程密切相关

一级预防的重点是干预血压、血糖和血脂等心血管疾病危险因素，同时给合适的患者使用目前有循证证据、广为接受和认可的药物，如他汀类调脂药物和阿司匹林。

（一）他汀类调脂药物是早期心血管疾病防治的基石

高血压一旦发生，动脉粥样硬化即开始形成。高血压会导致内皮细胞功能障碍，为动脉粥样硬化的形成提供了土壤。高血压伴随的动脉粥样硬化等不良事件发展到一定阶段后将无法逆转。高血压患者常常合并高胆固醇血症等多个心血管疾病危险因素，属于动脉粥样硬化性心血管病（ASCVD）高风险人群，临床上给不同危险分层的高血压患者合理的调脂药物治疗，并注意他汀类调脂药物治疗的安全性推荐。结合大规模临床研究结果和他汀类调脂药物的特殊作用，归纳临床中高血压患者他汀类调脂药物应用的适应证包括：高血压+高胆固醇血症+≥2个主要危险因素，或合并 ASCVD。

主要危险因素包括：①年龄，男性≥45岁，女性≥55岁。②早发冠心病家族史，一级亲属中男性患病年龄＜55岁或女性＜65岁。③目前吸烟。④高血压（≥140/90mmHg 或正在接受降压药物治疗）。⑤低 HDL-C，男性＜40mg/dl，女性＜50mg/dl）。⑥ASCVD，包括心肌梗死或其他急性冠脉综合征，有证据的冠状动脉粥样硬化性疾病（如心绞痛），冠脉或其他血管重建手术，短暂性脑缺血发作（TIA），缺血性脑卒中，外周动脉粥样硬化性疾病，其他有证据的动脉粥样硬化性疾病，如肾动脉粥样硬化、继发于动脉粥样硬化的主动脉瘤、颈动脉斑块管腔狭窄≥50%。

一系列研究已证明他汀类调脂药物在心血管疾病一级预防的疗效是确定的，并且心血管疾病危险因素越多的高血压患者使用他汀类调脂药物获益也会越大，临床上应尽早、广泛使用。不过值得注意的是，随着他汀类调脂药物使用范围和强度的扩大，其可能带来的不良反应也逐渐被重视。新近研究认为他汀类调脂药物对血糖的影响可能比以前想象的要严重很多，这也提醒在积极使用他汀类调脂药物进行心血管疾病一级预防的同时需要防治其可能的不良反应。对于使用他汀类调脂药物的争论仍有待于更多的临床实验证据来回答，但对于诊断为早期心血管疾病不需要强化（大剂量）他汀类调脂药物治疗，目标 LDL-C＜2.6mmol/L 即可，而其他人群的目标值根据心血管危险分层确定，与此同时也强调要逆转斑块目标 LDL-C＜2.0mmol/L 的重要性。

（二）阿司匹林是早期心血管疾病另外一条防线

高血压伴随动脉粥样硬化是由多种因素共同导致，其中血栓形成是关键一环。

多项研究一致肯定阿司匹林有抑制血栓形成、降低高血压患者首次心血管事件发生风险的作用；另外阿司匹林具有抑制血管炎症因子、抗氧化应激、保护血管内皮功能、抑制平滑肌细胞增殖、逆转血管重构，减小斑块面积、稳定斑块等多种抗血小板之外的作用，从而作用于动脉粥样硬化进展全过程，抑制各种危险因素（高血压、糖尿病、血脂异常等）对血管的损伤，减少心血管事件。因此认为抗血小板聚集治疗是心血管疾病风险人群的另一道重要的防线。阿司匹林早期开始并作用于动脉粥样硬化全程，可使患者全面获益；护士健康研究显示阿司匹林一级预防心血管事件，长期服用更多获益。因此阿司匹林一级预防的获益远远大于风险，血压控制良好的高血压患者应用阿司匹林安全性也是良好。

只要每个县医院的医生积极、充分、合理地干预危险因素，在高危人群中合理使用抗血小板药物，就可以在很大程度上避免过早死亡的发生。但不是所有人群均可从阿司匹林一级预防中获益，整体心血管风险评估是决定用药与否的关键。只有对心血管风险水平升高的人群使用合适剂量的阿司匹林，其获益才会大于风险。阿司匹林在高血压患者心血管疾病一级预防中的作用不容否认，但适宜的对象与适宜的剂量是保证阿司匹林一级预防获益的关键。《2013 ESH/ECS 高血压指南》推荐：阿司匹林可考虑用于高血压伴高危心血管风险患者。中华医学会心血管疾病学分会与《中华心血管疾病杂志》编辑委员会制订并颁布的《抗血小板治疗中国专家共识》认为，有 3 项及以上危险因素无明显心血管疾病个体其 10 年心血管疾病风险≥10%，因此 50 岁以上的高血压患者合并任意一项危险因素（血脂异常/糖尿病/吸烟/肥胖/冠心病家族史/血肌酐中度以上升高）即属于高危人群，应长期服用阿司匹林（75～100 mg/d）进行一级预防，优选精确肠溶剂型。但需要充分评估风险/获益，血压控制在安全范围内（150/90mmHg 以下）使用。

（三）器官保护性降压是左心室肥厚逆转的重要策略

临床实践及研究表明长期有效的降压治疗可以逆转左心室肥厚（left ventricular hypertrophy，LVH），目前已有大量临床循证医学证据表明 LVH 逆转可改善患者心血管事件的发生率及死亡率。强调能否逆转 LVH 主要决定于是否能够有效降压，能否使血压水平长期维持在较安全的标准，即靶目标血压水平（140/90mmHg）以下。而对于降压药而言，逆转 LVH 效果较好的是 ACEI 及 ARB 类降压药，并强调大剂量使用 ARB 逆转左室肥厚的效果更好。这里介绍几种有效降压及逆转左心室肥厚药物。

1. 血管紧张素转换酶抑制剂（ACEI）

心室重塑机制复杂，但 AngⅡ在心室重塑中起着重要作用。因此对 ACE 抑制，减少 AngⅡ生成是逆转左心室肥厚的重要途径之一。其作用机制有 4 个方面。①左室结构与功能：降低室壁张力；减弱代偿性扩张及舒张末期、收缩末期压力；改善室壁表面和内层冠状血流。②血流动力学：降低血管阻力，减轻心脏负荷，增加心输入量，减慢心率。③神经内分泌和旁分泌：降低循环和组织中 AngⅡ作用；降低醛固酮，预防继发性水钠潴留；降低循环儿茶酚胺，恢复交感和副交感平衡，抑制缓激肽降解。④阻滞 AngⅡ的细胞生长作用。

2. 血管紧张素Ⅱ受体拮抗剂（ARB）

AngⅡ受体阻滞剂选择性地阻断 AngⅡ受体 1 亚型，而不阻断可能对患者有益的 2 亚型（间接使血管舒张），从而抑制心肌纤维化。ARB 对心力衰竭和左室收缩功能障碍的治疗效果优于 ACEI，且 LIFE 研究证明 ARB 逆转 LVH 的作用明显优于 β 受体阻滞剂。

3. 醛固酮拮抗剂

研究证明，心肌组织中除存在 AngⅡ受体外，还有大量醛固酮受体。醛固酮通过其受体直接介导心肌重构。Ang 可通过醛固酮途径直接介导产生心室重构。对心力衰竭患者应用小剂量安体舒通治疗后，观察其对左室重构的影响，发现治疗取得了有益的效果。

四、早期心血管疾病的预防

早期心血管疾病的预防即心血管疾病危险因素控制，健康生活方式是心血管疾病预防的基石（一级预防）。一级预防针对无症状的人群和个体，目的是预防临床心血管疾病事件的发生。干预有利于全面控制心血管疾病危险因素，有利于及早预防心血管疾病。一级预防就是在没发病的时候就去防病，就是对多重危险因素的源头综合控制，将防病治病的重点从"下游"转到"上游"，这是一个非常重要的医学模式的转换。

如何进行一级预防？高血压患者往往是吸烟、血脂异常、糖尿病、肥胖、静息生活方式等多种危险因素并存，过去是对多重危险因素"分兵进攻把守"，往往事倍功半。县医院医生应将危险因素的干预紧密结合起来，共同综合治理控制上述多重危险因素。如高危高血压患者仅靠饮食、锻炼是不能控制血压的，必须用药物干预，而且要特别强调温和适度的锻炼；中危的高血压患者改变生活方式如合理饮食与有氧代谢运动，锻炼的"口子"也可适当开大一些；低危高血压患者可以靠运动、控制危险因素等调整 6 个月，以观后效。同时要分析每一个社会个体的危险因素是什么，估计其未来10年发生心肌梗死或脑卒中的危险程度。如糖尿病合并血脂异常，这两个危险因素常常"狼狈为奸"，必须吃药治疗的同时还要有效改变不良的生活方式。注意在血脂异常的干预力度上，糖尿病与冠心病、心肌梗死的危险程度等同（称等危症），切不可忽视。一名优秀的县医院医生应给患者开出综合性的心血管健康处方，对其生活方式进行全面干预，只有在心血管疾病防治上认识一致，行动一致，才能保证心血管疾病防治实践的连续性。

研究已证实吸烟对冠状血管、脑血管和全身外周血管均造成损害，并且与种族、性别无关。戒烟可以降低心血管疾病发生的风险。WHO 提出了医生帮助吸烟者戒烟的5A干预原则，包括：评估吸烟状态（anticipate），询问（ask），劝告停止吸烟（advise），帮助戒烟、鼓励完全戒烟（assist），安排戒烟随访（arrange）。同时倡导建立不吸烟环境和制度，通过多种形式开展反吸烟健康教育，提高烟民戒烟技能等方式。坚持运动即每周从事中等强度的运动不少于150min，或剧烈运动超过75min。即每周至少运动5天，每次不少于30min，连续走路或慢跑。增加体育活动，提倡有氧代谢运动（走路、跑步、跳绳、骑自行车、划旱冰、球类等），提倡健康饮食与戒烟，特别推荐跳绳作为有氧代谢运动的简便方式在全球开展。需要提醒的是，高血压患者不需要高强度的体育锻炼，对血压控制不好的患者来说甚至是适得其反，甚至造成不必要的生命危险。对高血压患者进行饮食治疗的目的除了降低血压，还应包括预防和纠正其他心血管疾病危险因素。主要对象包括血压正常和正常高值血压者、低中危高血压患者以及同时具有心血管疾病的其他危险因素者。饮食治疗包括：减重、限盐、限酒和建立合理的膳食脂肪结构。倡导多吃新鲜蔬菜、水果和富含钾的食物。

"早期心血管疾病"这一概念的提出提醒医务工作者转变观念把工作重点从疾病终末期的救治转向疾病的早期预防，从源头治理，综合控制多重危险因素，减少心血管事件的发生，降低心血管疾病致残致死率。2007年美国卫生统计报道显示，美国心血管疾病死亡率下降的23%～47%与治疗相关，47%～76%归功于心血管疾病危险因素的控制。美国的实验充分证明了心血管疾病的治疗应以预防为主。早在1500年药圣孙思邈在《千金要方》中就提出"上医医未病之病，中医医欲病之病，下医医已病之病"。控制早期心血管疾病是减轻病患痛苦，减少病患家庭负担，降低医疗成本的最佳途径之一，心血管健康是治疗和预防的终极目标。冠心病最好的预防就是预防危险因素，从源头预防才是根本的预防。一个人从无危险因素到出现危险因素，从亚临床靶器官损害到终末期靶器官损害，甚至心血管临床事件，需要经历数年至数十年，需要在各个阶段进行预防。树立健康的生活方式是一级预防的基石。正如 Palph L Sacco 在 2011 年 AHA 年会上提出的"生命简单 7 件事（life's simple 7）"，就可以达到理想的心血管健康，即理想的胆固醇（非治疗状态下总胆固醇＜200mg/dl)、理想的血压（＜120/80mmHg)、理想的血糖（空腹血糖水平＜100mg/dl)、不吸烟或戒烟（＞12个月)、正常体重（体质指数＜25kg/m^2)、适当体力活动（每周至少75min强烈运动)、合理饮食（健康膳食达到4～5项)，7种要素就可以大大减少冠心病的发生。这也是早期心血管疾病一级预防的目标。

（匡泽民　王佳洁）

第二十四章　冠心病的诊断与处理

高血压最常损害的靶器官是心脏，表现为左心室肥厚、冠状动脉粥样硬化、心律失常及心力衰竭，其中冠状动脉病变是作为高血压导致的全身血管病变的一部分。高血压在冠心病发生发展过程中起着极其重要的作用。长期血压升高可致左心室肥厚和心肌纤维化，使冠状动脉血流供应发生障碍，也影响冠状动脉储备能力。由于血压持续升高，机械压力，血管内皮功能受损以及血管紧张素Ⅱ、儿茶酚胺、内皮素、血栓素等血管活性物质共同作用，促使冠状动脉内膜损伤、血管壁增生肥厚、脂质沉积、致动脉粥样硬化斑块形成，导致冠心病的发生。流行病学研究显示高血压患者患冠心病的危险是非高血压患者的2~3倍，而且血压升高水平与冠心病发生率呈线性相关。如冠心病患者合并高血压，高血压对冠状动脉粥样硬化病变产生加速及恶化作用，高血压可因心肌耗氧量的增加加剧了冠心病的发展，可发生心绞痛，重者可致急性心肌梗死、心脏性猝死的发生。有效降压可显著减少冠心病心血管事件发生率。

一、稳定型冠心病

（一）稳定型冠心病的定义

稳定型冠心病（SCAD）主要表现为稳定型劳力性心绞痛，通常是在劳累或者情绪激动时发生，且发作持续时间和严重程度相对固定，经休息或含服硝酸甘油后疼痛迅速缓解，且病情稳定在1个月以上。这类患者大多在冠状动脉固定狭窄的基础上，因心肌负荷增加引起心肌急剧、暂时的缺血与缺氧，使心肌供血和耗氧不平衡，从而导致心绞痛发生。

2013年欧洲心脏病学会（ESC）发布了SCAD管理指南，对稳定型冠心病的定义进行扩展与界定，包括以下内容：①稳定型劳力性心绞痛。②既往已明确的冠脉病变经治疗后症状消失、需定期随访的稳定患者（低危的不稳定型心绞痛、变异型心绞痛、微血管性心绞痛）。③有创或无创检查提示有无症状的缺血性心脏病患者（如以呼吸困难等心衰症状起病的缺血性心肌病患者）。传统定义强调的是阻塞性冠脉狭窄，扩展后的新定义包括阻塞性与非阻塞性冠脉疾病（如微血管障碍及冠脉痉挛）。

（二）稳定型冠心病的评价

根据 SCAD 胸痛发作的部位、性质、诱因、与运动的关系和持续时间等特点和发作时的体征，结合冠心病危险因素，排除非心源性胸痛原因即可考虑诊断。结合实验室检查，以肯定诊断、识别严重程度、了解预后并选择最恰当的治疗方案。心绞痛患者的体格检查往往是正常的，但仔细检查可发现一些潜在病因，如主动脉瓣病变等。

临床上胸痛的内容可分为：①性质和持续时间均典型的胸骨后不适感。②劳力或情绪激动可以诱发。③休息或含服硝酸甘油后可以缓解。典型心绞痛（明确的）应包括上述三点；非典型心绞痛（可疑的）具备其中的二项；非心源性胸痛仅具备上述特征的一项或者没有。但在有典型心绞痛症状的患者，若无严重冠状动脉解剖阻塞性所致的心肌缺血，多考虑为"功能性"胸痛合并临床疾病，因为既往认为通常引起心肌缺血的病例机制无外乎心肌耗氧量增加或心肌供氧量减少，而把微血管功能障碍、局灶性或弥漫性心外膜冠状动脉痉挛或者上述机制重叠发生于同一患者的情况排除在外，造成 SCAD 诊断不足和急性冠脉综合征过度诊断，这些类型的心绞痛都属于 SCAD 的范畴。

高血压是加重和诱发心肌缺血的主要原因，因此 SCAD 患者需排除其他心脏疾病：如心包炎、主动脉瓣中重度狭窄、肥厚型或扩张型心肌病、快速性心律失常、主动脉夹层、急性肺栓塞等。同时还需排除其他非缺血性胸痛：①精神疾患，如焦虑症、抑郁症。②消化道疾患，如反流性食管炎、消化性溃疡，胆囊/胆管炎、胰腺炎。③胸壁疾患如肋骨/肋软骨炎、肋骨骨折、纤维织炎、带状疱疹、胸椎病。④肺部疾患如肺栓塞、肺动脉高压、肺炎、气胸、胸膜炎；⑤其他疾患，如发热、甲亢、重度贫血、交感毒性症状（如可卡因中毒）、动-静脉瘘、肾脏疾患、低氧血症、红细胞增多症等。

SCAD 患者检查流程见图 24-1。

（三）冠状动脉病变的评价手段

由于各种检查手段并非 100%有效，而影像学检查或多或少会对患者会造成伤害。因此《2013ESC 稳定性冠脉疾病指南》建议用验前概率（pretest probability，PTP）决定检查手段的价值：即在对有症状者进行某项检查前评估其罹患冠心病的可能性，同时结合即将进行的检查手段敏感性和特异性，决定是否行该项检查。该指南指出负荷影像学检查应作为 SCAD 患者的初始检查手段，静息心电图检查结果异常者也推荐行负荷影像学检查；同时还建议，在排除冠心病患者时冠状动脉 CT 血管成像（CCTA）可作为负荷影像学检查的替代检查。

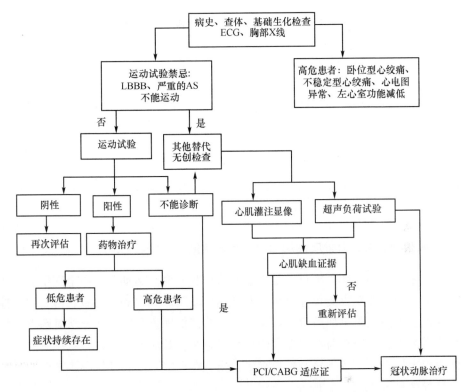

图 24-1 慢性稳定型冠心病患者检查流程

PCI=经皮冠状动脉介入治疗；LBBB=完全性左束支传导阻滞；AS=主动脉狭窄；CABG=冠状动脉旁路搭桥术

1. 验前概率决定检查方式是冠状动脉病变评价新策略

验前概率评估是基于最新的大型数据集，根据患者性别、年龄和症状决定验前概率大小（表24-1），强调 SCAD 诊断应分为 3 步，即基于验前概率决定是否接受检查、进行无创性检查以及风险评估。建议 SCAD 临床评价的流程如下：首先应根据性别、年龄评估患者冠心病的可能性（PTP）；同时确定有无相关的危险因素：吸烟、高血压、高脂血症、糖耐量异常或糖尿病、肥胖、低体力劳动、早发冠心病家族史、既往的脑血管病或外周血管疾病史。验前概率的评估方式在精确性和科学性方面大大改善，故强调验前概率的重要性，并根据现有证据更新验前概率的估算方法，根据验前概率来选择诊断检查方法。PTP 体现"以患者为中心"的理念，给 SCAD 患者最适宜的检查，不同类型 SCAD 及处于其不同阶段时进行哪种检查最合适最能解决问题，实现最大程度的节约资源并减轻患者的负担。

表 24-1 基于临床表现、性别和年龄对验前概率的最新评估

年龄段（岁）	典型心绞痛		非典型心绞痛		非心源性胸痛	
	男性（%）	女性（%）	男性（%）	女性（%）	男性（%）	女性（%）
30~39	59	28	29	10	18	5
40~49	69	37	38	14	25	8
50~59	77	47	49	20	34	12
60~69	84	58	59	28	44	17
70~79	89	68	69	37	54	24
>80	93	76	78	47	65	32

注：摘自 2013 版 ESC 指南·稳定性冠状动脉疾病。

2. 冠状动脉 CT 血管成像是无创检查冠脉病变的"双刃剑"

临床上静息心电图不能肯定是否有冠状动脉病变，运动负荷心电图虽然简便易行，但对完全性左束支传导阻滞、静息 ST 段压低≥1mm，心室起搏心律、预激综合征患者的冠脉供血评价无意义，常用的其他评价心肌缺血方法对筛查冠状动脉病变的患者十分有益，但在准确判断罪犯血管及血流特点、心肌缺血的程度方面表现出局限性。各种负荷检查都或多或少存在缺陷，其评价心肌缺血的敏感性、特异性见表 24-2。

表 24-2 评价心肌缺血的负荷试验

负荷试验名称	敏感性（%）	特异性（%）
运动负荷心电图	68	77
运动超声心动图	80~85	84~85
运动心肌灌注显像	85~90	70~75
多巴酚丁胺负荷超声心动图	40~100	62~100
血管扩张剂负荷超声心动图	56~92	87~100
血管扩张剂负荷心肌灌注显像	83~94	64~90

本规范需要强调高血压患者由于冠脉血流储备功能下降的原因，运动负荷心电图的假阳性率高，故不推荐该类患者检测。

CCTA 是近年来逐渐被广泛应用的无创冠状动脉成像技术。与传统的冠心病无创检查相比，CCTA 更为直观可靠，相对快速简便，患者易于接受，成为冠心病筛查的重要手段。对 65 项研究结果的荟萃分析表明，CCTA 诊断冠心病的敏感性为 90%~94%，特异性为 95%~97%，但目前其准确性并未能达到完全替代冠状动脉造影（CAG）的程度，故认为 CCTA 仅适用于高危冠心病而且其他无创检

查不能提供明确结论的患者筛查。另外一个方面,CCTA 这一检查的窗口很狭窄:如果验前概率很低,如年轻女性,因为放射线的缘故应避免行 CCTA 检查。如果验前概率非常高,意味着钙化非常严重,而这会导致 CCTA 图像出现类似严重狭窄的变化,进一步实施血管造影后可能会发现并不真实存在的狭窄;而且 CCTA 检查需要大量造影剂,从而可能导致造影剂肾病这也是临床需要考量和正视的问题;同时如果 CCTA 发现异常,患者当然将进一步行血管造影检查,这样患者会受到两次放射线照射。对于这种两难状态,CCTA 主要起排除高危患者的诊断作用。适合 CCTA 检查的最佳患者类型是 40~45 岁的男性,症状不典型的高危高血压患者,如果先进行高质量 CCTA 检查结果正常,可使其免于侵入性检查。

3. 冠状动脉造影是有创检查冠脉病变程度的伪金标准

冠状动脉造影(CAG)检查一直是临床上解剖学水平评价冠状动脉疾病的主要方法和金标准,然而 CAG 仅显示被造影剂充填的管腔轮廓,通过管腔形态的改变间接反映位于管壁上的粥样硬化病变,因而存在不可避免的缺陷。在动脉粥样硬化初期,血管壁可以通过重塑来避免斑块对管腔产生影响,因此 CAG 并不能发现病变。在 SCAD 左主干病变、分叉病变、临界病变等复杂病变,或不能耐受 CAG 检查及存在禁忌证的情况下,其评价冠状动脉病变的手段及效果上稍显局限。

4. 血管内超声与冠状动脉血流储备分数评价冠脉血管功能各有千秋

血管内超声(IVUS)是最早开始应用的有创断层成像技术,它克服了传统造影只有管腔显影的局限性。IVUS 可判断动脉粥样硬化的狭窄程度和分布范围,分清楚内膜与中膜增厚,评价动脉粥样斑块负荷,评估粥样硬化临界病变,并评价药物对粥样硬化的作用,指导介入治疗对血管的影响。IVUS 是目前应用最为广泛的血管成像技术,被认为是诊断冠心病的新金标准,但 IVUS 成像中的伪像是至今无法得到解决的问题,在判断急性血栓方面不尽如人意,而且超声导管的大小也限制了其在严重狭窄病变中的使用。

冠状动脉血流储备分数(FFR)通过测量冠状动脉内压力反映血管狭窄对心肌血流量的影响,已证实在不同临床和解剖亚组患者中根据 FFR 结果制定临床决策安全有效。FFR 对于有症状的 SCAD 患者临界病变、左主干病变、多支串联病变和弥漫性冠状动脉狭窄的再评价均有着特殊而十分重要的意义;FFR 还可以评价 SCAD 患者 PCI 术后结果,并评价侧支循环情况,可以改善医疗质量和降低医疗费用,具有良好的效价比。FFR 对冠脉生理功能的评价有着重要意义,但也存在不足；微血管病变的情况下会高估 FFR；如果存在冠脉痉挛也会影响 FFR 的测量结果；左心室肥厚时即使较高的 FFR 值也不能排除心肌缺血。

（四）稳定型冠心病综合干预策略

冠心病是一个多病因疾病，健康教育与随访、生活方式干预、药物控制危险因素、血运重建治疗都很重要。对于 SCAD 患者而言，无论是否进行血运重建治疗，健康教育、建立良好的生活方式、控制危险因素以及适当的药物治疗都会对改善预后起到积极的作用。同时必须是"以病患为本"，而不是"以病变为本"，强调整体考虑，全面治疗。冠心病患者应该进行综合管理，包括健康教育、生活方式干预、危险因素控制和规范药物治疗。综合管理要注意：严格管理治疗药物，根据年龄、肝肾功能、体重等合理选择药物种类和剂量，密切关注患者用药的不良反应，关注药物相互作用。此外，要关注停药给患者带来的风险，例如倍他乐克、阿司匹林、他汀类调脂药物等没有特殊原因都不可随便停药，其中要强调他汀类调脂药物停药给患者带来的死亡率影响是最大的。

1. 预防和健康教育

众所周知，冠心病是生活方式疾病，坚持健康生活方式是预防冠心病的根本和治疗 SCAD 的保障。临床实践证明，很多 SCAD 没有得到很好的治疗，甚至疾病进展为急性冠脉综合征，不一定是本身病情有多复杂，病情已经有多严重；即使患者诊断已经明确，用药亦十分合理，但不注意戒烟，不控制饮食，不坚持运动，其效果将大打折扣，甚至危及生命。当前的医疗模式"轻预防和宣教"，医务人员倾向于将重点放在诊断及治疗方面，而忽视了对患者的教育和预防。有效的教育可以使患者全身心参与治疗和预防，并减轻对病情的担心与焦虑，健康教育能协助患者理解其治疗方案，更好地依从治疗方案和控制危险因素，从而改善和提高患者的生活质量，降低死亡率。因此，建议应该像糖尿病处理一样，把健康教育列为 SCAD 患者治疗的"四大法宝"之一，看成和药物及血运重建同等重要。健康教育是医生和患者共同的职责，更是心血管医生工作中不可或缺的部分。

2. 必须定期随访

现行医疗模式使 SCAD 的管理还存在"重治疗，轻随访"的问题。随访存在问题的原因包括部分医务人员对电话随访不够重视、患者对电话随访不够理解、通讯不畅、随访环境不佳等，只有齐抓共管、落实责任、改善环境、加强与患者及家属的联系沟通，才能解决存在的问题。

应该加强对 SCAD 患者的随访，做到巩固效果，查缺补漏。慢性 SCAD 患者初期需要 1~3 个月随访 1 次,成功治疗的患者可以 3~6 个月随访 1 次,无特殊情况也应该每年随访 1 次。随访的内容包括患者和医生两个方面,患者应该加强重视(症状、药物依从性):①提供详实的病史如一般情况、心绞痛症状及新的担心。②危险因素消除的自我评估。③药物依从性的自我评估。

医生应该加强监测(方法、随访的重点):①必须进行的生化检查,评估血常规、肝、肾功能状态以及血糖、血脂达标情况。②常规行静息心电图检查。③必要时行超声心动图、平板运动试验、负荷影像检查和 CAG 检查。

3. 药物规范治疗的重要性

COURAGE 和 BARI-2D 等研究提示,SCAD 患者给予优化、强化内科治疗情况下,联合早期血运重建并不能减少死亡、心肌梗死和其他严重心血管不良事件,规范药物治疗是治疗的基础。充分的药物治疗是临床医生的基础选择,首先应该使用预防心肌梗死和死亡的药物,然后才是抗心绞痛和抗心肌缺血的治疗,以减轻症状、减少缺血、改善生活质量。稳定型冠心病药物治疗目标是预防心肌梗死和猝死,改善生存,同时减轻症状和缺血发作,改善生活质量。已经获救的心肌梗死或脑卒中的存活者是再发严重心血管事件的极高危人群,对于他们最重要的是二级预防——防复发。一级预防是没发病时去防病,二级预防就是已发病后防止"二进宫",即防止第二次复发。已有丰富的临床实验证据表明,冠心病的二级预防 ABCDE 防线具有重大意义;同时应该明白相关药物改善症状和改善预后的差异,具体见表 24-3。

A:Aspilin(阿司匹林),ACEI(血管紧张素转换酶抑制剂);

B:B-blocker(β 受体阻滞剂),Blood pressure control(控制血压);

C:Cholesterol Lowing(降胆固醇),Cigarette quitting(戒烟);

D:Diabetes control(控制糖尿病),Diet(合理饮食);

E:Exercise(运动),Education(患者教育)。

冠心病的药物治疗主要分为两个部分①改善预后药物:抗血小板聚集药物、β 受体阻滞剂、调脂药物、ACEI。②减轻症状、改善供血药物:β 受体阻滞剂、硝酸酯类药物、钙拮抗剂。

表 24-3 冠心病二级预防用药改善症状和预后

药物	患者症状	改善预后
阿司匹林	—	++
他汀类调脂药物	—	++
ACEI	+	+(+)
β 受体阻滞剂	++	(+)
硝酸盐	+	—
钙拮抗剂	+(+)	—

(1) 改善预后的药物

1) 抗血小板聚集药物：所有患者只要没有用药禁忌证（胃肠道活动性出血、阿司匹林过敏、有不能耐受阿司匹林病史）都应该服用阿司匹林。不能耐受阿司匹林的患者，可改用氯吡格雷作为替代治疗。

2) β受体阻滞剂：可降低 MI 后患者病死率并可减轻心肌缺血，无禁忌证的 MI 后稳定型心绞痛患者均应服用。心力衰竭患者使用 β 受体阻滞剂。β 受体阻滞剂的使用剂量应从个体化、小剂量开始，逐渐增加剂量，以心率＞50 次/分为宜。

3) 调脂药物：他汀类调脂药物治疗是近年来冠心病治疗里程碑式的进展，可明显降低心血管事件和死亡。指南推荐所有冠心病患者均应服用，使低密度脂蛋白胆固醇（LDL-C）水平降至 2.60mmol/L（100 mg/dl）以下；对极高危患者（如合并糖尿病或急性冠脉综合征患者）应强化他汀类调脂药物治疗，使 LDL-C 降至 2.07mmol/L（80 mg/dl）以下。糖尿病或代谢综合征合并低 LDL-C 和高三酰甘油血症的患者接受贝特类或烟酸类药物治疗。为更好地达到降脂目标，在应用他汀类调脂药物的基础上可加用胆固醇吸收抑制剂依折麦布 10mg/d。三酰甘油明显升高患者可应用贝特类药物或烟酸。使用他汀类调脂药物时，应严密监控转氨酶及肌酸激酶等生化指标。及时发现药物可能引起的肝脏或肌病，尤其是采用强化治疗时，更应该注意监测药物的安全性。

4) ACEI 类药物：能够减轻左室重构，改善心功能、减少病死率，前壁心梗或有心梗史、心衰和心动过速等高危患者受益更大。指南推荐所有合并糖尿病、心力衰竭、左心室功能不全、高血压及心肌梗死后左心室功能不全的患者均应使用 ACEI。有明确冠状动脉疾病的所有患者使用 ACEI。

(2) 减轻症状、改善供血药物：应和预防心肌梗死及死亡的药物联合应用，β受体阻滞剂同时具有两方面的作用。目前减轻症状、改善缺血的药物共有 3 类：

1) β受体阻滞剂：能抑制心脏 β 肾上腺素能受体，从而减慢心率，减弱心肌收缩力，降低血压，以减少心肌耗氧量，可以减少心绞痛发作和增加活动耐量。使用 β 受体阻滞剂并逐步增至最大耐受剂量，选择的剂型及给药次数应能 24h 抗心肌缺血。当不能耐受 β 受体阻滞剂或 β 受体阻滞剂作为初始治疗药物效果不满意时，可使用钙拮抗剂、长效硝酸酯类或尼可地尔作为减轻症状的治疗药物。当 β 受体阻滞剂作为初始治疗药物效果不满意时，联合使用长效二氢吡啶类钙拮抗药或长效硝酸酯类药物。

禁忌证：严重心动过缓和高度房室传导阻滞、窦房结功能紊乱、有明显的支气管痉挛、支气管哮喘的患者禁用 β 受体阻滞剂。外周血管疾病及抑郁症是相对禁忌证，慢性肺心病可小心使用高度选择性 β 受体阻滞剂。没有固定狭窄的冠脉痉挛造成的缺血，如变异型心绞痛，不宜使用 β 受体阻滞剂，建议首选钙拮抗剂。

2）硝酸酯类药物：为内皮依赖性血管扩张剂，能减少心肌需氧和改善心肌灌注，改善心绞痛症状。硝酸酯类药物会反射性增加交感神经张力使心率增快，因此常联合负性心律药物，如β受体阻滞剂与非二氢吡啶类钙拮抗剂治疗慢性心绞痛。联合用药的抗心绞痛作用优于单独用药。舌下含服或喷雾型硝酸甘油即用于心绞痛发作时缓解症状用药物，也可用于活动前数分钟使用，以减少心绞痛发作（Ⅰ类适应证，证据水平B）。长效硝酸酯类不适宜用于心绞痛急性发作的治疗，而用于慢性长期治疗。每天用药时应注意给予足够的无药间期，以减少耐药性的发生。如劳力型心绞痛患者日间服药，夜间停药，皮肤敷贴片白天敷贴，晚上除去。

不良反应：头痛、面色潮红、心率反射性增快、低血压（服用短效硝酸酯类药物时更明显）。严重的主动脉狭窄或肥厚性梗阻性心肌病引起的心绞痛，不宜使用硝酸酯类药物。因硝酸酯类药物能降低心脏前负荷和减少左室容量，能进一步加重左室流出道的梗阻程度，而严重的主动脉瓣狭窄患者可因前负荷的降低进一步减少心搏出量，有造成晕厥的危险。

3）钙拮抗剂：通过改善冠状动脉血流和减少心肌耗氧量起缓解心绞痛作用，对变异型心绞痛或以冠状动脉痉挛为主的心绞痛，钙拮抗剂是一线药物。地尔硫䓬和维拉帕米能减慢房室传导，常用于伴有房颤或房扑的心绞痛患者。不应用于已有严重心动过缓、高度房室传导阻滞及病态窦房结综合征患者。稳定型心绞痛合并慢性心衰患者必须应用长效钙拮抗剂时，建议选择氨氯地平或非洛地平。

不良反应：外周水肿、便秘、心悸、面部潮红是所有钙拮抗剂的不良反应。低血压也时有发生，头痛、头晕、疲乏无力也可能发生。合并高血压的冠心病患者可应用长效钙拮抗剂作为初始治疗药物。当使用长效钙拮抗剂单一治疗或联合β受体阻滞剂治疗效果不满意时，将长效钙拮抗剂换为或加用长效硝酸酯类药物或尼可地尔，使用硝酸酯类药物应避免耐药性产生。钙拮抗剂与β受体阻滞剂联用：β受体阻滞剂可减轻二氢吡啶类钙拮抗药引起的反射性心动过速，非二氢吡啶类钙拮抗药地尔硫䓬和维拉帕米可作为β受体阻滞剂有禁忌患者的替代药物，但非二氢吡啶类钙拮抗药与β受体阻滞剂联用能使传导阻滞和心肌收缩力的减弱更加明显，老年人、已有心动过缓或左心室功能不良的患者要避免使用。

（3）其他药物治疗

1）代谢性药物：曲美他嗪通过调解心肌能量底物，抑制脂肪酸氧化，优化心肌能量代谢，能改善心肌缺血及左心功能，缓解心绞痛，可与β受体阻滞剂联用，常用剂量60mg/d。分3次口服。

2）尼可地尔：是一种钾通道开放剂，与硝酸酯类药物具有相似药理特性，对稳定型心绞痛可能有效。常用剂量为6mg/d，分3次口服。

4. 血运重建是 SCAD 的补充治疗

近年来，SCAD 患者血运重建期望和依赖过高，对血运重建适应证和血运重建方式的选择不当，导致医疗风险不断增加，医疗资源极大浪费。必须认识到，经皮冠状动脉介入治疗（PCI）只缓解症状不改善预后；冠状动脉旁路移植术（CABG）虽然能够改善预后、缓解症状，但手术死亡率高、开胸创伤大及二次搭桥困难等原因仍然限制其使用，对于 SCAD 患者尤为谨慎。目前研究结果提示，除了已经证实的外科治疗能够改善预后的高危患者群体，CABG 与 PCI 只能考虑作为一种有效治疗的选择。任何一种血运重建都应该以正规、有力的药物治疗控制危险因素作为基础，血运重建术是 SCAD 治疗的有益补充。

同时绝大多数国内外专家建议：所有 SCAD 患者都应接受规范的药物治疗，并进行风险评估。若存在高死亡风险，需要早期有创检查，必要时血运重建；若无死亡风险，则应对临床症状进行评估，如症状控制满意，则继续接受药物治疗；如症状控制不满意、心绞痛频繁发作，则考虑在药物治疗的基础上联合血运重建治疗，有效控制心绞痛症状，提高生活质量。优化药物治疗是稳定型冠心病患者的基础，对于药物治疗难以控制的心绞痛、无创检查提示较大面积心肌缺血的高危患者、冠脉病变适合 PCI 者可行冠脉支架术（包括药物洗脱支架）治疗，尤其是新型药物洗脱支架（DES）。第二代 DES 能降低患者的全因死亡率，获益接近 CABG。糖尿病伴多支血管复杂病变、Syntax 评分≥33、严重左心功能不全和无保护左主干病变者，CABG 疗效优于 PCI。

二、急性冠脉综合征的诊治策略

急性冠脉综合征（ACS）是一类突发的、常表现为严重心脏疾病、危及生命的事件，也是最为凶险的类型，病死率和致残率高，须快速识别并给予治疗，以保护心脏功能和预防心律失常、心力衰竭和心源性休克的发生，提高患者的生活质量和寿命。县医院医生关注的重点是及时发现患者和准确诊断 ACS，严密关注患者胸痛症状的变化，注意监测其心电图和心肌酶学的动态演变，尽早进行及时有效的救治。不稳定斑块破裂形成血栓导致栓塞事件是 ACS 致死致残的主要机制，因此对抗栓治疗有两个方面重点内容：一是处理已形成的血栓，措施包括开通闭塞的罪犯血管、恢复冠脉灌注、溶栓治疗以及经皮冠状动脉介入治疗（PCI）；二是防止新的血栓形成，措施包括防止血栓扩展、缩小损伤范围、抗凝治疗、抗血小板聚集治疗等。

(一)急性冠脉综合征诊断分型和危险分层

1. ACS 的定义与分型

ACS 是用于描述缺血性心脏病急性发作的临床表现概括性术语,是以冠状动脉粥样硬化斑块破裂或侵袭,继发完全或不完全闭塞性血栓形成为病理基础的一组临床综合征。

ACS 的诊断要点主要包括:①持续或加重的缺血性胸痛、胸闷,可以是新发或原有的胸痛、胸闷症状近期明显加重,症状持续超过 30min 以上者要高度怀疑发生了心肌梗死。②缺血性心电图改变:主要表现为 ST 段压低、T 波低平或倒置或 R 波的进行性降低,部分患者早期的心电图无明显缺血性改变,需要动态观察才能捕捉到逐步演变的心肌缺血性变化,因此要强调在间隔一定时间或症状复发或加重时重复心电图检查。③心肌血清标记物检测:既是诊断心肌坏死的证据,也是非 ST 段抬高型心肌梗死(NSTEMI)和不稳定型心绞痛(UAP)的鉴别诊断依据,同时还是衡量心肌坏死范围的评价指标。ACS 根据心电图 ST 段变化可分为 ST 段抬高型急性冠脉综合征(STE-ACS 或 STEMI)和非 ST 段抬高型的急性冠脉综合征(NSTE-ACS),后者包括 NSTEMI 和 UAP。

NSTEMI 定义为有与临床症状相符的典型胸闷、胸痛,心电图示 ST 段压低或明显的 T 波倒置,但无 ST 段抬高,伴阳性的血清标志物(肌钙蛋白)。

我国目前推荐使用第三版心肌梗死全球定义将 STEMI 分为五型:①1 型为自发性心肌梗死。②2 型为继发于心肌氧供需失衡的心肌梗死。③3 型为心脏性猝死。④4a 型为 PCI 相关心肌梗死,4b 型为支架血栓形成引起的心肌梗死。⑤5 型为外科冠状动脉旁路移植术(CABG)相关的心肌梗死。

2. ACS 的危险分层

由于 NSTE-ACS 的发病机理复杂、临床表现多样,因此对这些患者进行危险分层,并据此制定适当的治疗策略,对改善患者的临床预后十分重要。2014 版《非 ST 段抬高型急性冠脉综合征(NSTE-ACS)患者管理指南》,指出早期危险分层(分层工具有 GRACE 评分、TIMI 评分及 PURSUIT 评分)是 NSTE-ACS 处理的首要任务,危险分层已成为治疗中初始而关键的环节,高危患者可从早期血运重建中获益。研究表明非阻塞性冠脉疾病 ACS 患者 1 年死亡率显著高于阻塞性冠脉疾病 ACS 患者,主要死因为非心脏性死亡。而阻塞性冠脉疾病 ACS 患者再发心肌梗死和无计划血运重建显著增加,因此强调针对非阻塞性冠脉疾病 ACS 患者仔细预后评估的必要性,因为这部分患者预后较之前预期的更为糟糕。具体评估见

表 24-4。

表 24-4　不稳定型心绞痛患者死亡或非致死性心肌梗死的短期危险分层

项目	高度危险性（至少具备下列一条）	中度危险性（无高度危险特征但具备下列任何一条）	低度危险性（无高度、中度危险特征但具备下列任何一条）
病史	缺血性症状在 48h 内恶化	既往心肌梗死，或脑血管疾病，或冠状动脉旁路移植术，或使用阿司匹林	
疼痛特点	长时间（>20min）静息性胸痛	长时间（>20min）静息胸痛目前缓解，并有高度或中度冠心病可能。静息胸痛（<20min）或因休息或因舌下含服硝酸甘油缓解	过去 2 周内新发 CCS 分级 III 级或 IV 级心绞痛，但无长时间（>20min）静息性胸痛，有中度或高度冠心病可能
临床表现	缺血引起的肺水肿，新出现二尖瓣关闭不全杂音或原杂音加重，S_3 或新出现啰音或原啰音加重，低血压、心动过缓、心动过速、年龄>75 岁	年龄>70 岁	
心电图	静息性心绞痛伴一过性 ST 段改变（>0.05mV），新出现束支传导阻滞或新出现的持续性心动过速	T 波倒置>0.2mV，病理性 Q 波	胸痛期间心电图正常或无变化
心肌标记物	明显增高（cTnT>0.1μg/L）	轻度增高（0.1μg/L>cTnT>0.01μg/L）	正常

（1）NSTE-ACS 的危险分层：临床症状、心电图、生化指标、冠脉病变等因素在 NSTE-ACS 患者危险分层中具有明显的作用。

1）临床症状：①老年 NSTE-ACS 患者的预后通常较年轻患者差。②心绞痛伴低血压、心力衰竭或血流动力学不稳定以及急性心肌梗死后早期不稳定、心绞痛均提示患者预后不佳。③糖尿病伴 NSTE-ACS 时预后也较差。

2）心电图表现：大量的研究证明，心电图 ST 段压低是 NSTE-ACS 患者高危险的常用指标。①不稳定型心绞痛（UA）患者在休息时胸痛伴血压不增高及心率不增快（即心肌耗氧量不增加），心电图示 ST 段压低>0.1mV 为预后不良的表现。②NSTE-ACS 伴严重心律失常（持续性室性心动过速、心室颤动）者预后较差。③当 NSTE-ACS 患者新发生传导阻滞时，其住院期间死亡率增高。④应用心率变异测定发现，NSTE-ACS 患者迷走神经张力减低，后者使冠脉张力不稳定导致冠脉阻塞。

3）血清生化指标测定：肌钙蛋白 TnT 和 TnI 是目前判断微小的心肌损害特

异性血清标志物（尤其是 TnI）。临床研究证明，TnT 或 TnI 增高与 NSTE-ACS 患者近期和远期心脏事件危险性密切相关；同样血清心肌酶（如 CK-MB）增高提示这些患者预后不佳。

4）冠脉病变与危险积分：严重冠脉病变或伴有冠脉内血栓形成的 NSTE-ACS 患者其近、远期预后均较差。Morrow 等根据临床、心电图、血清学测定和治疗用药给予危险积分，即对年龄>65岁、3 个或以上冠心病易患因素、严重心绞痛、冠状动脉病变、ST 段改变、血清心肌标记物增高和 7 天内应用阿司匹林分别记 1 分，总分为 7 分（表 24-5）。发现随积分增高 14 天死亡、心肌梗死或难治性心肌缺血发生率也增高，其优点是可在床旁对 NSTE-ACS 患者作危险分层。TIMI 评分见表 24-5。

GRACE 积分（表 24-6）是基于 GRACE 研究制定，被纳入危险因素，对住院期间和出院后 6 个月时死亡均具有独立预测能力，历经多项临床试验印证，美国心脏病学会/美国心脏协会/欧洲心脏病协会（ACC/AHA/ESC）均推荐为主要评分工具。

表 24-5 不稳定型心绞痛/非 ST 段抬高型心肌梗死的 TIMI 危险评分

项目	分值
年龄≥65 岁	1
≥3 个冠心病危险因素	1
7 天内应用阿司匹林	1
冠脉造影显示，冠脉堵塞≥50%	1
24h 内≥两次静息心绞痛发作	1
心电图 ST 段变化	1
心脏损伤标志物水平升高	1

注：总分 7 分，0~2 分低危，3~4 分中危，5~7 分高危。

表 24-6 GRACE 积分评分系统

Killip 分级	得分	收缩压（mmHg）	得分	心率（次/分）	得分	年龄（岁）	得分	CK（mg/dl）	得分	危险因素	得分
I	0	<80	58	<50	0	<30	0	0~0.39	1	院前心搏骤停	39
II	20	80~99	53	50~69	3	30~39	8	0.4~0.79	4	ST 段下移	28
III	39	100~119	43	70~89	9	40~49	25	0.8~1.19	7	心肌酶升高	14
IV	59	120~139	34	90~109	15	50~59	41	1.2~1.59	10		
		140~159	24	110~149	24	60~69	58	1.6~1.99	13		
		160~199	10	150~199	38	70~79	75	2.0~3.99	21		
		>200	0	>200	46	>80	91	>4	28		

注：99 分以下为低危，100~200 分为高危，201 分以上为极高危。

总体上讲,NSTE-ACS 患者的预后不如慢性稳定型心绞痛患者,住院死亡和再梗死发生率为 5%~10%,尽管采用当今公认的抗缺血和抗栓药物治疗,首次发作后一个月内死亡和再梗死发生率仍为 5%~10%。一些研究提示 NSTE-ACS 患者远期死亡和再梗死的发生率较 ST 段抬高的 ACS 患者要高。个体上看,对已经被确诊为 ACS 的患者,应进一步评估是否发展心肌梗死或死亡的潜在危险程度,从而更有利于制定针对性的策略。参照心血管不良事件发生风险的高低,为这些患者制定个体化的治疗方案,不但可以使高危患者得到及时有效的治疗,还可以避免低危患者采用某些本身具有风险的治疗手段。早期危险分层有助于合理利用卫生资源,依据患者不同情况采取不同的监护级别,指导选择不同的干预治疗手段。

总结 NSTE-ACS 高危特征:①足量的药物使用情况下仍然有静息或轻量活动时反复发作的心绞痛。②TnT 或 TnI 升高。③新出现的 ST 段压低。④心力衰竭或新出现的二尖瓣反流。⑤非介入治疗发现的其他高危因素(糖尿病、高龄等)。⑥血流动力学不稳定。⑦持续性室性心动过速。⑧6 个月内 PCI、CABG 术后。⑨高危评分的患者(如 TIMI>2、GRACE>155)。⑩射血分数(EF)<40%。

(2)STEMI 的诊断和危险分层

1)临床评估:病史采集重点询问胸痛和相关症状;体格检查应密切注意生命体征。观察患者的一般状态,有无皮肤湿冷、面色苍白、烦躁不安、颈静脉怒张等;听诊有无肺部啰音、心律不齐、心脏杂音和奔马律;评估神经系统体征。STEMI 患者建议采用 Killip 分级法评估心功能(表 24-7)。

表 24-7　Killip 心功能分级法

分级	症状与体征
Ⅰ级	无明显的心力衰竭
Ⅱ级	有左心衰竭,肺部啰音<50%肺野,奔马律,窦性心动过速或其他心律失常,静脉压升高,有肺淤血的 X 线表现
Ⅲ级	肺部啰音>50%肺野,可出现急性肺水肿
Ⅳ级	心源性休克,有不同阶段和程度的血流动力学障碍

2)实验室检查。

心电图:典型的 STEMI 早期心电图表现为 ST 段弓背向上抬高(呈单向曲线)伴或不伴病理性 Q 波、R 波减低(正后壁心肌梗死时,ST 段变化可以不明显)。血清心肌损伤标志物:cTn 是诊断心肌坏死最特异和敏感的首选心肌损伤标志物。肌酸激酶同工酶(CK-MB)对判断心肌坏死的临床特异性较高。影像学检查:超声心动图等影像学检查有助于对急性胸痛患者的鉴别诊断和危险分层。

STEMI 应与主动脉夹层、急性心包炎、急性肺动脉栓塞、气胸和消化道疾病（如反流性食管炎）等引起的胸痛相鉴别。

3）危险分层：是一个连续的过程，需根据临床情况不断更新最新的评估。高龄、女性、Killip 分级 Ⅱ～Ⅳ级、既往心肌梗死史、心房颤动（房颤）、前壁心肌梗死、肺部啰音、收缩压<100mmHg、心率>100 次/分、糖尿病、cTn 明显升高等是 STEMI 患者死亡风险增加的独立危险因素。溶栓治疗失败、伴有右心室梗死和血流动力学异常的下壁 STEMI 患者病死率增高。合并机械性并发症的 STEMI 患者死亡风险增大。冠状动脉造影可为 STEMI 风险分层提供重要信息。

（二）非 ST 段抬高急性冠脉综合征处理

非 ST 段抬高急性冠脉综合征（NSTE-ACS）包括不稳定型心绞痛（UAP）和非 ST 段抬高型心肌梗死（NSTEMI），是临床上最常见的冠心病类型之一，其并发症多、病死率高。UA/NSTEMI 病理特征为不稳定粥样硬化斑块破裂或糜烂基础上血小板聚集、并发血栓形成、冠状动脉痉挛收缩、微血管栓塞导致急性或亚急性心肌供氧减少或缺血加重。采用 NSTE-ACS 这个术语，是为了强调 UAP 和 NSTEMI 在病理生理学上的连续性，明确传递以这种病理生理学为基础患者的处理策略，从临床表现上是难以区分的。NSTE-ACS 的及时正确诊断和早期规范治疗，对改善患者的临床预后具有十分重要意义。

1. NSTE-ACS 治疗策略选择

（1）暂时保守适用于低危评分（如 GRACE 评分<125）、无高危因素存在的患者。

（2）下列情况首选介入治疗：①严格药物治疗后仍然有静息时反复发作的胸痛。②生物标志物升高。③新出现的 STDU 段压低。④心力衰竭或新出现的二尖瓣反流。⑤存在多项高危因素。⑥血流动力学不稳定。⑦持续室速。⑧6 个月内曾行 PCI。CABG 术后。⑨高危评分的患者（如 TIMI>2、GRACE>155）。⑩EF<40%。

无论是保守治疗还是介入治疗，抗血小板药对于 NSTE-ACS 患者是首选方案。明确关于抗血小板药的建议如下：①若无禁忌证（如过度出血风险），建议在阿司匹林的基础上使用 $P2Y_{12}$ 受体拮抗剂治疗 12 个月（ⅠA）。②若无禁忌证，建议所有缺血事件中、高危患者（如心肌肌钙蛋白升高）使用替格瑞洛（负荷剂量 180mg，以后 90mg，2 次/日），不管最初的治疗策略如何，包括那些使用氯吡格雷的患者（启用替格瑞洛是需停用氯吡格雷）（ⅠB）。③若无禁忌证，建议接受 PCI 的患者使用普拉格雷（负荷剂量 60mg，以后 10mg/d）（ⅠB）。④不能服用替格瑞洛或普拉格雷或需要口服抗凝药物的患者，建议使用氯吡格雷（负荷剂量300~600mg，以后75mg/d）（ⅠB）。⑤不建议冠脉解剖情况未知的患者使用普拉格雷（ⅢB）。

急性冠脉综合征是目前临床研究的热点，在发病机理及临床方面的新发现导致了新的治疗观念与方法。尽早诊断、施行危险分层、尽快开通"罪犯"血管的灌注、实施介入干预是提高治疗效果的关键。

2. 对高危 NSTE-ACS 患者实施 PCI 的建议

至少符合下列极高危条件之一的患者，建议2h内采取即刻介入策略（ⅠC）：①血流动力学不稳定或心源性休克。②复发性或进行性胸痛，药物治疗难以缓解。③致死性心律失常或心搏骤停。④心肌梗死机械并发症。⑤急性心力衰竭伴难治性心绞痛或ST段改变。⑥复发性动态ST段或T波改变，特别是伴间歇性ST段抬高。

而至少符合下列高危条件之一的患者，建议24h内采用早期介入策略（ⅠA）：①符合心梗诊断的肌钙蛋白水平升高或下降。②动态ST段或T波改变（症状性或无症状性）。③GRACE评分＞140。

至少符合下列中危条件之一的患者，建议72h内采用介入策略（ⅠA）：①糖尿病。②肾功能不全[eGFR＜60mL/（min·1.73m^2）]。③左心射血分数（LVEF）＜40%或充血性心力衰竭。④心梗后早期有心绞痛。⑤近期PCI。⑥既往CAGB。⑦GRACE风险评分在110~141分。

3. 对 NSTE-ACS 患者实施 CABG 的建议

对于多支血管病变冠状动脉疾病（CAD）患者，建议根据临床情况、并发症和病变严重程度（根据当地心脏团队的流程、包括：分布、血管造影病变特点、SYNTAX评分）制定血运重建策略（如：特别处理罪犯病变PCI，CABG）。

（三）ST段抬高型急性心肌梗死的处置

STEMI是指急性心肌缺血性坏死，大多是在冠状动脉病变的基础上，发生冠状动脉血供急剧减少或中断，使相应的心肌严重而持久地急性缺血所致。通常原因为冠状动脉不稳定斑块破裂、糜烂基础上继发血栓形成导致冠状动脉血管持续、完全闭塞。早期、快速和完全地开通梗死相关动脉是改善STEMI患者预后的关键。其具体措施包括：院前抢救、入院后一般处理、再灌注治疗和其他药物治疗。

1. 院前抢救

（1）缩短自发病至首次医疗接触（FMC）的时间。①应通过健康教育和媒体宣传，使公众了解急性心肌梗死的早期症状，明确"时间就是心肌，时间就是生命"的重要意义。②教育患者在发生疑似心肌梗死症状（胸痛）后尽早呼叫"120"急救中心、及时就医，避免因自行用药或长时间多次评估症状而延误治疗。③缩短发病至 FMC 的时间、在医疗保护下到达医院可明显改善 STEMI 的预后。

（2）缩短自 FMC 至开通梗死相关动脉（IRA）的时间：建立区域协同救治网络和规范化胸痛中心是缩短 FMC 至开通梗死相关动脉时间的有效手段。条件允许的情况下尽可能在 FMC 后 10min 内完成首份心电图记录，并提前电话通知或经远程无线系统将心电图传输到相关医院。确诊后迅速分诊，优先将发病 12h 内的 STEMI 患者送至可行直接 PCI 的医院（特别是 FMC 后 90min 内能实施直接 PCI 者），并尽可能绕过急诊室和冠心病监护病房或普通心脏病房直接将患者送入导管室行直接 PCI。应在公众中普及心肌再灌注治疗知识以减少签署手术知情同意书时的犹豫和延误。STEMI 的急救相关流程图见图 24-2。

2. 入院后一般处理

所有 STEMI 患者立即给予吸氧和心电、血压和血氧饱和度监测，及时发现和处理心律失常、血流动力学异常和低氧血症。合并左心衰竭（肺水肿）和（或）机械并发症的患者常伴严重低氧血症，需面罩加压给氧或气管插管并机械通气。

3. 再灌注治疗

再灌注治疗包括静脉溶栓治疗、介入治疗和冠状动脉搭桥术 3 个方面。

（1）溶栓治疗：对有适应证的 STEMI 患者，静脉内溶栓仍是较好的选择。

适应证：①发病 12h 以内，预期 FMC 至 PCI 时间延迟＞120min，无溶栓禁忌证。②发病 12～24h 仍有进行性缺血性胸痛和至少 2 个胸前导联或肢体导联 ST 段抬高＞0.1mV，或血液动力学不稳定的患者，若无直接 PCI 条件，溶栓治疗是合理的。③计划进行直接 PCI 前不推荐溶栓治疗。④ST 段压低的患者（除正后壁心肌梗死或合并 aVR 导联 ST 段抬高）不应采取溶栓治疗。⑤STEMI 发病超过 12h，症状已缓解或消失的患者不应给予溶栓治疗。

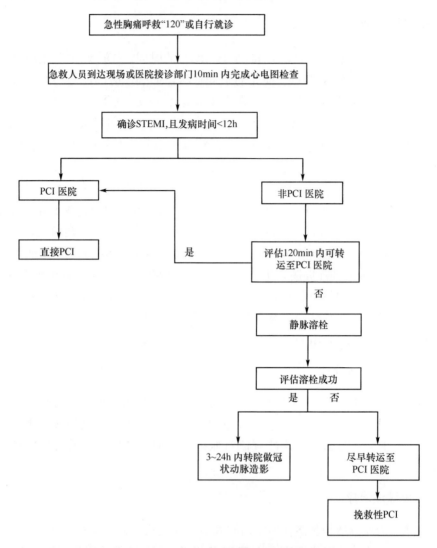

图 24-2 急性心肌梗死的救治流程图

绝对禁忌证包括：①有出血素质、活动性出血或出血性疾病的患者。②近两个月内有颅、脊部手术及外伤患者。③颅内动脉瘤、动静脉畸形、颅内肿瘤及可疑蛛网膜下腔出血者。④手术、创伤、分娩后 10 天以内的患者。⑤活动性溃疡病、结核病患者。⑥严重高血压患者＞200/120mmHg 患者及对药物过敏者。

相对禁忌证有：①年龄＞75 岁，且病情危重的患者。②近 6 周内有手术、外伤、分娩、组织器官活检者。③近 3 个月内有急性心肌梗死者、细菌性心内膜炎、心包炎、严重心力衰竭者。④近 6 个月有脑梗死，消化道、泌尿道有出血者。⑤孕妇、严重肝肾功能不全者。⑥败血症、出血性视网膜炎。⑦应用抗凝治疗患者。⑧血压＞180/100mmHg而难以下降者。⑨近期进行心肺复苏者。

（2）介入治疗：开展急诊介入的心导管室应每年PCI量≥100例，主要操作者具备介入治疗资质且每年独立完成PCI≥50例。开展急诊直接PCI的医院应全天候应诊，并争取STEMI患者首诊至直接PCI时间≤90 min。

1）直接PCI：根据以下情况作出直接PCI决策。

强适应证：①发病12 h内（包括正后壁心肌梗死）或伴有新出现左束支传导阻滞的患者。②伴心源性休克或心力衰竭时，即使发病超过12 h者。③常规支架置入。④一般患者优先选择经桡动脉入路，重症患者可考虑经股动脉入路。

可以考虑的适应证：①发病12~24 h内具有临床和（或）心电图进行性缺血证据。②除心源性休克或梗死相关动脉PCI后仍有持续性缺血外，应仅对梗死相关动脉病变行直接PCI。③冠状动脉内血栓负荷大时建议应用导管血栓抽吸。④直接PCI时首选药物洗脱支架（DES）。

禁忌证：①无流液动力学障碍患者，不应对非梗死相关血管进行急诊PCI。②发病超过24h、无心肌缺血、血流动力学和心电稳定的患者不宜行直接PCI。③不推荐常规使用主动脉内气囊反搏泵（intra-aortic balloon pump，IABP）。④不主张常规使用血管远端保护装置。

2）溶栓后PCI、转运PCI、未接受早期再灌注治疗STEMI患者的直接PCI（症状发病＞24 h）、STEMI直接PCI时无复流的防治见相关专科书（略）。

（3）CABG：当STEMI患者出现持续或反复缺血、心源性休克、严重心力衰竭，而冠状动脉解剖特点不适合行PCI或出现心肌梗死机械并发症需外科手术修复时可选择急诊CABG。

（4）抗栓治疗：STEMI的主要原因是冠状动脉内斑块破裂诱发血栓性阻塞。因此，抗栓治疗（包括抗血小板和抗凝）十分必要。

1）抗血小板治疗：包括阿司匹林、$P2Y_{12}$受体抑制剂及血小板糖蛋白（GP）Ⅱb/Ⅲa受体拮抗剂。

2）抗凝治疗：直接PCI患者静脉推注普通肝素（70~100 U/kg），维持活化凝血时间（activated clotting time，ACT）250~300 s。联合使用GP Ⅱb/Ⅲa受体拮抗剂时，静脉推注普通肝素（50~70 U/kg），维持ACT 200~250 s；静脉溶栓患者应至少接受48 h抗凝治疗（最多8天或至血运重建）；溶栓后PCI患者可继续静脉应用普通肝素，根据活化凝血时间（ACT）结果及是否使用GP Ⅱb/Ⅲa受体拮抗剂调整剂量；发病12 h内未行再灌注治疗或发病＞12 h的患者须尽快给予抗凝治疗，磺达肝癸钠有利于降低死亡和再梗死发生率，而不增加出血并发症；预防血栓栓塞：CHA2DS2-VASc评分≥2的房颤患者、心脏机械瓣膜置换术后或静脉血栓栓塞患者应给予华法林治疗，但须注意出血。

4. 其他药物治疗

（1）β受体阻滞剂：无禁忌证的 STEMI 患者应在发病后 24 h 内常规口服 β 受体阻滞剂。建议口服美托洛尔，从低剂量开始，逐渐加量。若患者耐受良好，2～3 天后换用相应剂量的长效控释制剂。

（2）硝酸酯类：静脉滴注硝酸酯类药物用于缓解缺血性胸痛、控制高血压或减轻肺水肿。

（3）钙拮抗剂：不推荐 STEMI 患者使用短效二氢吡啶类钙拮抗剂。

（4）ACEI 和血管紧张素受体拮抗剂（ARB）：ACEI 主要通过影响心肌重构、减轻心室过度扩张而减少慢性心力衰竭的发生，降低死亡率。不能耐受 ACEI 者用 ARB 替代。

（5）醛固酮受体拮抗剂：通常在 ACEI 治疗的基础上使用。

（6）他汀类调脂药物：所有无禁忌证的 STEMI 患者入院后应尽早开始他汀类调脂药物治疗，且无需考虑胆固醇水平。

STEMI 患者长期治疗的措施归纳见图 24-3。

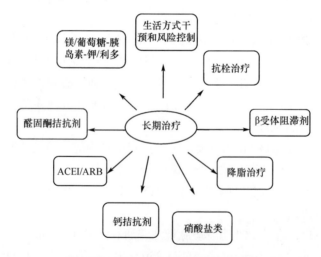

图 24-3　STEMI 患者的长期治疗措施

（匡泽民　王佳洁）

第二十五章　心律失常的处理和心功能保护

高血压导致心肌肥厚和心脏疾病的病理生理基础是心肌纤维化和（或）心肌缺血。其临床特点是心脏逐渐扩大导致心脏瓣膜结构和功能改变，同时还可能发生心律失常和心力衰竭，称之为"高血压心脏改变"。心力衰竭的处理与其他类型心脏疾病导致的心衰类似。患有病态窦房结综合征和房室传导阻滞而有阿-斯综合征发作者，宜及早安置永久性人工心脏起搏器。发生严重室性心律失常者，除药物治疗外，还可考虑用埋藏式自动复律除颤器治疗。终末期缺血性心肌病患者是心脏移植的主要适应证之一。

一、高血压导致心律失常的诊治

当高血压患者出现心脏结构异常、功能障碍和心肌缺血时，往往产生心肌代谢障碍和心肌细胞膜电位异常，心脏会出现各种异位节律和传导障碍，导致高血压性心律失常。特别是顽固性高血压、波动大的高血压、清晨高血压与夜间高血压，伴或不伴冠状动脉粥样硬化性心脏病或冠状动脉粥样硬化的患者容易诱发心律失常。高血压心律失常的主要类型为室性期前收缩、房性期前收缩、房颤、室性心动过速、房性心动过速及室内传导阻滞等，多伴有左心室肥厚，其发生率为22%～66%，高血压导致的心律失常患者大多数起病缓慢、渐进，一般缺乏特征性的临床表现。常见症状有心悸、胸闷、头晕等，呈轻度持续性，不一定与血压水平相关，多取决于心律失常对患者造成的影响，可受到多种因素的影响。高血压心律失常的诊断主要包括两个方面：心律失常的检测和确立心律失常与高血压之间的关系。常见高血压导致的心律失常有心房颤动、室性心律失常和窦性停搏。

（一）心房颤动

心房颤动（atrial fibrillation，AF）简称房颤，是一种常见的心律失常，是指规则有序的心房电活动丧失，代之以快速无序的颤动波，是严重的心房电活动紊乱。房颤是最常见的心律失常之一，是引起缺血性脑卒中和心力衰竭的主要原因，也是人们关注的重点。据流行病学调查，我国有近800万房颤患者。房颤时心房跳动快、不规律，血液容易在心房内淤滞而形成血栓，血栓脱落可导致脑卒中。与正常人相比，房颤患者的脑卒中危险增加5倍，且房颤导致的脑卒中病情更重，50%以上的患者致残甚至死亡。

高血压与房颤的关系：①高血压是引起房颤的最常见原因和危险因素。②房颤与高血压共存，可显著增加脑卒中危险，房颤患者发生脑卒中的危险是无房颤者的3～5倍。③控制血压有利于预防房颤的发生。④预防和控制血压、预防脑卒中的同时，还应关注心率健康。

房颤管理策略包括以下3点：①预防血栓事件（如脑卒中、动脉栓塞等）。②控制过快的心室率。③恢复至正常节律（最理想的选择）。

1. 对于阵发性房颤患者的管理

若房颤为偶发，如每年发作1～2次或每隔1年以上才发作1次，通常此类患者发作房颤时心跳较快（可>120次/分），心慌、乏力等不适症状明显，建议发作时尽快就诊于附近医院急诊做心电图，若诊断明确，尽快通过静脉用药（胺碘酮、普罗帕酮、伊布利特等）或电复律的方法将房颤转成正常心跳，无须长期口服抗心律失常药物。若房颤发作频繁，如每年发作数次，甚至每月即可发作多次，此类患者虽可自行恢复正常心跳，但反复发作不仅影响生活质量，且有脑中风的风险。建议其积极控制房颤发作，有2种措施，其一为应用抗心律失常药物，但长期口服药物可能会出现一些不良反应（如甲功异常、肺纤维化等），其二为导管消融术，阵发房颤经导管消融治疗的成功率较高（可高达80%以上），对于有药物不良反应或口服药物效果不好的患者更应考虑手术干预。对于CHA2DS2-VaSc≥2分应用抗心律失常药物者须口服抗凝药物（华法林、达比加群、利伐沙班、阿哌沙班等）以预防脑卒中的发生，行导管消融术的患者术后3月内亦须口服抗凝药物。

2. 对于持续性房颤患者的管理

未积极干预的阵发房颤易进展成持续性。此类患者口服抗心律失常药物并非长久之计，建议其行导管消融治疗。值得一提的是，导管消融成功率与房颤持续时间密切相关，房颤持续时间越长，消融成功率越低（50%～80%），因此，明确房颤持续时间、尽快干预尤为必要。此外，患者术后至少需抗凝治疗3～6个月，视病情需要酌情延长。

3. 对于长程持续性房颤患者的管理

此类患者口服抗心律失常药物通常不会恢复正常心跳，导管消融成功率（经多次消融后成功为30%～70%）亦低于前述持续性房颤患者。持续2年以上者消融后房颤复发率较高，不建议消融治疗。因此，对于长程持续性房颤患者的管理策略主要为长期预防脑卒中以及控制过快的心跳，前者尤为必要。此类患者的心跳通常不快，若房颤急性加重导致心跳过快时可临时应用降心率药物（如倍他乐克、地高辛、地尔硫䓬等）控制。

4. 对于永久性房颤患者的管理

此类患者无论通过药物、电复律还是导管消融的方法均无法恢复正常心跳，首要管理策略为预防脑卒中。对于长程持续性以及永久性房颤患者而言，预防脑卒中可通过抗凝药物及左心耳封堵术两种方法。左心耳封堵术主要适用于高龄、口服抗凝药物有相对或绝对禁忌证（如出血、过敏）的患者，对于反复发作脑卒中同时口服抗凝药物有出血倾向的患者尤为适用。

（二）室性心律失常

室性心律失常包括室性早搏（PVC）、室性心动过速（VT）、心室扑动与颤动。目前室性心律失常治疗措施主要包括抗心律失常药物、导管消融、植入式心律转复除颤器（ICD）。重视不同类型β受体阻滞剂的选择。Ruwald等分析多中心自动除颤器植入试验伴心脏再同步治疗（MADIT-CRT）研究中不同种类β受体阻滞剂对患者心力衰竭住院率、死亡率及室性心律失常发生率的影响。结果显示美国纽约心脏病学会（NYHA）心功能分级Ⅰ和Ⅱ级伴有宽QRS心衰患者，较美托洛尔，卡维地洛能进一步降低30%心衰住院率和死亡率。卡维地洛似有减少室性心律失常发生的趋势。HELP-VT研究比较非缺血性心肌病和缺血性心肌病VT消融效果，结果发现两组手术成功率相似（66.7%比77.4%），但长期随访中，非缺血性心肌病VT复发率较高，消融后VT不能被诱发与患者的预后相关。对于反复常规导管消融失败的VT患者，Sapp等使用一种顶端带可伸缩灌注针头的消融电极，以消融心肌深部组织致心律失常病灶，8例患者中4例VT消失，3例症状改善，提示此消融电极可用于常规方法VT消融失败的患者。

（三）窦性停搏

窦性停搏或窦性静止是指窦房结不能产生冲动。心电图表现为在正常PP间期显著长的间期内无P波发生，或P波与QRS波均不出现，长的PP间期与基本的窦性PP间期无数倍关系。长时间的窦性停搏后，下位的潜在起搏点，如房室交界处或心室，可发出单个逸搏或逸搏性心律控制心室。过长时间的窦性停搏（>3s）且无逸搏发生时，患者可出现黑矇、短暂意识障碍或晕厥，严重者可发生阿斯综合征，甚至死亡。窦性停搏多见于窦房结变性与纤维化、急性下壁心肌梗死、脑血管意外等病变以及迷走神经张力增高或颈动脉窦过敏。此外，应用洋地黄类药物、乙酰胆碱等药物亦可引起窦性停搏。

二、高血压导致心力衰竭的诊治

心力衰竭是心血管疾病的终末阶段，近年来心力衰竭患病率逐年增高。普通人群中患病率为1.5%～2.0%，65岁以上可达6%～10%。我国心力衰竭患病率为0.9%，病因中冠心病由1980年的36.8%上升至2000年的45.6%，居各种病因之首。急性心肌梗死后有20%～50%的患者会发展为心力衰竭，特别是前壁心肌梗死患者。急性心肌梗死后由于心肌坏死和随后的瘢痕化，导致左心室重构，引起左心室扩大和左心室收缩功能下降。心力衰竭（简称心衰）作为多种心血管疾病的最终转归，是目前唯一一种患病率、发病率和死亡率均逐年增长的心血管疾病。我国的流行病学统计显示：心衰正成为21世纪我国重要公共卫生问题，在过去的40年内，由于心衰导致的死亡人数增加了6倍。我国成年人心衰的患病率为0.9%。据我国50多家医院住院病历调查显示，心衰住院率虽然只占同期心血管疾病总住院病例的20%，但其死亡率却占40%，NYHA心功能Ⅳ级的心衰患者，1年存活率仅为50%。慢性心衰（CHF）恶化是导致心衰住院的最常见原因，占所有心衰住院人数的70%。而纳入29个临床研究的系统评价显示：通过对CHF患者系统管理，病死率、住院率和全因住院率等均下降（25%、26%和19%）。

高血压是心力衰竭最主要的病因之一。弗莱明翰研究显示，高血压所致心力衰竭占75%，是血压正常者的6倍。心力衰竭发生后，5年死亡率超过50%。美国和其他发达国家研究结果显示：积极控制高血压可使高血压心力衰竭的发生率下降55%，同时降低死亡率。因此，积极治疗高血压，控制整个人群的血压水平，对减少高血压心力衰竭的发生、发展有着重要的临床意义。尽管现在减轻或逆转左心室重构的治疗，包括血管紧张素转换酶抑制剂/血管紧张素受体阻滞剂、β受体阻滞剂、醛固酮受体拮抗剂以及心脏同步化治疗等极大地改善了心力衰竭患者的预后，但是针对心力衰竭特别是晚期心力衰竭的治疗仍然不令人满意。

（一）临床表现与诊断依据

高血压引起的心脏舒张功能减退往往先于收缩功能减退。高血压早期，即使没有任何并发症，也可出现舒张功能障碍。

1. 舒张性心力衰竭（DHF）

舒张性心力衰竭是由于心室舒张功能障碍或心室肌顺应性减退及充盈障碍所导致，单纯的舒张性心力衰竭可见于冠心病和高血压心脏病心功能不全早期，收缩期射血功能尚未明显降低，但因舒张功能障碍而至左心室充盈压增高，肺循环淤血。心室充盈过度或心肌肥厚僵硬，使左心室舒张期的充盈受限而使心搏量减少，左心室舒张末期压力升高，引起左心房及肺静脉压力升高和左心房增大，出现肺循环淤血，最终体循环淤血，引起体液潴留、呼吸困难和运动耐力下降。舒张性心力衰竭可与收缩功能障碍同时出现，也可单独存在。

高血压引起舒张性心功能不全，根据临床特征和左心室功能，可分为4个阶段：①无症状但有左心室舒张充盈受限。②平静时无症状，运动时有左心室充盈压增加和肺淤血的临床表现，但收缩功能正常称舒张性心功能不全。③平静时有症状，左心室充盈不足导致心搏出量下降即舒张性心衰。此时，尽管舒张末期容积仍在正常范围内，舒张末期容量的极小增加即可引起左心室舒张末压的急剧升高。即为左心室射血分数正常心衰（heart failure and normal ejection fraction，HF-NEF）或左心室收缩功能尚存心衰（heart failure with preserved systolic function，HF-PSF）。④逐渐发展为收缩性心功能不全和舒张性心功能不全并存，呈心力衰竭的典型临床表现。

目前临床上尚缺乏舒张性心力衰竭评价的标准指标，而超声心动图简便、易行、价廉、无创，已广泛用于临床。常用于评价左心室舒张功能的指标有8个。①超声心动图及多普勒超声：左心室收缩功能正常（左心室射血分数>0.45），舒张功能不全；二尖瓣血流，E/A，等容舒张期（IVRT）和E峰减速时间（DT）；肺静脉血流，肺静脉内心房逆向血流A；二尖瓣环组织多普勒，舒张期心肌运动速度E′和A′（E′/A′）。②心电图可能有左心室肥厚、心肌缺血、心肌梗死或房颤心律。③血浆BNP和氨基末端B型利钠肽原（NT-proBNP）正常值：血浆BNP<100ng/L，血浆NT-proBNP<300ng/L。④胸片可见肺淤血、肺水肿。心脏大小正常或略扩大。⑤心导管依然是诊断舒张功能不全最有价值的方法，但在临床实践中多采用超声和多普勒的无创方法。

舒张期心力衰竭的诊断需满足以下几个条件：①心力衰竭症状和体征。②正常或接近正常的左心室收缩功能。③具有左心室舒张功能不全的证据。左心室收缩功能正常或接近正常：LVEF>0.45，左心室舒张末期容积指数（LVEDVI）<97ml/m^2。左心室舒张功能不全的证据：有创性左心室舒张末压（LVEDP）>16mmHg或肺毛细血管楔压（PCWP）>12mmHg或无创性DTI：E/E′>15。当15>E/E′>8时，需要另一个无创性左心室舒张功能不全的诊断证据，如DT、二尖瓣或肺静脉血流频谱、左心室质量指数等。

《美国心脏协会/美国心脏病协会（AHA/ACC）2005年慢性心力衰竭指南》建议DHF的诊断标准为有典型心力衰竭症状和体征，同时超声心动图显示患者左心室射血分数正常并且没有瓣膜疾病（如主动脉狭窄或二尖瓣反流）。欧洲心脏学会（ESC）2005年建议舒张性心功能不全需同时满足以下3个必要条件：充血性心力衰竭症状和体征，左心室收缩功能正常或仅有轻度异常以及左心室松弛、充盈、舒张期扩张能力异常或舒张期僵硬的证据。《中国舒张性心力衰竭诊断标准》(2007指南) 建议：有典型心力衰竭的症状和体征，LVEF 正常（>0.45），左心腔大小正常，超声心动图有左心室舒张功能异常的证据以及超声心动图检查无瓣膜病、心包疾病及肥厚或限制型心肌病。

2. 收缩性心力衰竭

高血压一旦出现典型的心力衰竭症状和体征诊断并不困难。高血压心力衰竭由于肺静脉压升高，肺循环淤血，早期可出现运动耐量降低，平时疲乏无力，一般体力活动即感到疲劳，四肢酸软无力，休息后可缓解，活动能力受限，晚期在安静状态下即可出现临床症状。其临床症状为典型肺瘀血症状，与二尖瓣狭窄相似，严重者出现咳嗽、心悸、气喘以及劳力性呼吸困难和夜间阵发性呼吸困难。

收缩性心力衰竭临床特点：心室腔扩大、心室收缩末容积增大、心室射血分数降低等。根据心衰发生发展的过程，从心衰的高发危险人群进展成器质性心脏病，出现心衰症状直至难治性终末期心衰，可分成 A、B、C、D4 个阶段：①阶段 A 为"前心衰阶段"，包括心衰的高发危险人群，但目前尚无心脏的结构或功能异常，也无心衰的症状和（或）体征。②阶段 B 属"前临床心衰阶段"。患者从无心衰的症状和（或）体征，但已发展成结构性心脏病，这一阶段相当于无症状性心衰，或 NYHA 心功能 I 级。③阶段 C 为"临床心衰阶段"。患者已有基础的结构性心脏病，以往或目前有心衰的症状和（或）体征；或目前虽无心衰的症状和（或）体征，但以往曾因此治疗过。这一阶段包括 NYHA II、III级和部分IV级心功能患者。④阶段 D 为"难治性终末期心衰阶段"。患者有进行性结构性心脏病，虽经积极的内科治疗，休息时仍有症状，且需要特殊干预（例如：因心衰需反复住院且不能安全出院、需长期在家静脉用药、等待心脏移植、应用心脏机械辅助装置者，也包括部分 NYHA IV级）的患者。

3. 急性心力衰竭

高血压患者因血压急剧增高引起高血压危象时，临床出现急性左心衰竭并肺水肿，属于高血压急症。患者出现劳力性气促、夜间阵发性呼吸困难、端坐呼吸、咳嗽、咳粉红色泡沫样痰，还可出现头晕或意识障碍等脑缺氧症状。急性左心衰竭时有肺水肿表现，体格检查双肺可闻干湿性啰音，心率快、心尖部舒张期奔马律。胸部 X 线可见肺水肿，还可有胸腔积液。

2015 年，我国多中心、前瞻性中国心衰注册登记研究（CHINAHF）初步结果显示，54.6%的心力衰竭患者合并高血压，5%的心力衰竭患者是因为高血压为主要诱因。2015 年 5 月，欧洲心脏病学会（ESC）心力衰竭委员会、欧洲急诊学会等联合发布了《急性心力衰竭入院前及院内早期管理的建议》。首先指出大部分急性心衰为慢性心力衰竭急性失代偿,多表现为伴随血压显著增高的突发呼吸困难。"及时治疗"的理念在急性心力衰竭中非常重要,建议强调所有怀疑急性心力衰竭患者必须尽早接受合理的治疗,院前的处理是急性心力衰竭处理中关键的组成部分。进入 ICU 的标准包括:呼吸频率>25 次/分、SaO_2<90%、存在辅助肌呼吸现象。转入 ICU 的标准包括:需气管插管或已插管,或低灌注征象(包括少尿、四肢厥冷、精神状态异常、乳酸>2 mmol/L、代谢性酸中毒及 SvO_2<65%)。

(二)高血压性心力衰竭的治疗

1. 左心室舒张功能不全的治疗

左心室舒张功能不全的一级预防包括积极控制血压;治疗血脂异常、冠心病和糖尿病;治疗性生活方式如戒烟、饮食控制、限制酒精摄入、减重及运动。

常见治疗心力衰竭的药物有。

(1)β 受体阻滞剂:治疗 DHF 时控制心率的重要性在于保证比较长的舒张充盈期,改善左心室充盈。β 受体阻滞剂减慢心率非常有效,然而无直接的心肌松弛功能;β 受体阻滞剂除减慢心率外,还能降低血压,减轻心肌缺血,促进逆转左心室肥厚,拮抗心力衰竭时过度的交感神经肾上腺素能激活,β 受体阻滞剂对 DHF 患者能发挥独立改善存活的作用。β 受体阻滞剂以上的作用机制可用于治疗 DHF,尤其同时存在高血压、冠心病或房颤时。

(2)肾素-血管紧张素转化酶抑制剂(ACEI)和血管紧张素 II 受体拮抗剂(ARB):减轻心脏前后负荷以达到最佳血流动力学状态,ACEI、ARB 有直接心肌松弛作用和改善心肌顺应性的作用。通过抑制产生血管紧张素 II 及阻断其受体,减少间质胶原沉积和纤维化,它们最佳化血流动力学的间接作用包括改善左心室充盈和降低血压,并能改善运动耐力和生活质量。

(3)利尿剂:对降低心脏前负荷维持最佳血容量是有效的,能减轻呼吸困难,预防左心室舒张功能不全患者急性左心衰竭的发生。利尿剂也有降压,逆转左心室肥厚和减轻左室僵硬作用。但有些 DHF 患者对前负荷减轻比较敏感,可发生低血压或严重肾前性氮质血症,利尿剂治疗时需避免过度利尿。静脉注射利尿剂仅用于减轻急性心力衰竭症状。

(4)醛固酮受体拮抗剂:醛固酮促进心肌纤维化,致使舒张功能不全。醛固酮受体拮抗剂螺内酯在收缩期心力衰竭的大规模临床试验结果表明降低心力衰竭病死率,但是在舒张功能不全的治疗中是否会有特异作用尚不清楚。

(5)钙拮抗剂(CCB):CCB 通过直接减少心肌细胞质钙浓度而使心肌松弛,

并通过降低血压，减轻、缓解和预防心肌缺血的作用，并促进左心室肥厚的逆转。非二氢吡啶类 CCB 如地尔硫䓬和维拉帕米还可减慢心率，有利于左心室舒张功能改善，但是它们不能用于心动过缓和房室传导阻滞的患者，由于 CCB 的负性肌力作用，不宜用于左心室收缩功能不全的患者，以免引起心力衰竭或加重心力衰竭。当 β 受体阻滞剂有禁忌或无效时，它们可替代 β 受体阻滞剂用于控制心率和心绞痛。

（6）血管扩张剂（硝酸酯类，肼屈嗪）：扩张血管、降低心脏前负荷及其抗缺血作用，可能对 DHF 有用，尤其在不能应用 ACEI 时。然而，一项血管扩张剂心力衰竭试验显示血管扩张剂未能改善舒张期心力衰竭患者的存活。由于血管扩张剂降低前负荷可能使心排血量减少，加重病情，因此使用血管扩张剂应谨慎。血管扩张剂对左心室肥厚没有逆转作用。

（7）正性肌力药：地高辛对 DHF 的确切治疗作用不清，对合并左心室肥厚和肥厚型心肌病老年患者可能有害。因此，地高辛只适用于舒张期心力衰竭伴房颤的患者。

2. 收缩性心力衰竭的治疗

收缩期心力衰竭患者的一级预防同舒张期心力衰竭。治疗收缩期心力衰竭常用的药物有以下几种：

（1）ACEI：肾素血管紧张素系统在心力衰竭的发展中扮演了重要角色。ACEI 通过抑制血管紧张素转换酶阻止了血管紧张素 I 向血管紧张素 II 的转化，增强了激肽的扩血管作用，增加了激肽介导的前列腺素合成，同时抑制了醛固酮和炎症因子。从而降低左右心脏充盈压，提高心排血量且不伴反射性心动过速以及抑制心肌肥厚和纤维化。《美国成人心力衰竭诊断与治疗指南（2009 年修订版）》明确指出：对于所有因左心室收缩功能障碍伴左心室射血分数降低的心力衰竭患者，都应当应用 ACEI，除非有禁忌证或不能耐受这类药物治疗。ACEI 疗效在数周或数月后出现，即使症状未见改善，仍可降低疾病进展的危险性。不良反应可能早期就发生，但不妨碍长期应用。ACEI 需无限期终生应用。ACEI 一般与利尿剂合用，如无液体潴留亦可单独应用。ACEI 也可与 β 受体阻滞剂和（或）地高辛合用。尽管多数提高心力衰竭患者存活率的证据来自于应用依那普利的经验，但现在有资料提示，现有的 ACEI 在改善心衰症状和存活率方面没有什么不同。但在选择 ACEI 时还是建议优选临床试验中已经显示能够降低心力衰竭或心肌梗死后人群发病率和死亡率的 ACEI，如卡托普利、依那普利、赖诺普利和雷米普利。需要强调的是，目前尚无资料证明小剂量 ACEI 可获得同样疗效。医生应当使用临床试验中证明能够减少心血管事件的 ACEI 剂量，如不能使用或不能耐受这些靶剂量则应当采用患者可以接受的最大耐受剂量。但起始治疗必须从小剂量开始,如能耐受则每隔3~7天剂量加倍,一直增加到最大耐受量,可长期维持应用。是《美国成人心力衰竭诊断与治疗指南(2009年修订版)》中提出的心力衰竭伴射血分数降低患者治疗常用的ACEI剂量见表25-1。

表25-1 心力衰竭伴射血分数降低患者治疗常用的ACEI类药物

药物	起始每日剂量	推荐最大每日剂量
卡托普利	6.25mg,3次/日	50mg,3次/日
依那普利	2.5mg,2次/日	10~2mg,2次/日
福辛普利	5~10mg,1次/日	40mg,1次/日
赖诺普利	2.5~5mg,1/日	20~40mg,1次/日
培哚普利	2mg,1次/日	8~16mg,1次/日
喹那普利	5mg,2次/日	20mg,2次/日
雷米普利	1.25~2.5mg,1次/日	10mg,1次/日
群多普利	1mg,1次/日	4mg,1次/日

ACEI的禁忌证包括:血管神经性水肿,无尿性肾衰竭,妊娠妇女,双侧肾动脉狭窄,显著的低血压(收缩压<80mmHg),血钾增高(>5.5mml/L)。

(2) ARB:在血管紧张素Ⅱ受体水平拮抗其作用。临床试验显示与ACEI相比,ARB具有相似的血管活性和神经体液作用,而耐受性更佳,但是在治疗心力衰竭上并不优于ACEI。《美国成人心力衰竭诊断与治疗指南(2009年修订版)》指出ACEI仍然是慢性心力衰竭肾素血管紧张素抑制剂的首选药物,但目前认为ARB可以是一种合理的替代药物。既往右心力衰竭表现和左心室摄血分数降低并且对ACEI不能耐受的患者,建议应用ARB。ARB的禁忌证同ACEI,治疗时也应监测血压、肾功能和电解质,使用时应从小剂量开始逐步加量。

(3) 醛固酮拮抗剂:醛固酮是维持机体水和电解质内环境稳定的重要物质。醛固酮可引起水钠潴留,增加容量负荷,升高血压,使心功能进一步恶化;同时醛固酮还可致内皮功能障碍,使内皮NO生物活性降低,促使血管平滑肌收缩血管及血管壁和心肌间质纤维化,它们是心力衰竭发病机制中的重要环节。在重症心力衰竭患者中,可引起继发性醛固酮增多,且在应用ACEI治疗慢性心力衰竭可出现醛固酮逃逸现象。醛固酮拮抗剂通过结合并拮抗盐皮质激素受体阻断上述不良作用,治疗心力衰竭RALES研究和EPHESUS研究均证实醛固酮拮抗螺内酯和依普利酮可减少中重度收缩性心力衰竭患者的死亡率、心衰住院率及猝死率。《美国成人心力衰竭诊断与治疗指南(2009年修订版)》指出中重度心力衰竭和左心室射血分数降低,并且经仔细监测证明肾功能正常,血钾浓度正常的患者,应当给予醛固酮拮抗剂（男性肌酐≤2.5mg/L，女性≤2.0mg/L，钾应<5.0mmol/L）。值得注意的是，在不方便监测高血钾或肾功能异常的情况下，使用醛固酮拮抗剂的危险超过获益。建议螺内酯的起始剂量为12.5mg，依普利酮的起始剂量为25mg，然后螺内酯的剂量可增加到25mg，依普利酮的剂量可以增加到50mg，需密切观察血钾，开始治疗后1周内应每天检查1次血钾和肾功能，前3个月至少每月检查1次。

（4）β受体阻滞剂：心力衰竭患者交感神经活动性增强，儿茶酚胺活性增加，导致小血管收缩，心率加快，促使心肌肥厚，心肌细胞凋亡增加。β受体阻滞剂可以降低交感神经活性，抑制$β_1$受体激活，它的持续激活十分有害，可导致心肌细胞死亡，"致死"基因表达以及肾素血管紧张素系统的进一步激活。长期使用β受体阻滞剂可以减轻心力衰竭症状，改善患者临床状态，降低死亡的危险以及住院和死亡的联合危险。《美国成人心力衰竭诊断与治疗指南（2009年修订版）》指出：所有左心室射血分数减低的病情稳定的患者建议应用3种证明能够降低死亡率的β受体阻滞剂中的一种（比索洛尔、卡维地洛或缓释型美托洛尔），除非有禁忌证。所谓病情稳定指没有液体过多或容量不足的表现，并且不需要近期静脉内使用正性肌力药物。β受体阻滞剂需从小剂量开始，逐渐递增至靶剂量或最大耐受剂量。在递增阶段要密切观察心率、血压，并保持治疗期间体重恒定。《美国成人心力衰竭诊断与治疗指南（2009年修订版）》指出的心力衰竭伴射血分数降低患者治疗常用的β受体阻滞剂剂量见表25-2。

表25-2 心力衰竭伴射血分数降低患者常用的β受体阻滞剂

药物	起始每日剂量	最大每日剂量
比索洛尔	1.25mg，1次/日	10mg，1次/日
卡维地洛	3.125mg，2次/日	25mg，2次/日
琥珀酸美托洛尔缓释片	12.5～25mg，1次/日	200mg，1次/日

β受体阻滞剂禁忌证为症状性低血压，严重心动过缓，Ⅱ度及以上房室传导阻滞以及支气管痉挛等。在应用β受体阻滞剂期间应注意是否存在心衰恶化。

（5）利尿剂：通过抑制肾小管特定部位钠或氯的重吸收而抑制心力衰竭时的钠潴留，降低前负荷，减轻体肺循环淤血，改善心功能。各类利尿剂增加尿量和钠排泄的药物学特征不同。襻利尿剂增加尿钠排泄可达钠滤过负荷的20%～25%，且能加强自由水的清除，除肾功能严重受损（肌酐清除率<5ml/min）外，一般均能保持其利尿效果。噻嗪类利尿剂增加钠排泄的分数仅为滤过钠负荷的5%～10%，自由水的排泄较少，当肾功能中度损害（肌酐清除率<30ml/min）时就丧

失其利尿效果。因此袢利尿剂可以优选应用于多数心力衰竭患者,噻嗪类利尿剂优选应用于肾功能正常的高血压性心力衰竭合并轻度液体潴留者。利尿剂在心力衰竭治疗中的作用,对照试验已证明利尿剂可增加心力衰竭患者尿钠排泄和减轻液体潴留。中期研究表明,利尿剂可改善心力衰竭患者心脏功能、症状和运动耐量。目前还没有关于心力衰竭发病率和死亡率的影响。《美国成人心力衰竭诊断与治疗指南(2009年修订版)》建议应给所有有液体潴留表现的患者或大多数有液体潴留病史的患者应用利尿剂。需要注意的是,利尿剂一般应当与ACEI和β受体阻滞剂联合应用。应用利尿剂后心力衰竭症状得到控制,临床状态稳定,亦不能将利尿剂作为单一治疗。通常从小剂量开始(呋塞米每日20mg,氢氯噻嗪每日25mg),并逐渐增加至尿量增加,体重每日减轻0.5~1kg。当水钠潴留得到控制(肺部啰音消失,水肿消退,体重稳定),即小剂量维持,但需根据病情调整剂量,并应适当限制钠的摄入量(3~4g/d)。利尿剂的不良反应为电解质紊乱、神经内分泌激活、低血压、氮质血症等。

(6)钙拮抗剂:由于缺乏钙拮抗剂治疗心力衰竭的证据,该类药物不宜用于心力衰竭治疗。在现有供临床应用的钙拮抗剂中,只有氨氯地平和非洛地平有临床试验显示长期服用药物的安全性,且氨氯地平对生存率无不利影响。

(7)洋地黄类:洋地黄是传统的正性肌力药物,主要通过抑制细胞膜上Na^+-K^+-ATP酶提高细胞内Na^+和Ca^{2+}浓度而起作用。它还可抑制传入神经的Na^+-K^+-Ca^{2+}-ATP酶,提高心脏压力感受器的敏感性,使中枢神经系统下达的交感神经兴奋性下降,此外,肾脏Na^+-K^+-ATP酶受抑制,可减少肾小管对钠的重吸收,增加钠向远曲小管的转移,使肾脏分泌肾素减少。洋地黄可应用于收缩功能障碍的心力衰竭患者,并应与利尿剂、ACEI及β受体阻滞剂联合应用。洋地黄没有明显的降低心力衰竭患者死亡率的作用,因而不主张早期应用。临床上不推荐应用于NYHN I级的患者。对于使用洋地黄制剂者应用时要监测药物的浓度。

(8)非洋地黄类正性肌力药:包括β肾上腺素能激动剂(多巴酚丁胺,多巴胺);磷酸二酯酶抑制剂(氨力农,米力农)。这两种药物通过提高细胞内CAMP水平增强心肌收缩力,并扩张外周血管,短期应用能改善血流动力学。慢性心力衰竭患者病情急剧恶化,对利尿剂、地高辛血管扩张剂联合治疗无效时可短期应用,以便稳定病情,争取下一步治疗机会。

(9)血管扩张剂(肼苯达嗪和硝酸异山梨酯类):分别是动脉和静脉血管扩张剂,可同时降低心脏前后负荷。肼苯哒嗪有抗氧化作用,硝酸异山梨醇酯可抑制心肌重构。肼苯哒嗪和硝酸异山梨醇酯联合治疗不推荐用于未曾接受ACEI治疗的患者,也不建议作为可耐受ACEI患者的替代治疗。

（三）急性心力衰竭的治疗

高血压所致的急性心衰患者，病情较轻的可在 24～48h 内逐渐降压；病情重且伴肺水肿者应在 1h 内将平均动脉压较基线水平降低≤25%，2～6h 降至 160/（100～110）mmHg，24～48h 内使血压降至正常。迅速降低血压可减轻衰竭心肌的工作负荷，改善心功能。需立即治疗，减轻前后负荷，力争 1h 内使平均压在 80 mmHg 左右。药物可选硝普钠，直接减轻心脏后负荷；硝酸甘油减轻心脏后负荷的作用稍小，但能增加急性心肌缺血患者的缺血区心肌血流。硝酸酯类优于硝普钠，因为后者可引起冠状动脉窃血综合征；乌拉地尔不影响心率和心肌耗氧量，因此如血压控制不满意，也可选用。急性心力衰竭治疗不推荐使用钙拮抗剂，地尔硫䓬、维拉帕米和二氢吡啶类均禁用。2015 年 5 月，欧洲心脏病学会（ESC）心力衰竭委员会、欧洲急诊学会等联合发布了《急性心力衰竭入院前及院内早期管理的建议》，急性心衰患者在入院前可以获益的措施包括：①尽早进行无创监测，在急救车上就进行，必须几分钟内完成。②给氧治疗：血氧饱和度＜90%时给予常规氧疗。③呼吸窘迫者：给予无创通气。④药物治疗：根据血压和（或）淤血程度决定应用血管扩张剂和（或）利尿剂。⑤尽快转运至最近的医疗机构。⑥一旦进入急诊科/CCU/ICU，立即开始体检、临床评估及治疗。

（匡泽民　王　瑛）

第二十六章 瓣膜病和大血管疾病的诊断与处理

近年来，主动脉疾病和心脏瓣膜疾病越来越多，并且严重影响人们的身体健康、甚至危及生命。而随着高血压患者的逐年增长和对高血压诊断与治疗的深入研究，人们发现大动脉和心脏瓣膜病变与高血压的关系越来越密切。县医院医生需要在临床工作中及时识别，并做出正确的处置。本规范主要介绍主动脉内膜血肿、主动脉瘤、主动脉瓣关闭不全、二尖瓣关闭不全的诊断与处理。

一、高血压与主动脉疾病

主动脉疾病是除冠状动脉疾病和外周血管疾病外的又一大动脉系统疾病，包括主动脉瘤、急性主动脉综合征（主动脉内膜血肿、壁内血肿、穿透性粥样硬化性主动脉溃疡）、主动脉创伤、假性动脉瘤、主动脉破裂、动脉粥样硬化和炎症性主动脉疾病、遗传性疾病如马凡综合征，以及先天性疾病包括主动脉缩窄。本规范主要介绍临床上常见的急性主动脉综合征中的主动脉内膜血肿以及主动脉瘤。

（一）主动脉内膜血肿

1. 定义与流行病学

主动脉夹层是指各种原因导致的主动脉内膜破裂，血液通过主动脉内膜裂口，进入主动脉壁并造成正常动脉壁的分离，形成真假腔的一种凶险疾病。

主动脉夹层是一种危险性极高的主动脉疾病，其自然经过十分凶险，死亡率极高。随着对该病认识的增多和深入以及诊断手段的发展和普及，在我国的发病率有逐年增高之势。全球疾病负担2010计划发现，从1990～2010年，主动脉瘤和主动脉夹层这两种主动脉疾病的全球死亡率从2.49/10万增加到2.78/10万，其中高龄患者和男性死亡率更高。有报道指出，在未及时治疗的患者中，24h内的死亡率可达25%，1周内的死亡率可达50%，1个月内的死亡率可达75%，1年内的死亡率高达90%。

2. 病因

造成主动脉夹层的病因很多，其中约半数由高血压引起，尤其是急进型和恶性高血压，或长期未控制及难以控制的顽固性高血压。其他病因还有遗传学血管病变（包括马凡综合征、主动脉瓣二叶畸形、Ehlers-Danlos 综合征、家族性主动脉夹层等）、血管炎性疾病（包括 Takayasu 动脉炎、白塞病、梅毒等）、医源性因素（如导管介入诊疗术、心脏瓣膜和大血管手术损伤）、外伤性、主动脉粥样硬化、妊娠等。

3. 病理及分型

主动脉壁组织可分为三层，分别是由内皮细胞覆盖的血管内膜组织，富含血管平滑肌、层状弹性纤维及胶原纤维的血管中膜以及由胶原、血管滋养血管、淋巴管组成的血管外膜。主动脉夹层的基本病理表现为动脉内膜撕裂与囊性中层坏死。

临床上将主动脉夹层根据起病缓急将其分为急性和慢性。发病 2 周以内的定诊为急性主动脉夹层，无明确发病史或急性发病 2 周以上的为慢性主动脉夹层。按解剖部位分型（也是目前最常用分型方法）是 De Bakey（1965）和 Stanford（1970）对主动脉夹层的分型。在 De Bakey 分型中，Ⅰ型为内膜撕裂位于升主动脉而剥离血肿扩展至主动脉弓、胸主动脉和降主动脉，甚至可达髂总动脉。Ⅱ型为内膜撕裂位于升主动脉，但剥离血肿仅限于升主动脉者，也包括少数破裂口在左弓下方而逆行剥离至升主动脉者。Ⅲ型为内膜撕裂位于主动脉峡部，左锁骨下动脉远侧者。Ⅲ型又可分为Ⅲa 和Ⅲb 型。Ⅲa 型为内膜剥离仅限于胸主动脉而至于膈上者；Ⅲb 型为内膜剥离越过膈肌而侵及腹主动脉者。

Stanford 分型主要依据手术需要，分为 A 型和 B 型。A 型波及升主动脉，包括 De Bakey 分型中的Ⅰ和Ⅱ型。B 型不累及升主动脉，限于内膜撕裂位于主动脉弓峡部而向胸降主动脉以下扩展剥离者（图 26-1）。

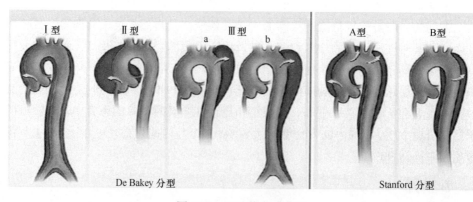

图 26-1 主动脉夹层分型

4. 临床表现

（1）症状

1）疼痛：病初最常见的症状为疼痛，大约占 96%。急性起病者为突发疼痛，性质为撕裂样、刀割样或针刺样，程度难以忍受，即使止痛剂亦不能完全缓解。疼痛部位根据剥离范围不同而不同，通常位于胸骨后、前胸、后背部、腹部，并可向下颌、颈部、肩膀、前臂、腰部、下肢放散。时间多呈持续性，或进行性加重，此时常为夹层在扩展中，而且是即将发生破裂的危险征象。

2）晕厥：夹层破裂，血液进入心包致心包填塞，引起低血压和晕厥。血肿压迫颈动脉，脑供血减少亦可引发晕厥。

3）累及各系统表现：①心血管系统。主动脉假腔的扩大，引起冠状动脉开口压缩和闭塞，夹层撕裂到冠状动脉系统。主动脉瓣反流、高血压或低血压、休克均可加重心肌缺血，产生心肌供血不足的症状。②呼吸系统。主动脉夹层壁内血肿可压迫气管、支气管而致呼吸困难。主动脉出血进入纵隔和胸膜腔导致大量的胸腔积液亦可引起呼吸困难。③消化系统。扩大的主动脉假腔压迫食道而致吞咽困难。累及胰腺可使血淀粉酶升高。肠系膜动脉受累可出现肠缺血、坏死。④泌尿系统。累及肾动脉，可由肾脏缺血导致少尿、无尿等肾衰竭表现。⑤神经系统。血肿压迫颈动脉会导致脑卒中。脊髓动脉阻塞导致脊髓缺血引起急性截瘫，患者有可能无疼痛感觉。锁骨下动脉、股动脉灌注异常导致的上肢或下肢缺血性神经病变。左侧喉返神经受压引起的声音嘶哑。

（2）体征

1）低血压或休克：通常出现在早期，或发生于心脏压塞、主动脉破裂、严重的主动脉反流后。假性低血压是因为夹层发生在肱动脉或者在头臂干动脉导致血压测量不准确。

2）脉搏减弱：双上肢的血压显著不同，脉搏亦可突然消失。脉搏减弱的患者易出现并发症，死亡率很高。

3）主动脉瓣反流：主动脉根部扩张引起主动脉瓣功能失调，可造成急性的主动脉瓣反流。查体可闻及柔和的舒张期杂音。

4）其他：当累及心包时，可有心包摩擦音、颈静脉怒张和奇脉等。出现胸腔积液时，呼吸音减低或消失。少见的有上腔静脉综合征、搏动性颈部肿块、Horner 综合征等。

5. 辅助检查

诊断主动脉夹层应考虑几个主要问题：是否存在主动脉夹层；剥离的性质；

内膜撕裂的部位以及剥离的近心端和主动脉瓣的情况如何；主动脉大血管分支的情况如何；向远侧端的部位和远侧端的情况；明确真腔与假腔。因此，其最后的全面诊断，基本要借助于下述影像学的诊断方法。

(1) 胸部 X 线：典型的表现有①纵隔包块与增宽。②主动脉增宽与外形改变。③主动脉结消失伴气管移位。④主动脉弓出现局部隆起。⑤升主动脉与降主动脉大小差异很大。⑥主动脉增宽后在增宽的影像内出现内膜外的钙化影。

然而，胸部 X 线在主动脉夹层中的诊断价值有限，特别是限于升主动脉。一个正常的主动脉轮廓不足以排除升主动脉瘤的存在。

(2) 超声波检查：二维超声上可见直接征象①受累主动脉节段常呈不同程度的增宽。②多个切面显示细长、活动的、线状回声为撕裂的主动脉内膜。③撕裂的主动脉内膜将主动脉分为真腔和假腔，收缩期真腔扩张、假腔受压。④假腔内可见云雾影和血栓形成。⑤内膜回声连续性中断处为破口所在。⑥钙化内膜中心移位或向主动脉腔中央靠拢。

多普勒超声可见：①真腔血流速度快，颜色鲜艳。②假腔中血流缓慢，颜色暗淡。③可见真腔与假腔间相交通的血流信号。

临床上常用的有彩色多普勒超声心动图、大血管超声，前者又包括经胸超声心动图（TTE）和经食道超声心动图（TEE）。TTE 对升主动脉、主动脉弓及其分支的探查较好，但对降主动脉及心脏后面的结构显示不清。TEE 对降主动脉和心脏后面的结构显示较好，但对主动脉弓及其分支显示不佳，并且为有创的检查手段，在实施中受到限制。大血管超声对降主动脉及其分支可获得良好的影像。但由于超声波检查受外界因素影响较大，如肥胖、慢性阻塞性肺疾病、机械通气、胸廓畸形、腹腔胀气、体位受限者不能获得清晰的图像，而且超声波检查受检查者的技术水平和经验影响较大。虽然超声波检查有不足之处，而且 TEE 开展不普遍，但 TTE 却为最普遍、最经济的检查手段，县医院医生可充分利用此种方法对怀疑主动脉夹层的患者进行初步评估。

(3) 计算机断层扫描（CT）检查：CT 诊断主动脉夹层的特征是真腔和假腔被撕裂的内膜分开。其他征象包括：血管血肿，表现为主动脉壁内的月牙形、呈高衰减信号影；主动脉内膜局部增厚钙化。

CT 在主动脉疾病的诊断、管理和危险分层中起着核心作用。此种方法具有快速、准确、无创的优点，并且随着螺旋 CT 血管造影和多层螺旋 CT 三维重建主动脉及其分支技术的不断改进，CT 检查在目前的临床上已成为主动脉夹层的主要诊断手段，被广泛应用。县医院医生要根据所在医院的情况及时完善此项检查，若不具备动脉 CT 的检查条件，需及时转入可以完成此项检查的医院以进一步明确诊断。

(4)磁共振成像检查法（MRI）：MRI 对于主动脉夹层显示的征象与 CT 类似。此种方法能显示临床决策所需的特征，如最大主动脉直径、形状和主动脉的程度，主动脉分支，与动脉瘤的扩张或解剖及其邻近结构的关系，附壁血栓。但在成像过程中，它更难监控不稳定的患者，相比 CT，其采集时间较长。所以在急性病患者中，MRI 检查是被限制的，不容易检查。MRI 的优势是无电离辐射或无碘化对比剂的增强，因此，它更适合连续随访和研究已知的主动脉疾病患者（尤其年轻患者）。在县医院，MRI 开展不普遍，而且作为主动脉夹层的患者，MRI 不是首选检查手段。

(5)主动脉造影术与数字减影血管造影术（DSA）：主动脉造影术曾被认为是诊断主动脉夹层的最可靠的诊断方法，也是外科手术前必须进行的检查方法。但此种方法是一种侵入性的、需要用对比剂的、有创检查方法，且随着超声和 CT 的诊断技术的发展，足以能对主动脉夹层做出准确的诊断与风险评估，目前不作为主动脉夹层的首选诊断方法。已开展 DSA 技术的县医院可行此种方法诊断及介入治疗。对于未开展此项技术的县医院应及时将患者转入就近的可行此项检查的医院进一步诊治，以免病情延误。

2014 年欧洲心脏病学会（ESC）提出了《2014ESC 主动脉疾病诊断和治疗指南》，该指南对上述检查方法进行了比较（表 26-1）。

表 26-1 主动脉影像学检查方法的比较

优势/劣势	TTE	TEE	CT	MRI	主动脉造影术
应用方便性	+++	++	+++	++	+
诊断可靠性	+	+++	+++	+++	++
床旁/介入应用	++	++	−	−	++
系列检查	++	+	++（+）	+++	−
主动脉壁的观察	+	+++	+++	+++	−
花费	−	−	−	−	−
放射量	0	0	−−−	−	−−−
神经毒性	0	0	−−−	−−	−−−

注：TTE，经胸超声心动图；TEE，经食管超声心动图；CT，计算机断层扫描；MRI，磁共振成像。+表示推荐强度，−表示不利程度，0 表示无。

6. 治疗

（1）一般治疗

1）监护：急性主动脉夹层是威胁生命的疾病，因此，所有被高度怀疑有急性主动脉夹层分离的患者必须严格卧床休息，有条件的医院可送入重症监护病房

（ICU）予以监护，无条件的医院可床旁密切监护。监测内容包括血压、心率、尿量、意识状态及神经系统的体征，若有条件可监测中心静脉压、肺动脉嵌压和心排量，稳定血流动力学，维护重要脏器的功能。

2）建立静脉通道和动脉通道：及时建立静脉通道以保证静脉给药的需要是至关重要的。动脉通道最好建立在右上肢，这样术中主动脉被钳夹时，它还能发挥作用。但当左上肢血压明显高于右侧时，则应建立在左侧。应尽量避免股动脉穿刺或抽取血，在可能的动脉修补术中可将其留作旁路插管部位。如果不得已，急诊建立了股动脉通道，应避免在对侧动脉穿刺。

3）镇痛和降低血压：疼痛本身可以加重高血压和心动过速，对主动脉夹层患者极为不利，因此须及时应用吗啡止痛，也可选择心血管不良反应较少的镇静药，如安定、氟哌啶醇等。所用药物均应静脉或肌内注射，以便尽快发挥药效。应严密观察疼痛变化。注射时速度要慢，注意观察呼吸、神志，尽量避免呼吸抑制发生。有时，疼痛剧烈，难以缓解，尚需要使用其他的麻醉药物。降低血压是缓解疼痛的有效方法，血压下降后，疼痛减轻或消失是夹层分离停止扩展的临床指征之一。

4）饮食：病情危重者需最好静脉营养。病情稳定后可以开始进食，开始以流食、半流食、易消化食物为宜，少食多餐。

5）加强心理护理：急性主动脉夹层起病急、凶险，预后差，患者和家属都有不同程度的恐惧忧虑。医生要主动向患者和家属讲解疾病发生、康复过程，认真分析患者的心理状态，注意观察患者的情绪变化，稳定情绪，使患者有安全感。同时要给患者以鼓励，增强患者战胜疾病的信心。

（2）内科治疗

1）内科药物治疗适应证：①无并发症的 De Bakey Ⅲ型主动脉夹层；②无并发症的，慢性无明显增长的Ⅲ型主动脉夹层者。③Ⅲ型主动脉夹层并控制血压满意而原发撕裂部位未确定者。

2）降压治疗：充分控制血压和心率是主动脉夹层抢救的关键。有效控制血压、心率后，可减少左室搏动性张力，稳定和终止主动脉内膜的继续延展。治疗目标是将收缩压降至 100～120mmHg、心率≤60 次/分。

因此要使用扩张阻力血管和抑制心脏收缩的药物配伍。当使用 β 受体阻滞剂不能达到良好的降压效果时，可加用硝普钠。当 β 受体阻滞剂存在使用禁忌证时，可考虑使用地尔硫䓬等。有时为了控制血压，必要时联合使用其他的降压药如 α 受体阻滞剂、血管紧张素转换酶抑制剂、利尿剂等药物。

3）常用降压药物的应用方法：①β 受体阻滞剂因为具有降低心肌收缩力、减少心排量；阻滞交感神经，抑制去甲肾上腺素释放；阻断肾脏 β 受体，抑制肾素释放等特性。故β受体阻滞剂可有效控制主动脉夹层患者的心率、血压，无论疼痛和收缩期高血压存在与否，如无使用禁忌证，均应使用β受体阻滞剂。急性期可静脉应用，但县医院多无静脉β受体阻滞剂，而且临床上最常用的为口服制剂。可选择高选择性 β_1 受体阻滞剂——美托洛尔、比索洛尔，也可选择具有 α、β 受体阻滞剂的拉贝洛尔。在使用β受体阻滞剂时，要注意观察患者有无窦性停搏、窦房阻滞、二至三度房室传导阻滞等；合并心功能不全者有无心功能进行性加重，如为心源性休克患者，则禁忌使用；合并支气管哮喘或慢性阻塞性肺疾病的患者，有无呼吸困难加重。若为支气管哮喘和慢性阻塞性肺疾病急性发作者，则禁忌使用。使用时应遵循从小剂量逐渐递增原则，直至出现满意的β阻滞效应。②血管扩张药物：硝普钠是首选的急诊药物。硝普钠直接作用于小动脉平滑肌，主要是使小动脉扩张，也可使小静脉扩张，可降低血压。但由于血管扩张可致血液循环中的儿茶酚胺水平增高，还可以使心率增快、心排血量增加，并伴有肺毛细血管楔压下降和左心室射血速度增加，这些都是对主动脉夹层不利的，故临床上常与β受体阻滞剂合用，以减轻不利影响。由于硝普钠半衰期短而且降压作用很快，需静脉点滴并密切监测血压变化。开始最好从 0.3～0.5μg/（kg·min）开始，逐渐加量，最大剂量不应超过 10μg/（kg·min）。在使用过程中还应避免氰化物中毒，使用时间一般不超过 72h，对肾功能不全患者慎用。③钙拮抗剂：这类被证实能有效治疗高血压危象的药物，正越来越多地用于治疗主动脉夹层。特别是静脉药物撤出后，长效钙拮抗剂成为降压的重要药物。其降压机制主要通过阻止钙内流，降低阻力血管的收缩阻力。在使用过程中二氢吡啶类钙拮抗剂如硝苯地平控释片、氨氯地平等，可引起心率增快，需同时联合β受体阻滞剂。

(3) 外科治疗

对于：①急、慢性 De Bakey Ⅰ、Ⅱ型主动脉夹层。②用药不能控制疼痛或血压高的主动脉夹层者。③有持续发展的生命器官（心、脑、肾）被侵犯的症状和体征者。④出现破裂或即将破裂先兆的 De BakeyⅢ型主动脉夹层者，均需手术治疗。主动脉夹层一经确诊，县医院医生要立即评估夹层的剥离起点、分型以及本院是否具有进行手术的能力、转诊途中风险等情况，尽快决定是否手术或转诊。

(二) 主动脉瘤

1. 定义与流行病学

正常成人的主动脉直径一般不会超过 40mm，而且随着主动脉的走形会逐渐缩小。主动脉在各种病因作用下，出现中层的退行性变，管壁永久性局限性扩张超过正常血管直径的 50%时称为主动脉瘤。

主动脉瘤的发生受年龄、性别、种族、家族史、吸烟等多种流行病学因素影响。目前我国缺乏准确的流行病学资料。瑞典 Malma 医院曾对所有住院期间死亡患者进行尸检，发现腹主动脉瘤在 80 岁以上男性患者中发病率可达 5.9%。

县医院医生要及时发现主动脉瘤，并及时处理。指导患者，特别是农民患者避免瘤体扩张或破裂。

2. 病因与分类

主动脉瘤的发生机制复杂，目前所知的因素有遗传易感性、动脉粥样硬化及各种蛋白酶。其中最主要及最常见的是动脉粥样硬化导致。

（1）按病因分类

1）动脉粥样硬化性动脉瘤：此类多见于老年人。随着不良生活方式、致动脉粥样硬化因素的增多，目前中青年患者亦有此种类型。

2）囊性中层坏死或退行性变性动脉瘤：其组织学特征为平滑肌细胞的坏死及消失，弹力纤维稀少、断裂并出现充满黏液的囊性间隙，致使动脉壁薄弱，形成特殊类型的梭状动脉瘤。此种类型多见于青、中年男性，好发于主动脉根部并可影响主动脉窦和主动脉瓣环。马凡综合征是此种类型中升主动脉瘤的代表疾病，亦可见于主动脉瓣二叶畸形患者。

3）创伤性主动脉瘤。

4）感染性主动脉瘤：包括细菌、病毒、梅毒螺旋体等病原体。

5）先天性主动脉瘤。

（2）按病理分类

1）真性动脉瘤：是主动脉壁薄弱所引起的主动脉局限性管腔显著扩张或膨胀。它是由肌性弹力性中层病变所致。主动脉壁中层薄弱或坏死，代之以结缔组织，但连续性仍存在。若进展，最终可发生破裂。

2）假性动脉瘤：是动脉壁部分已破裂，血液溢至血管外被局部周围组织纤维包裹形成囊性搏动性血肿。其主动脉壁连续性已不存在。

（3）按形态分类

1）菱形主动脉瘤或称梭形或纺锤形主动脉瘤。

2）袋形或囊状主动脉瘤。

3）混合型主动脉瘤。

（4）按部位分类：临床上根据部位，以膈肌为分界线，还可大体分为胸主动脉瘤和腹主动脉瘤。

3. 临床表现

主动脉瘤可分为有症状型和无症状型。有症状型的症状主要为疼痛、局部压迫症状、瘤体内血栓形成。

（1）症状

1）疼痛：是腹主动脉瘤最常见的主诉，多为持续性钝痛。疼痛部位根据病变不同而不同，可放散至颈部、肩胛区、上肢、下肢等。当疼痛突然加剧时常预示腹主动脉瘤即将破裂。

2）压迫症状：升主动脉瘤除侵犯主动脉瓣者，很少有症状。胸主动脉瘤特别是主动脉弓动脉瘤者，由于瘤体刺激和压迫气管或阻塞支气管，可出现咳嗽、呼吸困难等，严重时可出现肺不张、支气管炎、支气管扩张。压迫上腔静脉，可除外上腔静脉阻塞综合征。压迫喉返神经可出现声音嘶哑或失音。压迫食管，可出现吞咽困难，晚期动脉瘤破入食管或支气管，可出现呕血、咳血，严重者可导致窒息或死亡。

3）血栓形成：由于扩大的瘤体内血流相对缓慢，可形成主动脉瘤内血栓，血栓脱落可导致下级血管的栓塞，引起供血组织缺血、坏死。

4）其他：心功能不全与心绞痛主要出现在升主动脉根部动脉瘤的患者。

5）无症状型：大多数腹主动脉瘤均无症状，患者仅无意中或在查体时发现腹部搏动性包块。由于腹主动脉瘤和周围动脉闭塞性疾病具有相同的高危因素，因此对这类高危人群应该定期行主动脉及周围动脉检查，以期早发现和诊断，降低腹主动脉瘤的破裂率和病死率。

（2）体征

1）血压升高。

2）动脉瘤压迫征：当升主动脉和弓部主动脉瘤压迫上腔静脉和无名动脉时，可出现上腔静脉阻塞综合征，查体可见颈静脉、胸壁静脉怒张、面、颈部肿胀、青紫等；压迫上颈交感神经节时可出现 Horner 综合征。出现声音嘶哑者，行喉镜检查可见左侧声带麻痹。

3）胸部体征：胸前区有异常浊音区，心脏浊音界增大。主动脉瓣、二尖瓣听诊区可闻及收缩期和（或）舒张期杂音。

4）周围血管征：伴主动脉瓣关闭不全严重者，可见脉压增大和周围血管征——水冲脉、动脉枪击音、毛细血管搏动征等。

（3）辅助检查：主动脉瘤主要依靠影像学做出诊断，常用的如下。

1）胸部 X 线：显示胸腔或纵隔的异常包块影，以及压迫心脏、气管、支气管及肺部变化的相应 X 线征象。胸部 X 线片不能确诊，但可为县医院医生提供异常信息，并考虑到此病，以提示进一步完善检查。

2）彩色多普勒超声心动图及主动脉超声：超声检查是应用最普遍、最快捷、方便、无创的检查方法，可以有效地对主动脉瘤进行初步评估，是临床医生最常用的诊断方法。诊断要点是区分真性、假性动脉瘤，评估瘤体范围。

3）计算机断层扫描和磁共振检查（CT）：上述两种方法的意义、诊断方法与主动脉夹层类似，详见主动脉夹层内容。

4. 治疗

（1）内科治疗：一旦确诊主动脉瘤，应严格戒烟、避免剧烈运动。同时注意控制血压和心率。与主动脉夹层药物选择相同，β受体阻滞剂通过减慢心率，降低主动脉压力，从而减少血流对主动脉壁的冲击，减慢动脉瘤扩张速度，是目前治疗主动脉瘤的首选药物。其他药物可选用血管扩张剂，如硝普钠迅速降压。

（2）外科治疗：胸主动脉和胸、腹主动脉及腹主动脉都一样，由于自然经过凶险，手术疗效良好，故一经诊断，在无手术禁忌的情况下，应立即进行相应的手术治疗。当合并伴随病变时，如冠心病、心脏瓣膜病、头颈动脉阻塞病变，应同时进行相应的手术治疗。

二、高血压与心脏瓣膜病

高血压对心脏瓣膜的影响，可表现为瓣环和瓣叶的改变。严重者可出现血液大量反流、心力衰竭等，需引起县医院医生的注意，根据瓣膜情况，选择降压药物。

（一）高血压与主动脉瓣关闭不全

1. 流行病学

早在20世纪40年代就有关于高血压导致主动脉瓣关闭不全的报道，但一般临床症状轻，未引起重视。随着人口老龄化社会的到来，高血压患者的不断增多，高血压导致的主动脉瓣关闭不全的发生率也越来越多。有资料表明，我国因高血压导致的主动脉瓣关闭不全发生率可达5%～10%。随年龄的增长，发病率也越来越多；高血压持续的时间越长，瓣膜损害程度越重。

2. 病理与病理生理

（1）病理：高血压导致的主动脉瓣反流多为慢性过程，包括主动脉瓣环的扩大和主动脉瓣损害。长期高血压，使主动脉根部承受更大的机械压力，引起胶原纤维断裂，升主动脉和主动脉瓣环扩张，引起瓣膜相对关闭不全。同时主动脉根部扩张也对主动脉瓣产生继发作用，可使个别瓣尖弯曲和紧张，形成瓣膜的增厚、挛缩，进一步加重主动脉瓣关闭不全。高血压是引起主动脉瓣退行性变的主要原因。长期高血压可使主动脉瓣膜承受更大的压力，高速的血流冲击亦可导致瓣膜变性和黏液性变，促进钙盐沉积，这种损伤多发生在瓣膜的基底部。

（2）病理生理：主动脉瓣关闭不全的主要血流动力学改变是左心室容量负荷增加。决定左心室容量负荷增加的因素有3个。①主动脉瓣关闭不全的程度：关闭不全程度越重，反流量越多，左心室容量负荷越大。②主动脉瓣反流压差：反流压差越大，反流量越多，导致左心室容量负荷增大。③主动脉瓣反流时间，即左心室舒张时间：在心率缓慢的情况下，主动脉瓣血流反流时间延长、左心室舒张时间延长，导致反流量增多，左心室容量负荷增大。左心室容量负荷的增加，可导致左心室质量增加，进而左心室功能失调、衰竭。反流量越多，左心室每搏输出量增加，可使主动脉收缩压升高，左心室射血时间延长。左心室收缩压升高可导致舒张时间缩短。左心室舒张时间缩短、舒张压降低、有效每搏输出量减少，使心肌供氧量减少，从而引发心肌缺血。心肌缺血进一步损害左心室功能。

3. 临床表现

（1）症状：轻度及中度的主动脉瓣关闭不全患者可无症状，即使严重的慢性主动脉瓣关闭不全者也可多年无症状。一旦出现症状，病情会迅速进展。

1）心悸：由于每搏输出量增加、心尖搏动增强，可出现心悸。

2）胸痛：左心室舒张时间缩短、舒张压降低、有效每搏输出量减少，加之左心室扩大，使心肌供血减少发生心绞痛。

3）呼吸困难：最早出现劳力性呼吸困难，提示心脏储备能力已降低，休息后可缓解。随着病情进展，出现端坐呼吸和夜间阵发性呼吸困难。

4）其他症状：由于脉压增大，可出现动脉搏动感，以头、颈部动脉为著。

（2）体征：轻度主动脉瓣关闭不全，临床上可无阳性体征，随着病情进展、反流量增加，可出现以下体征。

1）血压：以收缩压升高和舒张压降低为表现。

2）左心室增大：可见心尖部呈抬举样搏动，心脏浊音界向左下扩大。

3）心脏杂音：主动脉瓣反流典型的杂音是舒张期吹风样递减型杂音，坐位前倾时于胸骨左缘最明显。杂音的长短取决于反流量，轻度反流仅可闻及舒张早期杂音，随反流量的增加，可逐渐进展为全舒张期杂音。当严重主动脉瓣反流时，在心尖部可闻及舒张中期杂音，称之为Austin-Flint杂音，这是由于主动脉瓣大量反流的血液使二尖瓣开放不完全导致。

4）周围血管征：包括水冲脉（脉搏骤起骤降、急促有力）、毛细血管搏动征（倾轧指甲、甲床周期性红白交替）、de Musset 征（头部随脉搏节律性点动）、动脉枪击音（肱动脉或股动脉处，听到"tata"音）、杜氏双重音（股动脉近端加压时可闻及收缩期杂音、远端加压时可闻及舒张期杂音）。

（3）辅助检查

1）超声心动图：是评价主动脉瓣反流的最主要检查手段。超声可见：主动脉瓣增厚，回声增强，瓣叶对合处存在缝隙；主动脉根部增宽，主动脉波动增强，左心室内径增大；左心室流出道内可见起自主动脉瓣环的舒张期反流信号，轻度反流束仅局限于主动脉瓣下，中度反流束可达二尖瓣前叶瓣尖水平，重度反流束可充填这个左心室流出道、甚至可达心尖部。

2）心电图：当左心室发生肥厚或扩大时，心电图可呈左室肥厚、劳损伴电轴左偏。当发生心肌缺血时可出现 ST-T 改变。

3）胸部 X 线：可见左心室扩大、主动脉扩张表现，合并心衰时可见肺淤血表现。

4）心导管检查：对可疑的严重的主动脉瓣关闭不全或为除外是否合并冠心病时需做导管检查。

（4）治疗

1）原则：高血压患者发生主动脉瓣关闭不全时，属于极高危险度人群，需将血压控制在理想水平。就主动脉瓣关闭不全而言，与其他原因导致的心脏瓣膜病类同。

2）内科治疗：主动脉瓣关闭不全时，首选血管紧张素转化酶抑制剂（ACEI）或血管紧张素受体拮抗剂（ARB）类，可通过扩张外周血管阻力，改善每搏有效输出量、减少反流量。若合并心力衰竭患者，长期应用 ACEI 和 ARB 类药物还可以改善心室重构；在主动脉瓣反流时，左心室容量负荷增加，故利尿剂可有效减少容量负荷；钙拮抗剂主要是通过扩张外周血管、降低外周阻力而发挥作用。在主动脉瓣关闭不全时，应选择对血管选择性高的非洛地平及氨氯地平；因 β 受体阻滞剂可减慢心室率，延长主动脉瓣反流时间、增加反流量，故不作为常规选择药物。心率不应控制得太慢，一般以控制在 60～70 次/分为宜。

3）外科治疗：对于重度主动脉瓣关闭不全者，应立即手术，如发生急性左心衰竭时，应先内科纠正心衰后再尽快手术。对于中度主动脉瓣关闭不全者，若左心室舒末内径>55mm，左心室射血分数≤50%，应该手术治疗；若左心室舒末内径在 50～54mm，应半年随访 1 次；左心室舒末内径在 45～59mm 时，则每年随访 1 次；左心室舒末内径<45mm 则每 2 年随访 1 次。

(二）高血压与二尖瓣关闭不全

1. 流行病学

高血压导致二尖瓣关闭不全在 20 世纪 60 年代开始有报道，国外统计发生率的数据不一（9%～36%）。我国未见相关研究报告。

2. 病理及病理生理

（1）病理：二尖瓣结构包括瓣叶、腱索、乳头肌、二尖瓣环，这些结构异常，均可引起二尖瓣关闭不全。

1）瓣叶损害：高血压时基本没有二尖瓣形态学改变，极少数二尖瓣关闭不全者二尖瓣边缘有纤维小结和淋巴细胞浸润。

2）瓣环损害：正常成人二尖瓣环周长约 10cm。高血压可引起左心室增大、二尖瓣扩大，导致二尖瓣关闭不全。

3）腱索损害：是二尖瓣关闭不全重要原因。

4）乳头肌：高血压导致的左心室扩大、冠脉灌注不足，均可导致乳头肌缺血，从而导致二尖瓣关闭不全。

（2）病理生理：高血压时，使左心房与左心室间压力阶差增大，并伴有左心室和二尖瓣环扩张，初期可通过左心房顺应性增加，每搏输出量和左心室射血分数均增加，而此时左心房、左心室充盈压无明显增高。随病情进展、反流量逐渐增加，左心房压逐渐升高，引起肺淤血、肺动脉高压，最终累及右心系统。而且当二尖瓣反流进行性发展，导致心肌受损时，左心室扩张、舒张末期充盈压升高，最终引起左心室收缩功能失调、心排血量下降。

3. 临床表现

（1）症状：轻度二尖瓣关闭不全者无症状，病情需经历数十年，进展到晚期，才会出现症状。

1）劳力性呼吸困难：左心心力衰竭时，肺静脉压升高，严重时可出现夜间阵发呼吸困难和右心心力衰竭。

2）心悸：左心室收缩增强或发生房颤、房扑等心律失常时可出现心悸。

3）头痛、头晕：与高血压有关，或心功能减低时发生。

（2）体征

1）血压：收缩压和舒张压均升高。

2）左心增大：左心室扩张，心尖搏动向左下移位。

3）心脏杂音：主要体征是心尖部粗糙的全收缩期吹风样杂音，向腋下或左肩胛下角传导，部分患者可伴有震颤。

（3）辅助检查

1）超声心动图：是诊断和评估二尖瓣反流最准确的无创检查手段。高血压导致的二尖瓣关闭不全超声表现是：二尖瓣增厚、钙化；瓣环扩张、瓣叶对合不良；彩色多普勒超声可见反流至左心房的蓝色血流信号，根据反流量的多少，可分为轻、中、重度反流。

2）心电图：主要是左心房增大和房颤的表现，当出现左心室受累时可见左心室肥厚、ST-T 改变。

3）胸部 X 线检查：左心房增大，有时还可见二尖瓣环钙化。严重时左心室增大，当合并心衰力竭时可出现肺淤血表现。

4）心导管检查：可确定反流量，左心室大小和功能，并了解冠脉情况。

4. 治疗

（1）内科治疗：对高血压伴二尖瓣关闭不全的患者，内科治疗虽不能根治，但需长期随访、适当限制体力活动、预防并发症和抗高血压治疗。

1）选择 ACEI 或 ARB 类：目前虽没有证据支持不伴心衰的高血压合并二尖瓣关闭不全患者使用此类药物。但此类药物能扩张血管、减轻心脏后负荷，使前向每搏输出量增加，反流量减少，从而降低左心房压力，同时可使心腔容积缩小，缩小二尖瓣反流口的大小。故对于并心脏扩大、心力衰竭的患者可应用此类药物。

2）利尿剂：此类药物可减少左心容量负荷，减少反流量，左心房压下降、改善肺淤血。当高血压伴二尖瓣关闭不全患者合并心力衰竭时，可应用此类药物。

（2）外科治疗：当血压显著升高，引起二尖瓣中、重度关闭不全时，需手术治疗。2014 年美国心脏协会/ 美国心脏病学会提出《成人瓣膜性心脏病患者管理指南及执行摘要》。对于无症状的重度二尖瓣反流的患者，推荐二尖瓣修补术治疗，依据是实施手术的风险已非常低，且很多数据显示二尖瓣修补术的长期耐受性良好，再出现左心室扩张、心房颤动或肺动脉高压之前实施手术结局更好。因此，新指南推荐，对于左心室处于代偿期（左心室射血分数＞60%、左心室收缩末期内径＜40mm）的无症状重度二尖瓣反流的患者（C1 期），如果瓣膜可修补（成功修补、无残留 MR 的可能性＞95%）、预期手术死亡率很低（＜1%），在高级心脏瓣膜病中心进行早期干预手术是合适的（Ⅱa，B）。

（任春琦　余振球）

第二十七章 脑卒中的诊断与处理

目前脑血管疾病已跃升为我国城乡居民死亡原因之首,也是全世界排第二位的主要死亡原因。脑卒中俗称"脑中风",由脑部血液循环障碍导致以局部神经功能缺失为特征的一组疾病,具有极高的发病率、致残率和死亡率。根据其病理变化分为出血性和缺血性脑血管病两大类。我国每年死于脑卒中患者超过100万人,70%~80%的脑卒中患者都有高血压,研究证实高血压与脑卒中有密切的关系。高血压除了其已知的对临床脑卒中发生影响外,还与颅脑磁共振成像(MRI)检出无症状脑损害,还有无症状性脑梗死有关。最近识别出的另外一种脑损害类型是微出血,占所有脑卒中患者的5%左右。在无明显心血管疾病的高血压患者中,MRI显示无症状脑血管损害的发生率(44%)甚至较心脏(21%)及肾脏(26%)的亚临床损害发生率还要高,在缺乏其他器官损害征象时也经常发生。

中国脑卒中的严峻防控形势与目前脑卒中危险因素的控制情况不容乐观有关。调查显示,脑卒中的重要危险因素高血压、血脂异常、糖尿病的患病率均逐年增加,但知晓率、治疗率及控制率均较低,未能得到有效控制。此外,随着不健康生活方式如吸烟、不合理膳食、体力活动减少的日益流行,脑卒中高危人群中合并上述危险因素者的比例显著增高,脑卒中的防控形势更加不容乐观。根据国内外经验,脑卒中可防可控。对脑卒中的危险因素进行积极有效的干预,可以明显地降低脑卒中发病率,减轻脑卒中疾病负担。中国是脑卒中高发区,明确治疗高血压的主要目标是预防脑卒中。降低高血压患者的血压水平是预防脑卒中的关键。县医院是做好高血压脑卒中诊疗和预防的主力。

一、概　　述

(一)脑卒中的预防

一级预防是指如果个体只存在上述危险因素中的一种或几种,而没有脑卒中的先兆或表现,把其列为一级预防对象,即积极治疗存在的危险因素,同时定期监测其他危险因素的发生并采取针对性措施。

二级预防是指个体已存在危险因素且已出现脑卒中先兆,如若暂短性脑缺血发作,给予早期诊断、早期治疗,防止严重脑血管病发生,其为二级预防。

三级预防是指对已患脑卒中的患者,早期或超早期治疗,降低致残程度,清除或治疗危险因素,预防其多发为三级预防。所谓早期治疗则指患者发病数小时后的急性期的治疗，所谓超早期治疗是指发病后数小时以内即实施的治疗，如对缺血性脑卒中而言，发病后 6h 以内即开始溶栓治疗，针对性治疗措施的介入愈早，治疗效果就愈好，病残程度就有可能愈低。

要预防脑卒中，就要控制其危险因素，如高血压、糖尿病、戒烟、控制血脂异常和高同型半胱氨酸血症。

高血压是心脑血管疾病最主要的危险因素。根据《中国心血管疾病报告 2012》，我国有超过半数的心脑血管疾病发病与高血压有关。临床证据表明，收缩压下降 10~20mmHg 或舒张压下降 5~6mmHg，3~5 年内脑卒中、冠心病与脑血管死亡事件分别减少 38%、16% 与 20%。人群中钠盐（氯化钠）摄入量与血压水平和高血压患病率呈正相关，而钾盐摄入量与血压水平呈负相关。膳食钠 / 钾比值与血压的相关性更强。我国 14 组人群研究表明，膳食钠盐摄入量平均每天增加 2g，人群的收缩压（SBP）和舒张压（DBP）分别增高 2.0mmHg 和 1.2mmHg。一项大规模的流行病学研究显示：吸烟与高血压的发病率紧密相关，吸烟数量与高血压病可能呈线性剂量–反应关系。同时吸烟可使脑卒中病死风险增加 1.03~1.25 倍，其中男性、女性脑卒中发病风险分别增加 1.19~1.37 及 1.13~1.37 倍，吸烟增加的缺血性脑卒中风险呈剂量依赖性，重度吸烟患者脑卒中风险是轻度吸烟者的 2 倍，被动吸烟同样增加脑卒中风险，该风险对缺血性脑卒中也呈剂量依赖性。研究发现，阻塞性睡眠呼吸暂停（OSA）和高血压关系密切，约 50% 的 OSA 患者伴有高血压，至少 30% 的高血压患者患有 OSA，OSA 为原发性高血压发展的一个独立危险因素。血脂异常是动脉粥样硬化性疾病的重要危险因素，高血压伴有血脂异常显著增加心脑血管疾病发病风险。ASCOT 研究显示，对于高血压患者群，调脂治疗是有益的，可使脑卒中发生风险降低 15%。高血压也是糖尿病心血管和微血管并发症的重要危险因素，高血压伴糖尿病患者心血管疾病发病风险更高。HOPE 和 LIFE 研究显示，对于合并糖尿病的高血压人群，适当的降压治疗可不同程度地降低糖尿病患者的脑卒中发生率。

大量研究表明，高同型半胱氨酸（Hcy）通过促进血管内皮的炎症前及动脉粥样硬化前状态增加血管疾病的风险。Hcy 每升高 5μmol/L，脑卒中风险增加 59%，缺血性心脏病风险升高约 32%；而 Hcy 每降低 3μmol/L，可使脑卒中风险下降约 24%；缺血性心脏病风险下降约 16%。一项 meta 分析发现 B 族维生素降低 Hcy 治疗可能对减少特定人群（无叶酸强化背景、无基础肾病、Hcy 下降明显、低抗血小板药物使用人群）的脑卒中风险有益。高血压、叶酸缺乏、Hcy 升高和 *MTHFR* C677T 高遗传突变率是中国人群脑卒中高发的重要原因。一项针对中国高血压人群的随机双盲研究显示，既往没有脑卒中和心梗病史的中国高血压患者，接受依那普利联合叶酸治疗较单用依那普利可以减少约 21% 脑卒中的首发风险；

Hcy 检测具有临床诊断、筛查和防治干预价值的临界值是≥10μmol/L。

（二）脑卒中的诊断

正确的诊断是合理治疗的前提。要做好脑血管诊断，除应详细了解病史和认真体格检查外，还应作必要的辅助检查，并进行科学的分析。脑血管病诊断包括以下几个方面：

1. 定位诊断

根据患者的症状和体征，分析病变的部位，是弥漫性的，还是局限性的；是中枢性的，或是周围性的。然后再指出病变的具体部位。大脑半球、小脑和脑干不同部位的病变表现不同。大脑半球的病变，表现对侧面瘫、舌瘫、肢体偏瘫与偏盲；小脑病变主要表现剧烈眩晕，站立不稳，眼球震颤等；脑干病变临床表现较复杂，主要为交叉性瘫痪，病灶同侧嘴歪、舌斜，对侧肢体偏瘫，感觉减退。计算机断层扫描（CT）检查可明确病变具体部位。

2. 定性诊断

根据发病的经过、病情特点和病变部位，分析疾病的性质，是出血性或是缺血性脑血管病。两者治疗方法不同，必须辨别清楚。

3. 病因诊断

从发病的全过程，结合定位和定性，找出疾病的具体原因。脑血管病主要由高血压、脑动脉硬化引起。但近年来研究发现，血液中某些成分的改变和高凝状态，常导致脑梗死。脑动脉瘤、脑血管畸形、动脉炎等也是导致脑出血的原因。

（三）脑卒中的治疗

脑血管病的发病率、病死率和病残率均较高，故应加强防治。具体疾病有具体的治疗。

1. 急性期

（1）内科治疗：一般治疗，①安静卧床。②采用镇静、止痉和止痛药。③头部降温。调整血压。降低颅内压。注意热量补充和水、电解质及酸碱平衡。防治并发症。

（2）手术治疗。

2. 恢复期

治疗的主要目的为促进瘫痪肢体和语言障碍的功能恢复，改善脑功能，减少后遗症以及预防复发。

（1）防止血压过高和情绪激动，生活要规律，饮食要适度，大便不宜干结并进行，功能锻炼。

（2）药物治疗：可选用促进神经代谢药物，如脑复康、胞二磷胆碱、脑活素、γ-氨酪酸、辅酶 Q_{10}、维生素 B 类、维生素 E 及扩张血管药物等，也可选用活血化瘀、益气通络、滋补肝肾、化痰开窍等中药方剂。

（3）采用理疗、体疗及针灸等。

（四）脑卒中的并发症

1. 脑疝

脑血管病患者多数死于急性期，其原因大多是由于大量出血，脑中线结构移位或被破坏，全脑水肿形成脑疝，使脑干被挤压和移位，危及生命中枢所致。国内报道脑出血合并脑疝死亡者占 44.8%～50.1%，故及时有效地降低颅内压，减轻脑水肿，预防脑疝形成，是治疗成败的关键措施。而当患者出现下列情况：①头痛剧烈或极度烦躁不安。②频繁呕吐或抽搐。③呼吸及心率变慢，血压升高。④意识障碍逐渐加重。⑤双侧瞳孔不等大。则提示颅内压明显增高，可能有脑疝形成，应积极脱水或手术治疗。

2. 脑心综合征

当脑出血病变波及植物神经的高级中枢丘脑下部，导致神经体液障碍时，也常引起心脑功能或器质性改变，称为脑心综合征。脑心综合征常以两种形式出现：其一是脑-心卒中，即首先以脑出血起病，而后发生心血管疾病。其二是脑-心同时卒中，即脑出血和心血管疾病同时或接近同时发生。但由于症状相互掩盖，常易造成误诊而影响治疗。故在抢救过程中要高度重视，并应认真询问病史及仔细观察患者有无心功能不全的表现。若出现胸闷、气短、发绀等，肺底部有湿啰音，心音低钝及心动过速等异常现象时，应及时做心电图检查。一旦出现心律失常和心电图改变，在治疗脑出血的同时，应按器质性心脏病处理。

3. 膀胱及直肠功能障碍

轻型脑出血患者常因不习惯卧位排便，而出现一时性"体位性尿潴留"及大便干结。严重患者，当病变波及半球运动中枢时，常出现尿频及膀胱内压增高。如第三脑室受到刺激，往往会出现直肠活动性增强，导致高度排便亢进，患者便意频繁，但每次排便量较少。如灰结节受损，可出现不自主排便。若全脑受损，深度昏迷的患者，常出现二便失禁或尿潴留。

4. 肾衰竭及电解质紊乱

脑出血患者因昏迷或失语，不能反映主观感觉，加之症状复杂，治疗矛盾较多；也常因频繁呕吐、发烧、出汗、脱水剂的应用和补液不足而造成失水、电解质紊乱及肾衰竭。有时因缺氧、饥饿、呼吸异常等导致酸中毒，或偶尔发生碱中毒。但上述病症在昏迷或合并感染的情况下，常易被掩盖而被忽视，使病情日趋加重，故应注意观察。当发现呼吸加深加快，心动过速，意识障碍加重，血压下降，尿量减少或无尿，肢体及面部水肿或脱水等现象时，要仔细寻找病因，及时做二氧化碳结合力、非蛋白氮、血气分析及电解质定量测定等检查，发现异常时，及时处理。

5. 中枢性体温调节障碍

当脑出血波及丘脑下部及前部时，散热机制被破坏，可引起持续性高热，体温常达40℃以上，并可伴有无汗、肢冷、心动过速、呼吸增快等症状。但白细胞一般多不增高，复方氨基比林、阿司匹林也不能使之下降，有时用巴比妥加冰枕降温有效，如不及时处理，数小时可死亡。

6. 褥疮

脑血管患者常因偏瘫、长期卧床不起，加上有些患者较胖，不易翻身护理，骶尾部、内外踝、足跟、髋部等骨突出部位，常因长期受压、血液循环障碍而致局部营养不良，发生褥疮。

（五）血管超声筛查是脑卒中筛查的重要窗口

颈动脉狭窄（CAS）是导致脑卒中的重要危险因素之一，颈动脉超声检查则为 CAS 筛查的常用方法。从方法学而言，CT 是影像模式，通过血管成像技术能够观察血管的狭窄与闭塞情况，在脑卒中诊疗中，主要用于鉴别出血性脑卒中和缺血性脑卒中；同时，CT 成像尤其是血管成像具有一定的放射性，因此不适合作为筛查手段；而超声作为实时动态的检查模式，能够观察颈动脉结构和血流动力学的变化。颈动脉超声筛查的重点在于观察脑部主要供血动脉情况。若血管腔内有斑块形成，斑块发展到一定程度可能导致血管狭窄和闭塞，从而引起颅内供血病变。通过颈动脉超声，对于脑部供血的11根血管，包括供应大脑半球和小脑的血流，能够实现分别逐一筛查。

CAS 是脑卒中的主要危险因素之一，其中无症状性颈脉动狭窄（ACAS）也被认为与脑卒中风险增加相关。采用降压降脂等强化内科治疗可减少 ACAS 患者脑卒中的发生风险。

颈动脉内膜厚度≥0.9cm 或颈动脉粥样硬化斑块形成是高血压靶器官损害表现之一，是全身动脉粥样硬化的早期评价指标，前瞻性随访研究证实：颈动脉内膜厚度能很强地独立预测心、脑血管病事件发生。CAS 是脑卒中的重要危险因素之一，对于无症状人群，是否需行 CAS 筛查在临床存在争议。为此，美国预防服务工作小组（USPSTF）于 2007 年出台了有关无症状性 CAS 筛查指南，近期该工作小组更新了该指南，指出并不支持对无症状人群进行 CAS 筛查，且不提倡这种行为，该指南发表于 2015 年 1 月 13 日的《美国医学会杂志》（The Journal of the American Medical Association，JAMA）。

一项 meta 分析表明，普通人群中等程度（狭窄≥50%）无症状性 CAS 的发生率约为 4.2%，超过 70 岁人群中，这一比例增加至 7%（女性）和 12%（男性）。但大多数研究显示只有严重程度（狭窄≥70%）的无症状性 CAS 人群发生缺血性脑卒中风险增加，而这部分人群在美国仅占所有无症状性 CAS 人群的 0.5%～1.0%。

尽管目前几乎没有证据支持进行常规的 CAS 筛查，但医保人群行 CAS 影像学检查的比例仍很高。为此，2007 年美国预防服务工作小组出台有关 CAS 筛查的指南，如今该指南则对 2007 版指南进行了更新，并纳入了 CREST 研究结果[该研究将 2502 例受试者随机分配接受颈动脉斑块切除术–颈动脉内膜剥脱术（CEA）或颈动脉支架治疗]，同时还包括 2 项颈动脉支架治疗的监测性研究和一项针对无症状 CAS 患者行 CEA 治疗随访 10 年的研究。

在制定该指南时，对既往研究进行了系统性回顾及 meta 分析。共回顾了 56 项 CAS 筛查与脑卒中风险降低相关性研究，但没有研究直接证实 CAS 筛查对预防脑卒中是获益的。

其中包括评估超声多普勒检测无症状 CAS 的准确性和可靠性的 3 项 meta 分析和一项临床研究；评估 CEA 与内科疗法治疗无症状 CAS 人群预后的 3 项随机对照试验（RCT）研究和 3 项系统综述，但没有研究比较 CEA 与标准内科治疗；2 项研究比较了颈动脉成形术或支架置入术与 CEA 的疗效比较等。

基于目前的研究证据，并不支持对无症状人群进行 CAS 筛查，且不提倡这种行为。在最好的情况下，筛查无症状 CAS 也只能降低 2%～5.5%的脑卒中风险（5 年内）。但是，许多关键性因素导致在现实世界中这种理论性的风险降低并不可能实现。

无创性颈动脉多普勒超声检查价格较低，且应用广泛，为 CAS 筛查的常用方法之一。然而该检查的准确性依赖于操作者,且严重CAS的发生率很低,这意味着大规模进行筛查将会导致很高的假阳性率。据估算,采用颈动脉多普勒超声筛查10万人群,其中严重CAS的发生率仅为1%。证实超声筛查异常结果的二线检查手段能够降低假阳性结果的风险,但是血管造影会增加0.4%~1.2%的脑卒中风险,并且血管造影和CT检查均与肾功能障碍发生相关,且缺乏某种程度的准确性,也会造成一些假阳性的结果。

我国属于脑卒中的高发病率地区,高于欧美等发达国家。可能与我国高血压患病率较高,患者的自我知晓率、合理服药率和血压控制率仍处于较低水平有关。这就需要采取更加积极合理的对策,同时这也是县医院医生的责任。

二、急性缺血性脑卒中的诊断与治疗

我国脑卒中亚型中,近70%的患者为缺血性脑卒中。急性期缺血性脑卒中(定义:发生卒中2周内)病因上60%~80%脑卒中患者与动脉粥样硬化相关,84%脑卒中患者合并高血压,高血压致动脉粥样硬化是导致脑卒中主要原因,高血压是脑卒中最重要的危险因素,有效控制高血压会使脑卒中减少50%。

(一)定义与评价

急性缺血性脑卒中(脑梗死)是指各种原因所致脑部血液供应障碍,导致脑组织缺血、缺氧性坏死,出现相应神经功能缺损,是最常见的脑卒中类型,占全部脑卒中的60%~80%。急性期的时间划分尚不统一,一般指发病后2周内。脑梗死最常见的病因:①脑血栓发展为动脉粥样硬化和动脉炎。②脑栓塞为心源性和非心源性栓子。③腔隙性脑梗死为高血压、动脉粥样硬化和微栓子等。依据脑梗死的发病机制和临床表现,通常将脑梗死分为脑血栓形成、脑栓塞、腔隙性脑梗死。脑梗死的处理应强调早期诊断、早期治疗、早期康复和早期预防再发。

脑梗死的临床表现主要包括一般特点和特殊的血管综合征和(或)临床综合征。脑梗死后出现的局限神经功能缺损征象,与梗死的部位、受损区侧支循环、参与供血的动脉变异以及既往脑细胞损失情况有关。不同类型的脑缺血,其临床表现也各异。

(1)短暂性脑缺血发作(TIA):主要表现为短暂,一过性局限性神经性功能障碍,持续时间不超过24h,症状自行缓解,不遗留神经系统阳性体征。TIA可反复发作,间歇时间无规律。

1)颈动脉性TIA:突发的对侧肢体麻木、力弱、感觉障碍、单眼黑矇,如在优势半球可有失语。

2）椎动脉性的 TIA：突发眩晕、复视、双眼黑矇、共济障碍、构音及吞咽困难，可有同向偏盲，每次发作轻瘫的部位不恒定，常伴有枕部头痛。

（2）可逆性神经功能障碍（RIND）：发病似脑卒中，临床表现与 TIA 相似，但神经功能障碍时间超过 24h，一般在 1 周左右恢复正常。头颅 CT 或 MRI 扫描可发现脑内有小梗死灶。

（3）进展性脑卒中（SIE）：神经功能障碍逐渐发展，呈阶梯样加重，病情发展达高峰需 6h 以上。主要原因为颈内动脉和大脑中动脉栓塞。

（4）完全性脑卒中（CS）：突然出现中度以上的局限性神经功能障碍，病情发展在 6h 内达到高峰，以后神经功能障碍长期存在，很少恢复。主要表现有偏瘫、偏盲、失语、感觉障碍，常有意识障碍。

（二）检查与诊断

1. 检查

（1）头颅 CT 及 MRI 扫描：发病初期头颅 CT 扫描的重要性在于排除脑出血，但在脑梗死的早期 CT 无异常发现，起病 24~28h 后梗死区呈明显低密度改变，无占位效应。而 MRI 在发病后 4h 即可诊断。

（2）脑血管检查：数字减影血管造影（DSA）、CT 或 MRI 可显示脑内大动脉的病变部位和性质。显示脑动脉狭窄、闭塞或扭曲部位和程度。

（3）经颅多普勒检查（TCD）：为无创伤性检查脑血流动力学改变的方法，根据血流的流速和方向，可判定脑血管有无狭窄和闭塞。

由于急性缺血性脑卒中的治疗时间窗窄，及时评估病情和诊断至关重要，医院应建立脑卒中诊治快速通道，尽可能优先处理和收治脑卒中患者。

2. 诊断

（1）病史采集和体格检查：尽快进行病史采集和体格检查。

（2）诊断和评估步骤：①是否为脑卒中。注意发病形式、发病时间，排除脑外伤、中毒、癫痫后状态、瘤性卒中、高血压脑病血糖异常、脑炎及躯体重要脏器功能严重障碍等引起的脑部病变。急性必要的实验室检查。②是缺血性还是出血性脑卒中。除非特殊原因不能检查，所有疑为脑卒中者都应尽快进行脑影像学（CT 或 MRI）检查，排除出血性脑卒中、确立缺血性脑卒中的诊断。③是否适合溶栓治疗。发病时间是否在 4.5h 或 6h 内，有无溶栓适应证。具体诊断步骤见图 27-1。

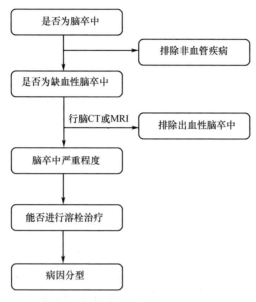

图 27-1 急性缺血性脑卒中诊断步骤

（三）处理

1. 急性期救治

（1）应密切监护基本生命功能，如气道和呼吸；心脏监测和心脏病变处理；血压和体温调控。需紧急处理的情况：颅内压增高，严重血压异常，血糖异常和体温异常，癫痫等。按上述诊断步骤对疑似脑卒中患者进行快速诊断，尽可能在到达医院后 60min 内完成脑 CT 等评估并做出治疗决定。

（2）急性期血压管理：脑卒中急性期控制血压是必要的，同时动脉粥样硬化会使心脏搏动减弱，致动脉粥样硬化血管远端低灌注，导致脑卒中急性期脑水肿，加重脑缺血，所以脑卒中患者血压管理利弊共存，是博弈的过程，需要遵循个体化治疗。急性期脑缺血性脑卒中血压管理：2014 年发表在《美国医学杂志》中国急性缺血性脑卒中患者降压治疗 CATIS 研究显示，缺血性脑卒中降压治疗组与不降压组相比，不增加死亡伤残风险，证明缺血性脑卒中急性期降压治疗是安全的。2002 年国际脑卒中登记研究 IST 记录 17 398 例缺血性脑卒中患者，以 14 天早期死亡与致残为衡量指标，显示降压目标为 150mmHg 是比较合理的水平，即在 140～160mmHg 之间，高于或低于这个范围预后都是不利，而血压 120mmHg 观察起病 14 天再发脑卒中风险最低。

缺血性脑卒中急性期降压治疗是博弈的过程，高血压可导致缺血性脑卒中水肿、缺血性脑卒中复发、缺血性脑卒中出血性转化，所以缺血性脑卒中早期降压治疗利大于弊。但可能获益和风险并存，需要重视降压药物的选择，药物对血压平稳性，降低血压能够减少脑水肿，减少出血性转化，预防心肌损伤带来残疾的远期治疗负担加重。缺血性脑卒中早期降压也可能导致低灌注损伤，原因是局部缺血造成脑动脉自动调节能力受损，血流减少，进一步增加脑梗死面积风险。避免低灌注在于关注动脉粥样硬化的狭窄程度，避免降压导致血压过低，降压幅度过大。

2. 相关危险因素的管理

（1）血压的控制：①既往未接受降压治疗的缺血性脑卒中或 TIA 患者，发病数天后如果收缩压≥140mmHg 或舒张压≥90mmHg，应启动降压治疗；对于血压＜140/90mmHg 的患者，其降压获益并不明确。②既往有高血压病史且长期接受降压药物治疗的缺血性脑卒中或 TIA 患者，如果没有绝对禁忌，发病后数天应重新启动降压治疗。③由于颅内大动脉粥样硬化性狭窄（狭窄率 70%～99%）导致的缺血性脑卒中或 TIA 患者，推荐收缩压降至 140mmHg 以下，舒张压降至 90mmHg 以下。由于低血流动力学原因导致的脑卒中或 TIA 患者，应权衡降压速度与幅度对患者耐受性及血流动力学影响。④降压药物种类和剂量的选择以及降压目标值应个体化，应全面考虑药物、脑卒中的特点和患者 3 方面因素。二级预防中五大类降压药物都有研究证实，只要降压无论是降低收缩压还是降低舒张压都能在脑卒中二级预防获益，降低再发脑卒中风险。

（2）脂代谢异常的管理：①对于非心源性缺血性脑卒中或 TIA 患者，无论是否伴有其他动脉粥样硬化证据，推荐予高强度他汀类调脂药物长期治疗以减少脑卒中和心血管事件的风险。有证据表明，当 LDL-C 下降≥50%或 LDL≤1.8mmol/L（70mg/dl）时，二级预防更为有效。②对于 LDL-C≥2.6mmol/L（100 mg/dl）的非心源性缺血性脑卒中或 TIA 患者，推荐强化他汀类调脂药物治疗以降低脑卒中和心血管事件风险；对于 LDL-C＜2.6mmol/L（100 mg/dl）的缺血性脑卒中/TIA 患者，目前尚缺乏证据，推荐强化他汀类调脂药物治疗。③由颅内大动脉粥样硬化性狭窄（狭窄率 70%～99%）导致的缺血性脑卒中或 TIA 患者，推荐高强度他汀类调脂药物长期治疗以减少脑卒中和心血管事件风险，推荐目标值为 LDL-C≤1.8mmol/L（70mg/dl）。颅外大动脉狭窄导致的缺血性脑卒中或 TIA 患者，推荐高强度他汀类调脂药物长期治疗以减少脑卒中和心血管事件。④长期使用他汀类调脂药物治疗总体上是安全的。有脑出血病史的非心源性缺血性脑卒中或 TIA 患者应权衡风险和获益合理使用。⑤他汀类调脂药物治疗期间，如果监测指标持续异常并排除其他影响因素，或出现指标异常相应的临床表现，应及时减药或停药观察；老年人或合并严重脏器功能不全的患者，初始剂量不宜过大。

（3）糖代谢异常和糖尿病管理：①缺血性脑卒中或 TIA 患者糖代谢异常的患病率高，糖尿病和糖尿病前期是缺血性脑卒中患者脑卒中复发或死亡的独立危险因素，临床医生应提高对缺血性脑卒中或 TIA 患者血糖管理的重视。②缺血性脑卒中或 TIA 患者发病后均应接受空腹血糖、HbA1c 监测，无明确糖尿病病史的患者在急性期后应常规接受口服葡萄糖耐量试验来筛查糖代谢异常和糖尿病。③对糖尿病或糖尿病前期患者进行生活方式和（或）药物干预能减少缺血性脑卒中或 TIA 事件，推荐 HbA1c 治疗目标为<7%。降糖方案应充分考虑患者的临床特点和药物的安全性，制订个体化的血糖控制目标，要警惕低血糖事件带来的危害。④缺血性脑卒中或 TIA 患者在控制血糖水平的同时，还应对患者的其他危险因素进行综合全面管理。

（4）吸烟的推荐意见：①建议有吸烟史的缺血性脑卒中或 TIA 患者戒烟。②建议缺血性脑卒中或 TIA 患者避免被动吸烟，远离吸烟场所。③可能有效的戒烟手段包括劝告、尼古丁替代产品或口服戒烟药物。

（5）睡眠呼吸暂停的管理：①鼓励有条件的医疗单位对缺血性脑卒中或 TIA 患者进行睡眠呼吸监测。②使用 CPAP 可以改善合并睡眠呼吸暂停的脑卒中患者的预后，可考虑对这些患者进行 CPAP 治疗。

（6）高同型半胱氨酸血症的处理：对近期发生缺血性脑卒中或 TIA 及血同型半胱氨酸轻度到中度增高的患者，补充叶酸、维生素 B_6 以及维生素 B_{12} 可降低同型半胱氨酸水平。

3. 口服抗血小板药物的应用

对非心源性栓塞性缺血性脑卒中或 TIA 患者，建议给予口服抗血小板药物而非抗凝药物预防脑卒中复发及其他心血管事件的发生。

阿司匹林（50~325 mg/d）或氯吡格雷（75 mg/d）单药治疗均可作为首选抗血小板药物。阿司匹林单药抗血小板治疗的最佳剂量为 75~150 mg/d。阿司匹林（25 mg）+缓释型双嘧达莫（200 mg）2 次/天或西洛他唑（100 mg）2 次/天，均可作为阿司匹林和氯吡格雷的替代治疗药物。抗血小板药应在患者危险因素、费用、耐受性和其他临床特性基础上进行个体化选择。

发病在 24 h 内、具有脑卒中高复发风险（ABCD2 评分≥4 分）的急性非心源性 TIA 或轻型缺血性脑卒中患者（NIHSS 评分≤3 分），应尽早给予阿司匹林联合氯吡格雷治疗 21 天，但应严密观察出血风险。此后可单用阿司匹林或氯吡格雷作为缺血性脑卒中长期二级预防一线用药。

发病 30 天内伴有症状性颅内动脉严重狭窄（狭窄率 70%~99%）的缺血性脑卒中或 TIA 患者，应尽早给予阿司匹林联合氯吡格雷治疗 90 天。此后阿司匹林或氯吡格雷单用均可作为长期二级预防一线用药。

伴有主动脉弓动脉粥样硬化斑块证据的缺血性脑卒中或TIA患者，推荐抗血小板及他汀类调脂药物治疗。

非心源性栓塞性缺血性脑卒中或TIA患者，不推荐常规长期应用阿司匹林联合氯吡格雷抗血小板治疗。

三、急性出血性脑卒中的诊断与治疗

脑出血（intracerebral hemorrhage，ICH）是神经内外科最常见的难治性疾病之一，亚洲国家ICH占脑卒中患者的25%～55%，而欧美国家ICH仅占脑卒中患者的10%～15%。ICH一个月死亡率高达35%～52%，6个月末仍有80%左右的存活患者遗留残疾，是中国居民死亡和残疾的主要原因之一。规范ICH的诊断标准和治疗技术，有利于降低其死亡率和致残率。高血压性脑出血是一种危害性极大的世界范围的多发病、常见病。本病死亡率高，致残率高，预后差，严重危害着人们的身体健康。

（一）定义

脑出血的危险因素及病因以高血压、脑血管淀粉样变性（cerebral amyloid angiopathy，CAA）、脑动静脉畸形、脑动脉瘤、肿瘤卒中、凝血功能障碍等多见。目前国际上尚无公认的分类，欧洲将ICH分为原发性脑出血、继发性脑出血和原因不明性脑出血；美国有学者将ICH命名为非动脉瘤性、非动静脉畸形（AVM）性、非肿瘤性自发性脑出血。原发性脑出血与继发性脑出血的分类，目前得到较多认可。

继发性脑出血一般指有明确病因的脑出血，多由脑动静脉畸形、脑动脉瘤、使用抗凝药物、溶栓治疗、抗血小板治疗、凝血功能障碍、脑肿瘤、脑血管炎、硬脑膜动静脉瘘、烟雾病、静脉窦血栓形成等引起，占ICH的15%～20%。

原发性脑出血指无明确病因的脑出血，多数合并有高血压。在我国，虽未进行大样本流行病学调查，但就现有文献资料分析，原发性脑出血合并高血压者可高达70%～80%，所以我国一直沿用"高血压脑出血"命名。而在国外医学文献中，多将该病统称为脑出血或自发性脑出血，占所有ICH的80%～85%。

（二）评价

1. 影像学检查

影像学检查是诊断ICH的重要方法，主要包括：脑CT、MRI和脑血管造影等。CT 及 MRI 能够反映出血的部位、出血量、波及范围及血肿周围脑组织情况。

（1）CT 扫描：使用广泛，ICH 在 CT 上表现为高密度影，是诊断脑卒中首选的影像学检查方法。可根据多田公式粗略计算血肿体积：血肿体积 T（ml）=$\pi/6 \times L \times S \times \text{Slice}$，式中 L 为血肿的长轴，S 为短轴，Slice 为所含血肿层面的厚度（cm），目前有相关软件可根据 CT 图像精确计算血肿体积。

（2）多模式 CT 扫描：包括 CT 脑灌注成像（CTP）和增强 CT。CTP 能够反映 ICH 后脑组织的血供变化，可了解血肿周边血流灌注情况。增强 CT 扫描发现造影剂外溢是提示患者血肿扩大风险高的重要证据。

（3）MRI 扫描：ICH 在 MRI 上的表现较复杂，根据血肿的时间长短而有所不同，超急性期（0～2h）：血肿为 T_1 低信号，T_2 高信号，与脑梗死不易区别；急性期（2～72h）：T_1 等信号，T_2 低信号；亚急性期（3 天～3 周）：T_1、T_2 均呈高信号；慢性期（＞3 周）：T_1 低信号、T_2 高信号。MRI 在发现慢性出血及脑血管畸形方面优于 CT。但 MRI 耗时较长、费用较高，一般不作为 ICH 的首选影像学检查。

（4）多模式 MRI 扫描：包括弥散加权成像（DWI）、灌注加权成像（PWI）、水抑制成像（FLAIR）、梯度回波序列（GRE）和磁敏感加权成像（SWI）等，它们能够对 ICH 提供更多附加信息。如 SWI 对早期 ICH 及微出血较敏感。

2. 脑血管检查

脑血管检查有助于了解 ICH 病因和排除继发性脑出血，指导制订治疗方案。常用检查包括 CTA、MRA、CTV、DSA 等。

（1）CTA、MRA、CTV、MRV：是快速、无创性评价颅内外动脉血管、静脉血管及静脉窦的常用方法，可用于筛查可能存在的脑血管畸形、动脉瘤、动静脉瘘等继发性脑出血，但阴性结果不能完全排除继发病变的存在。

（2）全脑血管造影（DSA）：能清晰显示脑血管各级分支，可以明确有无动脉瘤、AVM 及其他脑血管病变，并可清楚显示病变位置、大小、形态及分布，目前仍是血管病变检查的重要方法和金标准。

3. 实验室检查

对疑似 ICH 患者都应进行常规的实验室检查，排除相关系统疾病，协助查找病因。最好同时完成各项手术前检查，为一旦需要的紧急手术做好准备工作，包括血常规、血生化、凝血常规、血型及输血前全套检查、心电图及胸部 X 线等检查，部分患者还可选择毒理学筛查、动脉血气分析等检查。

（三）诊断

根据突然发病、剧烈头痛、呕吐、出现神经功能障碍等临床症状体征，结合 CT 等影像学检查，ICH 一般不难诊断。但原发性脑出血、特别是高血压脑出血的诊断并无金标准，一定要排除各种继发性脑出血疾病，避免误诊，作出最后诊断需达到以下全部标准：①有确切的高血压病史。②典型的出血部位（包括基底节区、脑室、丘脑、脑干、小脑半球）。③DSA/CTA/MRA 排除继发性脑血管病。④早期（72h 内）或晚期（血肿消失 3 周后）增强 MRI 检查排除脑肿瘤或海绵状血管畸形（CM）等疾病。⑤排除各种凝血功能障碍性疾病。

（四）治疗

1. 内科治疗

ICH 患者在发病的最初数天内病情往往不稳定，应常规持续生命体征监测（包括血压监测、心电监测、氧饱和度监测）和定时神经系统评估，密切观察病情及血肿变化，定时复查头部 CT，尤其是发病 3h 内行首次头部 CT 患者，应于发病后 8h、最迟 24h 内再次复查头部 CT。

ICH 治疗的首要原则是保持安静，稳定血压，防止继续出血，根据情况，适当降低颅内压，防治脑水肿，维持水电解质、血糖、体温平衡；同时加强呼吸道管理及护理，预防及防止各种颅内及全身并发症。

（1）控制血压：急性脑出血患者常伴有明显血压升高，且血压升高的幅度通常超过缺血性脑卒中患者，这增加了 ICH 患者残疾、死亡等风险。急性脑出血抗高血压研究（ATACH）和急性脑出血积极降压治疗研究（INTERACT、INTERACT-2）为 ICH 患者早期降压提供了重要依据。研究显示将收缩压控制在 140mmHg 以下可以降低血肿扩大的发生率而不增加不良反应事件，但对 3 个月的病死率和致残率没有明显改善。脑出血早期以及血肿清除术后应立即使用药物迅速控制血压，但也要避免长期严重高血压患者血压下降过快、过低可能产生的脑血流量下降。如因 Cushing 反应或中枢性原因引起的异常血压升高，则要针对病因进行治疗，不宜单纯盲目降压。常用静脉降压药物有尼卡地平、乌拉地尔、硝酸甘油等；常用口服降压药物有长效钙通道阻滞剂、血管紧张素 II 受体阻滞剂、$β_1$ 肾上腺素能受体阻滞剂等。

（2）降低颅内压，控制脑水肿：抬高床头约 30°，头位于中线上，以增加颈静脉回流，降低颅内压；对需要气管插管或其他类似操作的患者，需要静脉应用镇静剂。镇静剂应逐渐加量，尽可能减少疼痛或躁动引起颅内压升高。常用的镇静药物有二异丙胺、依托咪酯、咪达唑仑等。镇痛药有吗啡、阿芬太尼等；药物治疗：若患者具有颅内压增高的临床或影像学表现，和（或）实测ICP＞20mmHg，可应用脱水剂，如20%甘露醇[1～3g/（kg·d）]、甘油果糖、高渗盐水、白蛋白、利尿剂等，应用上述药物均应监测肾功能、电解质，维持内环境稳定，必要时可行颅内压监护。

（3）血糖管理：无论既往是否有糖尿病，入院时的高血糖均预示ICH患者的死亡和转归不良风险增高。然而低血糖可导致脑缺血性损伤及脑水肿，故也需及时纠正。因此应监测血糖，控制血糖在正常范围内。

（4）止血药：出血8h内可以适当应用止血药预防血肿扩大，使用一般不超过48h。对于凝血功能正常的患者，一般不建议常规使用止血药。

（5）抗血管痉挛治疗：对于合并蛛网膜下腔出血的患者，可以使用钙离子通道拮抗剂（尼莫地平）。

（6）激素治疗：尚有争议。高血压脑出血患者激素治疗无明显益处，而出现并发症的风险增加（如感染、消化道出血和高血糖等）。如果影像学表现有明显水肿亦可考虑短期激素治疗，可选用甲泼尼龙、地塞米松或氢化可的松。

（7）呼吸道管理：若意识障碍程度重、排痰不良或肺部感染者可考虑气管插管或尽早气管切开，排痰防止肺部感染，怀疑肺部感染患者，应早期作痰培养及药敏实验，选用有效抗生素治疗。

（8）神经保护剂：脑出血后是否使用神经保护剂尚存在争议，有临床报道显示，神经保护剂是安全、可耐受的，对临床预后有改善作用。

（9）体温控制：一般控制体温在正常范围，尚无确切的证据支持低温治疗。

（10）预防应激性溃疡：脑出血早期可使用质子泵抑制剂预防应激性溃疡。

（11）维持水和电解质平衡：定期检查血生化，监测及纠正电解质紊乱。

（12）抗癫痫治疗：若出现临床痫性发作应进行抗癫痫药物治疗。无发作者是否用药预防癫痫尚无定论。不少外科医生主张对幕上较大血肿或幕上手术后患者进行预防癫痫治疗。

（13）下肢深静脉血栓和肺栓塞的预防：ICH患者发生深静脉血栓形成和肺栓塞的风险较高，应鼓励患者尽早活动、腿抬高；尽可能避免穿刺下肢静脉输液，特别是瘫痪侧肢体；可联合使用弹力袜和间歇性空气压缩装置预防下肢深静脉血栓及相关栓塞事件。

2. 外科治疗

外科治疗ICH在国际上尚无公认的结论，我国目前外科治疗的主要目标在于及时清除血肿、解除脑压迫、缓解严重颅内高压及脑疝、挽救患者生命，并尽可能降低由血肿压迫导致的继发性脑损伤和残废。

四、非致残性脑血管事件的诊断与治疗

在急性脑血管病事件中，短暂性脑缺血发作（TIA）和轻型脑卒中由于具有"非致残性"和"早期不稳定"等共同特征，经常作为一类"急性非致残性脑血管事件"进行诊疗或研究。

（一）定义

TIA 基于时间的定义为：TIA 是由于血管原因所致的突发性局灶性神经功能（脑、脊髓或视网膜）障碍，持续时间<24h；基于组织学的定义为：TIA 是由脑、脊髓或视网膜缺血所引起的短暂性神经功能障碍，不伴有急性梗死。轻型脑卒中目前没有统一的定义，其表现为一过性肢体麻木、无力、失语、失神等神经功能障碍，可以完全缓解或者症状轻微，常不引起人们的重视，或者重视不充分，而之后往往导致灾难性后果。

2010 年 Stroke 发表的一项研究中，将连续入组的 760 例急性缺血性脑卒中患者，根据以下定义分成 6 组以探索最佳轻型脑卒中定义：A 美国国立卫生院神经功能缺损评分（NIHSS）每一项评分必须是 0 分或 1 分，意识评分各项必须是 0；B 腔隙样综合征（小血管闭塞）；C 只有运动障碍（包括构音障碍或共济失调），伴或不伴有感觉障碍；D 基线 NIHSS 每项评分均为最低分（总分<9 分），没有失语，忽视或任何意识水平障碍；E 基线 NIHSS 评分每项评分均为最低分，总分≤9 分；F 基线 NIHSS 总分≤3 分，短期转归良好定义为患者出院回家，中期转归良好定义为 3 个月时改良 Rankin 量表评分≤2 分。

轻型脑卒中指一种血管原因所致的突发性局灶性轻型神经功能障碍（定义为 NIHSS≤3 分），持续时间≥24h，或神经功能障碍是由于影像学与临床症状相关的缺血性梗死所致而不是由影像学检查发现的脑出血所致。在急性脑血管病事件中，短暂性脑缺血发作-TIA 和急性缺血性轻型脑卒中（总称"轻型脑卒中"），其共同特征为"非致残性"和"早期不稳定"，总称为"急性非致残性脑血管事件"，又称轻型脑卒中。

（二）评价

1. TIA 和轻型脑卒中是最常见的脑血管病事件

由于"非致残性"的特点，TIA 或轻型脑卒中处于一种易被公众和医生忽视

的状态。而目前我国 TIA 的诊治领域"低估、误判"现象严重，TIA 占脑血管病住院构成比仅为 6%，远低于发达国家 30%左右的比例，"救治不及时、不规范"等问题突出。中国成人 TIA 流行病学研究显示，中国成人的 TIA 知晓率仅为 3.12%（样本量 9.8 万，162 家全国代表性社区流行病学调查），远低于 10 年前美国成人调查 8.7%的知晓率。然而，实际上 TIA 和轻型脑卒中仍是最常见的脑血管病事件，根据基于住院人群的中国国家脑卒中登记数据，TIA 和轻型脑卒中占急性缺血性脑血管病事件住院比例的 38%。根据基于社区人群的中国成人 TIA 流行病学研究，中国人口标化 TIA 患病率高达 2.4%，据此推算中国 TIA 现患人群数量高达 1000 万～1200 万，远高于脑卒中的 500 万现患人群。

2. TIA 和轻型脑卒中是最重要的医学急症

传统观点认为 TIA 和缺血性轻型脑卒中是"良性、可逆性脑缺血综合征"，复发风险低于完全性、致残性脑卒中。然而，研究表明，TIA 和轻型脑卒中患者早期发生脑卒中的风险很高，TIA 患者 7 天内的脑卒中风险为 4%～10%，90 天脑卒中风险为 10%～20%（平均为 11%），其中，ABCD2 评分为 3 分的高危患者 90 天复发风险高达 14%以上；轻型脑卒中患者 90 天复发风险为 18%。而急性脑卒中患者 90 天内复发的风险为 2%～7%（平均为 4%），显著低于 TIA 和轻型脑卒中患者。因此，TIA 和轻型脑卒中是严重的、需紧急干预的"卒中预警"事件，是最为重要的急症，同时也是二级预防的最佳时机，其防治理念亟待更新观念，临床上需加强重视。

（三）治疗

1. 尽早启动二级预防，有效减少脑卒中复发

鉴于轻型脑卒中/TIA 早期高复发风险，需尽早启动二级预防，从而减少脑卒中复发。Express 研究表明，尽早积极干预，可较延迟干预显著降低 90 天脑卒中复发风险达 80%，并且与延迟干预相比，早期干预组并没有增加颅内出血或其他出血风险。另外，早期积极地强化干预可显著减少患者的住院天数、住院花费和 6 个月的致残率。sos-tia 研究中所有确诊 TIA 或可能 TIA 患者均接受脑卒中预防项目，运用 TIA24h 诊所启动紧急干预，结果显著降低了脑卒中复发风险。

2. 中国人自己的研究成果 CHANCE

CHANCE（氯吡格雷用于急性非致残性脑血管事件高危人群的疗效）研究采用了针对轻型脑卒中和 TIA 患者急性期、短程给药的设计方案，突破了双抗治疗在脑血管病领域的"禁区"。CHANCE研究针对5170例具有高复发风险急性（起病24h内）缺血性轻型脑卒中或TIA患者（TIA采用传统的"基于24h时间"定义）氯吡格雷联合阿司匹林双联抗血小板治疗（氯吡格雷首日符合剂量300mg，随后90天75mg/d，联合阿司匹林75mg/d应用21天）后，其90天脑卒中复发的相对风险减低32%（8.2%比11.7%，风险比0.68%，95% CI 0.57～0.81，绝对危险度降低3.5%）。氯吡格雷联合阿司匹林双联治疗组与阿司匹林单药（75mg/d）组间，中、重度出血（每组0.3%，P=0.73）或脑出血（每组0.3%，P=0.98）的发生差异无统计学意义。CHANCE研究发现双联抗血小板治疗的显著收益体现于TIA及缺血性脑卒中发生后的最初几天，此时潜在的粥样硬化斑块最不稳定且脑卒中复发风险最高。联合CHANCE等大型临床试验的荟萃分析，也证明CHANCE研究结果与此前国际上其他人群相关研究结果一致。

开展危险分层、优化医疗资源配置、紧急启动TIA和轻型脑卒中的临床评估与二级预防有益于降低早期脑卒中复发风险。目前常用的TIA早期脑卒中风险分层工具为ABCD评分系统，其中ABCD2评分能很好地预测TIA短期脑卒中风险，应用最为广泛。最新研究表明，在ABCD2评分基础上增加TIA发作频率与影像学检查（ABCD3和ABCD3-I）能更有效地评估TIA患者早期脑卒中风险。建议对疑似TIA患者早期行ABCD2评估，并尽早进行全面检查与评估。全面检查与评估的主要目的是判断导致TIA的病因和可能的发病机制。对于轻型脑卒中，目前的脑卒中复发风险预测量表如ABCD2和ESSEN等的预测效度不佳，部分研究显示CT血管成像（CTA）和磁共振血管成像（MRA）对预测脑卒中复发风险有帮助，尚需开发专门用于轻型脑卒中复发风险预测量表。

3. 中国专家对TIA和轻型脑卒中的共识建议

中国专家对TIA和轻型脑卒中的共识建议，①TIA和轻型脑卒中是最为重要的脑血管病急症，越早期脑卒中复发风险越高，应该引起高度重视。②推荐使用ABCD2等脑卒中危险分层工具，尽快识别TIA或轻型脑卒中高危患者，尽早启动如血管评价、抗栓、稳定斑块和血压管理等综合干预措施。③具有高脑卒中复发风险（ABCD2评分≥4分）的急性非心源性TIA（根据24h时间定义）或轻型脑卒中（NIHSS总分≤3分）急性期患者（起病24h内），应尽早给予氯吡格雷联合阿司匹林治疗21天（氯吡格雷首日负荷量300 mg），随后氯吡格雷单药治疗（75 mg/d），总疗程为90天。此后氯吡格雷、阿司匹林均可作为长期二级预防的一线用药。

（匡泽民　王　瑛）

第二十八章 肾脏损害的评估与治疗策略

高血压可影响全身各脏器功能，肾脏最易被累及，每年我国因高血压导致的尿毒症患者达到150万。我国全国性透析登记CNRDS数据显示，由高血压肾损害引起的终末期肾脏病（ESRD）患者占9.9%，居原发性肾小球疾病和糖尿病肾病之后，位列第3位。这些数据显示，高血压肾损害已成为当前国内外ESRD的重要病因构成。而更可怕的是，在高血压引发的诸多问题当中，早期肾损害由于起病隐匿往往最容易被人忽略，慢性肾衰竭的典型症状及体征只有随着时间的推移才能逐渐出现，只能到了严重且不可逆的损害形成时才可以被确诊。如何早期识别此类患者并进行正确的干预，对于县医院临床医生来说是个严峻的挑战，因为这不仅关系着延缓肾损害的进展、减少医疗支出，还与患者的预后有着紧密的联系。

一、高血压早期肾脏损害的预警与管理

如何实现高血压肾损害高危人群的早期诊断，指导不同患者选择"个体化"的方案并进行及时治疗，是目前临床亟待解决的难题，也是国内外研究的热点。慢性肾脏病（chronic kidney disease，CKD）患者早期由于症状很少或没有症状，大多数肾损害患者未能得到及时的诊断，很多看似"健康"的高血压患者可能已经发生了CKD，目前的方法未能充分评估这部分患者。在CKD患者的筛查及治疗中，临床上对肾功能的监测一直以血肌酐为主，但血肌酐评估对早期亚临床改变的发现和治疗后肾功能下降的预测都缺乏敏感性，在CKD的临床前阶段需要新的监测指标评估此类患者。尿微量白蛋白（microalbuminuria，MAU）的出现反映了肾小管、肾小球功能异常，是早期肾脏结构和功能改变的标志，也是高血压患者心血管合并症发病率及死亡率的一个独立危险因素。临床上，早期发现高血压导致的肾功能损害，才能防止肾脏损伤进一步恶化。

为早期发现肾功能损害，县医院医生应做到以下三点：①所有患者在被诊断为高血压之后进行尿常规检查以免漏诊或误诊而延误对肾脏的治疗。②对血压增高的患者都要进行尿蛋白检测，尤其是微量尿蛋白，该指标是肾脏损害的一个标志，且检测并不困难。③对所有高血压患者或具有其他心血管疾病的患者进行肾小球滤过率估算值（eGFR）评估。只有通过这样的方式，才能更早地检测出高血压患者靶器官损害，以便患者及时接受治疗。

高血压合并高尿酸血症者心血管事件风险也有所提高。Francesca 入选 425（265 名男性，160 名女性）名中年未经治疗的高血压患者。在调整其他变量后，血尿酸与左心室肥厚、颈动脉内膜增厚密切相关。血尿酸与动脉粥样硬化性心血管疾病风险关系的一系列临床试验均提示，高尿酸血症与心血管疾病发生密切相关。

高尿酸血症还存在预后价值。Kjoller 等对 1717 名明确诊断急性心肌梗死和左心功能不全的患者随访中发现：合并高尿酸血症患者远期生存率较血尿酸正常者明显下降（1 年后 87%比 94%；3 年后 55%比 79%），而短期生存率并没有显示明显差异。微量白蛋白尿是早期肾脏受损的表现，微量白蛋白尿增加高血压患者心血管疾病风险。

高血压容易引起肾病的原因：肾脏通过生成尿液来排泄体内的废物，而尿液是由肾脏内的血液通过压力压出来的。因此，肾脏是人身体内血压最高的部位，也是高血压时最容易受伤害的脏器。

临床上，判断肾功能最常用的检测指标是血清肌酐以及内生肌酐清除率等。肾小球滤过率（GFR）是衡量肾小球滤过功能的指标，但该指标往往受很多因素影响。目前，同样推荐肾功能诊断使用 GFR 评估值——估算的肾小球滤过率（eGFR）进行，eGFR 的计算公式包含肌酐、性别、年龄、身高等因素，因此可以减少这些因评估素对计算值的影响。

总体而言，目前高血压患者肾脏保护仍是难题，这需要开展更多研究，如大型随机对照临床研究及真实世界研究。防止高血压患者肾脏损害进展最重要的方法是降压达标，如有肾脏损害，应首选肾素-血管紧张素-醛固酮系统（RAAS）抑制剂。生活方式干预也是防治肾脏损害的重要措施之一。目前中国人群的饮食偏高热量、高脂肪、高胆固醇、高嘌呤以及高蛋白，需要引导广大群众适当减少蛋白质的摄入。此外，高血压前期是发生终末期肾病的独立危险因素，对于该类患者应进行肾脏保护，即生活方式的干预。

对于合并肾损害的高血压的患者，临床上都使用血管紧张素受体拮抗剂（ARB）或血管紧张素转化酶抑制剂（ACEI）对肾损伤患者进行治疗。使用该类药物的指征是肾小球内高灌注、高压力和高滤过，药物使用主要目的是降低肾小球内灌注压、减少蛋白尿阻止或延缓其发展为慢性肾衰竭，通过抗炎与抗纤维化减少肾损害。例如糖尿病肾病患者，无论血压是否偏高，使用 ARB 或 ACEI 类药物的主要目的是为延缓糖尿病肾病的发展。注意在使用 RAAS 阻滞剂治疗高血压肾损伤患者之前，应检测患者是否肾动脉狭窄，并且在治疗的过程中防止出现低血压的现象。在治疗过程中，重要的治疗理念类似于中医辨证论治，通过判断患者的病理、生理状态，利用药理学知识以及掌握的医学技能，使紊乱的病理状态得以纠正或在一个新的水平上达到平衡。这一点不仅适用于治疗高血压肾损伤患者，同样适用于每一位需要得到救治的患者。在明确是否为原发性高血压后，进行常规治疗，首选 ARB 或 ACEI，并根据患者的情况进行个体化治疗。此外，肾内科对于高血压患者降压的理念是迅速降压，以防止在缓慢降压的过程中持续的肾脏损伤。

尿微量白蛋白（MAU）的检测方法简单、费用低廉、有良好的预测价值及较高的性价比，2007 年欧洲高血压指南将其列为靶器官损害筛查的首选方法。

由于高血压是一种系统性疾病，高血压肾损害是高血压引发的系统性疾病的一部分。因此，对高血压肾损害进行降压治疗的同时，还应该考虑对机体及其他器官功能的影响，包括年龄、心脑血管合并症以及其他共患疾病等。降压治疗可以给多数 CKD 患者带来益处，可以延缓肾病进展，减少心脑血管并发症。2012 年 12 月全球改善肾脏病预后组织（KDIGO）发布了基于不同原发病、年龄、蛋白尿及肾功能水平的最新 CKD 降压治疗指南，但是对于高血压肾损害的降压靶目标值及降压药物的选择，国内外临床指南均未提及。

二、高血压导致慢性肾脏病的诊断与治疗

（一）慢性肾脏病的定义

慢性肾脏病（CKD）是指各种原因引起的肾脏结构和功能障碍≥3 个月，包括肾小球滤过率（GFR）正常和不正常的病理损伤、血液或尿液成分异常，以及影像学检查异常；或不明原因的 GFR 下降（＜60ml/min）超过 3 个月。随着社会经济的发展和城市化进程的加快，CKD 已经成为了威胁我国乃至全球人群健康的主要公共卫生问题。而吸烟、过量饮酒、身体活动不足和膳食不合理等行为危险因素，超重和肥胖、血压升高、血糖升高、血脂异常等发病因素已被认为是慢性病共同的危险因素。这些危险因素在人群中普遍存在，有些危险因素还在不断上升，使得 CKD 的疾病负担越来越重。在 2015 年 3 月出版的《美国肾病杂志》上发表的 Hoerger 等的一项研究表明：在未来的 20 年里，CKD 的发病率预计将急剧增加，30～64 岁的个体中超过一半可能罹患 CKD。我国 CKD 总患病率达 10.8%，其中以肾小球滤过率估算值（eGFR）＜60 ml/（min·1.73 m^2）诊断的患病率为 1.7%，而以尿白蛋白与肌酐比值＞30mg/g 诊断的 CKD 的患病率为 9.4%。CKD 患者预计近 1.2 亿，但知晓率仅为 12.5%。CKD 分期见表 28-1。

表 28-1　CKD 分期

分期	特征	GFR[ml/(min·1.73m^2)]
1	已有肾损害，GFR 正常或升高	≥90
2	GFR 轻度降低	60～89
3a	GFR 轻度到中度降低	45～59
3b	GFR 中度到重度降低	30～44
4	GFR 重度降低	15～29
5	ESRD（肾衰竭）	<15

目前研究证实，高血压和 CKD 互为因果，相互促进。高血压是 CKD 发生和进展的重要因素，而 CKD 是导致继发性高血压和难治性高血压的一种常见原因。在美国，大约 26% 的高血压患者合并有 CKD。而来自 2011 年美国肾脏病数据系统（United States renal data system，USRDS）的年度报告表明，eGFR>60ml/(min·1.73m^2) 的美国国民健康与营养调查（the national health and nutrition examination survey，NHANES）参与者高血压患病率为 26%，eGFR<60 ml/(min·1.73m^2) 的 CKD 患者高血压患病率高达 64%～68%，其心血管疾病（cardiovascular disease，CVD）患病率是 eGFR>60 ml/(min·1.73m^2) 组的 5 倍以上；在老年（>65 岁）CKD 患者和终末期肾脏病（ESRD）患者中高血压的患病率更是明显升高。

在我国，近期调查也显示，eGFR<60 ml/(min·1.73m^2) 的患者高血压患病率为 60.5%，有白蛋白尿的患者高血压的患病率为 61.2%。虽然 CKD 患者高血压的发生率相当高，但治疗和控制情况却不容乐观。一项由美国国家肾脏基金会完成的、对肾脏病高风险人群进行健康筛查的研究结果证实，被筛查人群中高血压的患病率为 86.2%，血压控制率却仅有 13.2%，对于合并糖尿病的 CKD 患者情况更为严重。目前我国尚无全国范围的关于 CKD 患者血压控制情况的调查，但相信控制率可能会更低。

（二）慢性肾脏病的评价

高血压是肾脏病和心血管疾病发生发展的危险因素，它既是 CKD 的原因又是其并发症，对 CKD 患者的危害极大。研究显示，收缩压升高是 CKD3～5 期非透析患者左心肥厚的独立危险因素。控制血压有利于 CKD 患者预防心血管不良事件的发生。然而，CKD 合并高血压患者发病率、治疗率高，而血压控制率远低于一般高血压患者。目前 CKD 患者的高血压诊断及治疗策略的制定大多依赖于诊室血压。众所周知，由于诊室血压测量值的重复性差及 CKD 患者白大衣高血压、隐匿性高血压现象普遍存在等缺点，诊室外血压测量如动态血压监测（ambulatory blood pressure monitoring，ABPM）对 CKD 合并高血压患者的管理具有重要意义。

Bangash 等人的一项 meta 分析显示，白大衣高血压患者在 CKD 患者中所占比例达 18.3%，隐匿性高血压占 8.3%，有 40.4% 的 CKD 患者经降压治疗后被认为血压已达标，而实际上家庭血压监测值偏高，并有 30% 的 CKD 患者因诊室血压测量有误而误诊为高血压。以早中期 CKD 的非裔美国人为研究对象的美国非裔慢性肾病和高血压（AASK）研究结果表明，61%（377/617）的患者经降压治疗后诊室血压正常，其中有 43% 的患者存在隐匿性高血压现象。对于 CKD 合并高血压患者来说，由于血容量波动、盐摄入、尿毒素等因素，血压波动性大，动态血压可为降压治疗提供重要依据。

CKD 合并高血压患者以夜间血压升高为主的非杓型血压比例大，而诊室血压几乎在白天测量，不能反映夜间血压情况。因此，应建议 CKD 合并高血压患者常规进行诊室外血压监测如动态血压监测等，对诊室血压测量进行补充。

美国肾脏病学会（ASN）强烈推荐无论有无危险因素都要筛查肾脏疾病。美国肾脏病基金会（NKF）、肾脏病医生协会（RPA）支持在有糖尿病和高血压的个体中进行筛查，并进一步推荐在其他风险因素组别中进行筛查，包括：非裔美国人，其他高危种族和民族，年龄＞60 岁以上，有肾衰竭家族史的个人。

在 CKD 的诊断、治疗以及预后等各个阶段，都需要及时了解肾功能。目前，CKD 主要是根据临床症状、血和尿常规检查、同位素法、影像学检查等来确诊。由于肾脏的代偿功能极其强大，即使肾脏功能已经损失 50% 以上，CKD 患者的临床症状可能不明显甚至完全没有。因此，单凭临床症状来判断容易造成误诊和漏诊，临床上更多的是结合血和尿液检查等其他方法来确诊。

1. 血液检查 GFR

GFR 是评价肾功能的重要指标。目前临床上血液检查主要采用血清肌酐（SCr）、尿素氮（BUN）等内源性标志物检测值来计算 GFR 进行肾功能评价。其中 SCr 可自由通过肾小球滤过膜，且几乎不被肾小管重吸收或代谢，临床测定方法又简单快速、费用低，是临床上常用的评价肾功能的指标之一。一般认为：男性 SCr＜106μmol/L（1.2 mg/dl）、女性 SCr＜88.3μmol/L（1.0 mg/dl）为正常；若 SCr＞133μmol/L（1.5 mg/dl）则认为肾功能减退。在 SCr 异常时，则常用 BUN 测定作为评价肾功能的辅助指标。同时，BUN 还可以敏感地反映患者膳食蛋白质摄入和机体蛋白质代谢状况，可作为预后的一项重要指标。

但是，采用 SCr、BUN 等内源性标志物来测定 GFR，其影响因素多（如年龄、性别、身体肌肉、饮食、肝功能等），灵敏性与准确性均不够理想。近年来有文献报道，血清半胱氨酸蛋白酶抑制剂 C（Cys C）是由机体所有有核细胞以相对恒定的速率产生，几乎经肾小球过滤而被清除，不易受性别、年龄、体重、饮食、肌肉容积和感染等因素影响，是反映 GFR 较为稳定敏感的内源性标志物。但是 Cys C 的特异性还不够理想，且免疫测定的成本相对较高，因此，临床上尚不能广泛应用。可依据血清 Cys C 增加的结果来推断肾功能下降和心血管风险增加。

2. 尿液检查

尿液检查常为诊断有无肾损伤的主要依据。当肾脏功能障碍时，尿液出现大量蛋白尿，所以早期肾损害的诊断可通过检测尿微量白蛋白（mAlb）来进行，尤其当尿白蛋白的排泄率持续超过 20μg/min，常常作为糖尿病等全身性疾病早期肾损害的敏感指标；同时蛋白尿程度是评价慢性肾脏病预后的最重要指标。内生肌酐清除率（Ccr）则是评估肾功能的另一内源性标志物，可收集 24h 的尿液，通过下列公式计算：内生肌酐清除率（ml/min）= [尿肌酐（μmol/L）×尿量（ml）] / [血清肌酐（μmol/L）×1440min]，但是由于留取 24h 尿标本易出现误差，且可能造成肾功能高估，所以采用其他公式（如，Cockcroft-Gauh 公式、MDRD 公式以及其他根据检测对象修正后的公式）直接由 SCr 值进行肾小球滤过率估算值（eGFR）计算。

3. 其他

同位素法是公认的检测 GFR 的金标准，但其操作繁琐、有放射性污染、设备和收费昂贵，限制了其临床应用。在慢性肾衰竭（CRF）患者中代谢性酸中毒、电解质紊乱十分常见，可定期做电解质（钾、钠、氯、钙、磷、镁等）测定和二氧化碳结合力或血气分析。但是血气分析结果从患者的准备、标本采集、标本运送、存放时间到测定结果的整个过程中，受各种因素的影响。为有助于 CKD 的诊断，通常做影像学检查、肾活检等。

当 SCr 浓度升高或 eGFR 下降时，提示肾功能减退，如果发现蛋白尿或蛋白排泄率增加，一般提示肾小球滤过屏障紊乱。在 1 型及 2 型糖尿病患者中，已有研究显示微量蛋白尿能够预测糖尿病肾病的进展情况，然而，有显性蛋白尿一般表明有明确肾实质疾病。无论高血压有无合并糖尿病，微量蛋白尿，即使低于通常情况下考虑的阈值，已显示可以预测心血管事件。已有几项研究报道，心血管及非心血管死亡与男性尿蛋白/肌酐比值＞3.9 mg/g 和女性＞7.5 mg/g 之间连续相关。无论是普通人群还是糖尿病患者，如果同时存在尿蛋白排泄增加和 eGFR 下降，提示其心血管事件和肾脏事件发生危险大于任一项指标单独异常，使得这些危险因素独立并可累计。微量蛋白尿定义的任意阈值与肌酐比值为 30 mg/g。

总之,在高血压患者中发现肾功能损害,表现为上述异常中的任何一种,都可成为未来心血管事件和死亡极有效和频发的预测因子。因此,推荐所有高血压患者均应评估 eGFR,并对现有尿液标本进行微量蛋白尿检查(表 28-2)。

表 28-2 寻找无症状的慢性肾脏疾病

推荐	建议类别	证据水平
建议对所有高血压患者测定血清肌酐和评估 eGFR	I	B
建议对所有高血压患者使用试纸评估其尿蛋白水平	I	B
建议对现有尿样进行微量白蛋白评估,并与尿肌酐排泄情况关联起来	I	B

(三)慢性肾脏病的治疗

1. 慢性肾脏病与高血压的关系

慢性肾脏病(CKD)逐渐成为威胁人类健康的重要疾病,我国 CKD 呈上升趋势,患病率达 10.8%,CKD 患者近 1.2 亿,其中 50%～70%合并高血压。高血压是 CKD 的病因和并发症之一,《中国高血压防治指南 2010》明确指出:"严格控制血压是延缓肾脏病变进展,预防心血管事件发生的关键。"因此,对 CKD 进行干预,加强肾病高血压的管理极为重要。

高血压与 CKD 关系密切:高血压可加重肾脏损害,是 CKD 的主要危险因素;CKD 使血压难以控制,是难治性高血压的重要原因。控制高血压是延缓 CKD 进展和防止心血管并发症的主要措施。CKD 合并高血压具有高发病率、高治疗率,而控制率远远低于一般高血压的特点,因此有必要了解其中的原因并制定合理的策略。高血压不仅是 CKD 常见的并发症,且对 CKD 进展有极其重要的影响。CKD 患者有无高血压,其预后截然不同,因此在治疗中尤其要重视血压的控制,必须降压达标。

目前全世界已有多种临床实践指南建议,治疗 CKD 高血压需结合患者的具体情况,采取最佳的药物治疗方案,力求控制血压达到靶目标值。既往大多数由高血压协会和肾脏病协会制定的临床指南都建议,对于 CKD 合并高血压的患者,血压靶目标值为 130/80mmHg,如伴有明显蛋白尿,血压控制应更加严格。强化降压,俨然已成为目前治疗 CKD 患者高血压和延缓肾功能恶化的主要手段。需要强调的是,考虑到过低的血压所带来的不良反应,2011 年《英国肾病指南》明确指出,降压治疗始终需坚持个体化原则,并且收缩压不宜低于 120mmHg。研究证明积极降压能够有效延缓肾功能的衰退,良好的血压控制可以有效降低肾衰和心脑血管事件的发生。

目前的证据仅存在于合并有高血压或糖尿病的 CKD 个体中。在这组人群中，证据支持血压和血糖控制有利于降低风险和延缓 CKD 进展。此外，随机对照试验的证据证实了在合并高血压或糖尿病的 CKD1～3 期的个体中，使用血管紧张素转换酶抑制剂（ACEI）和血管紧张素Ⅱ受体阻滞剂（ARB）阻断肾素-血管紧张素显著降低进展至终末期肾脏病（ESRD）。

由于高血压肾损害是以入球小动脉病变导致肾小球缺血性病变为主要特征，因此，钙拮抗剂对于肾组织缺血性病变的早期改善有一定优势，特别是对蛋白尿 <300 mg/d 的高血压肾损害患者。有些研究表明，超过 60% 的高血压肾损害患者需要联合降压治疗。有证据表明，联合应用 ACEI 和（或）ARB 与钙通道拮抗，不仅有利于肾脏保护，还可以减少高血压相关的脑卒中、心血管事件的发生率及病死率。此外，纠正肥胖、高血糖、高血脂和高尿酸等代谢异常，调整生活方式，戒烟限酒等综合性干预也是改善高血压肾损害肾脏和患者远期预后的重要措施。在治疗原发性高血压时，不仅应考虑药物对肾脏的影响，而且对已有高血压肾损害的患者，还应考虑继发的肾损害及其后者对原发高血压的影响。

在降压药物种类选择上，肾素-血管紧张素系统（RAS）阻滞剂有助于改善患者肾功能的远期预后。ACEI 是一类有效的抗高血压药物，临床上大规模的临床试验 AIPRI（ACEI 盐酸贝那普利对慢性肾功能不全的作用）首次证明了 ACEI 可明显减少尿蛋白的排泄，显著降低终末肾病的危险度，具有超越降压作用以外的肾功能保护作用。然而，ACEI 应用过程中应注意：①肾功能不全者，SCr>265 μmol/L 不宜使用 ACEI。因为，在此时须依赖肾小动脉高度收缩保持肾小球内压。②ACEI 治疗可引起血肌酐水平的升高，尤其与很好的血压控制有关，如果血肌酐水平的升高稳定在 20%～30%，这是正常反应，不应停药，因为 ACEI 可阻断 AngⅡ 效应，使出球小动脉扩张，肾小球内压力降低，肾灌注压进一步降低，导致肾小球滤过率降低，血肌酐水平一定程度上升高。但是，如果血肌酐水平升高超过 35%，则为异常反应，可能存在其他影响因素，如肾脏有效血容量不足（脱水、心力衰竭及肾动脉狭窄等）需及时停用，若血容量改善，血肌酐水平降至用药前水平，ACEI 还能重新应用。如果存在双侧肾动脉狭窄则禁用，因为出球小动脉依赖于 AngⅡ 的收缩效应以维持肾小球内压，使肾小球滤过率维持在一定水平，确保体液平衡。

2. 慢性肾脏病患者降压治疗的目的

高血压是 CKD 发生和进展的重要因素，"保护肾脏，挽救心脏"，控制血压至关重要。延缓肾功能恶化，降低心血管事件的发生率，是 CKD 高血压患者控制血压的主要目的。

(1) 控制血压，延缓肾功能恶化：CKD 患者伴有高血压与肾脏预后不良密切相关。控制血压，可延缓肾功能恶化。

(2) 减少蛋白尿，保护肾脏：CKD 常伴有蛋白尿，蛋白尿水平和肾病进展的速度密切相关，持续性蛋白尿是肾脏病变恶化的独立危险因素。2009 年改善全球肾脏病预后组织（KDIGO）伦敦研讨会达成共识，建议 CKD 分期系统在根据 eGFR 分期的基础上增加白蛋白尿分期，由此体现白蛋白尿对 CKD 预后的重要影响。是否存在蛋白尿（或白蛋白尿）是制定 CKD 患者降压靶目标值和药物选择的重要参考指标。由 KDIGO 组织的慢性肾脏病预后联盟（chronic kidney disease prognosis consortium）对有关研究进行了一系列荟萃分析，评估了蛋白尿和 eGFR 与死亡率之间的相关性。结果表明：①在一般人群中，尿白蛋白与肌酐的比值（albumin creatinine ratio，ACR）$\geq$10mg/g 和 eGFR$<$60mL/(min·1.73m^2) 是预测全因死亡率和心血管死亡率的独立危险因子。②在 eGFR$<$45ml/(min·1.73m^2) 的 CKD 患者，越低的 eGFR 和越严重的白蛋白尿是死亡率和 ESRD 的独立危险因子。③在高血压、糖尿病、脑血管疾病（CVD）等 CKD 高危人群中，低 eGFR 和高尿白蛋白/肌酐比值（ACR）是全因死亡率和心血管死亡率的独立危险因子。④在一般人群和高危人群，低 eGFR 和高白蛋白尿是 ESRD、急性肾损伤和进展性 CKD 的独立危险因素。因此，降低尿白蛋白水平对减少 CKD 患者的 ESRD 风险和改善预后至关重要。

(3) 降低心血管事件风险：CKD 是 CVD 发生的独立危险因素。Dalrymple 等的一项研究追踪了 1268 例$>$65 岁（平均年龄 75 岁）的 CKD 患者[eGFR$<$60ml/(min·1.73m^2)]，其中 69% 的受访者伴有高血压，中位随访 9.7 年。结果表明，4.7% 的受访者进展为 ESRD，而 61% 的受访者死亡，其中 44% 死于 CVD，其余 56% 死于非 CVD。由此可见，对于老年慢性肾功能不全患者，在进展到 ESRD 阶段前已有相当大的一部分患者死于 CVD，死于 CVD 的风险是进展为 ESRD 风险的 6 倍。也就是说大部分 CKD 患者在进展到 ESRD 阶段前已死于 CVD。因此，对于 CKD 患者，除了控制高血压达标，还要选择具有靶器官保护作用的降压药物，以减少 CKD 患者心血管事件的发生率和死亡率。

3. 用药原则

根据现有的循证医学证据，如果高血压患者已发生了微量白蛋白尿，若肌酐在一定范围内，临床医生首选 RAAS 阻滞剂——ACEI 或 ARB。目前，学术界已明确了 ACEI 或 ARB 对肾脏的保护作用。RAAS 阻滞剂降低蛋白尿的疗效并不完全通过降低血压而产生，部分作用通过对肾脏的保护作用而发挥，此外，高血压患者肾脏中的 RAAS 系统被高度激活，因此，应使用足量的 ACEI 或 ARB 才能达到最好的肾脏保护作用。

针对不同患者生理、病理机制进行合理降压治疗。国际上不乏关于高血压的治疗指南，但治疗措施须因情况而异。CKD 高血压的机制非常复杂，既有肾脏病变的自身原因，如水钠潴留等；也包括肾脏病变伴随的神经内分泌变化，如缩血管激素产生增加和交感神经的兴奋等，因此，降压治疗要考虑具体的机制。对 CKD 高血压的治疗不能单纯地使用扩血管治疗，还要配合使用利尿剂，尤其对水肿及水钠潴留的患者，应首选利尿剂。RAAS 系统兴奋在肾脏病进展中起着关键作用。它不仅可以调节肾脏血流动力学异常，还与肾脏细胞的活化、肾脏炎症及纤维化有关，同时影响蛋白尿形成，因此，RAAS 阻滞剂因其多元的作用而被广泛认为是 CKD 患者首选的降压和肾保护药物。

高血压合并慢性肾脏病的治疗应首选 ACEI 或 ARB，有利于防止肾脏病进展；常需联合钙通道阻滞剂（CCB）、利尿剂及 β 受体阻滞剂。当开始或强化降压治疗，特别是应用肾素血管紧张素系统 RAS 阻滞剂时，有时可能出现血清肌酐的轻度升高（最多增加至 20%），但这不应视为进展性肾功能恶化的征象。用 ACEI/ARB 后血肌酐较基础升高<30%，可谨慎使用或减量；如升高>30%，可考虑停药。血压不达标者应积极联合长效 CCB、利尿剂。若肾功能显著受损（例如血肌酐水平>3mg/dl），此时应首选二氢吡啶类 CCB。因可增加高钾血症、肾功能恶化的风险，避免 ACEI 与 ARB 联用。

三、高血压导致终末期肾病的诊断与治疗

从 1990 年到 2010 年的二十年间，全世界慢性肾脏疾病（CKD）的死亡率增加了 82%，是继艾滋病（96%）和糖尿病（93%）之外，在前 25 种死亡原因中排名第三。在英国，二十年间花在 CKD 治疗上的费用大约有 14.5 亿英镑，占据了英国国民医疗保健制度支出的 1.3%，这其中相当大的一部分费用被用于小部分肾衰竭患者的肾移植治疗。2014 年 7 月英国国立健康与临床优化研究所（NICE）更新了其慢性肾脏疾病临床指南，意在规范 CKD 的鉴别诊断并改善其管理。新版指南中包括新的 CKD 诊断和分层建议，以及 CKD 与急性肾损伤的关系。CKD 的分层继续根据肾小球滤过率估算值（eGFR）与尿白蛋白/尿肌酐比值（ACR）联合划分，重点是确定过去 12 个月 GFR 下降的趋势。

临床中重要的蛋白尿被确定为 ACR>3mg/mmol。ACR 的增加或 GFR 的减少都与不良的预后相关，例如心血管事件。糖尿病、高血压和心血管疾病等被认为是 CKD 进展的潜在危险因素，应该进行适当的管理。

(一)终末期肾病的定义

终末期肾病(end stage renal disease,ESRD)是指 eGFR＜15ml/min。已发表的肾脏早期评估计划(kidney early evaluation program,KEEP)研究结果表明,更高的血压与高 ESRD 发生率相关。经过性别和年龄校正后,与收缩压低于 130mmHg 患者相比,收缩压 130～139mmHg、140～149mmHg 和 150mmHg 以上的患者,发生 ESRD 的风险比分别是 1.08(95%CI 0.74～1.59)、1.72(95%CI 1.21～2.45)和 3.36(95%CI 2.51～4.49)。舒张压＞90mmHg 的患者与舒张压在 60～74mmHg 的患者相比,其风险比为 1.81(95%CI 1.33～2.45)。

多危险因素干预试验的资料显示,血压升高已成为 ESRD 的独立危险因素。终末期肾病阶段,心血管事件及动脉粥样硬化性心血管的发生比普通人群升高 15～20 倍,死亡率进一步增高(占尿毒症死因的 45%～60%)。

血压增高对肾脏有所损害,而肾脏疾病也会引起高血压,进而加重肾脏损害,导致恶性循环。高血压导致肾损伤的机制比较复杂,目前并没有明确定论,主要是由于原发性高血压的发病机制至今仍未完全阐明。现有观点认为:①高血压本身是一种危险因素,促进动脉粥样硬化形成,所导致的肾组织缺血性病变可致肾脏损伤,尤其是在高血压合并其他疾病如血脂代谢异常、糖尿病等患者中容易发生。②高血压引起肾小球高压力、高灌注、高滤过造成肾组织损伤。③特别应当重视的是,有些被视为原发性高血压的患者可能是由于肾脏损伤导致的继发性高血压。

高血压不但促进大动脉粥样硬化且导致小血管发生硬化与内膜增生,最终造成肾脏缺血性病变。在肾脏的血流分布中,90%左右的血液分布在肾皮质,10%左右分布在肾髓质,当血流减少后,髓质最先受损。因此,肾脏缺血性病变并非主要影响肾小球,而是肾间质。髓质建立的渗透压梯度发生障碍,导致肾小管对尿的浓缩与稀释功能障碍。最终造成患者夜尿增多,是高血压肾脏损害早期的表现。再者,肾小球内"三高"造成肾组织损伤产生蛋白尿,肾小管上皮细胞将蛋白尿摄取进入肾小管后产生炎症,最终导致肾小管间质损伤。简言之,高血压肾损害并非简单的尿蛋白导致肾脏硬化,肾间质硬化也是高血压肾脏损害的重要表现之一,是最终发展成慢性肾衰的重要原因。

高血压会引起肾小球高灌注,而长期肾小球高灌注会导致肾小球压力升高,最终导致肾小球损伤,蛋白尿渗出。如果病情继续恶化,将导致肾小球纤维化,最终有可能发展成为终末期肾病。因此,临床如何认识、处理高血压并非简单易行,需考虑各种危险因素及合并症等情况进行综合分析和处理。

(二)终末期肾病的评价

进入终末期肾病的患者,往往已经接受血透治疗。对此类患者最重要的是血压的评估。此类患者的收缩压和舒张压都与器官衰竭、血管紧张度相关,过高或者过低的收缩压或舒张压水平对于透析患者的预后均不佳。虽然血压测量在透析治疗中较频繁,但由于仪器标准和上臂袖带放置方式的偏差,仪器检测结果往往差强人意。高血压在透析患者中很常见,而且对其生存有重大影响。准确测量血压可谓治疗控制的前奏。透析前血压测量可能无法反应患者真正的平均血压水平,如何测量血压应是非常重要的问题。目前,家庭自测血压(HBPM)相对于透析前血压测量的优势已经得到证明。为控制血压水平遵循非透析人群的经验是切实可行的,但是高血压同时患有心肌病变的人群中,心脏病变附加效应导致血压下降(到目标水平),出现这样的情况,如果没有进一步心脏方面的评估。很难区别患者是真的达到了满意的血压水平还是患有严重的心脏疾病。

其次,评估患者是否合并其他危险因素,如糖代谢紊乱、脂代谢紊乱以及家族史等。再次,评价其器官功能是否有所损伤,如眼底动脉硬化、颈动脉斑块、微量白蛋白尿等。评估完成后,临床医生即可采取干预措施,包括:治疗性生活方式调整,如增加锻炼、减轻体重、减少钠盐摄入等;药物治疗,如果患者为CKD高血压患者,可以选择RAAS阻滞剂类药物;定期对患者进行评估,如每半年对高血压患者进行微量白蛋白尿检查。

(三)终末期肾病的治疗

根据美国国家肾脏基金会肾脏疾病预后质量倡议准测,对于终末期肾病患者,血透前后血压值应分别<140/90mmHg 和<130/80mmHg,这个标准很大程度上是由工作组专家人为判断,而不是基于实验证据。当前研究数据表明,透析前血压值与死亡率关系可用"U"形曲线表示。一项 CREED 队列研究表明,调整 Framingham 危险因素,基础心血管疾病,左心室重量及射血分数等因素后,当透析患者透析前收缩压(SBP)值处于 100～125mmHg 时,死亡风险最低;透析前 SBP>150mmHg 增加死亡率。合并严重心脏疾病的终末期肾病(ESRD)患者 SBP<115mmHg 时存活率就已经很低。另一方面,透析后 SBP≥180mmHg 和舒张压(DBP)≥90mmHg 都与心血管死亡率增加相关。血压非常低和非常高的患者预后差别悬殊,可能原因在于前者存在严重的心肌病变。目前尚无数据说明尿毒症患者家庭自测血压最低风险值,仅有的数据表明家庭自测 SBP 值处于 120～145mmHg 时预后最佳。与非慢性肾功能不全年龄性别相似的人群相比,终末期肾病患者心血管疾病死亡率增加 10～20 倍,而且多数为猝死。

肾脏是机体重要的排泄器官，肾功能下降后，机体会出现水钠潴留、毒素潴留、内分泌功能紊乱及磷中毒等。这些问题都会对心脏和血管造成直接危害和影响。目前，对于尿毒症患者，肾科医生会采用透析来清除患者体内毒素，从而延续其生命。但并发的心血管疾病，往往是造成尿毒症患者死亡的最终原因。国内最新调查显示，我国64%的尿毒症患者死于心脑血管疾病，而在英国30%左右的尿毒症患者死于心脑血管疾病。与发达国家相比，我国所占比例较大。因此，应高度重视肾脏疾病中出现的心血管不良事件，同时，我国对慢性肾脏病患者伴有的心血管疾病的防治刻不容缓。

进展至CKD5期的患者大部分都存在水钠平衡的上升。水盐超载对于这部分患者发生高血压起关键作用，调控水盐平衡使之正常化是控制血压的关键环节，同时可能降低心血管事件的发生风险。对于此类患者应限钠（透析期间和透析中）可以使患者获益。因此，采用限钠联合药物治疗也是最佳方案。

一般来说，所有的降压药物都可以用于透析人群，需要根据可透析性和血流动力学稳定性确定使用剂量，但是，在评估预后中，这些药物相伴的心脏保护功能需被纳入考虑。一般降压药物的选择应基于降压疗效、透析间期和透析中的药代动力学、不良反应、独立的心脏保护作用，同时兼顾患者并存的疾病。RAS抑制剂、β受体阻滞剂、钙拮抗剂、醛固酮拮抗剂这些药物除了降压效应以外，其是否存在心脏保护作用的试验正在进行。

对透析患者，应当建议使用RAS抑制剂、β受体阻滞剂、钙拮抗剂，因为此类患者存在RAS系统的过度活化（血浆肾素活性增高），交感活性水平上升，细胞内钙超载也常见。特别是交感过度活化增加透析人群的心脑血管疾病死亡率。β受体阻滞剂通常用于正常心率高值或心动过速的患者，还同样适用于心绞痛或近期急性心肌梗死的患者。α受体阻滞剂对于前列腺肥大症状，残余尿量明显的患者有缓解作用。可乐定不作为昏睡患者的药物选择。

最重要的是要考虑到透析患者的药代动力学和给药时间问题。在透析室去除一种降压同时抗心律失常的药物（如β受体阻滞剂）可能会导致透析过程中的心律失常。CCB在透析过程中不会从血浆中去除，因此，透析后不需额外给药。持续性高血压的透析患者在透析中和透析期间需服用长效药物，血压没有夜间下降规律的患者睡前服药可能获益。对于透析中有低血压症状的患者，有些药物开始作用应需要保留到透析开始之前，或者应用一些可透析的药物使其降压效应在透析过程中被弱化。相反，对于透析中出现高血压的患者，应避免使用可透析药物，在透析开始之前补充药物，或者采用低钠浓度的透析液，提高超滤速度和容量。对透析患者治疗的基本原则是让患者得到充分透析，尽可能更多地清除体内的毒素。现在临床上标准透析为一周三次，也有通过延长透析时间、血流滤过透析等，提高透析的频度和剂量而增加透析充分性，这是防治心血管疾病最有效的措施。在此基础上，配合使用一些降压药可以更好地控制患者的血压；对有高血脂的患者，要把血脂降低；对于肥胖患者，应该减轻体重；对于钙磷代谢紊乱的患者，也要采取相关措施控制。由此可见，多管齐下，充分透析，控制好高血压等危险因素，是降低透析患者心血管疾病风险最有效的方法。

（匡泽民　王　瑛）

第二十九章　周围血管疾病的诊断与处理

外周动脉疾病（peripheral artery disease，PAD）广义指由于动脉粥样硬化导致除心脏动脉、脑动脉以外的其他动脉及其分支血管狭窄、闭塞或瘤样扩张疾病。近年研究证实，外周动脉疾病是发生心血管事件及死亡的独立危险因素，而高血压是 PAD 的独立危险因素。高血压已日益成为我国重要的公共卫生问题。从 2002 年至 2013 年间，我国高血压患病率从 18.6% 上升至 23.4%，2013 年患病率显著高于城市。近年来，有两项研究调查了我国农村高血压人群中 PAD 的患病率，一项研究调查了信阳农村 7 个社区共 4716 名高血压患者，其 PAD 患病比率为 8.7%；另一项研究调查了连云港农村地区共 3531 名高血压患者，PAD 患病比率为 7.92%。以上研究提示我国农村地区高血压患者具有较高的 PAD 风险，应该加强诊治。

一、周围血管疾病基础知识

（一）流行病学及病因

近年来多项研究表明，在 PAD 所有的危险因素中，高血压排名第二，仅次于吸烟，说明高血压对 PAD 的发生发展起着非常重要的作用。2013 年一项系统综述囊括了全球 34 项大型研究，总共 112 027 例患者，根据结果推测出 2012 年全球约有 2 亿 PAD 患者，从 2002 年至 2012 年间 PAD 患者增长了 23.5%。王勇等展开的中国人群调查显示，以任一侧肢体踝肱指数（ABI）≤0.9 诊断为 PAD 时，我国 PAD 标化患病率 3.04%，男性和女性 PAD 标化患病率分别为 1.84% 和 4.31%，<60 岁人群 PAD 患病率为 2.60%，而 ≥75 岁人群 PAD 患病率升高到 7.76%，增加 2 倍。我国一项 4716 名高血压患者的调查显示，PAD 的患病率约为 8.7%，多因素回归分析显示，吸烟史、脑卒中病史、血尿酸及总胆固醇水平与外周动脉疾病密切相关。

（二）动脉粥样硬化的病理生理

典型动脉粥样硬化病变的病理生理经过 4 个阶段：

1. 脂纹（fatty streak）

脂纹是动脉粥样硬化（AS）的早期病变。脂纹最早可出现于儿童期，但并非都发展为纤维斑块，是一种可逆性病变。肉眼观：动脉内膜见黄色帽针头大小的斑点或宽约 1~2mm、长短不一的条纹，平坦或略为隆起，在血管分支开口处更明显。泡沫细胞（FC）从血中迁入内膜的单核细胞和由中膜迁入内膜的平滑肌细胞（SMC）吞噬脂质而形成的。此外，可见较多的基质，数量不等的合成型 SMC（含大量粗面内质网，核蛋白体及线粒体），少量淋巴细胞，中性粒细胞等。

2. 纤维斑块（fibrous plaque）

脂纹进一步发展演变为纤维斑块。肉眼观：纤维斑块初为隆起于内膜表面的灰黄色斑块，后因斑块表层胶原纤维的增多及玻璃样变性而呈瓷白色，如蜡滴状。斑块直径 0.3~1.5cm，并可融合。光镜下典型的病变主要由 3 个区组成，①纤维帽（fibrous cap）：是指内皮下和坏死中心之间区，由密集的胶原纤维、散在性 SMC 和巨噬细胞以及少量弹力纤维和蛋白聚糖组成。②脂质区（lipid zone）：由 FC、细胞外脂质和坏死碎片组成，该区较小或不明显。③基底部（basal zone）：由增生的 SMC、结缔组织和炎细胞组成。不同斑块含有不等量的 3 个病变区。

3. 粥样斑块（atheromatous plaque）

肉眼观：动脉内膜面见明显隆起的灰黄色斑块。切面见纤维帽的下方有黄色粥糜样物。光镜下：在玻璃样变的纤维帽的深部为大量无定形坏死物质，其中可见胆固醇结晶（HE 片中为针形或梭形空隙）及钙化。坏死物底部及周边可见肉芽组织、少量 FC 和淋巴细胞。病灶处中膜平滑肌受压萎缩而变薄。外膜可见毛细血管新生、结缔组织增生及淋巴细胞、浆细胞浸润。

4. 继发性病变

继发性病变指在纤维斑块和粥样斑块的基础上继发改变，包括 5 个方面。①斑块内出血：斑块内新生的毛细血管破裂出血，也可因斑块纤维帽破裂而血液流入斑块，形成斑块内血肿，使斑块迅速增大并突入管腔，甚至使管径较小的动脉完全闭塞，导致急性供血中断，致使该动脉供血器官发生梗死。如冠状动脉粥样硬化伴斑块内出血，可致心肌梗死。②斑块破裂：破裂常发生在斑块周边部，因该处纤维帽最薄，抗张力差。斑块破裂粥样物自裂口处排入血流，遗留粥瘤性溃疡而易导致血栓形成。③血栓形成：病灶处内皮细胞受损和粥瘤性溃疡，使动脉壁胶原纤维暴露，引起血小板黏附、聚集形成血栓，从而加重病变动脉的狭窄，甚至阻塞管腔导致梗死形成，如心和脑的梗死。如血栓脱落，可导致栓塞。④钙化：多发生在陈旧的病灶内。钙盐沉着在纤维帽及粥瘤灶内。钙化导致动脉壁变硬变脆，易于破裂。⑤动脉瘤形成：严重粥样斑块由于其底部中膜平滑肌萎缩变薄，弹性减弱，不能承受血流压力而向外局限性扩张，形成动脉瘤，动脉瘤破裂可致大出血。另外，血流可从粥瘤溃疡处侵入主动脉中膜，或中膜内血管破裂出血，均可造成中膜撕裂，形成夹层动脉瘤。

二、周围血管疾病临床表现、辅助检查与诊断

（一）临床表现

多好发于中老年人，且均有高血压的临床表现，以及血脂异常导致的动脉粥样硬化对应的临床表征。

1. 下肢动脉粥样硬化

大部分患者早期没有间歇性跛行等典型的肢体缺血症状，有时仅表现为下肢轻度麻木不适，但是在这部分患者可以检测到动脉功能的异常，且心血管缺血性事件的风险增加。下肢 AS 后期主要症状有间歇性跛行、静息痛等。体征主要包括肢端皮温下降、皮肤菲薄、毛发脱落等营养障碍性改变，下肢动脉搏动减弱或消失，动脉收缩压下降，肢体溃疡、坏疽等。

（1）症状

1）间歇性跛行：下肢动脉供血不足往往会导致下肢肌群缺血性疼痛，症状在运动过程中尤为明显，即出现间歇性跛行，通常表现为小腿疼痛。当血管病变位于近心端时（如主髂动脉闭塞、髂内或股深动脉病变），间歇性跛行也可发生于大腿或臀部，即臀肌性跛行。症状的严重程度从轻度到重度不等，可严重影响患者的生活质量，部分患者因其他病变导致日常活动受限时症状可不典型。

2）严重下肢缺血：下肢出现缺血性静息痛、溃疡、坏疽等症状和体征，病程超过 2 周，严重程度取决于下肢缺血程度、起病时间以及有无诱发加重的因素。静息痛为在间歇性跛行基础上出现的休息时仍持续存在的肢体缺血性疼痛。疼痛部位多位于肢端，通常发生于前足或足趾。静息痛在夜间或平卧时明显，患者需将患足置于特定位置以改善症状，如屈膝位或者将患足垂于床边。患肢缺血持续加重可出现肢端溃疡，严重者发生肢体坏疽。缺血性溃疡多见于足趾或足外侧，任一足趾都可能受累，常较为疼痛。少数病例的溃疡可发生在足背。缺血性足部受到损伤，如不合脚的鞋子导致的摩擦或热水袋导致的烫伤，也可使溃疡发生在不典型的部位。

3）急性下肢缺血：下肢 AS 的起病过程一般较缓慢，但当其合并急性血栓形成或动脉栓塞时，由于肢体动脉灌注突然迅速减少，可出现急性下肢缺血。急性下肢缺血即可发生在已有闭塞临床表现的患者，也可发生在既往无典型症状的患

者。急性肢体缺血的典型表现为"5P"症状，即疼痛（pain）、苍白（pallor）、无脉（pulselessness）、麻痹（paralysis）和感觉异常（paresthesia），也有将冰冷（poikilothermia）作为第 6 个"P"。症状的严重程度取决于血管闭塞的位置和侧支代偿情况。

（2）体征

1）患肢温度较低，表现为营养不良，皮肤薄、亮、苍白，毛发稀疏，趾甲增厚，严重时有水肿、坏疽和溃疡形成。

2）狭窄远端的动脉搏动减弱或消失、狭窄部位可闻及收缩期杂音，若远端侧支形成不良致舒张压很低则可为连续性杂音。

3）肢体位置改变测试：肢体自高位下垂到肤色转红时间>10s 和表浅静脉充盈时间>15s，提示动脉有狭窄及侧支形成不良。反之，肢体上抬 60°角，若在 60s 内肤色转白也提示有动脉狭窄。

2. 颈动脉粥样硬化

颈动脉粥样硬化分为有症状和无症状两种类型。如果侧支循环代偿良好，可无症状，也可仅表现为头晕、头疼等非特异性症状；若侧支循环不良，狭窄严重者，可引起短暂性脑缺血（TIA）或脑卒中发生。

（1）症状

1）TIA 发作：起病急，可迅速出现对侧肢体无力或偏身感觉障碍，同侧黑矇；持续时间较短，一般 10~15min，多在 1h 内恢复，最长不超过 24h；恢复完全，不遗留神经功能异常或缺失体征；但时常反复发作，每次发作时症状基本相似。

2）缺血性脑卒中：主要表现为大脑中动脉和（或）大脑前动脉缺血症状，或分水岭梗死（位于大脑前、中动脉或大脑中、后动脉之间）。可有同侧 Horner 征，对侧偏瘫、偏身感觉障碍，双眼同向性偏盲伴双眼向病灶侧凝视，优势半球受累可出现失语；严重者甚至出现意识障碍；当眼动脉受累时，可有单眼一过性失明。

3）眼部缺血综合征：由颈内动脉狭窄或闭塞所致的眼前后节缺血综合征。一过性黑矇是同侧颈动脉狭窄的特征性表现。当颈内动脉狭窄>90%，患者才会有明显症状。根据狭窄严重程度，可分为 3 种临床表现，①一过性黑矇：为最常见类型。表现为突发无痛性单眼视力丧失，可持续数秒或数分钟，发作后视力可恢复正常。除眼部症状外，患者还可伴有 TIA 等脑部症状。②低灌注视网膜病变：患者自觉视力下降。视网膜中周部点状出血和微血管瘤形成，黄斑区樱桃红点；严重时可出现视网膜脱离或玻璃体出血等。③眼前节缺血综合征：临床可见角膜上皮水肿，当发生缺血性色素膜炎时可见前房浮游细胞、闪光阳性，房角新生血管形成；晚期可出现晶状体浑浊。

（2）体征：患者可在颈部闻及血管杂音，但严重狭窄的患者，检测不到杂音。听诊部位：锁骨上窝、下颌角水平胸锁乳头肌内缘。由于其常与其他心血管疾病并存，应注意相关体征以免遗漏。

3. 肾动脉粥样硬化

肾动脉粥样硬化发展为肾动脉狭窄后，主要表现为肾血管性高血压和缺血性肾病。只要及时解除肾动脉狭窄或阻塞，病变血管重新通畅后，高血压可被治愈，肾功能减退可以逆转。临床上患者出现了严重的难以控制的高血压、血管杂音、反复发作的突发性肺水肿、其他血管床的动脉瘤，或有吸烟史等征象时，应该考虑肾动脉狭窄可能。

（1）临床表现

1）高血压：大部分肾动脉狭窄＞50%的患者均有显著持续性高血压。收缩压＞200mmHg 和（或）舒张压＞120mmHg。以舒张压增高幅度较大为特点，肾动脉狭窄越严重，舒张压越高。高血压病程时间往往较短，但进展迅速；或有较长高血压病程，但突然恶化。无高血压的家族史。一般降压药物治疗效果不佳。在某些急性进展性高血压患者可能存在潜在的节段性肾梗死。临床上表现为有血压急骤增高，腹部或腰部疼痛；有时伴有恶心、呕吐和发热。也可伴血尿和蛋白尿。虽常有严重的高血压和眼部病变，但是心电图和肾功能一般正常。有高肾素血症，伴梗死侧肾静脉肾素活性增高。

2）视网膜病变：大部分患者有明显的高血压性眼视网膜病变，表现为小动脉狭窄、痉挛或硬化。病程急骤者，病变可特别显著，可有视网膜出血、渗出。

（2）体征

1）有 40%的肾血管性高血压患者在上腹部正中或脐部两侧各 2～3cm、偶有在背部第 2 腰椎水平处，可听到粗糙响亮的收缩期杂音，或收缩期和舒张期均有的连续性杂音。杂音强弱与肾动脉狭窄程度无平行关系。

2）杂音的性质对判定病变的情况有意义。连续性杂音反映整个心动周期存在压力差，提示可能有肾动脉狭窄，但须排除动静脉瘘。血管杂音的强度可受血压波动、心率增快、空腹或进食后以及腹壁脂肪厚度的影响，因此怀疑本病时，应在不同状况下反复听诊。

3）腹部杂音并非肾动脉狭窄的特有体征，部分原发性高血压或年龄超过 50 岁者，亦可在上腹部听到轻度血管杂音。

4. 肠系膜动脉粥样硬化

肠系膜上动脉血栓形成起病缓慢，发病前多存在慢性肠功能不全或伴有动脉粥样硬化性疾病，如腹主动脉粥样硬化、冠状动脉粥样硬化等。

（1）临床表现

1）腹痛：发病前在很长一段时期，进食后出现弥漫性腹部绞痛，可从上腹向后背放射。20%～50%的患者腹痛发作与进食量呈正相关，一次发作可持续2～3h之久。但亦有表现为进食后胀满不适或钝痛。

2）恶心、呕吐、腹泻：有时剧烈绞痛可伴发恶心呕吐，随症状进行性加重，发作日益频繁，疼痛持续时间也逐渐延长。患者往往因惧腹痛而不敢进食。肠道供血不足可有慢性腹泻，粪便量多，呈泡沫状，粪便中有大量的脂肪丢失。

3）体重减轻：因慢性腹泻，营养大量丢失，患者可发生体重减轻和营养不良。

4）急腹症表现：一旦血栓形成，供应肠管的血液中断，即可出现剧烈的腹痛。可伴有频繁的呕吐，呕吐物为血性物，肠蠕动增强；血性便较肠系膜动脉栓塞少见。进一步发展就会出现肠坏死及腹膜炎等症状，甚至导致休克。

（2）体征：早期营养不良是主要体征，有时在上腹部可听到有动脉狭窄导致的收缩期血管杂音，临床上无特殊诊断意义，因为正常人有时也可以听到。后期发生肠管坏死，出现腹膜炎体征及休克的征象。

（二）辅助检查

辅助检查主要目的是对患者动脉粥样硬化的危险因素和预后进行评估，同时也是预防性治疗的观察指标。包括血液常规、尿常规、血糖、糖化血红蛋白、血脂、同型半胱氨酸、尿酸、肌酐和离子等血液生化检查，心电图等。针对动脉粥样硬化，县级医院还应进行以下检查或者送省级医院完成以下检查。

1. 踝肱指数测定

ABI测定是最基本的无损伤血管检查方法，易操作、可重复，可以初步评估动脉阻塞和肢体缺血程度。ABI计算方法是踝部动脉（胫后动脉或足背动脉）收缩压与上臂收缩压（取左右手臂数值高的一侧）的比值。正常值为1.00～1.40，临界值为0.91～0.99。ABI≤0.90可诊断为下肢缺血。当高度怀疑下肢缺血，但静息ABI正常时，测量运动后ABI（平板运动试验）对确定诊断有帮助。方法是先测定患者静息状态下的ABI，然后患者以3.5km/h的速度在坡度为12°的平板检查仪上行走，出现间歇性跛行症状时测量运动后的ABI，ABI明显降低提示下肢缺血。ABI测定可以用于初筛肢体缺血的患者、评估肢体缺血的程度、对腔内治疗及开放手术治疗适应证的选择提供客观依据、作为术后或药物治疗后疗效的评价以及术后随访的重要手段。动脉壁钙化或弹性降低会导致假性高压的发生，从而影响ABI的准确性，常见于长期糖尿病、终末期肾病和高龄患者，此时可检测趾肱指数（TBI）。TBI<0.70 即可诊断下肢缺血。

2. 超声检查

通过二维超声图像可以测量内中膜厚度、斑块大小、明确斑块性质，结合彩色多普勒成像及频谱多普勒可以诊断动脉狭窄或闭塞的部位和程度，并提供收缩期峰值流速、病变部位与病变近心端的峰值流速比值、搏动指数等血流动力学参数。超声检查属无创性检查，检出率高、实时动态、方便快捷、可重复，县级医院门诊即可完成。近年来，由于设备性能不断提高，图像清晰度也随之改善，从而使诊断准确性达到很高的水平。超声检查目前在临床上作为筛查首选的检查方法，可准确诊断病变部位及程度、评价流入及流出道、术中及术后评估腔内治疗及开放手术的疗效、移植物通畅与否以及作长期随访。但超声检查的准确性依赖仪器及操作者的水平，因此尚有一定的局限性。

3. 计算机断层动脉造影（CTA）

CTA 是术前常用的无创性诊断方式，也是术前制定血管重建方案的最重要检查。随着机器性能提高和软件的更新，在一定程度上可以替代数字减影血管造影。但是 CTA 图像由于动脉壁的钙化影响动脉的有效显影，对远端小动脉的显影有时不理想。而且 CTA 需要使用较多的肾毒性造影剂，在血管严重钙化时评估动脉狭窄程度存在困难，既往金属植入物产生的伪影也影响 CTA 的成像质量。

4. 磁共振动脉造影（MRA）

MRA 也是术前常用的无创性诊断方法，可显示狭窄的解剖部位和狭窄程度，可避免 CTA 使用的碘离子造影剂对肾功能异常患者残余肾功能的进一步损害。但是 MRA 成像时间较长且存在夸大效应。患者体内有心脏起搏器等金属植入物，或者存在幽闭恐惧症等为 MRA 检查禁忌。肾功能不全患者慎用含钆磁共振造影剂，因检查后有出现肾源性系统性纤维化的风险。

5. 数字减影血管造影（DSA）

DSA 可以准确显示病变部位、性质、范围和程度，目前仍然是诊断 ASO 的金标准。DSA 可以定位和测量病变，测定病变近远端的压力梯度，以利于制定治疗方案。但作为一种有创检查，有一定的并发症发生率。随着 CTA 和 MRA 成像技术的提高，DSA 较少单独用于诊断。通常可以通过无损伤检查提供初步诊断资料，必要时再行 DSA。

（三）诊断和鉴别诊断

因为高血压患者有多重心血管疾病危险因素，特别是合并吸烟和糖尿病时，外周动脉粥样硬化发生率很高。而来县医院就诊的高血压患者中有这些危险因素的人群比例很大，因此，对来县医院就诊的高血压和心血管疾病患者一定要常规查颈动脉和肾动脉，对于下肢血压低者，一定要查髂动脉和股动脉，有腹痛者一定要查肠系膜动脉。

1. 下肢动脉粥样硬化

2015年我国《下肢动脉硬化闭塞症诊治指南》提出以下诊断标准：①年龄＞40岁。②有吸烟、糖尿病、高血压、血脂异常等高危因素。③有下肢动脉硬化闭塞症的临床表现。④缺血肢体远端动脉搏动减弱或消失。⑤ABI≤0.9。⑥彩色多普勒超声、CTA、MRA和DSA等影像学检查显示相应动脉的狭窄或闭塞等病变。符合上述诊断标准前4条可以做出下肢ASO的临床诊断。ABI和彩色超声可以判断下肢的缺血程度。确诊和拟定外科手术或腔内治疗方案时，可根据需要进一步行MRA、CTA、DSA等检查。该病主要和以下疾病相鉴别：血栓闭塞性脉管炎、多发性大动脉炎、结节性动脉周围炎、特发性动脉血栓形成以及急性下肢动脉栓塞等。

2. 颈动脉粥样硬化

临床上出现与颈动脉粥样硬化性疾病（CAD）相关的短暂性脑缺血（TIA）或缺血性脑卒中的症状或体征；影像学检查结果提示CAD。对于该病的鉴别诊断，主要包括症状上的鉴别以及部位上的鉴别。症状上主要与其他脑内病变如：颅内占位、癫痫发作以及其他脑血管病等。部位上的鉴别则主要指合并其他血管狭窄性疾病时需要判断颈动脉狭窄是否为导致脑组织缺血的"责任血管"。

3. 肾动脉粥样硬化

出现下列临床线索时高度提示有动脉粥样硬化性肾动脉狭窄（ARAS）的可能：①年龄55岁以后开始出现高血压，且无高血压家族史者。②发生急进性高血压、顽固性高血压和恶性高血压者，或既往得以控制良好的高血压突然加重并持续恶化者。③经血管紧张素转化酶抑制剂（ACEI）或血管紧张素Ⅱ受体拮抗剂（ARB）治疗后，发生肾功能恶化（特别是血肌酐升高幅度＞30%）者。④出现无法解释的肾脏萎缩或双肾长径差异超过1.5 cm者。⑤出现无法解释的突然加重和（或）难治性肺水肿者。⑥伴有冠状动脉多支血管病变、脑血管病变或周围动脉粥样硬化性疾病者。

4. 肠系膜动脉粥样硬化

如果患者有以下情形之一者，应考虑本病的可能：①50岁以上，有心脏、血管病史者，突然出现急性腹痛，呕吐、腹泻、血便。②实验室检查可见白细胞计数明显增高，血液浓缩和代谢性酸中毒表现。③腹部X线平片发现小肠，或腹腔穿刺见血性物有助于诊断。腹部X线平片见大小肠或结肠充气或有液平，晚期由于肠腔和腹腔内大量积液，腹部普遍密度增高。④腹部血管多普勒超声、增强CT对诊断有意义，腹腔血管造影对确立诊断意义较大，肠系膜上动脉栓塞常发生在肠系膜上动脉开口以下3~8cm处，造影剂显示突然中断，形成"新月征"。约70%的病例能够发现栓塞部位。⑤此外诊断性腹腔穿刺抽液及腹部多普勒超声检查对诊断亦有帮助，对于结肠镜检查无明显禁忌的患者，内镜检查可观察病变范围、程度、时期等，对于确诊也很有意义。此外，该病还需与以下腹部其他脏器引起的急腹症相鉴别：消化道溃疡穿孔、急性胰腺炎、肠扭转、肠套叠、卵巢囊肿扭转、急性阑尾炎等。此外，尚需与肠系膜动脉血栓形成和痉挛相鉴别。前者起病缓慢，血栓往往形成在肠系膜上动脉的开口处，造影剂在距主动脉3cm以内即发生中断；后者是血管痉挛引起，造影剂检查见不到明显的梗阻部位。

三、周围血管疾病治疗

（一）生活方式改变

健康的生活方式是基本。主要包括以下内容：①控制饮食中胆固醇的摄入。饮食中胆固醇摄入量<200mg/d，饱和脂肪酸摄入量不超过总热量的10%，反式脂肪酸不超过总热量的1%。增加蔬菜、水果、粗纤维食物、富含n-3脂肪酸的鱼类的摄入。食盐摄入量控制在<6g/d。限制饮酒（酒精摄入量男性<25 g/d，女性<15 g/d）。②增加体力运动。每日坚持30~60 min的中等强度有氧运动，每周至少5天。需要减重者还应继续增加每周运动时间。③维持理想体质量。通过控制饮食总热量摄入以及增加运动量，将体质指数维持在<25 kg/m^2。超重或肥胖者减重的初步目标为体质量较基线降低10%。④控制其他危险因素。对于吸烟的患者，戒烟有助于降低整体危险水平。

（二）降压治疗

伴周围血管疾病本身就是高危或极高危的患者，血压一般要控制在

130/80mmHg 以下。但一些特殊的动脉硬化会导致某些器质性的改变，因此，降压治疗应该根据患者的病情进行相应的调整。

1. 合理选用降压药物

目前常用的六大降压药物均可用于外周血管疾病的治疗。

（1）钙离子拮抗剂类药物首选，理由：扩张、抗动脉粥样硬化，无禁忌证，生理降压，稳定降压，肾动脉狭窄患者可用。很少有直立性低血压，肾功能不好的患者亦可用。血压太高者可用硝苯地平缓/控释片，血压轻度升高者选用氨氯地平更合适。

（2）ACEI、ARB 也可以选择，理由：扩张血管，阻断 RAS，降低交感兴奋性，保护肾功能，降低尿蛋白等。禁忌证：血钾高、双侧肾动脉中重度狭窄，肾功能严重不全、妊娠者。在使用期间要监测血钾，肾功能。

（3）β 受体阻滞剂：针对心脏有保护作用，是冠心病、心衰、心律失常的必用药，另外对交感神经兴奋有阻滞作用。是舒张压高、心率快的中青年患者的重要药物。正是由于阻滞血管的 $β_2$ 受体，所以选择高选择性 $β_1$ 受体阻滞剂，只有大剂量非选择性 β 受体阻滞剂要慎用。使用过程中要行心电图，观察皮肤、颜色、温度，有冠心病者不能突然停药。

（4）利尿剂：适合顽固高血压，中度高血压，肾功能不全的高血压，合并心衰的高血压。交感神经兴奋，减少供血、电解质紊乱等不良反应；用药前、中、后要监测肾功能，离子。

（5）α 受体阻滞剂：虽然阻断外周血管 α 受体后，外周血管扩张，改善缺血，对严重外周血管病患者可应用 α 阻滞剂，但该类药物有直立性低血压的不良反应，有周围血管疾病的患者动脉调节能力受损，本身容易发生直立性低血压，所以这类患者在使用该药时要密切监测血压的变化，以防止直立性低血压的发生。

2. 各类疾病降压治疗方案

（1）肢体动脉粥样硬化：治疗原则为仅合并高血压的下肢动脉硬化闭塞症的患者控制血压＜140/90mmHg。对于有高血压同时合并糖尿病或慢性肾病的下肢动脉硬化闭塞症的患者，建议控制血压＜130/80mmHg。

（2）颈动脉粥样硬化：无症状 CAD 合并高血压的患者，推荐降压治疗的靶目标 140/90 mmHg 以下；重度狭窄或有相关缺血症状且合并高血压的患者，初始降压目标值应不低于 150/90mmHg，降压靶目标要以改善或不加重相关脑缺血症状为前提；冠心病（CHD）血管重建术围术期收缩压＞180mmHg 禁忌手术，建议术前将收缩压控制在 160mmHg 以下，以减少颅内出血风险和过度灌注综合征，术后 7 天内血压较术前下降 25%～30%为宜，但以不发生低血压相关的脑缺血症状为前提；CAD 患者发生急性脑卒中时的降压原则参照急性脑卒中诊治指南进行。

（3）肾动脉粥样硬化：治疗目标是将血压控制在 140/90mmHg 以下，如果患者伴糖尿病、蛋白尿或心血管病变，血压应控制在 130/80mmHg 以内。老年患者的血压控制达标，应特别注意要保证重要脏器的血液灌注及患者的耐受程度。对于单侧肾动脉狭窄患者，ACEI、ARB、长效二氢吡啶类钙拮抗剂、β 受体阻滞剂和小剂量利尿剂等均可以使用或联合使用。ACEI、ARB 类药物对降低 ARAS 患者病死率有益，可以作为一线治疗药物，但是对于肾小球滤过率估算值（eGFR）<60ml/（min·1.73m^2）及伴有高钾血症的患者应慎用。在用药过程中，严密监测患者血清钾和血清肌酐水平的变化，有条件时，可行分侧肾小球滤过率（GFR）测定，并在用药后 3 个月复查。对双侧肾动脉狭窄、孤立肾动脉狭窄或伴有失代偿性的充血性心力衰竭的患者，使用 ACEI 或 ARB 类药物有可能会导致急性肾损伤，此时采用长效二氢吡啶类钙拮抗剂更为安全、有效。

（三）其他心血管危险因素控制

其他心血管病危险因素包括血脂异常、糖尿病、吸烟以及高同型半胱氨酸血症等。对于血脂异常患者，主要使用他汀类药物调脂治疗，其他调脂药物如纤维酸衍生物类调脂药可用于合并低高密度脂蛋白（HDL）、正常低密度脂蛋白（LDL）及高三酰甘油血症的患者。治疗目标是将低密度脂蛋白胆固醇（LDL-C）控制在 2.6mmol/L 以内，对并存冠心病等高危因素者，LDL-C 应更加严格控制在 1.8mmol/L 以内。对于糖尿病、吸烟以及高同型半胱氨酸血症患者的控制可参考之前相应的章节，此处不再重复。

（四）抗血小板及抗凝治疗

抗血小板药物共同的作用是抑制血小板活化、黏附、聚集和释放功能，从而产生预防血栓形成、保护血管内皮细胞、扩张血管和改善血液循环的作用。故推荐外周动脉疾病患者无论是否有症状，均应服用阿司匹林和（或）氯吡格雷治疗 PAD，预防心血管事件的发生。推荐低剂量阿司匹林（75～150mg/d）和（或）75mg 氯吡格雷长期治疗。但应监测出血风险。

（五）各个伴随疾病的治疗

如果患者因严重外周血管动脉粥样硬化导致相应伴随疾病时，县级医院医生要及时正确地对症实施相应的治疗措施。如果没有条件实施，可及时转运至上级医院进行诊治。

1. 下肢动脉粥样硬化

（1）间歇性跛行

1）药物治疗：①西洛他唑（ciloastazol）是一种强效磷酸二酯酶Ⅲ抑制剂，具有抗血小板活性和舒张血管特性，不仅能够直接抑制血小板功能，改善血管内皮细胞功能，还可通过减少循环中活化或预调节血小板数目而有效预防血栓性疾病。②前列腺素类药物分为静脉和口服剂，前者如前列腺素 E_1（前列地尔）等，后者如贝前列素钠及伊洛前列素等。药理作用是扩张血管和抗动脉粥样硬化（保护血管内皮、抗内膜增生、抗血小板）。可提高患肢 ABI，改善由下肢缺血引发的间歇性跛行、静息痛以及溃疡等症状。③沙格雷酯为 5-羟色胺（5-HT_2）受体选择性拮抗药。通过选择性地拮抗 5-HT_2 与 HT_2 受体的结合，抑制血小板凝集及血管收缩。用于改善慢性动脉闭塞症引起的溃疡、疼痛及冷感等缺血症状。

2）腔内治疗：相对手术而言，腔内治疗并发症发生率和死亡率均较低，而且出现治疗失败还可以改用开放手术治疗。当间歇性跛行影响生活质量，运动或药物治疗效果不佳，而临床特点提示采用腔内治疗可以改善患者症状并且具有良好的获益风险比时，可以采用腔内治疗。治疗下肢动脉硬化闭塞（ASO）的血管腔内技术较多，例如经皮球囊扩张成形术、支架置入、斑块切除术、激光成形术、切割球囊、药物球囊、冷冻球囊以及用药物溶栓治疗或血栓切除等。

3）手术治疗：适应证为严重间歇性跛行影响患者生活质量，经保守治疗效果不佳；影像学评估流入道和流出道解剖条件适合手术；全身情况能够耐受。＜50岁患者的动脉粥样硬化病变的进展性更强，导致疗效不持久，这类患者间歇性跛行的手术治疗效果不明确，手术干预要相当慎重。

（2）严重下肢缺血（CLI）和保肢治疗

1）药物治疗：CLI 药物治疗的目的是缓解静息痛、促进溃疡愈合，以及辅助救肢。抗血小板药物（阿司匹林、氯吡格雷和西洛他唑等）可以预防心脏血管及其他部位动脉硬化闭塞症的进展。前列腺素类药物（如前列地尔注射液或贝前列素钠）可以有效减轻静息痛、促进溃疡愈合，其中伊洛前列素可有效降低截肢率。在药物治疗过程中或血管重建手术前后，缺血性静息痛或肢体坏疽引起的疼痛需要适当、有效的止痛治疗，给药方案遵循一般止痛治疗的阶梯治疗原则，从对乙酰氨基酚等非甾体类抗炎药开始，如无效可再尝试阿片类止痛药物。对于缺血性溃疡或坏疽合并感染的患者，需要在病原学检查结果指导下，有针对性地使用广谱、足量、足疗程的全身抗生素治疗。

2）CLI 的腔内治疗：CLI 治疗的最重要转变是从开放性旁路手术逐渐向创伤较小的腔内治疗的转变。在许多医疗中心，腔内治疗已经成为 CLI 血管重建的首选方案，而血管旁路术成为了后备选择。腔内治疗的最大优势是创伤小、并发症发生率低以及近期疗效好，但远期通畅率较低仍是限制其应用的主要原因，因此，更多地适用于亟需救肢但手术风险较高或预期生存时间较短的患者。CLI 的腔内治疗应以重建至少 1 支直达足部的血管为手术目标，具体重建方法可参考"间歇性跛行的腔内治疗"。

3）CLI 的手术治疗：对于威胁肢体的严重缺血，如患者预期寿命＞2 年，在人体静脉可用、且全身情况允许的情况下，开放手术也可作为首选。对于流入道和流出道均有病变的 CLI 患者，应优先处理流入道病变；如流入道血管重建后，肢体缺血或溃疡仍无好转，应进一步处理流出道病变。如果患者情况允许，也可考虑同时处理流入道和流出道病变。对于肢体已严重坏死、顽固的缺血性静息痛、合并感染或败血症，并且因合并症导致预期生存时间较短的 CLI 患者，应考虑首选截肢。对于预期生存时间不足半年的患者，恰当的镇痛及其他支持性治疗或许是最好的治疗方式。

2. 颈动脉粥样硬化致颈动脉狭窄

手术治疗的目的是预防缺血性脑卒中的发生。临床上，医生应根据颈动脉斑块导致血管狭窄的程度、斑块的稳定性，结合患者的症状、基本情况，决定是否手术及采用何种手术方式。

（1）颈动脉内膜剥脱术（CEA）

1）适应证：围术期手术风险低的中重度狭窄（＞50%）的有症状患者或无症状的重度狭窄（≥70%）患者均推荐考虑行 CEA 治疗。

2）禁忌证：合并严重的心、肺、肝、肾功能障碍难以承受手术和（或）麻醉；急性期脑卒中；重度脑卒中，伴有意识障碍；颈动脉闭塞＞24h，颈动脉颅内段闭塞；颈动脉轻度狭窄（＜50%）；不能控制的高血压、糖尿病等。需要注意如下问题：①有症状指 6 个月内发生过颈动脉供血区的 TIA 或非致残性脑卒中。②围术期内科高风险患者指合并心血管并发症，如Ⅲ、Ⅳ级充血性心力衰竭；Ⅲ、Ⅳ级心绞痛；近期心肌梗死史（＜30 天）；左主干和（或）≥2 支血管冠心病；左心室射血分数≤30%；透析依赖性肾衰竭；氧或类固醇依赖性肺病；年龄≥80 岁。③解剖高风险：既往 CEA 后再发狭窄；同侧颈部放疗后遗留永久性损伤；既往根治性颈部手术史；颈动脉分叉位置高（C2 以上）和（或）锁骨水平以下的颈总动脉狭窄；对侧喉返神经麻痹；气管切开术后；对侧颈动脉闭塞。

（2）颈动脉支架成形术（CAS）

1）适应证：有症状、血管狭窄≥50%，内科治疗无效且介入治疗并发症风险中低度的患者；有症状、血管狭窄≥50%，CEA 围术期内科风险较高的患者；无症状、血管狭窄程度≥80%且因颈部解剖高风险不宜行 CEA 的患者；急性动脉溶栓后残余狭窄者。

2）禁忌证：神经系统中严重神经功能障碍、显著认知功能障碍、4 周内大脑卒中；临床因素中预期寿命<5 年、肝素和阿司匹林及噻氯吡啶类禁忌、肾功能不全不能安全使用造影剂、造影剂过敏；解剖因素中无安全血管径路、主动脉弓严重迂曲、颈总动脉或颈内动脉严重迂曲、需要治疗的颅内动脉瘤或动静脉畸形、病变部位严重钙化或血栓形成、完全闭塞。

3. 肾动脉粥样硬化致肾动脉狭窄

（1）介入治疗：经皮肾动脉球囊扩张成形术（PTRA）和支架置入术（PTRAS）是目前最常用的肾动脉血运重建方法。介入治疗的适应证：一般认为，当血管直径狭窄≥70%，跨狭窄收缩压差>20mmHg 时有血运重建指征，尤其是双侧或单侧功能肾动脉血管直径狭窄≥70%为血运重建的强力指征。但是，在作经皮肾动脉介入重建血运之前，最重要的步骤是评估肾动脉狭窄与临床症状之间是否存在因果关系，即除了有血流动力学异常的肾动脉狭窄外，还需要伴有以下 1 项以上的临床情况，才考虑行介入治疗：①高血压Ⅲ级。②突发或进行性的肾功能恶化，无法用其他原因解释。③短期内患侧肾脏出现萎缩。④使用降压药，尤其是应用 ACEI 或 ARB 类药物后肾功能出现恶化。⑤伴有不稳定心绞痛。⑥反复发作的急性肺水肿与左心室收缩功能不匹配。

（2）外科手术治疗：外科开放式手术治疗肾动脉狭窄已有 50 余年的历史，但存在手术创伤相对较大，术后恢复慢，并发症多等不利情况，对患者心、脑血管及其他重要脏器功能要求较高，目前已非治疗的首选。但开放式手术可以改变解剖形态、挽救创伤性损害，临床上仍然不可缺少。开放式外科手术治疗主要分为两类：动脉重建手术和肾切除手术。自体或人工血管旁路移植、肾动脉直接再植、肾动脉内膜剥脱、肾自体移植等均属于肾动脉重建手术。手术方式应根据患者肾动脉病变的具体情况、腹主动脉是否并存动脉粥样硬化病变、患者全身状况等情况进行选择。适应证：①肾动脉狭窄病变严重但肾动脉解剖学特征不适合行血管介入治疗者。②介入治疗失败或产生严重并发症者。③肾动脉狭窄伴发的腹主动脉病变需行开放手术治疗者。

4. 肠系膜动脉粥样硬化血栓形成

（1）溶栓和抗凝治疗：溶栓剂主要为尿激酶和链激酶，可以在动脉造影时经导管注入栓塞部位，使纤维蛋白快速溶解，甚至几分钟内即可完成，也可以全身使用尿激酶或链激酶。严重的胃肠道出血是使用溶栓剂的禁忌证。抗凝治疗可选用肝素、低分子质量肝素、低分子右旋糖酐、阿司匹林、双嘧达莫等药物。抗凝药物治疗前、后，应注意监测凝血酶原时原时间、出凝血时间和血小板计数，以防继发出血。溶栓和抗凝治疗效果不十分确定，故在使用时应灵活掌握，根据患者的不同情况具体分析，决定是否使用溶栓和抗凝疗法。

（2）手术治疗

1）血栓摘除术：恢复肠系膜上动脉血流，避免肠坏死或缩小肠切除范围。患者做腹部正中切口，保证良好的手术视野。若术前未进行动脉造影，进腹后发现空肠起始段10cm左右肠襻色泽正常，相应的动脉搏动存在，而其远侧的空肠、回肠和升结肠，特别是回肠末端水肿、膨胀、色泽暗红或紫黑，动脉搏动明显减弱或完全消失，即可提示肠系膜上动脉栓塞性病变。这对于随后的手术处理具有较重要的意义。若肠襻坏死不是十分严重，则进行血管重建恢复肠系膜上动脉血流。

2）肠切除术：如肠襻已有坏死，肠切除是唯一有效的治疗方法。在切除时，至少应包括坏死肠襻上、下端各15~30cm，同时将已有栓塞的系膜一并切除。术中可用热盐水纱布湿敷，动脉注入血管扩张药、肝素或神经阻滞药等，然后，根据肠管色泽、蠕动和动脉搏动情况，判定肠切除的范围。在小范围肠坏死不影响肠道功能的情况下，可适当放宽肠切除的范围。而大范围的肠坏死，则应该考虑缩小切除的长度。对少量线状或点片状肠管坏死，可做坏死上、下端的正常浆肌层缝合，使坏死部位翻入肠腔内。

3）术后处理：术后治疗至关重要，需要严密细致的监测。观察腹部症状和体征，特别是进行消化道重建手术的患者。若出现肠瘘，可经瘘口在其远端肠内置管，进行胃肠内营养。继续维持水、电解质平衡并纠正酸中毒，全胃肠外营养支持治疗，改善中毒症状，联合应用抗生素，预防和治疗弥散性血管内凝血及多器官功能衰竭，并防止手术后再栓塞。

（江 龙）

参 考 文 献

丁一妹.2011. 连云港农村高血压患者外周动脉疾病发病特点及危险因素分析. 北京：解放军总医院博士学位

论文

动脉粥样硬化性肾动脉狭窄诊治中国专家建议（2010）写作组，中华医学会老年医学分会，《中华老年医学杂志》编辑委员会.2010.动脉粥样硬化性肾动脉狭窄诊治中国专家建议（2010）.中华老年医学杂志，29（4）：265-270

郭思思.2014.中国农村地区高血压患病率的Meta分析.长沙.中南大学硕士学位论文

王勇，李觉，徐亚伟，等.2009.中国自然人群下肢外周动脉疾病患病率及相关危险因素.中华心血管病杂志，37（12）：1127-1131

杨晓敏.2007.外周动脉病在中国高血压人群中的流行病学调查及血管内皮细胞生长因子（VEGF）受体基因多态性与其发病风险的关联研究.北京：中国协和医科大学博士研究生学位论文

杨晓敏，孙刚，丁燕程，等.2010.信阳农村高血压人群外周动脉病发生率及影响因素.中华高血压杂志，18（3），269-272

中华医学会外科学分会血管外科学组.2015.下肢动脉硬化闭塞症诊治指南.中华医学杂志，95（24）：1883-1896

《老年人颈动脉粥样硬化性疾病诊治中国专家建议》写作组，中华医学会老年医学分会，《中华老年医学杂志》编辑委员会.2013.老年人颈动脉粥样硬化性疾病诊治中国专家建议.中华老年医学杂志，32（2）：113-120

Creager, MA, Belkin M, Bluth EI, et al. 2012. ACCF/AHA/ACR/SCAI/SIR/STS/SVM/SVN/SVS Key data elements and definitions for peripheral atherosclerotic vascular disease: a report of the American College of Cardiology Foundation/American Heart Association Task Force on Clinical Data Standards (Writing Committee to develop Clinical Data Standards for peripheral atherosclerotic vascular disease). J Am Coll Cardiol, 59（3）：294-357

Criqui, MH, Aboyans V. 2015. Epidemiology of peripheral artery disease. Circ Res，116，1509-1526

Fowkes FG, Rudan D, R dan I, et al. 2013. Comparison of global estimates of prevalence and risk factors for peripheral artery disease in 2000 and 2010: a systematic review and analysis. Lancet，382（9901）：1329-1340.

He M, Qin X, Y et al. 2012. Prevalence of unrecognized lower extremity peripheral arterial disease and the associated factors in chinese hypertensive adults. Am J Cardiol，110（11）：1692-1698

Kernan WN, Ovbiagele B, Black HR. et al. 2014. Guidelines for the prevention of stroke in patients with stroke and transient ischemic attack: a guideline for healthcare professionals from the American Heart Association/American Stroke Association. Stroke, 45（47）：2160-2236

Sprengers RW, Janssen KJ, Moll FL, et al. 2009. Prediction rule for cardiovascular events and mortality in peripheral arterial disease patients: data from the prospective Second Manifestations of ARTerial disease (SMART) cohort study. J Vasc Surg, 50（6）：1369-1376

Suzuki JI, Shimamura M, Suda H. et al. 2015. Current therapies and investigational drugs for peripheral arterial disease. Hypertens Res